岭南中医药文库·典籍系列

读过伤寒论（上）

陈伯坛　撰

广东省出版集团
广东科技出版社
·广州·

图书在版编目（CIP）数据

读过伤寒论／陈伯坛撰. —影印本. —广州：广东科技出版社，2009.6
（岭南中医药文库. 典籍系列）
ISBN 978-7-5359-5072-7

Ⅰ. 读… Ⅱ. 陈… Ⅲ. 伤寒论—研究 Ⅳ. R222.29

中国版本图书馆 CIP 数据核字（2009）第 058811 号

责任编辑：苏北建
封面设计：丁青云 李 宏
责任校对：陈杰锋
责任印制：严建伟
出版发行：广东科技出版社
（广州市环市东路水荫路 11 号 邮码：510075）
E - mail：gdkjzbb@21cn.com
http：//www.gdstp.com.cn
经 销：广东新华发行集团股份有限公司
印 刷：佛山市浩文彩色印刷有限公司
（南海区狮山科技工业园 A 区 邮码：528225）
规 格：889mm×1 194mm 1/32 印张 18 字数 360 千
版 次：2009 年 6 月第 1 版
2009 年 6 月第 1 次印刷
定 价：184.00 元（上、中、下）

《岭南中医药文库》组委会

总顾问　张德江　黄华华

顾　问　林　雄

主　任　钟阳胜

副主任　雷于蓝　姚志彬

委　员（按姓氏笔画排序）

王桂科　朱仲南　刘　昆　刘富才　关则文

杨　健　杨以凯　杨兴锋　杨建初　李兴华

李夏铭　陈　兵　陈元胜　陈俊年　罗伟其

郑广宁　秦　颖　顾作义　黄　斌　黄小玲

黄达全　黄尚立　梁国标　梁耀文　彭　炜

《岭南中医药文库》编委会

《岭南中医药文库》出版工作委员会

《岭南中医药文库·典籍系列》选编工作委员会

主　任　李　剑　李昭醇

副主任　倪俊明　曾　召

顾　问　靳士英　赖　文　王贵忱　张横柳

委　员（按姓氏笔画排序）

王小平　卢银兰　沈创鹏　张晓红　张毅之

陈晓玉　陈冀慧　林子雄　饶　媛　柴雅倩

黄永秋　黄琦琨　梁美玲　曾　强　蒙碧玉

序

岭南，在传统上是指越城、大庾、骑田、都庞、萌渚五岭以南的地区。这个地区的地理和人文环境富有特色，是我国地域文化中的重要分支。广东是岭南地区的核心地域，近代以来社会经济和科技文化发展均走在地区的前列。在这里，传统中医药以独特的作用深得人们信赖，一直呈现生机勃勃的局面。

二〇〇六年以来，广东省委、省政府先后出台了多个促进广东中医药发展的重要文件，提出要将广东从『中医药大省』建设成为『中医药强省』，这无疑为广东中医药的腾飞增添了巨大的推动力。其中，《岭南中医药文库》（以下简称《文库》）的出版就是一项具体的措施。遵《文库》编委会之嘱作序，略述感言如下。

一

从中国文化发源来看，中国文化的主流发源于中原一带。中医药学是从中原传入岭南的。晋代有葛洪、支法存、仰道人等活跃于广东，唐代开始有李暄《岭南脚气论》等以岭南为名的方书，可见医学与岭南挂钩，岭南医学成为中医药学科的一个分支，为时至少已有千多年了。

晋唐时期，岭南的中医学就已经体现出自身的特色，例如在研究当时流行的脚弱病（脚气病、维生素B_1缺乏症）方面成果突出。唐代《千金要方》卷七论风毒状第一：『论曰，考诸经方往往有脚弱之论，而古人少有此疾，自永嘉南渡，衣缨仕人多有遭者，岭表江东有支法存、仰道人等，并留意经方，偏善斯术，晋朝仕望多获全济，莫不由此二公。』可见岭南医学善于创新。另外，从《千金要方》、《外台秘要》、《肘后备急方》等书中还可见葛洪、支法存等对蛊毒、沙虱热（恙虫病）、疟疾、丝虫、姜片虫等传染病有不少治疗方药，对岭南热带地区传染病的研究成就亦较为突出。这些成就不是由中原带来，而是吸取多地民间医药精华，加以总结得之。

宋代开始，岭南医学界人才辈出。先有陈昭遇，开宝初年至京师为医官。陈昭遇与王怀隐等三人历时十一年编成《太平圣惠方》；又与刘翰、马志等九人编成《开宝新详定本草》二十卷。绍兴年间（公元一一三七年），潮阳人刘昉著的《幼幼新书》为岭南儿科学的发展奠定了良好的基础。可见宋代岭南已有国家级的医家出现。元代释继洪撰《岭南卫生方》，其中就收录了不少宋代医家的经验方，标志着具有岭南特色的方药学已初步形成。

明清时期是岭南中医学大发展的年代。明代，有丘濬、盛端明等有名望的医家出现；还有浙江人王纶所著的《明医杂著》，是其在广东布政司任内完成的；一代名医张景岳的《景岳全书》，在粤地一再印行传世。上述著作对岭南医学的影响很大。清代，对全国有较大影响的医家何梦瑶，被誉为『南海明珠』；儋州罗汝兰著《鼠疫汇编》，丰富了对急性传染病的诊治经验；清末，西洋医学传入我国，岭南首当其冲，出现朱沛文等主张中西汇通之医家。岭南医学的中医小儿科继续取得突出成就，在清代中期刊行了罗浮山人陈复正的《幼幼集成》后，清末又有程康圃著《儿科秘要》，由博返约，把儿科证候概括为八门（风热、急惊风、慢惊风、慢脾风、脾虚、疳积、燥火、咳嗽）；治法约以六字（平肝、补脾、泻心），举一反三，给人以极大的启发。民国时期儿科名医杨鹤龄继承程氏学说，著《儿科经验述要》。杨氏在育婴堂从十七岁起独立主诊病婴，每天巡视、处理危重病婴数次，故育婴堂可称儿童医院之雏形。他积累了丰富的治疗危重病儿的经验，后来自己开业，日诊两三百人。西医张公让曾不断观察其诊证，亦深为佩服其医术之精也！

而广东草药在清代至民国时期也得到很好的整理，名作有何克谏的《生草药性备要》、《增补食物本草备考》和萧步丹的《岭南采药录》等，为中药材增加不少岭南草药品种。

上述可见，岭南医学至清代挟其岭南之特色已达相当高的水平，但岭南医学之发展达到高峰则是在民国时期后，主要是在医学教育培养人才方面成绩突出。光绪三十二年（公元一九〇六年）广州就有医学求益社之成立，相当于今天的医学会，以文会友，每月一次。被评得第一名者，发表论文于报端。上月头名即为下一届论文的主审员，无形中开展学术之竞争。后继者有广州医学卫生社。民国后，学校教育开始举办，著名的有广东中医药专门学校与广东光汉中医专门学校，均为岭南中医学界培养了许多人才。虽然民国时期受国民党政府消灭中医的压迫，但岭南医学学术仍然日益繁荣，影响至香港和东南亚一带。中医药为岭南人民健康事业立下了不朽的功勋。

回顾岭南医学发展的脉络，晋代中原移民，带来的先进医术与岭南地区医药相结合；宋代以后，长江流域的医药学术带入岭南，又促进岭南医药学的发展，加上自身的成就，岭南医药学成为有浓郁的岭南特色的医药学派。历史同时也表明，医药事业与地区社会经济发展状况紧密相关。当代广东改革开放已先行多年，经济文化各方面都打下了厚实的基础，在有力的政策推动下，聚集人才。可以寄望今后，岭南中医药学必将产生飞跃的发展，实现中医药强省的目标。

二

研究地方医药学，其实也是为中医药学事业整体作贡献。自一九七七年美国恩格尔教授提出医学模式理论以来，西方医学正在由『生物医学模式』向『生物—心理—社会』医学模式转变。其实我国传统医学一开始就重视心理、环境因素，中医药学研究还不能脱离地理环境、社会环境、个人体质、时间因素，故应该因时、因地、因人制宜地去研究疾病预防和治疗。

对于环境与人类社会的关系，古今中外都有过各种讨论。我国伟大的历史学家司马迁，在《史记》中分别论述了四个主要经济区域与人的性格和社会风俗的关系。西方的亚里士多德也将地理环境与政治制度相联系，认为地理位置、气候、土壤等影响个别民族特征与社会性质。德国哲学家黑格尔的《历史哲学》也将地理环境看作是精神的舞台，认为是历史的『主要的而且必要的基础』，不同的环境会有不同的历史进程。至于自然科学，虽然研究的是事物普遍的客观规律，但科学也具有社会性的一面，客观规律在实际应用中总是有着对特定时间、地点与人群的针对性，不同地区的客观条件也对科学实践与发展有不同程度的影响。

医学既属于自然科学，又具有很强的社会性。医学技术的基本规律是一致的，但其实际应用必须考虑到个体的特点。中医自古以来就深刻地认识到这一点，注意地理环境、气候与人的体质对疾病和医药的影响，提出了『因时制宜、因地制宜、因人制宜』的原则。唐代《千金要方》指出：『凡用药，皆随土地所宜，江南岭表，其地暑湿，其人肌肤薄脆，腠理开疏，用药轻省，关中河北，土地刚燥，其人皮肤坚硬，腠理闭塞，用药重复。』就是具体的例子。

我国幅员辽阔，由于地理环境的差异和历史上开发的先后，各个地区医学发展水平不一。而每一个地区医学水平的提高，往往也充实了中医药学理论的实际内涵。元代朱丹溪对南方人体质和疾病的认识，就很好地补充了此前以北方经验为主的医疗知识。明清时期江南瘟疫流行，又促使了温病学派的形成。岭南地区的气候、地理环境和疾病谱也有特殊性，药材资源又相当丰富，若加以认真研究，完全有可能产生创新性理论。每一个地区中医药特点的形成，必然是对传统医学理论的继承性与实际运用的创造性相结合的结果。小的突破，至少丰富了中医临床的风格，增加了地方性的应用经验；大的突破，有可能形成新学说，带来整体性的变革。所以，研究地方医药学，其意义同样是相当深远的。

三

现代中医药研究，必须坚持以临床为出发点。近代岭南有许多临床水平出众的名医，饮誉国内外。现代岭南中医药发展应继承这一良好传统，抓好临床学术的传承。建设中医药强省的文件中很重视对名医学术的整理和对基层中医的培训，是十分有远见的。本套《文库》也注重对当代名中医学术经验的整理，这种整理就是学术传承的一种方式，并可为更多临床中医提供参考。

另外，岭南中医药的发展也应加强理论的研究。岭南医学发展历程如果横向比较，有全国影响或有重大突破的中医学理论著作还是不多的。这也许与以前岭南远离北方的传统政治文化中心有关。但在学术交流频繁、信息渠道通畅的今天，要想中医药理论有大的发展，关键还是要加强研究，提高水平，要对临床经验进行凝练和升华，对中医药理论进行务实的思考。近年，我们提出的『五脏相关学说』就在全国引起较大的反响，并被纳入国家『九七三』计划中医药理论基础研究专项。在处于思想解放前沿的广东，完全应该迈出更大的步伐，促进中医药理论的现代化。

现代中医药的研究，又完全可以应用最新科学技术。葛洪《肘后备急方》记载的青蒿治疗疟疾，经过多年的不断研究实践，目前已发展成为世界最先进的抗疟新药。中医药治疗艾滋病、SARS，在临床有效的基础上，对其机制的深入研究有助于阐明其科学原理。但这种研究必须坚持中医药学主体性和中医药理论的主导性。

同样，现代中医药的发展也离不开产业的支持。广东中药产业有着非常好的基础，中药的种植和中成药的生产销售成为许多地方的支柱产业之一。正像民国时期创立广东中医药专门学校的前辈所说：『中国天然之药产，岁值万万（现在已远不止此数了），民生国课，多给于斯。』产业的发展既带动了地方经济，又为中医药的研究提供了良好的条件。研究中医药产业的发展策略，也是重要的课题。

《文库》囊括了前述各方面。这些学术、临床、科研及产业等的成果和经验得以系统整理出版，是岭南中医药界的盛事。岭南先贤梁启超先生诗云：『世纪开新幕，风潮集远洋。』相信《文库》能以海纳百川的气魄，汇集新知，刊布精义，成为二十一世纪岭南中医药腾飞的基石！是为序。

邓铁涛

二〇〇八年四月

前言

岭南医籍，自晋代葛洪以降，层叠累积。至明清，卷帙渐增，名家辈出，逐渐形成了岭南医学源于中土，又有别于中土的流派特征。岭南医药的文献遗存，更成为深入研究岭南医药学的重要基础。据郭蔼春《中国分省医籍考》，现存广东省（含今海南省）医籍一百九十一种，广西壮族自治区共录医籍六十一种。两者合计共二百五十二种，与江苏省的一千四百五十四种和浙江省的一千一百一十二种相比，体现了岭南医家重实干而少著述的特点，传世医籍尤显珍贵。这些古籍历经百年沧桑，保存状况日益恶化，亟待系统地整理、编选、影印出版，以发潜德之幽光，启来哲之通路。

要推陈出新，须先古为今用。学术研究的发展离不开对前代旧籍的研究整理，中国历来有盛世整理前代文献、古籍，重刊典籍的传统。河平三年（公元前二六年），西汉政局甫定，成帝即命光禄大夫刘向等广收旧典，编校诸子篇籍，先秦文献传之后世，盖始于此。而医书、方技，幸列其中。至赵宋建元，更设『校正医书局』专司此事。新中国成立及至改革开放，文化部和国家中医药管理局虽然先后组织整理再版了一些重要文献，但限于条件，种类不多。二〇〇五年，广东省委、省政府提出要将广东建成『中医药强省』，并将岭南医药文献的研究、整理、出版提上日程。中医药发展恰逢盛世，值此中华民族伟大复兴的清明盛世，整理编印岭南医学文献正当其时。选编者本『继绝存真，传本扬学』宗旨，延聘有关专家共襄盛举，将分藏于各地具有学术研究价值和珍贵文物价值的岭南中医药典籍，有计划地利用现代印刷技术复制，以飨后学。

此次选编出版岭南医学典籍，同人等力求甄选，真实反映岭南中医药学各学科门类学术发展的典籍，呈现典籍原貌，并对各典籍的出版、馆藏、主要学术思想和突出贡献等进行初步介绍，使之既符合古籍整理的常规，复兼顾中医药典籍的特点，仅作部分技术处理，俾存古人之旧。

由于历史原因，岭南医药典籍散布各地，同人等虽力求掌握每种版本的全面情况，确保选编质量，惟卷帙浩繁，遗漏、纰缪之处在所难免，尚望方家指教，以待来者。

李　剑

二〇〇八年十一月

影印说明

陈伯坛（一八六三年至一九三八年），原名文炜，字英畦，榜名伯坛，人称『陈大剂』，新会外海（今属广东江门市郊外海镇）人，清末民初岭南著名中医伤寒学派宗师，著有《读过伤寒论》、《读过金匮卷十九》、《麻痘蠡言》、《伤寒门径》等四部专著，与顺德黎庇留、南海谭彤晖、鹤山易巨荪并称伤寒『四大金刚』，民国广东四大名医之一。

陈氏自幼聪颖过人，博览经史，精通《周易》，笃好医学。少时曾随乡贤陈维泰学习六经辨证、阴阳五行、四诊八纲等。二十一岁中秀才，二十二岁悬壶济世，三十一岁考中甲午（一八九四年，即清光绪二十年）科第七名举人，同年举孝廉。此后绝意仕途，严谨治学，返本穷源，专师仲景。

清光绪三十一年（一九〇五年）受聘于广州陆军医学堂，任中国医学总教习、中医主任，主讲《伤寒论》。民国十三年（一九二四年）应广州医家吴味苑等邀请，在广州教育南路书坊街开设中医夜学馆，徒众多为广州执业名医，如鞠日华、程祖培等，可见陈氏为同道所推重。一九二四年至一九三〇年，陈氏白天应诊，晚上授课，并抽暇著述，完成了作为中医夜学馆讲义的《读过伤寒论》。民国十九年（一九三〇年），因医馆拆迁，举家迁往香港，在中环文咸东街文华里四十七号设『陈伯坛寓』，继续医业。并独资创办『伯坛中医专科学校』，专授长沙之学，所用教材即《读过伤寒论》及到港后撰著的《读过金匮卷十九》。民国二十七年（一九三八年）病逝于香港，享年七十六岁。

自张仲景《伤寒论》问世以来，研究者代不乏人，陈伯坛独步岭南，光大仲景学说。陈氏研究注释《伤寒论》，不落前人窠臼，独抒己见，有许多创新之处，是『民国期间以传统方法研究伤寒学的著名医家』（叶发正语）。其代表作《读过伤寒论》对弘扬仲景学说，推动岭南伤寒学术发展起到了重要作用。

该书十八卷四十余万字，篇秩宏大，议论周详，见解独特，当时岭南伤寒医著无出其右者。被视为二十世纪二三十年代《伤寒论》研究史上第三次高潮的重要代表作之一，具有很高的学术价值。《读过伤寒论》的编次特点和学术特色主要有：一、重新分卷，以合仲景撰述之旨。该书顺序为：卷首冠仲景原序，其后以卷一、卷二形式分列读原序并识、邓羲琴叙言、林清珊序、凡例、目录、门径、图形、读法。正文卷一至卷六为太阳篇豁解，卷七至卷九为阳明篇豁解，卷十为少阳篇豁解，卷十一为太阴篇豁解，卷十二、卷十三为少阴篇豁解，卷十四、卷十五为厥阴篇豁解，卷十六为霍乱篇豁解，卷十七为阴阳易差后劳复篇豁解，卷十八为痉湿暍篇豁解。其中三阴三阳篇的原文排列顺序，与赵开美摹刻的宋本《伤寒论》类同。二、设立门径，阐述重要理论概念。作为祖国医学第一部系统论述外感热病的巨著，《伤寒论》奠定了中医临床理法方药的基础，被历代医家奉为圭臬，乃业医者必读之书。其学博大精深，若学无门径，实难登堂入室。作为讲义的《读过伤寒论》首先必须让学者掌握《伤寒论》中的基本概念和研读方法。因此，陈伯坛在卷首专设『门径』一章，用以贯串《伤寒论》的重要理论和证治概念，立意深远，颇具创见。其内容包括：①基本概念：寒、病、化、气、经、脉、营卫津液阴阳、阴阳、三阴三阳、经脉。②证：表里、寒热、虚实、渴、小便、大便、烦躁、痛满、厥逆。③治则：汗、吐、下、和。以后诸节即按上述纲领进行阐述，层层剖析，直指其旨。可见陈伯坛传授伤寒之学，非常重视基本概念的理解、治则的运用以及各种病证的比较鉴别。这种指导经典学习的入门方法，得到了同道们的认可。当时，广东光汉中医药专门学校就引用其『门径』和『读法』部分，编成《伤寒门径》一书用作教材，并由其高足鞠日华讲授，影响甚大。三、专列读法，纠正历代注家之误。该书卷首专立『读法』一卷，阐述陈氏研究心得和理论观点，点评自晋以降诸家注疏得失，对喻嘉言、黄元御、陈修园三位注家的观点更提出了许多迥异于传统的见解，修正了历代注家的诸多错误认识。四、诠释《伤寒论》，主张『以经解经』。该书从『太阳篇』起至『痉湿暍篇』止，共十八卷，主要采用『以经解经』的方法对全文做一串解，包括以经释论、以论释论、以经验证经等方法。此外，陈氏强调以阴阳为纲，阐发三阴三阳气化理论，深得仲景立方之真诠。

陈伯坛集伤寒理论家、临床实践家、中医教育家于一身，是岭南伤寒学理集大成者。陈氏以儒通医，专师仲景，旁涉百家，慧眼别具。他认为《伤寒论》之要领，一言以蔽之，即『长沙实则以阴阳二字为心法，知阴知阳为眼法，治阴治阳为手法』。他诠注《伤寒论》，文理严谨，精练含蓄，前后照应，互文见义。文中喜用对偶排比、设问比喻等修辞手法，文字功夫相当深厚。可以说，《读过伤寒论》无一句取材于历代注家，是一部围绕阴阳学说，阐释标本中气理论，具有整体观和辩证思想的『以经解经』的《伤寒论》注本。

《读过伤寒论》原稿系讲义，由陈伯坛一手编撰，作为中医夜学馆教材，后因友人及门徒所请，乃详加删定，历时数载，三易其稿而成。书稿修订后由其子陈万驹、门徒邓羲琴和林清珊共同校正，番禺麦慕仁、顺德余赞初、新会陆梓昌、番禺邓羲琴、南海李达三、新会谢端甫等出资，于民国十九年（一九三〇年）二月在广东新会县外海乡陈养福堂木刻刊印。是书一出，甚受欢迎，『一时争先快睹者，方且欲预期购售券』。惜原书雕版在广州为日寇所毁。一九五四年，陈伯坛弟子彭泽民先生献出其所藏原版刊本，由人民卫生出版社影印内部发行一千册（无价格标示）以供研究之用，现存世很少。

陈氏及门弟子邓羲琴云：『若学术同时并进如先生者，寝馈轩岐之日，正菲枕图史之年，既夙业于艺文，旋少谙乎方技，求诸科举时代，无出其右矣。』林清珊赞曰：『是书乃《伤寒论》之文澜，先生即张仲景之书记。两本书若作一本读，则此外如蔓藤，觉有《伤寒论》为之前，是书宜今亦宜古；有是书为之后，《伤寒论》宜古亦宜今也。』彭泽民谓其师『所著《读过伤寒论》与《读过金匮要略》（《读过金匮卷十九》），考正字句，抉发经义，复以临床经验相发明，于自晋以后诸家注疏多所批评，由于用力精勤，识见赅富，故能阐幽探奥，融会贯通，自成一家言』。叶发正评价该书『别有特点，既不取前贤注释只言片语，亦不采一时风靡之西说，一切解说均独出自胸臆』，『不纠缠各派之纷争而以临床实践出发。……不受陈规教条主义的限制，没有老八股之气，言词生动活泼，颇多新的观点』。

陈伯坛以标本中气学说解释《伤寒论》，用《内经》、《难经》理论诠释仲景学说，提出了不少理论创见，但这一注释方法亦使得该书玄奥艰深，晦涩难懂。

广州中医药大学图书馆藏有《读过伤寒论》三部，均为原刻版，其中一部书末附有勘误表，勘正原卷中误字、漏字共八十八处，故此次影印以其为底本。

曾召

目录

上

中

陈伯坛 撰

读过伤寒论

（卷首至卷四）

据广州中医药大学图书馆馆藏民国十九年（一九三〇年）陈养福堂木刻本影印

新會陳伯壇英畦著

讀過傷寒論

青陽吳道鎔題

中華民國十九年春二
四明淮陳壽福堂藏版

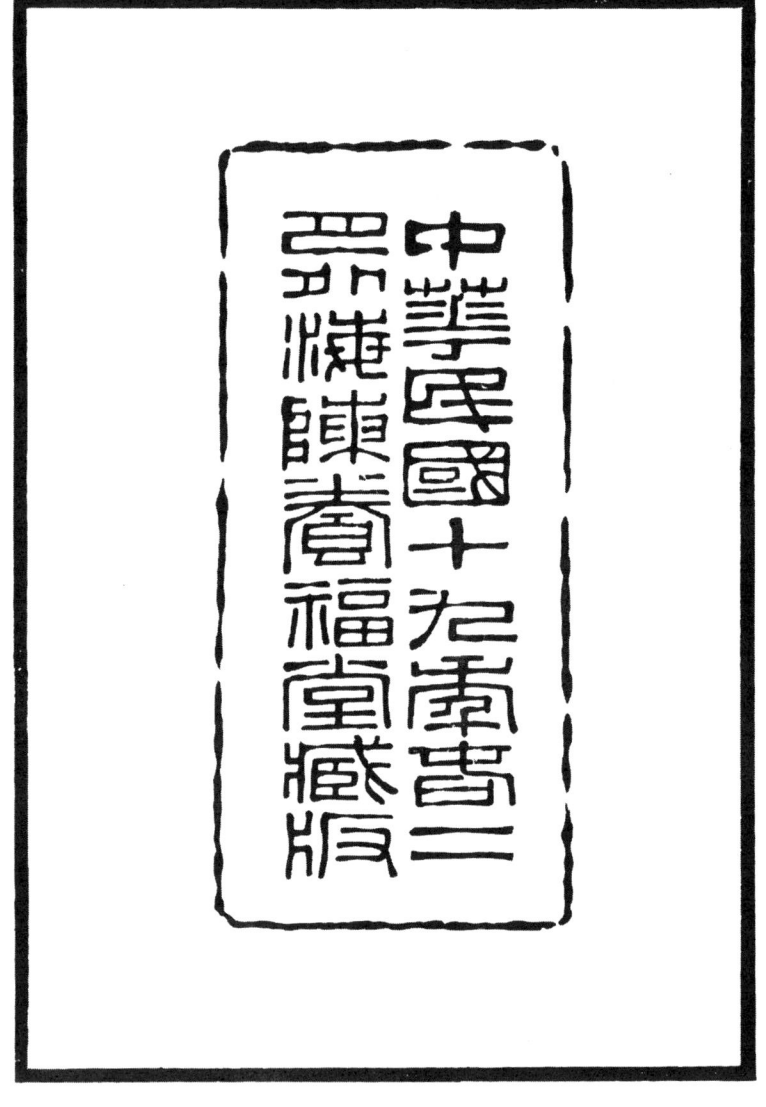

原序

余每覽越人入虢之診望齊侯之色未嘗不慨然嘆其才秀也怪當今居世之士曾不留神醫藥精究方術上以療君親之疾下以救貧賤之厄中以保身長全以養其生但競逐榮勢企踵權豪孜孜汲汲惟名利是務崇飾其末忽棄其本華其外以悴其内皮之不存毛將安附焉卒然遭邪風之氣嬰非常之疾患及禍至而方震慄降志屈節欽望巫祝告窮歸天束手受敗賫百年之壽命持至貴之重器委付凡醫恣其所措咄嗟嗚呼厥身以斃神明消滅變爲異物幽潛重泉徒爲啼泣痛夫舉世昏迷莫能覺悟不惜其命若是輕生彼何榮勢之云哉而進不能愛人知人退不能愛身知己遇災值禍身居厄地蒙蒙昧昧蠢

若遊魂哀乎今世之醫馳競浮華不固根本忘軀徇物危若冰谷至於是也余宗族素多向餘二百建安紀年以來猶未十稔其死亡者三分有二傷寒者十居其七感往昔之淪喪傷橫夭之莫救乃勤求古訓博采眾方撰用素問九卷八十一難陰陽大論胎臚藥錄并平脈辨證爲傷寒雜病論合十九卷雖未能盡愈諸病庶可以見病知源若能尋余所集思過半矣夫天布五行以運萬類人禀五臟以有五脈經絡府俞陰陽會通元冥幽微變化難極自非才高識妙豈能探其理致哉上古有神農黃帝岐伯伯高雷公少俞少師仲文中世有長桑扁鵲漢有公乘陽慶及倉公下此以往未之聞也觀今之醫不念思求經旨以演其所知各承家技終始順舊省疾問病務在口給相對斯

須便處湯藥按寸不及尺握手不及足人迎趺陽三部不參動數發息不滿五十短期未知決診九候曾無髣髴明堂闕庭盡不見察所謂窺管而已夫欲視死別生實爲難矣孔子云生而知之者上學則亞之多聞博識知之次也余宿尚方術請事斯語漢長沙太守南陽張機仲景撰

陳伯壇曰序中六百一十三字一百二十八言程郊倩謂是一篇悲天憫人文字爲醫家苦於不知病病家苦於不知醫而作吾謂當如建安紀年以迄於今一篇終局文字爲醫家自詡爲知病病家自詡爲知醫而作程氏殆欲統一長沙之衣鉢化爲萬衆之津梁其志非不甚盛無如聖人恆爲盜賊所累不必望一仲景產出無數仲景也脫令人皆可以爲岐

黃則醫門無直道矣蓋有三種世人於此其一爲當今居世之士榮勢是其生前鬼泣即其身後其一爲今世之醫忍令二百餘生齒之繁致三分二死亡之慘其一爲各承家技之醫之似有可觀者無省疾問病之資格而口給又其代價凡此皆林立於蠢若遊魂之市日與蒙蒙昧昧者流以視死別生爲已任是猶入重泉冰谷以避災殃則不祥孰甚毋寧不自諱言其蒙昧猶有惻隱之良之流露也如其不欲賤視百年之壽命如草芥也則知人必自愛人始知已必自愛身始有愛人愛身一念頭方許讀長沙知已知人之撰著其現身說法曰尋余所集思過半矣集裏髣髴有余在殆亦文琴且夢之眞相從傷寒雜病論中顯繪而出且有上古中世之賢

聖漢代之往哲環列其旁相與探索元冥幽微變化難極之理致隱然欲與後人易地以爲天下母也箇中情狀可以想像佯之視在乎能尋之者竭其望古遙集之誠作並世而生之親炙斯過從問道之身即我之神神與神會遂形容出當時之平脈若何辨證若何一一不啻代我平之辨之故雖千古而遙之脈證我得而平之辨之進我之不知而知者爲一境復進我之知而不知者又一境也論內曰知曰故知曰何以知見知字者僅得十八條本序則曁見病知源四字爲表卒詔我正所以難我也不交以生六十六年矣蹉跎幾及五十載覺於聖道未嘗其肯綮非不藉啟竅之靈也特倮蟲三百六十而聖人爲之長下此之留神醫藥精究方術者就令

放長其歲月之光陰若朝代亦終其身於倮蟲一分子正如一蠹之微蠹有知乎哉竊以爲知醫也者不知師者也知師也者不知醫者也自有聖而不可知之仲景出而以一十九卷集大成妙能與素問八十一難諸舊本異其辭卻同其旨是即教人從沒字句之空白處尋出字句來還向病人身上尋出有字句之書簡直是仲景全集已藏入病人十二經中矣失病人便是失仲景此等昏迷縱日日覺悟仍不免於昏迷誠以仲聖以後無上知求一才高識妙堪爲知之次者五百年而不一遇於凡醫又何責乎

敘言

余白首始從　先生遊忝以友誼而獲師資用是兼校讐之役者兩易其寒暑問余起自何時能讀仲景書則三十年來胥藉各種之注家爲讀本一本有一本之傷寒一家有一家之仲景家家自鳴爲的派聖道所以至今未大同非後人故與後人異乃仲聖迴異乎後人仲聖生而知以次學而知學焉又多在中年而後前此縱有藏修息游之暇晷何暇及於醫一旦涉獵其素所未習者轉自信爲粗觀大略而有餘故儒生通術總不免有輕易立言之誚亦精神歲月兩限之若學術同時並進如　先生者寢饋軒岐之日正藉枕圖史之年既夙業於藝文旋少諳乎方技求諸科舉時代無出其右

矣方其操刀圭者十餘載壯有室而後登賢書天不復派之
入仕途者非厄也不忍以案牘之勞紛馳其閱歷特留此老
以一枝好筆解傷寒蓋欲發明奧窔必屬諸深造孔孟之才
故雖晚出者其書而未經人道者其辭皆由仲景不復生轉
若生在唐宋以後人人得而遇諸途其人意中所造出之仲
景實不肖仲景而適肖其人宜乎昌黎非三代兩漢之書不
敢讀　先生則寧以近世文字寫入長沙鼻孔中探出其理
致然猶三易其槀者今樂難爲古樂也又廿年　先生就陸
軍軍醫學堂之聘爲總教習未幾又主任中醫夜學館於舊
學院署之前是書遂存爲科本於是同人於門有專師而余
則奉爲圭臬也久矣余僑寓香江函丈之隨非敢望不謂時

局多故叨於此地立程門見而知之者德之修聞而知之者學之講是又天假以喉舌之靈直呼長沙而欲出一般過門外者余惜焉維時則有撰杖侍坐昆若季深以節父勞爲念商請少收生徒有能堪以鈲攬者俾之卒業余益歎能繼先生之志者大有人在曉滄世兄其冢嗣也字萬駒仲嗣萬鵬號里天次萬騮號京軺次萬鴻號聰雪次萬驤號昂宇五子皆能讀父書者若寶祥暨寶瑞寶琰其文孫也箕裘繞膝余更有請焉是書剞劂過半未梓者四帙之一耳盍完成之悉付攻木氏　先生曰緡錢非所吝尚有少數稾本俟修正談次以預作弁言見委余知有嬀之必昌也是書不患乎不傳爰及其家乘並傳之民國己巳年夏受業番禺鄧羲琴序

序

仲景書必跳出旁門方可讀猶乎段師琵琶須不近樂器十年乃可授防其先入爲主也亦恐告非其人也長沙當日無弟子則隔世後之薪傳可想矣漢代已無兩仲聖迄今且不得爲泥塑之神人間香火又無緣矣胡爲乎既崇拜之而竟湮沒之皆由發揮醫書者實侵略仲景之成書號召生徒者特收買仲景之信徒轉令後人不取法於書而取法乎注注與注相齟齬日出其莫衷一是之學說阻人望道之殷是注傷寒無異刪傷寒觀諸周末孔子自衞返魯而後樂正茲則

先生取回唐宋以後之原書還諸仲景而後書不亡名其編曰讀過傷寒論不讀將拾人牙慧焉能一空二千年來之

窠臼就以傷寒句話釋傷寒余嘗語人曰是書乃傷寒論之文瀾 先生即張仲景之書記兩本書若作一本讀則此外如蔓藤覺有傷寒論爲之前是書宜今亦宜古有是書爲之後傷寒論宜古亦宜今也 先生聞之雖未韙余言已若孔子之不答南宮适余因之有感矣余素有請纓志卻五日於有司宦途不復記憶所難舍者中醫夜學館之光陰歷六週如一瞬從此則劍書無定所尺素問道又經年迫側聞乎君子不避九夷之陋而有絕筆之思迺詣而言曰老子挾道德經而過流沙 先生抱傷寒論而來港島何其偶也道德經有關令尹得心傳斯相傳者久傷寒論有鄧羲琴勸後學故來學者多又其偶也獨惜是書停板在前將塵封欲舊曷若

檢出其鋟賸者若干卷踵而成之及門之責也　先生曰昔左菊農與歐陽兆熊亦曾踵刊黃玉楸醫鈔共八種前人風槩匪易追蹤但吾道不孤足矣濫奚取焉余本此意以白諸同好僉謂一紙興亡所關遠大黃氏割裂傷寒如擘絮豈同篇幅若天衣於是各出其銖圜為書成之嚆矢一時爭先快覩者方且欲預期購售券此固由我夜學館歷年之講義早已不脛而走一再鉤校刊布之後尤新而益詳蓋惟經術發爲文章悉本原於四十餘年之實驗識者正樂道其出板之遲今復梓行之不致闕如於蠹簡又不啻爲是書種落前因也宜貲助之功不可沒用特紀載其姓名興起後來之覽者且愈以見同時聚首之緣非獨余一人之會逢其適則是舉

也踵成茲刻者六人番禺麥慕仁君順德余贊初君新會陸梓昌君皆素與　先生善鄧君羲琴亦　先生友也與南海李達三君新會謝端甫君同爲師事　先生者余既各得其同意六君復慨然授意於余以余侍側之日爲最多也余起言曰是舉也將與是書同壽也詎今日事乎哉梓成爰樂爲之志民國己巳歲六月受業寶安林清珊序

讀過傷寒論卷一

新會陳伯壇英畦著

男萬駒 受業鄧羲琴 林清珊 仝校

凡例

一是書無所謂之例傷寒自有例開卷頭一句特書太陽之爲病次及陽明之爲病少陽之爲病太陰之爲病少陰之爲病厥陰之爲病非起例而何五字中尤以太陽二字爲凡例之頭中風傷寒爲兩腳名中風者狀太陽之發於陽名傷寒者狀太陽之發於陰陽主開太陽已開邪在外故易中風之名曰外證陰主閉太陽不開邪在表故易傷寒之名曰表證外證表證無非因太陽之開不開爲轉移於是寫不盡之太陽病誠以中風傷寒無定例傷寒五六日中風者有之傷寒中

風而得柴胡證瀉心證者亦有之惟太陽中風陽明中風少陽中風以至太陰少陰厥陰中風句句同一例太陽病欲解時陽明病欲解時少陽病欲解時以至太陰少陰厥陰病欲解時條條同一例同句復有句曰太陽傷寒者曰太陽病中風點醒太陽字欲人對於太陽見之熟同條復有條曰發於陽者七日愈曰發於陰者六日愈點醒陰陽字欲人對於太陽之陰陽辨之明夫而後三陰三陽別開其生面寫陽明少陽入太陽曰與陽明合病曰與少陽併病不載入陽明少陽篇者例在夾寫太陽病寫太陽少陽入陽明曰太陽陽明曰少陽陽明不載入太陽少陽篇者例在夾寫正陽陽明病二陽併病在太陽寫太陽在陽明寫陽明例不涉於少陽三陽

合病在陽明寫陽明在少陽寫少陽例不涉於太陽陽明三見太陽病帶寫太陽例看陽明畢竟太陽病勢無存在陽明少陽太陰具見本太陽病追寫太陽例看陽明少陽太陰畢竟太陽病勢猶存在少陽篇最特別者不另提少陽病三字少陽例當少數病不能亂將太陽種種柴胡證割歸少陽病少陰篇最簡括者不明露傷寒二字少陰例當多數病不能泥看傷寒種種太陽證坐誤少陰病太陽病獨與厥陰無關係緣厥陰篇無屬厥陰三字徵諸一二日至四五日而厥顯非太陽有恙爲之前則六日厥陰受之不爲例厥陰病獨與少陽有關係緣厥陰篇有陽氣退三字徵諸厥三日熱三日復厥可知少陽有恙在其中則三日少陽受之不爲例凡可

例而不可例之處例益嚴是書正欲與讀過傷寒論者讀傷寒自讀例始

一傷寒毋庸註原文自爲註篇首第四條特拈出素問二語曰傷寒一日太陽受之已坐實太陽受邪矣第五條曰二三日陽明少陽證不見又坐實太陽見證不止一日矣第七條曰發於陽發於陰又曰陽數七陰數六更坐實太陽以陰陽爲應敵凡單日可以驗陽雙日可以驗陰矣可見第一條第一句明是想像手太陽以陽受病脈證若何足太陽以陰受病脈證若何之爲病三字具有遠神矣故同是脈浮也陽先浮浮在外陰先浮浮在表卽或不明言其浮曰脈緩曰脈俱緊陰陽之見端必形諸脈同是頭項强痛而惡寒也太陽從標

則惡寒之風故名中風太陽從本則惡寒之寒故名傷寒卽或見證不盡在頭項病名亦不盡曰中風曰傷寒中風久之有外證在傷寒久之有表證在卽或外證久之變爲表表證久之變爲外大都誤治使之然要不離夫從太陽之開不開上討消息此皆本論與素問現成之註腳不容節外生枝也奈何注家將太陽病三字盡行抹煞滿紙風中衛字寒傷營字或易其詞曰風中肌腠寒傷膚表原文何嘗曰風中曰寒傷乃誤會風寒先發以肆行其虐轉自詡爲能言仲聖所未言而仲聖所已言者如陰字陽字外字表字正題中最大眼目其餘數不盡之語助辭如其字自字而字此字之類莫不有虛神實義於其間注家所謂字字不能滑口讀過者彼則

滑口讀過而不自知皆由其對於神龍之首且不見必對於鱗甲更茫然無怪乎向秀欲註莊子嵇康謂此書詎復須註蓋有註在恐原書無存在亦惟有目空餘子如嵇康羣言悉被其吐棄聖道或賴以保存無如向秀之徒相接踵則是書又因有懼而作懼讀過傷寒論者未嘗專讀唐宋以前未經滅裂之傷寒

一傷寒無所謂傳經太陽第四條有爲傳也三字註家遂强湊第八條再經二字作傳經豈知第四第五條兩見爲不傳也四字第八條又曰使經不傳則愈是再經云者亦陽明足經之偶偏非指邪傳經也乃經傳邪又可以使之不傳也況陽明第六條明曰無所復傳就令再傳亦至中土而止傳字此

後不復見可知矣彼斤斤以傳經爲話頭者殆誤會素問二日陽明受之數語以爲有傳故有受熱論又祇有受字無傳字惟玉機眞臟論則五臟皆曰傳不云乎傳之於其所勝死於其所不勝乎如肝傳之於脾至肺而死心傳之於肺至腎而死諸臟皆逆死於傳卽難經所謂七傳相尅者死間傳相生者生也故金匱第一條曰見肝之病知肝傳脾又曰中工不曉相傳第二條曰血脈相傳壅塞不通又曰經絡未流傳臟腑卽醫治之是金匱則詔羣醫以逆傳傷寒則詔羣醫以不傳也明甚孰意註家對於金匱反不從傳臟上觀察對於傷寒偏從傳經上觀察其主營衛受邪者以營衛行其經則邪無不傳主膚表肌腠受邪者以肌膚遠於經則邪不盡傳

要皆因一傳字自難自解謂邪氣傳固臆說妄有六日六病其經謂正氣傳尤臆說妄有六日六主其氣太陽篇早已提出一屬字柴胡湯服已渴者屬陽明曷嘗曰傳陽明乎陽明篇因太陽誤治致變而後轉屬陽明屬者連續之義若尾之在體故从尾凡尾太陽之後續得其病尾者謂之屬非所論於以次遞傳也無如註家先存一傳經之見讀傷寒所有屬字為傳字所掩彼所謂能讀無字書者實未能讀有字書也是書又不得不為熟讀傷寒論者告勿如注家泛泛讀過不可捉摸之傷寒須認定正氣之所在對照邪氣之所在息心靜氣逐句逐字讀傷寒

一原序云撰用素問九卷而不及九靈經靈樞之名起於唐晉

皇甫謐甲乙經序祇言鍼經九卷素問九卷皇帝內經十八篇卽原本也漢書藝文志亦但題內經十八篇當時靈素未分卷而素問之名已有矣仲師撰用之殆括鍼經而言但云九卷者微示燒鍼多數不適用於傷寒也難經則自六十二難至經末帶舉井滎腧經合諸鍼法以畢其緒餘亦適符仲師兼收八十一難之微旨又曰陰陽大論胎臚藥錄更明示其立證立方無非胎息於陰陽故平脈辨證可合并傷寒雜病論爲十九卷雜病論云者卽將金匱納入傷寒論中猶乎將鍼經納入素問卷中也茲刻分傷寒論爲十八卷金匱爲一卷傷寒分卷不分門金匱分門不分卷以齊一十九卷之數其原序則冠諸卷首另開卷一卷二爲一帙謬列長沙自

序之次序例目錄門徑圖形讀法附焉原文篇幅固以叔和爲定本若謂編次亂自叔和是茂視叔和謂叔和以前必無絲毫之亂又小視叔和假令原書具在叔和何必多此一舉濫邀撰次之名林億成無己又何好於叔和而樂爲校註宜乎脩園推之爲有功千古特削其增入諸篇等諸若游夏不能贊一辭並改正二張陽明篇病人無表裏證一節分爲兩節之誤益彰其撰次之功此是脩園之善變處然亦有誤會處彼謂全論自太陽篇計至差後勞復止共得三百九十七節以爲三百九十七法可勿論皆由其拈不出難以數計之法遂拈出容易數計之節指實痙溼暍三種爲叔和所附挂漏十六節而不計不如就以三百九十七法約略言之猶可

也長沙實則以陰陽二字爲心法知陰知陽爲眼法治陰治陽爲手法內難傷寒雜病論可以一揆貫之註家空言節中字字是法卻莫名其統系於何字則凡讀傷寒而不能作陰陽大論讀者究未曾讀叔和所讀之書

一是書非集註體裁無一句敢取材於註但求與仲聖之言詮相脗合方且尋繹內難傷寒雜病論之不暇何暇搜羅各家之學說記載各家之姓名玆刻庶幾省卻一個述字若引用內難爲傷寒註腳覺傷寒還超出內難內難復融入傷寒欲徵明其處處有來歷必以意逆志而始得若引用傷寒爲傷寒註腳覺下條卽上條之變相彼證卽此證之陪客欲徵明其筆筆有照應必互文見義而始詳則視在乎原原本本以

釋傷寒令人一目了然其理路所謂述而不作者殆如斯又可以不必聲明個述字然遲遲而未鋟板行世者畧以故緣是書底稾曾爲學堂講義當日臨時起草塗改甚多都由門人陳仿周謄正後隨即印刷每節復備載喻嘉言黃元御陳脩園三家註式一一加以批駁特三家編次各殊則由友人梁佩賡門人何筱朗爲之彙錄又由門人趙景明繪三陰三陽圖十二幅以公諸同學凡此淵源所在縱非流傳日廣幸聞道者尙接軫而來是旣有未定稾以爲之前似毋庸亟亟有成書以爲之後也久之又覺玄草未盡愜心雖再三易之不爲煩且宜割去三家註駁另立爲一本金匱則分列雜病論二十一門亦以讀過金匱名編所有湯方必對證詳註與

傷寒相彷則是書之刻僅得仲景全書之半無何歲月不居時節如流十載幽思一朝興念於焉自獻所得付諸棗梨此後願以衰老之躬踐其未逮作一簣未成觀可也雖然是書既羞與注家為伍難保將來無批駁是書之人如其識見高出於是書之上則非我而當者吾師也苟是我而無當正如搔癢不著之譬揚非眞是我者也彼未讀過傷寒於我無加損也

讀過傷寒論

目錄

卷之三

卷之四

卷之六

太陽篇豁解計五十節 湯方二十五

陽明篇豁解計二十五節湯方五

大承氣湯　蜜煎導方

小承氣湯　豬膽汁方

豬苓湯

卷之九

陽明篇豁解計二十八節湯方五

茵陳蒿湯　梔子蘗皮湯

吳茱萸湯　麻黃連軺赤小豆湯

麻仁丸

卷之十

少陽篇豁解計十節湯方一小柴胡湯見上餘不立方

讀過傷寒論卷一

門徑

新會陳伯壇英畦著
男 萬駒
受業 鄧義琴 林清珊 仝校

寒

何謂傷寒○○惡寒便是傷寒之知覺○○惡寒何又惡風○○太陽之陽惡風○○太陽之陰惡寒○○何以又風又寒○○風爲百病之始○○寒有寒之風○○風者寒之陽○○寒者寒之陰○○陽主開○○太陽之開病爲外○○外證屬中風○○陰主閉○○太陽之閉病爲表○○表證屬傷寒○○何以又寒又熱○○熱病皆傷寒之類○○寒有寒之熱○○發熱又覘太陽之勢力○○中風固發熱○○傷寒亦發熱○○猶夫中風有惡寒○○傷寒有惡風○○

故雖發熱惡寒發於陽○○不過中風外證所自始○○不足以盡中風○○無熱惡寒發於陰○○不過傷寒表證所自始○○不足以盡傷寒○○

病

傷寒是否傳經病○○經傳則傳○○經不傳則不傳○○陽明又無所復傳○○經不傳三字有明文○○傳經二字無根據○○不傳安有六經病○○病機有轉屬不轉屬○○病情有受邪不受邪○○是否寒傷太陽則受寒○○風中太陽則受風○○太陽傷寒太陽中風有明文○○寒傷太陽風中太陽無根據○○蓋寒之風○○不同金匱中人之風○○猶夫暍之熱○○不同傷寒所發之熱○○不獨中風以太陽爲主動○○中熱亦太陽爲主動

○○不獨中風得自傷寒○○中熱亦得自傷寒○○故特書太陽中風開傷寒病之先○○特書太陽中熱尾傷寒病之後○○

化

化出太陽是何氣○○寒熱二氣合爲一○○氣之標卽太陽○○氣之標又化爲二○○寒從熱化○○化爲太陽之標陽○○熱從寒化○○化爲太陽之本陰○○病發於太陽之陽化○○隱隱欲動者太陽之熱○○中風外證因而熱○○病發於太陽之陰化○○隱隱欲動者太陽之寒○○傷寒表證因而寒○○特陰陽互爲其消長○○苟陽化太過○○則陰化不前○○表證又轉爲外○○寒亦俄而熱○○陰化太過○○則陽化不前○○外證又轉爲表○○熱亦俄而寒○○

氣

風寒溼熱燥火爲六氣。。在天爲歲時之氣。。在人爲臟腑之氣。。六臟六腑各有其六氣之一。。是六氣分爲二。。三陰三陽各得其六氣之二。。又六氣分爲三。。六腑之氣陽。。三陽所從出。。六臟之氣陰。。三陰所從出。。舉太陽以爲例。。寒氣熱氣。。卽太陽內蘊之正氣。。陽化陰化。。卽正氣外衞之太陽。。太陽之勢力强。。則正氣不出與邪氣爭。。太陽之勢力弱。。則邪氣因入與正氣爭。。蓋氣者化之本。。化者氣之標。。化宜盛不宜衰。。氣貴藏不貴露。。

經

太陽病是否太陽經病。。太陽有太陽之病。。其經有其經之行。其行不息。烏乎病。卽到經不解。過經不解。未爲經病。若欲作再經則經傳邪。亦僅傳於無所復傳之地。使經不傳則愈。又或太陽隨經。瘀熱在裏。經水適來。熱入血室。亦病從經入。非純然經病。獨發汗則動經。亡陽則溫經。與夫經脈動惕。涉於經病者其偶。假令太陽病而經亦病。則三日非剝盡太陽之陽。卽剝盡太陽之陰。何以六日復其陰。七日復其陽。惟六七日營衞之積。爲經血之充。經盡斯辟易餘邪以俱盡。是其經不特無其病。且足以藥太陽之病。

脈

脈氣是否卽經氣。以無形之六氣。合有形之赤血。入於經隧而俱化。則化脈氣經氣如一氣。特十二經十二其經。亦十二其脈。惟營行脈中。而後聯合十二經之脈氣如一氣。衛行脈外。而後聯合十二經之經氣如一氣。十二經之血不是三陰三陽。分陰陽者經。十二經之脈纔是三陰三陽。合陰陽者脈。故太陽病書脈浮不曰經浮。書陽浮兼指脈浮。故大太陽則語大。病形上一太陽。縮小太陽則語小。脈象上一太陽。不獨太陽然。傷寒三日陽明脈大。傷寒三日少陽脈小。三日之脈可以爲三陽。三日之脈可以爲三陰。凡三陰三陽之病脈。病未愈則脈未愈。病欲愈則脈欲愈。陰陽生則脈生。陰陽死則脈死。

表裏

表病是否純然是表證。。裏病是否純然是裏證。。有明明表病無表證。。有明明裏病無裏證。。有有表裏證。。有無表裏證。。有表解裏未和。。有有表復有裏。。有不在裏仍在表。。有半在裏半在外。。太陽不開病爲表。。太陽已開病爲外。。外證當解外。。表證當解表。。外不解與其外不解有分別。。表不解與其表不解有分別。。太陽解表不能攻其表。。厥陰攻表始可攻其表。。太陽救裏又復救其裏。。陽明攻裏未有攻其裏。。三陽有三陽之表裏。。三陰有三陰之表裏。。便有三陰三陽之其外其表其裏。。蓋從表面透入一層。。層層是裏。。不言裏則言內。。從裏面透出一層。層層是表。不言表則言外。此十二經陰陽離合之表裏。若形質生成之表裏。則十五絡之所組。腑爲臟之表。臟爲腑之裏。胸爲前之表。腹爲前之裏。背爲後之表。腰爲後之裏。胸之兩旁。表中之半表裏。腹之兩旁。裏中之半表裏。由膈而腹之上部中部下部。獨三焦爲孤腑。從表通到裏。由腹而四肢之中央及四旁。亦脾爲孤臟。從裏達到表。傷寒祇稱陰陽之表裏。其餘各腑各臟各部分。則曰上曰下曰中曰內。既不稱其表。亦不稱其裏。

寒熱

太陽發熱亦惡寒。少陰惡寒反發熱。陽明惡寒亦發熱止一日惡寒。太陰有寒無惡寒。未有日發熱。少陽發熱僅一見。未有日惡寒。厥陰惡寒僅一見。其餘多發熱。。此三陰三陽寒熱之大概。。特太陽陽明厥陰有其熱。其熱與其寒之比較。不患以水潠其寒灌其寒。特患以水潠其熱灌其熱。不患以承氣之屬攻其寒。特患以承氣之屬攻其熱。不患以黃芩湯徹其寒除其寒。特患以黃芩湯徹其熱除其熱。熱與其熱有分別。寒與其寒有分別。且三陽之寒熱是陽寒陽熱。熱者陽之陽。寒者陽之陰。三陰之寒熱是陰寒陰熱。熱者陰之陽。寒者陰之陰。陰陽不可見。可即熱以見陽。即寒以見陰。則有發熱惡寒。有無熱惡寒。有裏寒外熱。有表熱裏寒。有大寒大熱。有中寒中熱。有往來寒熱。有多少寒熱。有反惡寒。有反惡熱。有不惡寒。有無大熱。有復惡寒。有仍發熱。有始惡寒。有後發熱。有振寒。有煩熱。有寒分之寒。有熱狀之熱。有寒實之寒。有熱結之熱。有適寒被寒。有協熱合熱。有臟寒久寒。有客熱暴熱。有手足厥寒。有表裏俱熱。有形作傷寒。有胃氣生熱。有心熱身熱足心熱。有背寒指寒手足寒。有裏有熱。有表有熱裏有寒。有胸中有熱。有丹田有熱胸中有寒。有面色有熱。有下焦有寒。有其藏有寒。有其外有熱。無非陰陽示人以寒熱。不啻惑人以寒熱。舉二證以爲例。四逆證之熱寒之熱。

白虎證之寒熱之寒。。

虛實

虛邪不能獨傷人。。與其身形。。兩虛相得。。乃客其形。。是傷寒已從虛得之。。宜乎論內虛狀不勝書。。實證最難辨。。不獨陰陽俱虛。。內外俱虛。。表裏俱虛。。纔算是虛。。有許多無形之虛。。不象有形之虛。。不獨但熱者實。。潮熱者實。。微熱者實。。難核其實。。有許多未成之實。。儼若已成之實。。實證莫多於陽明。。不實不盡之證亦莫多於陽明。。舉陽明以爲例。。本虛久虛姑勿論。。表虛裏虛姑勿論。。且論陽明之半虛實。。燥屎與燥氣有分別。。燥渴是陽明之本氣虛其半。。非純然燥屎實。。便鞕與便溏有分別。。後溏是陽明之胃氣虛其半。。非純然鞕便實。。陽內與身外有分別。。身黃是陽明之土氣虛其半。。非純然陽內實。。不特鄭聲始爲虛。。不特譫語方爲實。。大抵虛形其動闢。。故陽明未實有外證。。實形其靜翕。。故陽明已實無表裏證。。虛證似實實而浮。。實證若虛實而滿。。又非大滿鞕滿脹滿喘滿便爲實。。不大不鞕不脹不喘之滿。。或痛或不痛乃爲實。。此胃家虛實之大凡。。若太陽表裏實則津液和。。正樂觀其實。。太陰脾家實則腐穢去。。亦姑聽其實。。少陰寒飲之胸中實。。則與太陽熱實結胸寒實結胸不同論。。厥陰下利之脈反實。。則與陽明煩熱脈實汗多脈實不同論。。陽明胃中不虛則已。。虛則胃中雖實無攻法。。少陰下焦不虛則已。。虛則下焦雖實無急下法。。是故虛病多而實病少。。治虛易而治實難。。苟或下之以丸藥。。是虛以實治。。徒然變虛爲實。。不能運實於虛。。倘或灸之以火邪。。是實以虛治。。追虛則散亂其虛。。逐實則散亂其實。。

汗

外證有汗。。表證無汗。。非另有一層無汗之表。。非復有一層有汗之外。。同是表。。發於陽則表爲開。。陽得有汗。。有汗之表謂之外。。同是外。。發於陰則外爲閉。。陰不得有汗。。無汗之外謂之表。。表證以發汗解表。。發汗宜麻黄。。外證以汗解解外。。汗解宜桂枝。。若表證轉爲外

○○解外多數用桂枝○○外證變爲表○○解表少數用麻黃○○或發汗宜桂枝○○桂枝湯可代麻黃以解表○○或汗解有麻黃○○麻黃湯且合桂枝以解外○○解外當然解其外○○亦有其外先解○○而後以法解在裏之外○○解表當然解其表○○亦有其表不解○○不能以法解在裏之表○○又非限定發汗解其表○○亦非限定汗解解其外○○須愛惜其表其外及其汗○○蓋汗爲血液○○汗之原出於陰○○汗生於穀○○汗之氣受諸陽○○又可卽陽汗以知陽○○卽陰汗以知陰○○則有汗自出○○有自汗出○○有汗不出○○有不汗出○○有反汗出○○有極汗出○○有汗出不徹○○有汗出不止○○有手足汗○○有但頭汗○○有目合則汗○○有額上生汗○○有從腰以下不得

汗。。有以火熏之不得汗。。有大汗小汗微似有汗。。有多汗盜汗續自微汗。。有反發汗。。有大發汗。。有復發汗。。有重發汗。。有强發汗。。有不發汗。。有可小發汗。。有可更發汗。。有當發其汗。。有復發其汗。。有因發其汗。。有反發其汗。。有初得病時發其汗。。有復與之水發其汗。。汗與邪并則曰汗。。不與邪并之汗曰其汗。。三陽之汗稟天氣而主外。。得汗則愈者其常。。汗出不解者其偶。。三陰之汗稟地氣而主内。。因汗反劇者其常。。汗出自愈者其偶。。故三陰僅一條可發汗。。僅一條微發汗。。其餘則曰不可發汗。。三陽雖多數不可發汗。。亦多數可發汗。。其中有曰當須發汗。。

吐

傷寒何以有吐法無嘔法。病在胸中當須吐。吐之不致重其嘔。邪高痛下故使嘔。嘔之適以重其吐。蓋吐出上焦。而趨勢在胸。無上焦不通之反響。故有物無聲爲吐。嘔出中焦。而趨勢在膈。有上焦不通之反響。故有聲有物爲嘔。何以三陽病多數嘔。三陰病多數吐。病在陽則上焦之陽不能降。中焦反逆而爲嘔。病在陰則下焦之陽不能升。上焦反脫而爲吐。何以柴胡證之喜嘔。與麻桂證之嘔逆乾嘔異。大柴胡證之嘔吐而下利。反與霍亂證之嘔吐而利同。柴胡證之苦在胸脇。苦滿宜乎其喜嘔。且自極吐下之嘔。纔是柴胡證。

非自極吐下之嘔。。便非柴胡證。。緣柴胡證之嘔有反抗力。。非柴胡證之嘔。。則無所用其反抗力。。嘔與嘔有分別。。因吐致吐有分別。。因吐致嘔有分別。。因欲吐致嘔有分別。。何以有聲無物之乾嘔。。又與有聲無物之噦同。。乾嘔是有物而不嘔。。不嘔其物嘔其聲。。噦是無物之可嘔。。但噦出無物之聲。。噦與乾嘔有分別。。因嘔致噦有分別。。因吐致噦有分別。。因乾嘔致吐又有別。。凡此皆非吐法所宜。。乾嘔噦與瓜蒂散證無涉。。嘔與不嘔。。吐與不吐。。與瓜蒂散證仍無涉。。論內吐法祇兩條。。其餘瓜蒂不中與。。當吐猶且曰不可吐。。未吐猶且曰不可更吐。。況誤吐之流弊不勝書。。舉數證以爲例。。有吐後腹脹滿。。有吐之腹中饑。。有吐之不欲近衣之內煩。。有吐之不喜糜粥之食冷。。又況吐狀不勝書。。有頗欲吐。。有自欲吐。。有欲吐不吐。。有欲吐復不能吐。。有腹滿而吐。。有氣逆欲吐。。有朝食暮吐。。有引食反吐。。有水入則吐。。有食入卽吐。。有吐膿血。。有吐涎沫。。有吐臟寒見厥之蚘。。有吐客熱不消之穀。。陽病則吐傷其陽。。陰病則吐動其陰。。大抵溫溫欲吐。。而有鬱鬱微煩者吐之陽。。無鬱鬱微煩。。而但溫溫欲吐者吐之陰。。欲吐心煩者陰之陽。。不煩自吐者陰之陰。。

下

少陽太陰無下法。。太陽有下無急下。。陽明有下有急下

○○少陰無下有急下○○厥陰有厥應下○○無熱應下○○有利之愈○○無下之愈○○此下法之不同○○厥陰不以下爲下○○轉以利爲利尤不同○○宜乎攻下之方○○不適用於少陽太陰厥陰○○祇適用於太陽陽明少陰○○然使熱邪不結○○則太陽無下法○○胃家未實○○則陽明無下法○○胃關不閉○○則陽明少陰無急下法○○可下不可下法有別○○取下不取下法有別○○大陷胸湯則曰得快利○○其效尤捷於得下○○大承氣湯一條一服利○○其餘再服則得下○○大陷胸丸一宿下○○又轉言如不下○○無所謂之利○○小承氣湯當更衣○○又設言若更衣○○無所謂之下○○調胃承氣令微溏○○却治反溏○○不得爲泄下○○桃核承氣當微利○○並非下利○○

不得爲猛攻。抵當下血非利血。不攻而下。故所下非利。十棗快下亦快利。攻之故利。和之故下。大柴胡下之未嘗曰得下。非攻下之下。大黃黃連瀉心攻痞未嘗曰得利。非攻下之攻。凡此皆以湯下。非他藥丸藥可同語。倘以丸藥爲嘗試。則不得利令反利。以他藥爲嘗試。則利不止仍不止。大抵下之而不善。就令他藥丸藥換爲湯。不特下而且利。利之而善。就令前部後部同一湯。只有利而無下。何以本非下之。而有下利自下利。所下之物直接受邪。是邪下之利。謂之下利。所下之物間接受邪。非邪下之利。謂之自下利。論內自利下利不勝書。有必下利。有不下利。有又下利。有大下利。有欲自利。有必自下利。有欲自止。有利必自止。有下利至甚。有自利益甚。有下利清穀。有自利清水。有泄利下重。有熱利下重。有自利而渴。有自利不渴。有發熱下利。有發熱而利。有暴煩下利。有續自便利。有雷鳴下利。有身踡而利。有下利嘔吐。有下利厥冷。有見厥復利。有欬而下利。有下利譫語。有利止血亡。有下血血自下。有下利便膿血。有至五六日自利。有厥反九日而利。有下利爲難治。有自利爲欲解。此之謂下利自下利。有下之利遂不止。有反下之若利止。有泄利不止。有復利不止。有續得下利清穀。有下利日數十行。有先下之而不愈

○○有病不盡復下之○○有大下之○○有數下之○○有二三下之○○有本以下之○○有下之太早○○有下之若早○○有下之則愈○○有下之爲逆○○有下之則和○○有下之則死○○有利遂不止者死○○有利不止者亦死○○下與死有關係○○不獨少陽太陰不可下○○太陽病證不罷不可下○○外證未解不可下○○喘而胸滿不可下○○陽明寒溼在裏不可下○○少陰尺脈弱濇不可下○○胸中實不可下○○厥陰諸四逆厥不可下○○脈虛復厥不可下○○陽明又六不可攻○○即六不可下○○有乃可攻○○有乃可下○○有如其不下○○有勿令大泄下○○有止後服○○有莫更復服○○有未可與○○有不可更與○○有慎不可攻之危詞○○有導而通之之變法○○有可與少少

與之之權宜。。有當下之可下之之果決。。且有不俟終日之陽明三急下。。少陰三急下。。

渴

三承氣證無渴字。。桃核承氣證無渴字。。抵當十棗瀉心諸證無渴字。。大陷胸證無不渴字。。而渴字僅一見。。小陷胸證無渴字。。而不渴字且一見。。大小青龍獨小青龍證曰渴曰不渴。。大小柴胡獨小柴胡證曰或渴曰不渴。。白虎加人參曰大渴曰大煩渴。。白虎三證不曰渴。。五苓曰消渴曰煩渴。。豬苓二證亦曰渴。。茵蔯蒿證渴。。柴胡桂枝乾薑證渴。。白頭翁證欲飲水不曰渴。。理中證不用水又曰渴。。四逆輩證不渴。。乾薑附子證不渴。。茯苓甘草證不渴。。桂枝附子證不渴。。就如麻桂二證未嘗渴。。即非麻桂二證未嘗渴。。渴與不渴無定情。。火氣不渴水氣渴。。火逆不渴水逆渴。。汗後固渴。。無汗亦渴。。下後固渴。。非下亦渴。。因渴致嘔。。因嘔致渴。。不嘔者不渴。。吐之不渴。。渴而後吐。。不吐者又渴。。有舌上燥而渴。。有手足溫而渴。。有微熱而渴。。有微熱消渴。。有身熱而渴。。有無大熱燥渴。。有脈數而渴。。有脈浮數煩渴。。有發熱而渴不惡寒。。有病不惡寒而但渴。。有大汗後煩渴。。有汗出多而渴。。有汗出而渴有不渴。。有自利而渴有不渴。。有服小青龍湯已而渴。。有服小柴胡湯已而渴。。有服桂枝湯渴。。有與瀉心湯渴。。有渴欲飲水屬陽明

○○有渴欲飲水無表證○○有本渴而飲水若嘔○○有大渴欲飲水數升○○有但欲漱水不欲嚥○○有意欲飲水反不渴○○有飲水則噦不能食○○有渴欲得水不能飲○○有飲水多必喘○○有飲多心下悸○○有大渴腹必滿○○有渴而口燥煩○○渴證不爲少○○異在少陽太陰無渴字○○渴證未爲多○○異在少陰厥陰有渴字○○太陰經本固無渴○○少陽火本亦無渴○○少陰虛故固然渴○○太陽虛故却無渴○○厥陰熱渴非厥渴○○陽明燥渴無實渴○○腑實以不渴爲標準○○僅一部份之渴爲獨異○○臟寒亦以不渴爲標準○○屬於氣化之渴爲特殊○○

小便

小便利其人可治。小便利其病欲解。似宜以小便利三字視傷寒。小便復利者難治。小便利者死。又宜以小便不利四字視傷寒。小便不利必發黃。小便自利不發黃。與其色黃。不如小便利之爲得。小便自利血證諦。小便不利爲無血。與其下血。不如小便不利之爲得。獨是眞武證一則曰小便不利。再則曰或小便利。是有水氣之小便分兩岐。大承氣證一條曰小便利。一條曰小便不利。是有燥屎之小便亦兩岐。豬苓非徒利小便。乃汗多不可與豬苓。明是愛惜陽明之小便。豬苓既利其小便。乃下後猶復主豬苓。轉不顧慮少陰之小便。小便不利則加苓。四逆散與小柴同其法。此外苓朮兼加者祇一方。小便或利則去苓。眞武湯與小柴互其法。此外有苓可去者無一方。徒據小便不足爲標準。惟視津液之亡不亡。可爲小便不利之標準。津液之竭未竭。可爲小便利之標準。如其亡津液而小便不利。則守勿治之戒。津液藏。自然小便出。如其竭津液而小便自利。則守不攻之戒。津液不出。自然小便藏。況小便之情狀不一端。有小便反不利。有小便令反利。有小便少。有小便數少。有小便數。有小便當數。有當問其小便。有當利其小便。有小便自可。有小便必難。有欲小便不得。有得小便必愈。有小便色白。此熱除。有小便色白不制水。有必苦裏急小便少。有知不在裏小便清。有無汗小便不利。有無汗而小便利。有被下小便不利。有發汗小便自利。有頭痛小便不利。有脈浮小便不利。有不能食小便不利。有微汗出小便不利。有口燥煩小便不利。有心下悸小便不利。有胸滿煩驚小便不利。有汗出短氣小便不利。有小便不利胸脇滿。有小便不利心下滿。有小便不利少腹滿。有小便不利腹微滿。有惡風小便難。有被火小便難。有腹滿小便難。有頭眩小便難。有面目及身黃小便難。有身及面目黃小便難。水多則小便利。陰虛則小便難。陰疼則難堪在已小便。失溲則難禁在未小便。遺尿則不知有小便。不尿則無從得小便。小便即津液之符○○必津液無恙在○○而後小便闕不書○○大青龍白虎加參無小便字樣者○○特有津液在○○陷胸十棗瀉心之屬可類推○○白通通脈四逆無小便字樣者○○特有津液在○○麻桂薑附理中之屬可類推○○

大便

太陽陽明大便不勝書○○少陽大便闕不書○○太陰厥陰大便闕不書○○少陰大便僅一書○○少陽太陰厥陰無下法○○不書大便○○與可下之大便示區別○○太陽陽明少陰有下法急下法○○特書大便○○與不可下之大便示區別○○太陽少陽合病則大便變自利○○陽明少陽合病則大便變下利○○少陽病大便不爲利○○故大便無消說○○少陰不大便則

已。。便則非血卽膿血。。非自利下利泄利卽數更衣。。大便不成爲大便。。與太陰厥陰異而同。。是少陰例無大便鞕。。惟有腹脹不大便。。則宜大承氣。。太陽雖多大便鞕。。亦惟結胸不大便。。則主大陷胸。。陽明多數不大便。。多數便鞕與便難。。却少用大承氣。。大承氣爲燥屎屎鞕而設。。燥屎非可想而知。。徵諸矢氣而後知。。屎鞕未可遽爲定。。徵諸小便庶乎定。。誤攻燥屎必脹滿。。誤攻屎鞕必便溏。。邪實其屎故鞕而燥。。邪奪其穀故鞕而溏。。昨鞕今溏。。是初鞕後溏。。鞕少溏多。。是初頭鞕後必溏。。有大便溏。。有反溏。。有大便鞕。。有但鞕。。有大便當鞕。。有大便因鞕。。有大便微鞕。。有大便必鞕。。有大便已鞕。有大便復鞕。有故令大便鞕。有故使不大便。有大便反易有乍易。有大便爲難有乍難。有不久必大便。有明日不大便。有欲自可之圊便。有未定成之鞕便。有自欲大便。有欲似大便。有大便自調。有淸便自調。有續自便利。有後必便血。有下血乃愈。有得屎而解。有必有燥屎五六枚。有不大便至十餘日。有不更衣十日無所苦。有不更衣內實大便難。有不大便六七日小便少。有六七日不大便有瘀血。有不大便煩仍不解。有不大便久則譫語。有不欲食便鞕。有不大便而嘔。有雖鞕不可攻。有不鞕者不與。凡與大承氣湯取下不取溏。獨調胃承氣曰微溏。蓋邪從下去。卽糜爛燥鞕而不溏。。正從下去。。必直接燥鞕而爲溏。。舊微溏且不可與梔子。。惟小柴調胃承氣與便溏無牴觸。。其餘攻下諸方不中與。。可知桃核承氣之微利。。大陷胸之快利。。微利快利非利而溏。。抵當之下血。。十棗之快下利。。下血下利非下而溏。。溏與清穀頗相類。。與穀不化不相類。。

煩躁

煩躁何以有死有不死。。煩躁之生死無標準。。惟陰先死而後死於煩。。陽先死而後死於躁。。陰陽兩死。。就令煩躁不死亦死。。陰陽未死。。就令煩躁欲死亦不死。。煩躁之見端在手足。。從手走足其狀煩。。從足走手其狀躁。。

手足是陰陽有形之煩躁。心坎中是陰陽無形之煩躁。
其息息相通之故。由於心合脈而脈合陰陽。故陽不遇
陰則應心而煩。陰不遇陽則應心而躁。獨其人發煩。
其人必躁。其人心煩。其人躁。其人煩躁。其人自有
其人之現狀。非曲繪陰陽之現狀。其餘陰陽之煩躁不
勝書。甚且太陽結胸煩躁死。少陰吐利躁煩死。厥陰
下利躁不得卧死。少陰脈暴出者又煩而死。脈不至者
躁而死。不得卧寐者煩躁死。死字躁字反爲太陰篇所
無。緣太陰病往往繫太陽之病。或則本太陽之病。陰
中有陽在。宜其祇有陽之煩。而無陰之躁。是又三陰
三陽各異其現狀。不特煩與躁異。虚煩與煩亦異。反

躁與躁亦異彌更益煩陰亦煩不煩而躁陽亦躁論
內煩多而躁少更煩又煩皆不解而煩暴煩大煩
皆雖煩必愈有病已差尚微煩有當先煩乃汗解有
日暮微煩有半日許復煩有飽則微煩有吐之內煩
有悸而煩有煩而悸有心煩喜嘔有不煩欲吐
有心煩胸滿有發煩目瞑有譫語煩亂有胸滿煩驚
有手足煩擾有胸脅煩滿有骨節煩疼有身體疼
煩有心煩但欲寐有心煩不得安有虛煩不得眠
有心煩不得臥有渴而口燥煩有靜而復時煩有胸
中滿而煩有心下滿而煩有心中懊憹而煩有舌上
乾燥而煩有身熱不去微煩有水漿不下心煩有不

吐不下心煩○○有往來寒熱心煩○○有復加燒鍼因胸煩○○有欲去衣被時自煩○○有乾嘔煩○○有煩而不嘔○○有厥逆躁○○有煩躁厥冷○○有虛煩脈甚微○○有煩躁心下鞕○○有不汗出煩躁○○有無大熱煩躁○○有咽中乾煩躁○○有繞臍痛煩躁○○有欲吐若躁煩○○有自利復煩躁○○有其躁無暫安時○○有煩躁不知痛處○○有躁煩譫語十餘日○○有晝日煩躁不得眠○○有怵惕煩躁○○有逆冷躁煩○○有煩仍不解○○有煩躁仍不解○○不解是以有煩躁○○苟煩與躁未分曉○○遑問煩躁與躁煩○○陰與陽未分曉○○遑問生煩躁○○抑死躁煩○○

痛滿

痛有痛之部分。滿有滿之部分。痛滿有痛滿之部分。舉數證以為例。大承氣證兩見腹滿痛。一條心下痛無滿字。大陷胸證必然心下痛。兩見心下滿有痛字。小陷胸證心下痛無滿字。諸瀉心證心下滿無痛字。桂枝去桂加苓朮證心下滿有微痛字。桂枝加芍藥證腹滿有時痛字。小柴胡證或腹中痛。則胸脅苦滿。十棗證引脅下痛。則心下痞鞕滿。調胃承氣證一見胸中痛腹微滿。四逆證一見體疼痛腹脹滿。獨是抵當證之小腹滿。明明熱結不曰按之痛。不涉抵當證之小腹滿。明明冷結則曰按之痛。可知滿有虛亦有實。從滿處觀察。虛實之證據形諸外。痛有陰亦有陽。從痛處觀察。陰陽之知覺在其中。。則有胸滿脅痛。。有咽痛胸滿。。有心中結痛。。有心下逆滿。。有腹中急痛。。有脅下鞕滿。。有心下必痛。。有其腹必滿。。有繞臍痛。。有腹都滿。。有脅下及心痛。。有小腹當鞕滿。。有發汗後身疼痛。。有發汗後腹脹滿。。有發汗不解腹滿痛。。有醫反下之腹滿痛。。有腹中痛轉氣下趨少腹。。有臟結痛引少腹入陰筋。。有骨節掣痛不得屈伸。。有腹滿身重難以轉側。。有四肢沉重疼痛。。有直視譫語喘滿。。有大實痛。。有內拒痛。。有滿不減。。有滿如故。。有痛未止。。有滿不去。。有不知痛處。。有其痛必下。。有必苦頭痛。。有欬必咽痛。。有腹中痛欲嘔。。有欲嘔胸中痛。。有胸脅滿而嘔。。有胸脅滿微結

○○有腹滿微喘○○有腹滿而喘○○有腹滿加噦○○有噦而腹滿○○有脈促胸滿○○有脈沉喘滿○○有汗出必脹滿○○有下之則腹滿○○有脹滿不能食○○有咽痛復吐利○○有身疼痛不可汗○○有腹微滿不可攻○○有腹滿痛者有燥屎○○有咽中痛者其喉痺○○有卓然而痛之頭○○有大滿不通之腹○○有按之石鞕之痛○○有如結胸狀之滿○○欲知痛滿與痛滿之分○○當認定柴胡證爲先例○○脅下滿痛曰柴胡湯不中與○○是柴胡證與柴胡證反比例○○但滿而不痛曰柴胡不中與○○是柴胡證與半夏瀉心證正比例○○胸脅滿而微利○○曰此本柴胡證○○柴胡證與柴胡證正比例○○胸中痛之微溏○○曰此非柴胡證○○柴胡證與調胃承氣證反比例○○

大抵有太陽柴胡證。。舉凡或痛或滿諸實證可類推。。最捷徑者屬陽明。。無太陽柴胡證。。便與可痛可滿諸實證不相若。。未適用者大承氣。。

厥逆

諸四逆厥不可下。。下之必戕及其陽。。太陽篇調胃承氣湯令微溏。。且有厥愈二字。。厥陰篇小承氣湯治燥屎。。且無見厥二字。。則厥逆之禁大承氣。。固不待言。。禁大陷胸十棗抵當之屬。。亦不待言。。獨白虎證之厥。。裏無厥陰之寒。。而有厥陽之熱。。厥陽爲厥陰所掩。。故裏面熱而表面厥。。厥不盡關於寒。。陰陽氣不相順接便爲厥。。厥非能化爲熱。。與厥相應則先厥後發熱。。熱爲陽。。

陽禀天氣而主外。本無所謂熱。厥為陰。陰禀地氣而主內。本無所謂厥。無如陽退陰進。則外陰而內陽。於是乎厥。若陰退陽進。又外陽而內陰。於是乎熱。厥熱與寒熱有分別。寒熱以往來為先後。休作之時短。厥熱以深微為先後。休作之日長。且寒熱之熱。熱雖甚不死。厥熱之熱。雖發熱不死仍有死。除中暴熱死。無陽發熱死。畢竟死於厥者為多數。凡病以厥逆為可駭。有厥不止者死。有四逆冷者死。有手足逆冷不治。有手足厥冷無脈。有厥愈夜半足溫。有厥冷晬時脈還。有脈當微厥。有脈微而厥。有脈虛復厥。有脈滑而厥。有下厥上竭。有前熱後厥。有熱少厥微。

有厥少熱多。有厥者必發熱。有厥逆而惡寒。有厥逆咽中乾。有厥冷脈乍緊。有厥逆躁不得卧。有厥利當不能食。有厥後發熱而利。有身有微熱見厥。有厥而嘔。有厥復利。有汗出而厥。有但厥無汗。有發熱而厥七日。有厥反九日而利。有厥五日熱亦五日。有厥四日熱反三日。有爲臟厥非爲蚘厥。有先治水却治其厥。有厥逆筋惕肉瞤。有四逆惡寒身踡。有吐利手足厥冷。有脈促手足厥逆。有額上生汗手足逆冷。有四肢拘急手足厥冷。有手足不厥者頭不痛。有手足不逆冷反發熱。有手足厥逆脈微欲厥。有手足厥寒脈細欲絶。有手足厥逆下部脈不至。有手足厥冷寒邪不結胸。。手足自溫。。是不厥不逆。。手足反溫。。是當厥不厥。。手冷至肘。。足冷至膝爲逆。。手冷至腕。。足冷至踝爲厥。。振振之搖。。振寒之狀。。非寒厥之狀。。蒸蒸而振。。振熱之狀。。非熱厥之狀。。

和

津液有津液之和。。津液自和。。便自汗出愈。。陰陽有陰陽之和。。陰陽自和者必自愈。。脈有脈之和。。脈自和者不死。。營衛有營衛之和。。或營氣和。。或衛不和。。營衛和則愈。。表裏有表裏之和。。脫令裏未和。。復下之則和。。或與陷胸湯令胸中和。。或與十棗湯令心下和。。胃氣有胃氣之和。。脫令胃不和。。與飲之則和。。服小柴胡湯則胃氣因和。服小承氣湯則胃氣微和。又或胃不和而脈反和。與調胃承氣湯則脈和胃亦和。或背不和而口中和。與附子湯則口和背亦和。傷寒總以和爲樂觀。分言之則面面當和。合言之。面面和不外陰陽和。不特脈與陰陽合爲一。即胃氣與陰陽。亦融和如水乳。不能離之而爲二。津液營衛與陰陽。亦和會若雲龍。不能截之而爲三。且和不和必形諸於脈。脈非不藥而自和。陰陽和便是脈和。陰陽更非不藥而自和。一法有一法之和。一方有一方之和。獨營衛未和。一桂枝湯爲已足。津液未和。並桂枝湯而不書。緣太陽病非指營衛病。篇內未有寒傷營風中衛六字。營衛不足以代陰陽。治太陽毋庸治津液。原文且有亡津液勿治之二語。津液尤不足以代陰陽。

營衛津液陰陽

營衛一日一更新。從寅至申則行陽。從申至寅則行陰。津液一候一更新。自內外出其候陽。自外還入其候陰。營衛本出於陽。而行週於陰。津液本生於陰。而瀰漫於陽。蓋中焦之汁之赤血。合清陽而化營。出於上焦則爲衛。五臟之血之泌汁。合濁陰而化液。入於六腑則爲津。於是清陽實四肢。營衛爲之使。濁陰歸六腑。津液爲之存。營衛用以補助其經血。經血七日一更新。與營衛異名而同類。津液所以升降其汗溺。

汗溺一日幾更新。與津液同源而異流。凡此皆陰陽之保障。最貴者是陰陽。假令以陰陽之稱稱營衛。則營陰而衛陽。非營衛之外無陰陽。以陰陽之稱稱津液。則液陰而津陽。非津液之外無陰陽。陰陽半歲一更新。病在陽。三陽盡則三日一更新。病在陰。三陰盡亦三日一更新。長沙以更新陰陽爲手眼。叮嚀於亡陽。言外卽叮嚀於亡陰。故營衛非不愛惜。推愛惜陰陽之心而及於營衛。津液非不愛惜。推愛惜陰陽之心而及於津液。且推愛惜陰陽之心而經血而汗溺。

陰陽

冬至一陽生。生而旺者陽之氣。半歲而陽氣盡。夏至一陰生○○生而旺者陰之氣○○半歲而陰氣盡○○陽同而氣不同○○陽氣之名凡三易○○陰同而氣不同○○陰氣之名凡三易○○冬至後六十日少陽起○○一陽之稱曰少陽○○雨水後六十日陽明旺○○二陽之稱曰陽明○○穀雨後六十日太陽旺○○三陽之稱曰太陽○○夏至後六十日太陰旺○○三陰之稱曰太陰○○處暑後六十日少陰旺○○二陰之稱曰少陰○○霜降後六十日厥陰旺○○一陰之稱曰厥陰○○此卽三陰三陽主氣之期○○三陽主氣○○病三陽○○恐過於陽○○病三陰○○恐不及於陰○○三陰主氣○○病三陰○○恐過於陰○○病三陽○○恐不及於陽○○而陽不離夫陽數七○○七日期諸陽○○陰不離夫陰數六○○六日期諸陰○○已出之六七日○○是

過經之陰陽○○僅及之六七日○○是到經之陰陽○○旣竟之六七日○○是盡經之陰陽○○五日爲一候○○再候之二日○○是七是二之陰陽○○再候之一日○○是六是一之陰陽○○兩候爲合十○○再候之十三日○○是六是七之陰陽○○再候之十餘日○○不止是六是七之陰陽○○而尤不離夫晝以行陽○○夜以行陰○○從寅至申謂之晝○○從申至寅謂之夜○○寅卯辰○○初出之陽○○猶直接過去之陰○○少陽之病衰於寅○○解於辰○○巳午未○○當中之陽○○又直接未來之陰○○太陽之病衰於巳○○解於未○○申酉戌○○日晡之陰○○又直接過去之陽○○陽明之病衰於申○○解於戌○○亥子丑○○將盡之陰○○幾及於晝之陽○○太陰之病衰於亥○○解於丑○○子

丑寅。垂盡之陰。巳及於晝之陽。少陰之病衰於子。解於寅。丑寅卯。既盡之陰。多半是晝之陽。厥陰之病衰於丑。解於卯。而尤不離夫一爲陽。二爲陰。傷寒二之陰。中風一之陽。傷寒中風二而一。卽陰而陽。太陽病二日反躁。則陰日而無陽。陽明病一日惡寒。則陽日而似陰。太陽受病之一日。雖陰而有陽。少陰得之一二日。先陽而後陰。厥陰一二日至四五日。陽而陰復陰而陽。病陽治以陰。桂枝稱二稱其陰。病陰治以陽。麻黃稱一稱其陽。病無陽治以陰之陽。越婢稱一稱其體陰而用陽。一之積而三而五而七而九。亦盡天數五以期陽。非限定一太陽二陽明三少陽。二

之積而四而六而八而十○○亦盡地數五以期陰○○非限定

四太陰五少陰六厥陰○○

三陰三陽

太陽陽明少陽爲三陽○○太陰少陰厥陰爲三陰○○三陽之上寒燥火○○三陰之上溼熱風○○三陽之中見三陰○○三陰之中見三陽○○此在天之六氣○○因有在地之五行○○因有在人之五臟五腑○○腑爲陽○○陽五行生諸腑○○臟爲陰○○陰五行生諸臟○○故寒同而水不同○○膀胱壬水腎癸水○○熱同而火不同○○小腸丙火心丁火○○燥同而金不同○○大腸庚金肺辛金○○溼同而土不同○○胃戊土脾己土○○風同而木不同○○膽甲木肝乙木○○於是腑與臟合化三陽○○臟

與臟合化三陰。中見之陰。從化夫陽。中見之陽。從化夫陰。膀胱小腸化寒中有熱之太陽。心與腎化熱中有寒之少陰。熱在上爲手太陽手少陰。寒在下爲足太陽足少陰。大腸與胃化燥中有溼之陽明。脾與肺化溼中有燥之太陰。燥在上爲手陽明手太陰。溼在中亦爲足陽明足太陰。三焦與膽化火中有風之少陽。肝與心包化風中有火之厥陰。火在上爲手少陽手厥陰。風在下爲足少陽足厥陰。然而五腑無三焦。六腑有三焦。五臟無心包。六臟有心包。則三焦心包一問題。五氣無少陽之上之火。六氣有少陽之上之火。在天熱而在地反爲火。在天火而在地不爲火。則熱與火一問題。

不知少陽雖雛成於三焦而屬於腎。。火爲蟄藏之火。。在天之熱可見而火不可見。。少陰之熱可以賅相火。。少陽又起於腎而出現於三焦。。火爲游行之火。。在地之熱不可見而火可見。。少陽之火正以代君火。。火與熱合二而一。。火與熱分一而二。。心包與心生於火。。實賦質於少陽。。少陽特虛其位以位君火。。君火乃無形之眞心。。君火藏於坎。。則心在腎。。七節之旁亦有心。。君火見於離。。則心在心。。方寸之地如一心。。是六臟以心爲最隱。。心包得有心主之名。。以其代君以行令。。有心不可無心包。。五臟以心爲獨尊。。心包不過使臣之列。。不敢與君以同稱。。舉心可以賅心包。。三焦生於火。。復還化爲少陽。少陽又自虛其位以相君火。一易而為坎中之少陽。坎水不能焦少火。少火之氣所以壯。水道自能焦壯火。壯火之氣所以衰。是少陽起則三焦之名義符。網膜相連之處。皆火氣游行之範圍。三焦遂稱為孤腑。腑在氣街是三焦。少陽藏則三焦之名義晦。水道通調之處。乃臟腑相連之範圍。三焦無殊於五腑。腑之與合即三焦。然而膀胱小腸之効用。不專屬諸太陽。心腎之効用。不專屬諸少陰。大腸胃之効用。不專屬諸陽明。脾肺之効用。不專屬諸太陰。三焦膽。心包肝之効用。不專屬諸少陽厥陰。則六腑六臟一問題。三陰三陽一問題。不知陰陽生於二腎。水火互動而生陽

○○水火互靜而生陰○○右腎其用陽○○左腎其用陰○○少陽起化於一陽○○厥陰起化於一陰○○陽明被化於二陽○○少陰被化於二陰○○太陽被化於三陽○○太陰被化於三陰○○三陽與六腑相離合○○三陰與六臟相離合○○蓋六腑之中有六氣○○六氣之標即三陽○○六臟之中有六氣○○六氣之標即三陰○○陰陽之相生○○若三畫之成爻○○臟腑之相生○○以五行爲一候○○五行之生始於木○○木生火而火生火○○一火一氣一陰陽○○火生土而土生土○○一土一氣一陰陽○○土生金而金生金○○一金一氣一陰陽○○金生水而水生水○○一水一氣一陰陽○○水生木而木生木○○一木一氣一陰陽○○宜乎臟腑之六氣不可勝用○○三焦與心包分二

火○○還其氣於一陽○○化半氣爲厥陰○○肝與膽分二風○○還其氣於一陰○○化半氣爲少陽○○大腸與肺分二燥○○還其氣於二陽○○化半氣爲太陰○○心與小腸分二熱○○還其氣於二陰○○化半氣爲太陽○○膀胱與腎分二寒○○還其氣於三陽○○化半氣爲少陰○○脾與胃分二溼○○還其氣於三陰○○化半氣爲陽明○○是臟腑有錯綜陰陽之妙用○○有更始陰陽之妙用○○非六腑之方面卽三陽○○非六臟之方面卽三陰○○太陽本寒而中熱○○熱多於寒其標陽○○少陰本熱而中寒○○寒多於熱其標陰○○陽明本燥而中溼○○燥多於溼其標陽○○太陰本溼而中燥○○溼多於燥其標陰○○少陽本火而中風○○火多於風其標陽○○厥陰本風而中火○○

風多於火其標陰。標陽上陽而下陰。標陰下陰而上陽。標陽之陰接標陰。標陰之陽接標陽。陽主外。六腑之氣降。而後陽不過於升。陰主內。六臟之氣升。而後陰不過於降。臟氣腑氣互爲其升降。三陰三陽亦互爲其升降。陰陽本氣於臟腑。亦還其氣於臟腑。三陽雖盡。留無盡者陽之氣。三陰雖盡。留無盡者陰之氣。六氣終而始。斯陰陽剝而復。是陰陽有保存六氣之妙用。有取償六氣之妙用。陰陽與六氣之分。氣與化之分。六氣與臟腑之分。氣與質之分。然而天地之六氣。人患之。謂之六淫。謂之六賊。人身之六氣。人不患之。謂之陽氣。謂之陰氣。則天地之六氣一問題人身之六氣一問題。不知治熱逆以寒。人身之寒。所以遠天地之熱。治寒逆以熱。人身之熱。所以遠天地之寒。治溼逆以燥。燥所以遠溼。治燥逆以溼。溼所以遠燥。治風從以火。火所以遠風。治火從以風。風所以遠火。寒又不遠寒。熱與寒相得則耐寒。熱不遠熱。寒與熱相得則耐熱。燥不遠燥。溼與燥相得則耐燥。溼不遠溼。燥與溼相得則耐溼。火不遠火。風與火相得則耐火。風不遠風。火與風相得則耐風。要皆有陰陽以爲之護。寒非極於如冰之寒。熱非極於如炭之熱。熱在皮膚失其寒。寒在骨髓失其熱。寒在皮膚不互熱。熱在骨髓不互寒。如是則祇有寒熱二氣無太陽。祇有熱寒二氣無少陰。無太陽則三陽不可問。六腑之氣不成陽。無少陰則三陰不可問。六臟之氣不成陰。此自外生成之六氣。不同於本氣中氣合化成三陽。本氣中氣合化成三陰。而後從手走頭從臟走手氣之陽。推而滿之化之陽。從頭走足從足走腹氣之陰。推而滿之化之陰。人身之陽與天地相習慣。天地非盡無道之三陽。人身之陰與天地相習慣。天地非盡無道之三陰。大寒至京蟄厥陰風。非盡初之氣爲賊風。春分至立夏少陰熱。非盡二之氣爲淫熱。小滿至小暑少陽火。非盡三之氣爲賊火。大暑至白露太陰溼。非盡四之氣爲淫溼。秋分至立冬陽明燥。非盡五之氣爲賊燥○○小雪至小寒大陽寒○○非盡六之氣爲淫寒○○寒可以堅物○○不能立招天地之寒○○輸入人身之熱○○熱可以蒸物○○不能立招天地之熱○○輸入人身之寒○○燥可以乾物○○不能立招天地之燥○○輸入人身之溼○○溼可以潤物○○不能立招天地之溼○○輸入人身之燥○○火可以温物○○不能立招天地之火○○輸入人身之風○○風可以動物○○不能立招天地之風○○輸入人身之火○○人身對於天地○○從其氣則和○○違其氣則病○○天地對於人身○○當其位則正○○非其位則邪○○三陰三陽○○天與人屬公共之美名○○非必客勝而主負○○六淫六賊○○人與天有相因之惡感○○非必有慘而無舒○○然而太陽病寒○○不止太陽病寒○○陽明少

陽太陰少陰厥陰亦病寒○○太陽不止病寒○○時而病燥病
火病溼病熱病風不病寒○○時而病燥病火病溼病熱病風
實病寒○○則寒邪緣何而波及於六經一問題○○諸邪緣何
而集矢於太陽一問題○○不知患不在寒邪之爲病○○而在
太陽之爲病○○在陽明少陽之爲病○○太陰少陰厥陰之爲
病○○非邪傳三陽○○三陽始爲病○○非邪傳三陰○○三陰始
爲病○○皆三陽受之○○三陰受之○○有受而不辭○○是以病
○○皆三陽得之○○三陰得之○○有得而不失○○是以病○○有
時陽明少陽不見病○○而經或傳邪○○謂之再經○○無所謂
邪傳一經又一經○○使經不傳則愈○○有時太陽少陽當解
病○○而邪無定證○○謂之壞病○○無所謂病在何經得何證

○○隨證治之則止○○再經壞病者其偶○○太陽病證不罷者其常○○有一面病見兩面病○○謂之太陽與陽明合病○○太陽與少陽合病○○陽明與少陽合病○○又一面病見三面病○○或陽明方面上之三陽合病○○或少陽方面上之三陽合病○○又兩面病僅見一面病○○謂之太陽與少陽併病○○或太陽方面上之二陽併病○○或陽明方面上之二陽併病○○又太陽之方面轉陽明○○是屬陽明○○轉少陽○○是屬少陽○○太陽之方面轉太陰○○是屬太陰○○轉少陰○○是屬少陰○○令太陽之病不能出○○是入少陽○○令太陽之病不能去○○是繫在陽明○○是繫在太陰○○卽不繫不屬亦有陽明病○○陽明直接傷寒日中寒○○不因轉屬纔是厥陰病○○厥陰

直接傷寒因臟寒。不因轉屬又有三陽病。陽明中風少陽中風非轉屬。不特太陽中風有明文。不因轉屬又有三陰病。太陰中風少陰中風非轉屬。不特厥陰中風有明文。中風是發於陽。陽在上。手三陰三陽與邪相直接。無待於轉屬。傷寒是發於陰。陰在下。足三陰三陽與邪多間接。須待於轉屬。獨陽明居中而物歸。故有中寒有轉屬。獨厥陰應下而上僭。故有傷寒無轉屬。宜乎陽明爲病不傳病。厥陰爲病且進病。夫曰進曰爲。曰屬曰繫。曰合曰併。曰入曰受曰得而不曰傳。此即解决六經傷寒之問題。並可以解决傷寒無傳經之邪之問題。傷寒冠首曰太陽。入寇在太陽之爲病。金匱開宗曰上工。發問在上工治未病。金匱先見肝之病。傷寒先見頭項病。傷寒互文曰中風。曰傷寒。金匱大書曰風生物。風害物。金匱曰客氣邪風。中人多死。中人之風何其劇。傷寒曰風家表解。十二日愈。風家之病何其微。金匱變遷在經絡與臟腑。傷寒終始是厥陰與太陽。故風中於前。寒中於暮。溼傷於下。霧傷於上。隷金匱。不隷傷寒。而剛痙柔痙曰太陽。中溼溼痺曰太陽。中暍中熱曰太陽。風水皮水黄汗肺脹曰太陽。隷金匱。仍有隷傷寒。金匱紀太陽之病祇有此數。傷寒紀太陽之病尚不在此例。非諸邪獨薄於太陽。惟太陽爲能與外邪相頡頏。假令太陽不病痙。剛痓柔痓無從病太陽○○太陽不病溼○○風溼溼痺無從病太陽○○太陽不病暍○○熱暍冷暍無從病太陽○○太陽不病水○○風水皮水無從病太陽○○無如如柔痓狀是傷寒○○太陽受寒兼病痓○○風溼相搏亦傷寒○○太陽受寒兼病溼○○表裏俱熱亦傷寒○○太陽受寒兼病熱○○心下有水亦傷寒○○太陽受寒兼病水○○痓病溼而燥○○太陽轉代陽明以病燥○○溼病風而溼○○太陽轉代太陰以病溼○○暍乃暍之熱○○太陽轉代少陰以病熱○○水乃寒之水○○太陽又自代寒水以病水○○故傷寒所致有痓溼暍三種○○太陽自病有風水皮水黃汗肺脹四種○○水從裏以走皮膚○○非外邪之導綫○○與因火爲邪有分別○○寒從外以襲毫毛○○正諸邪之導

綫。。與風長百病無甚別。。特虛邪不能獨傷人。。其綫必太陽爲先動。。病發於陽。。手太陽之先綫患中風。。病發於陰。。足太陽之先綫患傷寒。。蓋送寒而至者謂之風。。協燥協溼協熱而至者中風亦傷寒。。此卽解決太陽錯雜諸邪之問題。。並可以解決太陽傷寒太陽中風。。而非寒傷太陽風中太陽之問題。。然而金匱載中風不載傷寒。。傷寒載傷寒又載中風。。則傷寒金匱之中風。。類不類一問題。。傷寒載少陽證不及太陽陽明之半。。太陰證不及少陰厥陰之半。。則少陽太陰之傷寒。。略不略一問題。。不知人因風氣而生長。。人在天地之氣中。。卽在天地之風中。。氣行風自行。。八方之風皆虛風。。風行氣自行。。

兩間之氣皆空氣。惟氣可以形容夫虛風。氣覺人以風。遂覺其爲寒之風。熱之風。燥之風。溼之風。火之風。風之風。惟風可以形容夫空氣。風覺人以氣。遂覺其爲風之寒。風之熱。風之燥。風之溼。風之火。風之風。氣遂化爲風。氣之標卽是風。則三陽之標陽。直可名之曰陽風。三陰之標陰。直可名之曰陰風。風遂化爲氣。風之陰陽卽是氣。則風之陽。直可目之爲標陽。風之陰。直可目之爲標陰。傷寒之中風。是中寒氣之標陽。不明言其以八之標陽中標陽。故名之爲中風。金匱之中風。是中客氣之大風。不能別其爲天之本風與標風。故實之曰中風。金匱中陰邪之風。

合寒溼爲一類。雖互見於傷寒。究非傷寒所謂風。傷寒中陽邪之風。合熱燥火爲一類。雖互見於金匱。究非金匱所謂風。傷寒六經非傷寒卽中風。凡傷寒皆傷寒之寒。凡中風皆中寒之風。而寒不必泥其寒。陰而靜者謂之寒。發於陰之代詞曰傷寒。風不必泥其風。陽而動者謂之風。發於陽之代詞曰中風。蓋窮陰陽之變。則以風寒溼熱燥火爲實驗。不獨驗在風與寒。紀陰陽之名。則凡風寒溼熱燥火爲虛稱。不獨稱在寒與風。太陽書傷寒者四十九。中風十一。陽明書傷寒者十一。中寒二。中風三。少陽書傷寒者四。中風一。太陰書傷寒者一。中風一。少陰不書傷寒。中風一。

厥陰書傷寒者二十二。中風一。陽明以下中風自中風。傷寒自傷寒。不書中風卽傷寒。不書傷寒非中風。太陽則中風傷寒不絕書。不書傷寒。可作傷寒觀。不書中風。可作中風觀。而獨不能作傷寒之中風觀金匱。作金匱之中風觀傷寒。太陽陽明之隙是少陽。少陽寔間於兩大。少陰厥陰之前是太陰。太陰宛在乎中央。少陽脈小陽氣小。不去而入陰者僅一綫。太陰陽弱胃氣弱。不寒而四逆者僅一綫。頭痛發熱屬少陽。忽而無大熱者亦少陽。大小柴胡未必中與之。腹滿時痛屬太陰。俄而大實痛者亦太陰。芍藥大黃且曰宜減之。豈非少陽有餘地以病太陽。反無餘地以受病。本太陽病入少陽。是依然太陽病。太陰縱有餘地以受病。亦留餘地以病太陽。本太陽病屬太陰。是仍有太陽病。卽轉屬少陽又屬胃。不能指定屬少陽。繫在太陰則實脾。未嘗明言屬太陰。不屬少陽則已。屬之則祇有三陽爲盡之一陽。不屬太陰則已。屬之又適成其臟有寒之三陰。是少陽只可爲太陽忙。少陽長於轉。能轉太陽之不轉。太陰只可爲太陽忙。太陰善於開。能開太陽之不開。少陽太陰不獨爲太陽忙。轉裏證爲外向。經經受賜於少陽。開陰道以見陽。經經託庇於太陰。可見一陽乃六氣之春。三陰寔五行之母。經經病與少陽有休戚。厥陰證之除中與下利。尤足以死少陽。

經經病與太陰有休戚。少陰厥陰之下利清穀。尤足以亡太陰。故厥陰病無異少陽病。少厥病無異太陰病。又況太陽被火。陽明被火。火邪必殃及於少陽。太陽被溼。陽明被溼。溼邪必殃及於太陰。凡太陽陽明病髣髴有少陽在。少陽無表。在太陽之半表。少陽無裏。在陽明之半裏。凡太陽陽明病髣髴有太陰在。太陽主表太陰裏。匹耦而表裏。陽明爲表太陰裏。中見亦表裏。少陽外解太陽之半表。外解陽明之半裏。太陰內助太陽以解外。互助陽明以解裏。無如少陽往往無力以解厥陰病。僅有微力以解少陰病。太陰往往無力以解少陰病。僅有微力以解厥陰病。少陽祇剩一畫之陽。。轉瞬卽未來之陰。。則易盡者是少陽。。太陰忽成三晝之陰。。回首又過去之陽。。則易動者是太陰。。

經脈

三陰三陽之通稱曰六經。。手足三陰三陽之通稱曰十二經。。六腑六臟之通稱亦曰十二經。。以是二是一言之。。自是手太陽與少腸爲一經。。足太陽與膀胱爲一經。。以是一是二言之。。自是小腸爲手太陽之腑。。手太陽爲小腸之經。。膀胱爲足太陽之腑。。足太陽爲膀胱之經。。以次類推。。三陰三陽。。六臟六腑。。不外乎十二經。。經字不過劃清臟腑陰陽之部分。。故太陽病亦謂之太陽經病。。三陰三陽病亦謂之六經病。。若將太陽病撥入經分病

○○經無有不行○○行盡三陰三陽之經○○勢必傳盡三陰三陽之經○○無怪乎强爲之解者有三説○○一謂邪氣一日一周經○○邪傳而病不盡傳○○一謂六氣六日一周經○○氣傳而經不盡傳○○一謂一日一傳○○盡十二日爲有定之傳○○出十三日爲不盡之傳○○安有一日傳遍六經○○而病形不具之理○○亦無六日傳遍六氣○○而病形不具之理○○更無日久尚傳之又傳○○而病形不具之理○○要皆泥六經爲過渡餘邪之捷徑○○一面懸忖邪氣之必傳○○一面僥倖邪氣不盡傳○○傷寒論直作傳經論○○豈知經血不能替代陰陽病○○脈象乃顯出陰陽病○○與其謂之病在經○○不如謂之病在脈○○經者血之川○○脈者血之府○○三陰三陽融入經

血之中○○謂之脈○○所謂搏而勿浮○○命曰一陽○○一開一闔一樞皆一氣之陽○○初不覺其爲一陽二陽三陽○○搏而勿沉○○命曰一陰○○一開一闔一樞皆一氣之陰○○初不覺其爲一陰二陰三陰○○此無病之陰陽○○可與六腑並稱爲三陽○○可與六臟並稱爲三陰○○病則勿浮者浮○○陽浮故脈浮○○勿沉者沉○○陰沉故脈沉○○脈浮却非經浮○○脈沉却非經沉○○陽脈歸經則勿浮○○陰脈歸經則勿沉○○是雖變見三陰三陽之病脈○○而經血之伏行則如故○○苟非變見三陰三陽之病脈○○則經脈之伏行又如故○○宜乎傷寒不書三陽之經病○○特書三陽之爲病○○不書三陰之經病○○特書三陰之爲病○○然而人生於六氣而死於六經○○假

令經行七日不愈其發於陽。經行六日不愈其發於陰。則再經過經到經隨經。皆常度之愆。適以延長其傷寒。如其服藥不解衄乃解。經血庸或解傷寒。如其他藥不愈下血愈。經血庸或愈傷寒。如其吐血唾血清血便血。與夫有血。血少。內有久瘀血。徒留此不了了之傷寒。淋家。瘡家。衄家。汗家。亡血家。咽喉乾燥者。發汗則與經血有連帶之關係。故血上竭有強發汗之懲。血難復有不可灸之訓。因愛惜經血。愈難視其傷寒。而刺期門之血則瀉其實。攻下焦之血則下其瘀。因重視傷寒。寧割愛其經血。且經病自有明文。經水適來。先熱其經。經脈動惕。久痿其經。發汗身搖

○○已動其經○○自汗亡陽○○未温其經○○舉數證以爲例○○可曉然於三陰三陽病○○少數經亦病○○多數經不病○○就令陽經病仍然病在陽○○陰經病仍然病在陰○○未有三陰三陽受病而不病○○竟移其病於未嘗受病之經○○則泥言經而主病賓病之界綫反不明○○不如實而言之曰證○○切而言之曰脈○○可以括三陽之病連於經○○連於腑○○或且連於臟○○可以括三陰之病連於經○○連於臟○○或且連於腑○○蓋證即十二經流露出三陰三陽○○脈即三陰三陽流露於十二經○○經與脈又一而二○○脈與證又二而一○○則且申言經與脈之異同○○並推言脈與證之異同○○十二經中皆有動脈○○換言之則十二經中有陰陽○○陰陽動故脈

動。脈資始於動。而流動於行。有營氣行脈中。則動中之行。有衛氣行脈外。則行中之動。經氣本行而非動。脈氣動之則且行且動。脈氣本動而未行。經氣行之則且動且行。晝夜之行五十度。本無所謂經。三陰三陽別之別為經。定息之動十二時。本無所謂脈。營氣衛氣搏之搏成脈。十二經便有十二脈。脈行行周其本經。他經之脈一齊行。十二經非有十二血。血行行周十二經。入脈之血次第行。經血是營衛之羨餘。營衛過而化。經血存而神。脈氣是陰陽之太素。經血合脈兩而化。陰陽合脈一而神。脈之呈現不一端。證之呈現不一端。證之正面之反面。背面側面。半面片面

○○上面中面下而○○面之外面之表面○○底之仰面之覆面○○不止此之方面仍多端○○脈之陰象之陽象○○陽而陰象○○陰而陽象○○陰陽俱見象○○與陰陽但見象○○表象裏象○○虛象實象○○有與無象○○順與逆象○○絕與還象○○生與死象○○寒之寒寒之風象○○風溼熱燥火之本象而寒象○○不止此之現象仍多端○○且一脈而數證○○證同而脈異者又多端○○言證不及脈○○證詳而脈畧者又多端○○脈之狀態較爲簡○○證之狀態何其煩○○不知傷寒爲曲繪三陰三陽○○故兼繪三陰三陽之證○○爲繪不盡三陰三陽之證○○故兼繪三陰三陽之脈○○知之而不能言者三陰三陽○○自有言之而不能盡者三陰三陽之脈證○○證脈悉具○○是顯

示人以可望可聞可問可切之陰陽○○證脉不悉具○○又隱示人以難望難聞難問難切之陰陽○○傷寒句句非論陽即論陰○○即無字句之處○○無非莫可言狀之三陽○○莫可言狀之三陰○○知陽者知陰○○知陰者知陽○○平脉三十字○○字字是陰陽○○數脉五十息○○息息是陰陽○○三百九十七法○○法法是陰陽○○一百一十三方○○方方是陰陽○○

讀過傷寒論卷一門徑終

太陽太陰對待之圖

第一圖

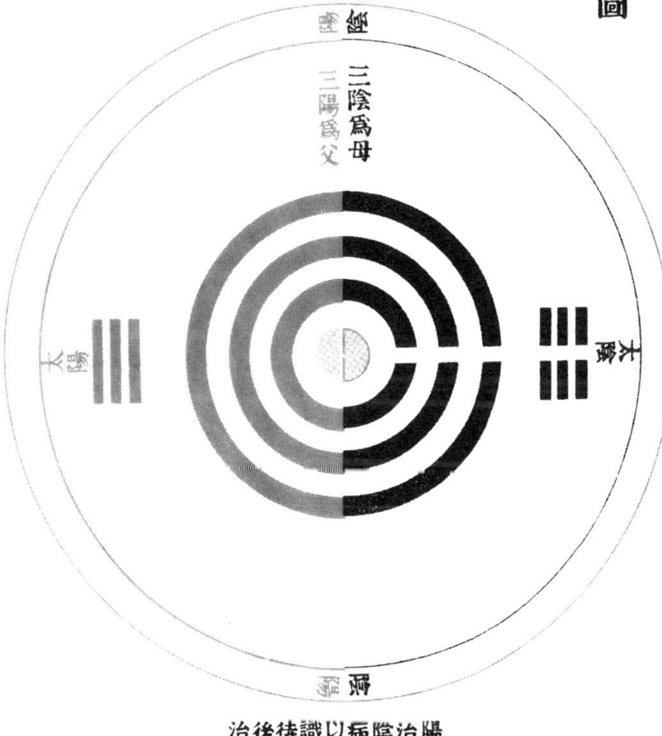

陽病治以陰，陰病治以陽，識對待而後識治法

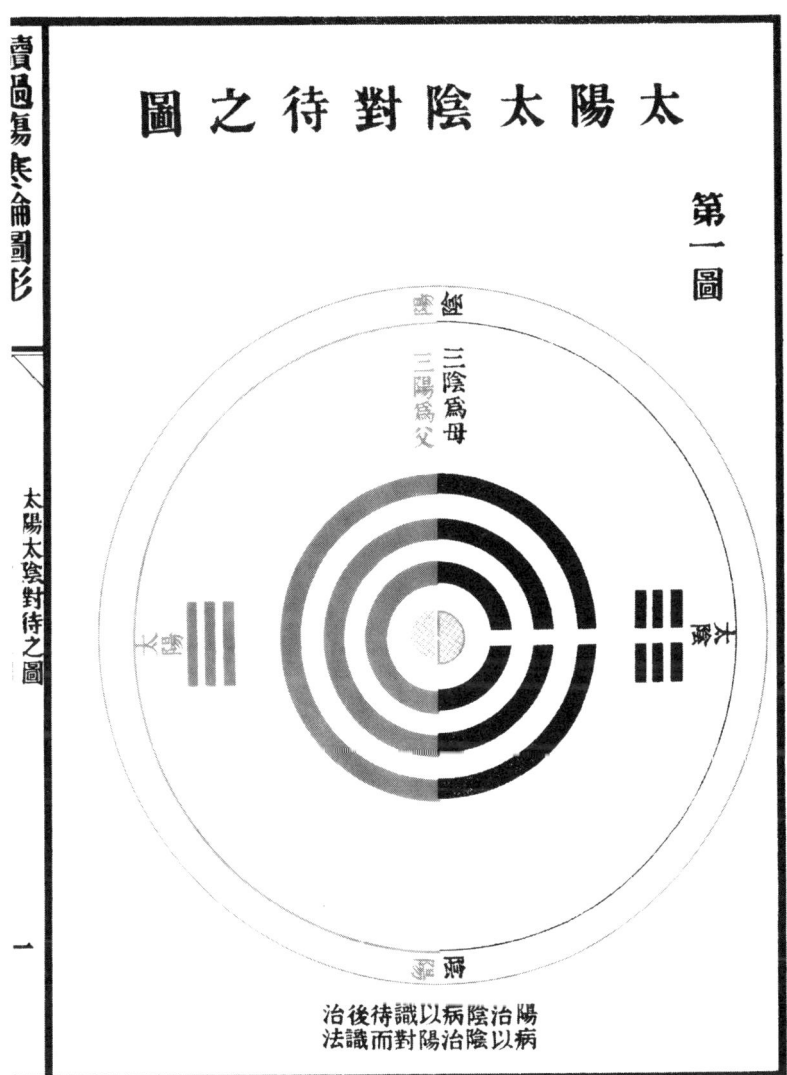

陽明少陰對待之圖

第二圖

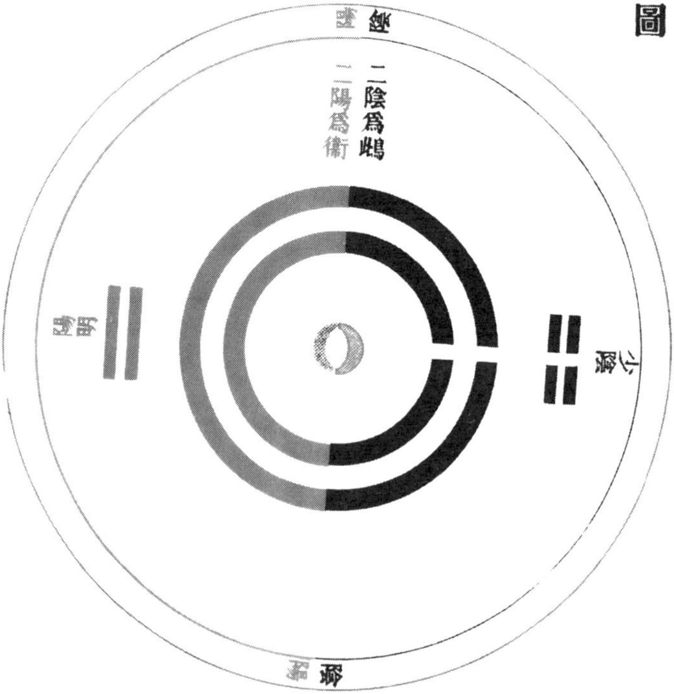

少陽厥陰對待之圖

第三圖

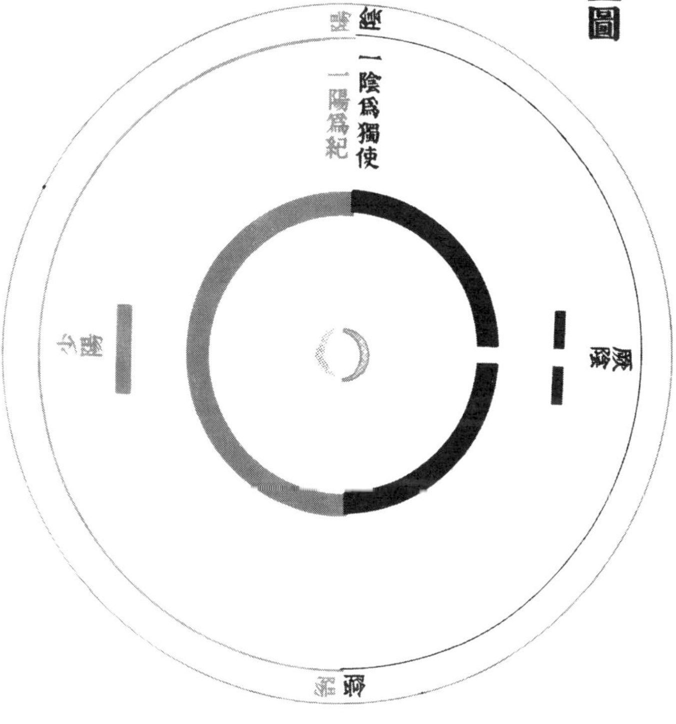

太陽少陰底面之圖

第四圖

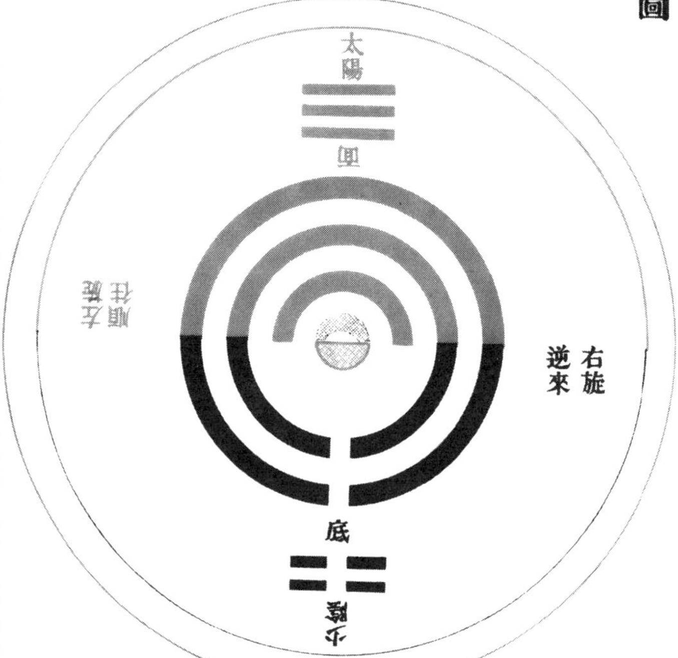

陽當陰病見識面後病
病見陰當陽底而識形

陽明太陰底面之圖

第五圖

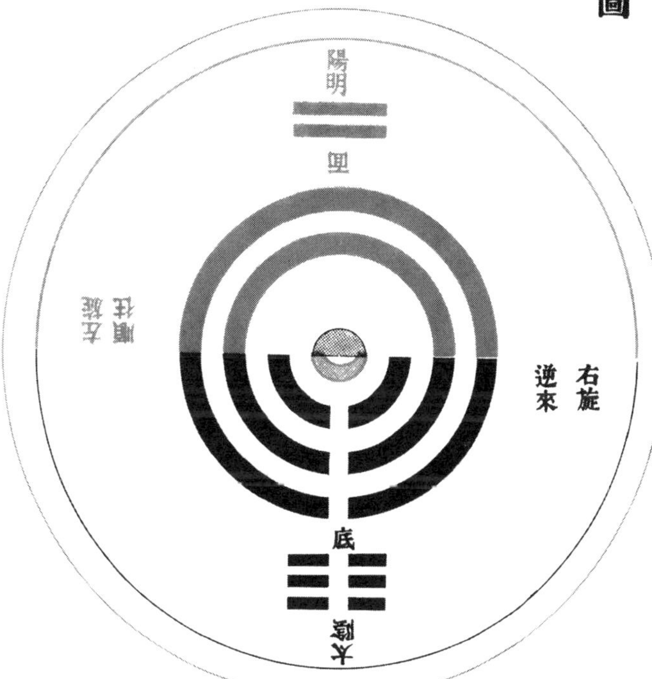

少陽厥陰底面之圖

第六圖

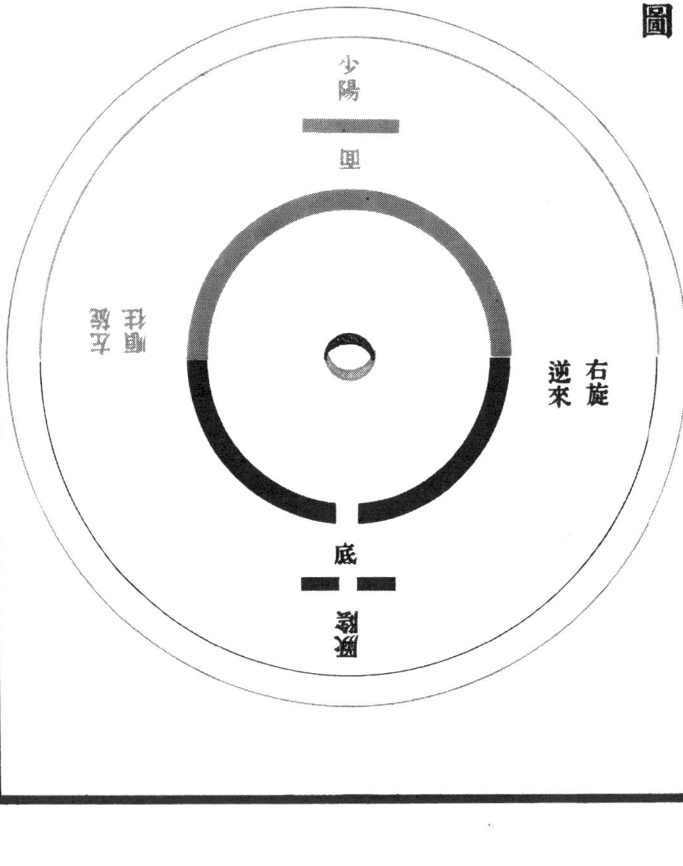

太陽少陰標本中見之圖

腎與膀胱相表裏同賦於在天之寒心與小腸相表裏同賦於在天之熱太陽少陰交換其寒熱於是太陽本寒而中熱少陰本熱而中寒所謂本之下中之見者於太陽之中便見少陰之熱於少陰之中便見太陽之寒以少陰分半熱於太陽小腸遂爲手太陽所自有太陽分半寒於少陰腎臟遂爲足少陰所自有所謂見之下氣之標者壬水丙火二氣合化成太陽之標陽丁火癸水二氣合化成少陰之標陰也餘倣此

第七圖

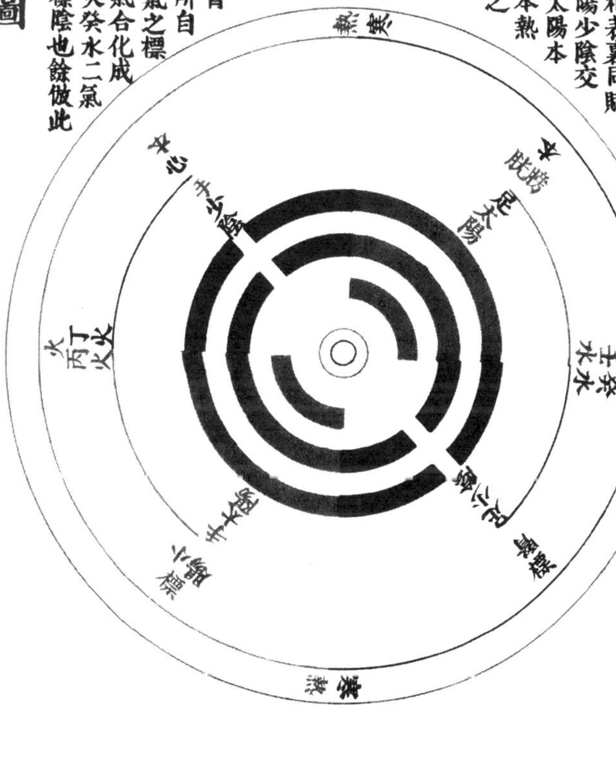

太陽少陰標本中見之圖
四

陽明太陰標本中見之圖

第八圖

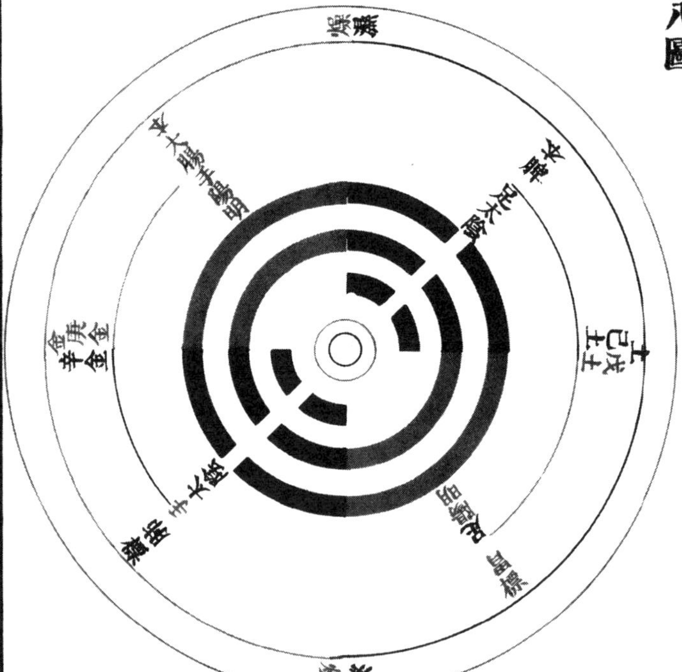

少陽厥陰標本中見之圖

第九圖

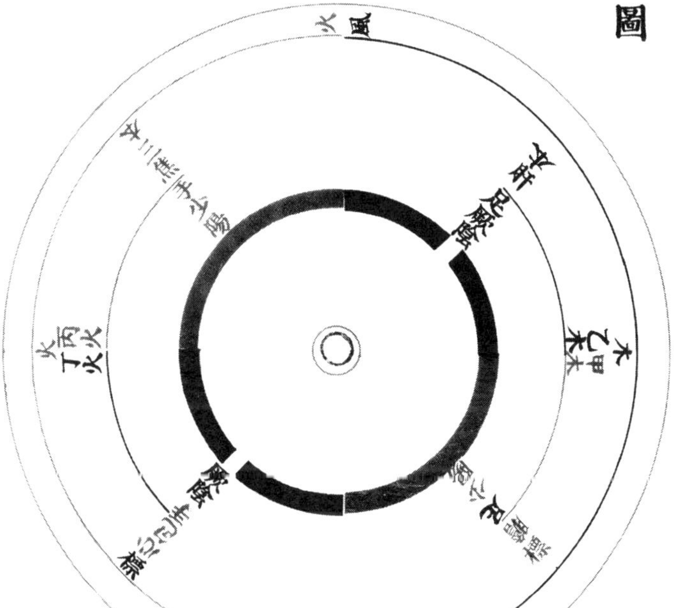

三陰三陽升降之圖

第十圖

雖陽升陰降而三陰不過於降者以有上地氣之太陰在雖陰升陽降而三陽不過於降者以有居中土之陽明在亦惟手太陽升而後陽道開手三陰斯從臟以走手陽升陰自升陽氣盡所以生陰手太陰降而後陰道開足三陽斯從頭以走足陰降陽自降陰氣盡所以生陽

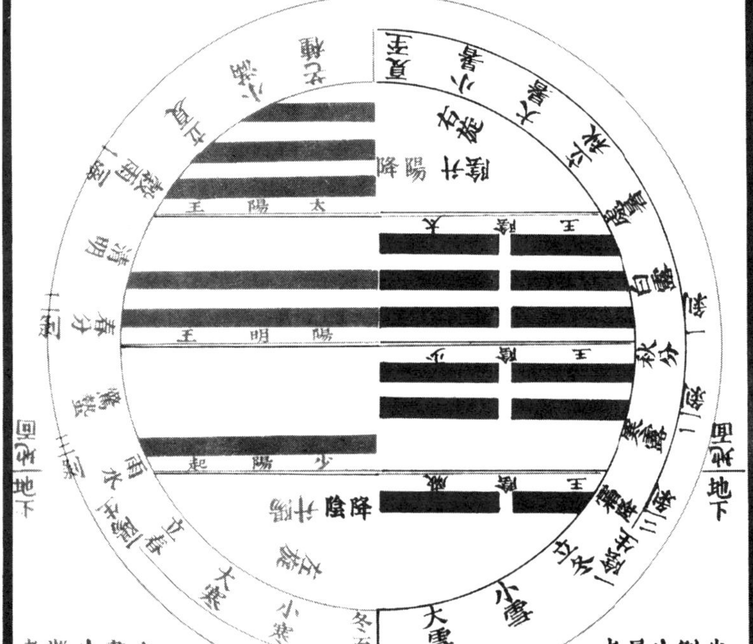

半歲陰氣盡剝而後盡逆生逆剝其復易陰盛陽衰者常也

半歲陽氣盡盡而旋剝順生順剝其復難陽消陰長者常也

三陰三陽運行之圖

第十一圖

初氣 厥陰 大寒 立春 雨水 驚蟄
二氣 少陰 春分 清明 穀雨 立夏
三氣 少陽 小滿 芒種 夏至 小暑
四氣 太陰 大暑 立秋 處暑 白露
五氣 陽明 秋分 寒露 霜降 立冬
六氣 太陽 小雪 大雪 冬至 小寒

絕陰絕陽者厥陰也爲氣之始卽化之終始而終也陽寒陽熱者太陽也爲氣之終卽化之始終而始也

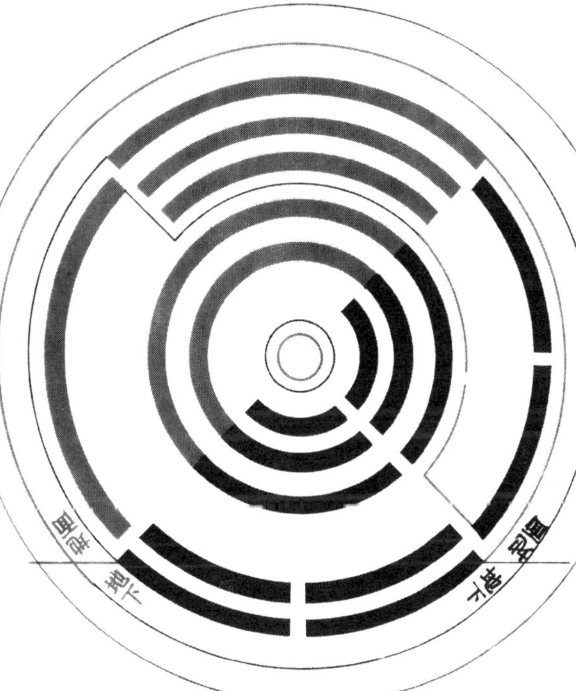

太陽行表中之表少陰行表中之裏陽明行裏中之表太陰行裏中之裏少陽行表中之半表裏厥陰行裏中之半表裏環轉聯貫而又各自爲聯貫

三陰三陽天地人三盤總圖

第十二圖

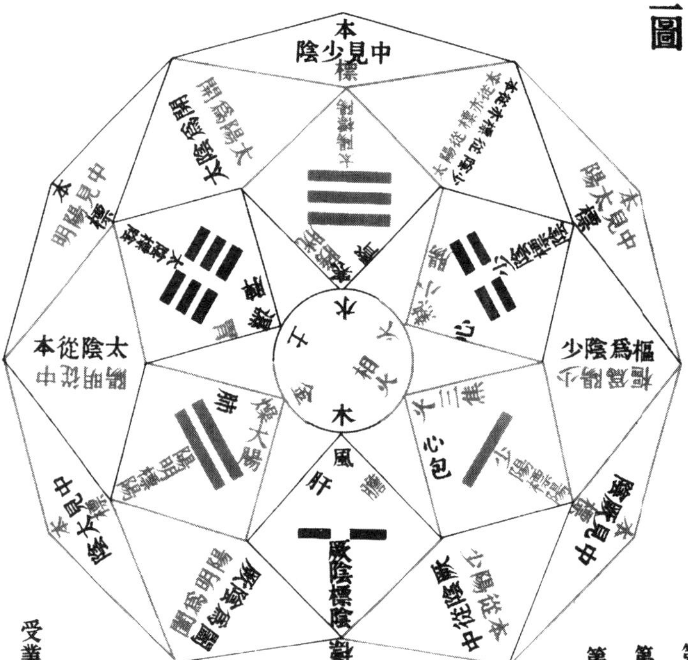

第一層天盤
第二層人盤
第三層地盤

受業趙景明繪

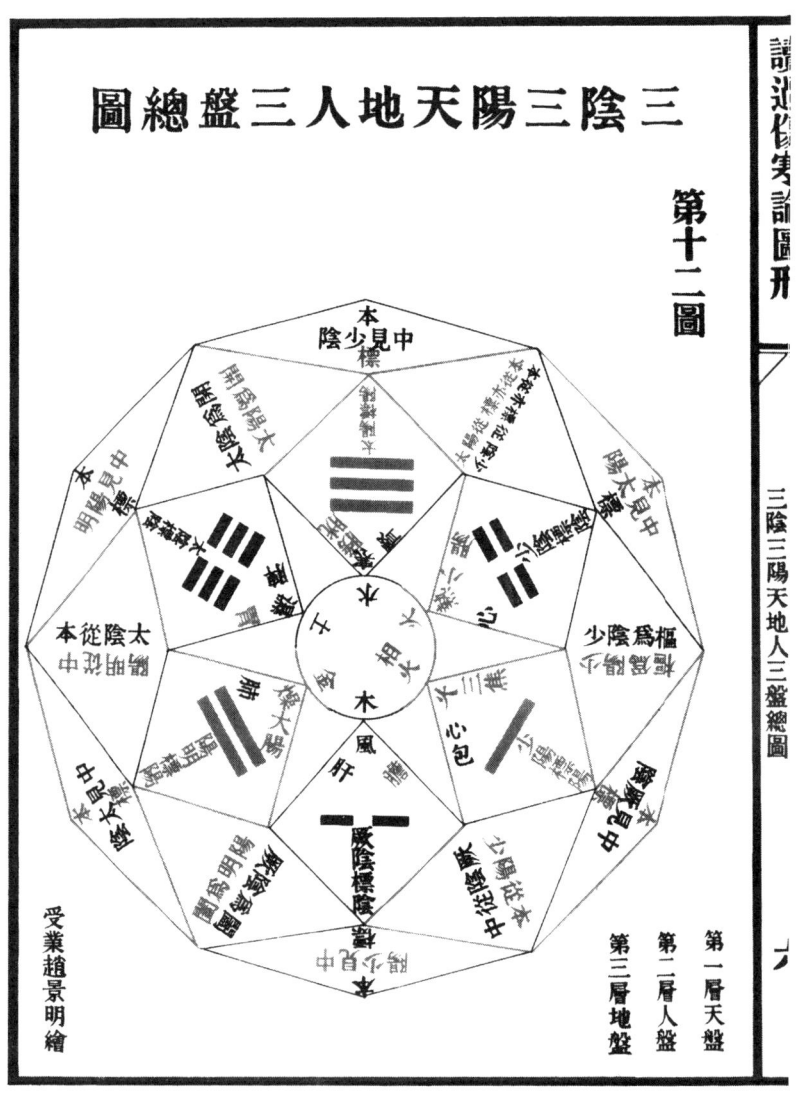

讀過傷寒論卷二

新會陳伯壇英畦著
男萬駒
受業鄧義琴林清珊仝校

讀法

傷寒論。不是寒傷論。勿將傷寒二字倒讀作寒傷。註家主寒傷營風中衛。寒傷膚表風中肌腠。便是倒讀傷寒。註家心目中衹知有寒。不知何物是傷寒。心目中衹知有風。不知何物是中風。衹知區別在風在寒。不知寒亦寒。風亦寒。衹知區別在中在傷。不知傷亦傷。中亦傷。衹知區別在營在衛在膚表在肌腠。不知營衛膚表肌腠。俱是傷寒之被動。不是傷寒之主動。

原文明明指太陽是主動。中風亦太陽。傷寒亦太陽。照文讀文。何等明亮。註家擘頭讀太陽之爲病句。便誤作營衛之爲病。膚表肌腠之爲病。風中之爲病。寒傷之爲病。

註家於太陽二字則抹煞。於風字寒字又死煞。不知傷寒是傷寒之寒。中風是中寒之風。惡寒亦惡寒之寒。惡風亦惡寒之風。原文不過將寒字分看。半面寫風。半面寫寒。註家乃讀作風則非寒。寒則非風。

死煞中字傷字亦不得。發於陽。陽傷寒。發於陰。陰傷寒。原文不過將太陽之陰陽分看。陽動謂之中。陰靜謂之傷。註家乃讀作中處有中之部分。傷處有傷之部分。

死煞中風傷寒四字亦不得。發於陽。自有標陽之病稱。故名爲中風。發於陰。自有本陰之病稱。故名曰傷寒。原文不過將太陽之病名分看。風以紀陽之陽。寒以紀陽之陰。註家乃讀作中之名義實指風。不能名傷寒。傷之名義實指寒。不能名中風。

死煞寒熱二字亦不得。太陽本寒而標熱。亦本陰而標陽。發於陽。則標陽爲前驅。中氣之熱爲後盾。發於陰。則本陰爲前驅。本氣之寒爲後盾。雖發熱亦非中氣暴露之熱。雖惡寒亦非本氣暴露之寒。原文不過從合化上分看。陽動則炙邪化熱。陰靜則負邪化寒。未涉入氣分說。讀太陽之爲病句。勿依註讀作太陽之氣病。

死煞手太陽足太陽六字亦不得。手太陽屬小腸。足太陽屬膀胱。夫誰不知。但病發於手太陽。非發於手太陽之小腸。病發於足太陽。非發於足太陽之膀胱。原文不過將手足之陰陽互看。陽病則宜陰。陰須走手以榮陽。陰病則宜陽。陽須走足以榮陰。僅說到手足上。未說到小腸膀胱上。讀太陽之爲病句。勿依註讀作手太陽之小腸病。足太陽之膀胱病。

死煞太陽經三字亦不得。分六經卽所以分三陰三陽。夫誰不知。但經乃陰陽往來之道路。卽日日所行之經得病到幾日。紀病期者經。當病欲解時。轉病機者亦經。縱有欲作再經之殊。究非中陽溜經之比。原文顯然劃分病還病。經還經。讀太陽之爲病句。勿依註讀作太陽之經病。

死煞病字亦不得。强痛非頭項病。脈浮纔是脈病。蓋即脈即太陽。太陽與脈合爲一。非即頭項即太陽。太陽與頭項分爲二。不過太陽之脈藏其形於頭項。遂露其病於頭項。勿依註讀作太陽之頭項病而脈不病

死煞太陽之爲病五字亦不得。凡書太陽病。勿仍作太陽之爲病。太陽病三字是實寫太陽之受病。從病相上看出太陽。一節有一節之太陽病。太陽之爲病五字是

虛寫太陽之受病。從太陽上看出病相。開始特書太陽之爲病。死煞太陽病三字亦不得。太陽篇均屬太陽病。夫誰不知。但原文教人體認論中之病。實教人體認病中之太陽。雖節節不外太陽病。已髣髴指出正面太陽。反面太陽。背面側面太陽。半面片面太陽。上面中面下面太陽。太陽面之外面表面太陽。太陽底之仰面覆面太陽。且以中風傷寒四字夾出一動一靜之太陽。以表證外證四字夾出一開一闔之太陽。以六日七日數字夾出一剝一復之太陽。故雖寒邪已解。設太陽未歸經。仍有太陽病。或汗下太過。苟太陽無存在。則不復書太陽病○○死煞太陽篇之太陽二字亦不得○○太陽與陽明少陽異○○與太陰少陰厥陰尤異○○夫誰不知○○但太陽有合陽明少陽爲一陽○○則一病見三陽○○有併陽明少陽爲兩陽○○則兩病若一陽○○有未脫太陽之狀態○○又不脫陽明之狀態○○又不脫太陰之狀態○○爲繫陽明○○爲繫太陰○○已涉陽明之狀態○○已涉少陽之狀態○○已涉太陰少陰之狀態○○又有太陽之神似○○爲屬陽明○○爲屬少陽○○爲屬太陰○○爲屬少陰○○假少陽之部分○○而呈太陽之狀態○○是入少陽○○呈現厥陰之狀態○○絕無太陽之神似○○是死厥陰○○中見少陽之狀態○○託出太陽之神似○○是生少陽○○卽生

太陽。。卽生厥陰。。認不得厥陰。。先認定太陽。。太陽存在。。凡陰病可以之陽。。太陽不存在。。凡陽病可以之陰。。

死然太陽篇之傳字亦不得。。三陽盡於少陽。。三陰盡於厥陰。。夫誰不知。。但原文非由太陽傳陽明。。傳少陽。。傳太陰少陰厥陰。。第徵諸脈。。徵諸證。。以卜其傳不傳。。又非手足皆傳。。陽明鍼足不鍼手。。手太陽不傳。。足太陽乃傳。。又非三陰三陽皆傳。。陽明則無所復傳。。原文三陰無傳字。。又曰使經不傳則愈。。不曰使不傳經則愈。。原文有經不傳三字。。無傳經二字。。論中尙有爲字受字得字。。合字併字。。繫字屬字。。入字進字。。皆非傳字。勿依注一概抹煞。讀字字作傳字。
死煞三陰之陰字三陽之陽字亦不得。三陽命曰一陽。
三陰命曰一陰。夫誰不知。但標本中見有相得之陰陽。
太陽之標之中是陽。本是陰。陽明之標之本是陽。
中是陰。少陽之標之本是陽。中是陰。太陰之標之本
是陰。中是陽。少陰之標之中是陰。本是陽。厥陰之
標之本是陰。中是陽。太陽少陰從標亦從本。太少標
本是寒熱。從寒治熱。與陰相得則從陰。從熱治寒。
與陽相得則從陽。陽明厥陰從夫中。少陽太陰從夫本
。陽明從溼。太陰亦從溼。溼可以耐寒。燥不耐寒。而
亢寒。故相得在溼之陰。而不在燥之陽。少陽從火。

厥陰亦從火。。火可以禦寒。。風不禦寒而助寒。。故相得在火之陽。。而不在風之陰。。且匹耦而相從。。太陽得太陰。。爲三陰三陽。。陽明得少陰。。爲二陰二陽。。少陽得厥陰。。爲一陰一陽。。手足之相得。。則以足三陽之陰。。互手三（其互在肩髆）陽之陽。。手三陰之陽。。互足三陰之陰。。勿依註祇知三陽爲陽。。三陰爲陰。。甚且謂發於陽爲病太陽。。發於陰爲病少陰。。

死煞汗字吐字下字亦不得。。有當汗當吐當下之成法。。有汗之吐之下之之成方。。夫誰不知。。但原文以陰陽爲手眼。。邪在表而陽不得外衛。。法當汗。。邪在上而陽不得上行。。法當吐。。邪在中而陽不得居中。。法當下。。且有充分之營衛。又值邪在毛竅。汗之不爲逆。有充分之宗氣。又值邪在胸中。吐之不爲逆。有充分之糟粕。又值邪在腸胃。下之不爲逆。其餘逆治不勝書。勿依註祇見得汗之吐之下之三之字是邪字。無字處不見陰字陽字。

死煞表字裏字亦不得。三陰三陽相表裏。六腑六臟相表裏。夫誰不知。乃註家徒以十二經爲表。十二臟腑爲裏。以陽經爲表之表。陰經爲表之裏。以六腑爲陽之裏。六臟爲陰之裏。以經絡臟腑之交爲半表裏。不知經絡臟腑乃有形不易之表裏。三陰三陽是無形活動之表裏。太陽行表中之表。太陽又有太陽之表裏。少陰行表中之裏。少陰又有少陰之表裏。陽明行裏中之表。陽明又有陽明之表裏。太陰行裏中之裏。太陰又有太陰之表裏。少陽行表中之半表裏。少陽又以太陽爲表。陽明爲裏。厥陰行裏中之半表裏。厥陰又以三陽爲表。三陰爲裏。凡表可以變裏。凡裏可以變表。表可變外。外亦變表。裏可變內。內亦變裏。勿依註讀作寒邪中經爲傳表。入腑入臟爲傳裏。

死煞一二三四五六字亦不得。三日盡陽。六日盡陰。夫誰不知。但原文是陽數七。未有曰三陽之數一二三。是陰數六。未有曰三陰之數四五六。七數陽。一三五七九何莫非陽。六數陰。二四六八十何莫非陰。共所以愈在六日七日者。天地以五爲中數。五日爲一候陽剝陰亦剝。又五爲再候。陰復陽亦復。且五日後之六七日。卽五日前之一二日。一六二七三八四九。大衍之數。循環往復。則一三五七九可以成陰。二四六八十可以成陽。故書六日有並書五六日。書七日有並書七八日。他如一二日。及八九等日。非陽日期陰。卽陰日期陽。非陽日旺陽。卽陰日旺陰。是紀日卽紀六經之陰陽。非紀三陰三陽之六經。勿依註讀作一日一經。六日畢。又六日。六經畢。又六經。

以上所舉。不過原文之顯露處。而注家之死煞已如是其識見之不逮註家者又何如。夫自王叔和編次於前

○○林億成無已校註於後○○龐韓踵起○○代有專家○○乃一再沙汰於喻嘉言黃元御陳脩園之手○○而數十百種之撰著○○至尚論篇爲一束○○至傷寒懸解又一束○○至傷寒淺註又一束○○祖派告終○○微言斯絕○○三家以前不具論○○茲援不阿古人之通例○○還詰三家○○迹其批駁前人之處○○反爲後人批駁之處○○列之如左○○

嘉言僭亂原文○○首以叔和成林爲藉口○○不過原文篇首○○稍有出入○○遂揑爲紊亂之魁○○於是指桂枝證麻黃證爲上篇之亂○○指大青龍證及汗下後諸證爲中篇之亂○○指結胸痞證及小結胸證爲下篇之亂○○夫旣由桂枝說到麻黃○○由汗下說到誤汗誤下○○由結胸說到脈結○○何得

爲亂。嘉言欲自文其亂。故以不亂爲亂。其謬一。

又以温病爲藉口。謂上篇第六條。傷寒大義未及什一。何所見而彙温病。不知原文正欲清傷寒之源。特舉遠因之温病。近因之風温。互文見義。夾出傷寒。蓋亦借賓定主之常法。嘉言反嫌章法不聯屬。剔入温病而著諸篇。其謬二。

又以柴胡證爲藉口。謂中下篇太陽本證未及什七。何所見而卽彙少陽證。不知原文明曰太陽柴胡證。未有曰少陽柴胡證。嘉言誤認柴胡證卽少陽證。舉凡涉於柴胡之字之義。劊入少陽。其謬三。

又以合病併病過經不解諸病爲藉口。亦嫌章法不聯屬另立篇目。一隸三陽經後。一隸三陰經後。不知原文合病是摹寫一面之三面病。併病是摹寫兩面之一面病。過經不解諸證。是摹寫上面中面下面之內面。以夾出太陽之面面病。正不聯屬之聯屬。嘉言乃誣古人爲割裂。以自行其割裂。其謬四。

又以足太陽膀胱爲根據。置手太陽於不問。但稱足太陽膀胱爲表病。一若傷寒祇有足太陽病。足太陽祇有膀胱病。全未見得太陽之陽太陽之陰病。其謬五。

又以太陽走一身之表爲根據。以脈法風則傷衛。寒則傷營。營衛俱傷爲根據。遂置外證於不問。置中風傷寒於不問。但稱風傷衛爲表證之一。寒傷營爲表證之一。營衛兩傷爲表證之一。一若傷寒全是表證。全是指營衛爲表證。原文何止是表證。何嘗有傷衛傷營及營衛兩傷證。拾人牙慧。竄易聖言。其謬六。

又以大青龍迥異麻桂證爲根據。遂置證治於不問。强分傷衛傷營兩傷營衛爲三大證。强分桂枝麻黃大青龍爲三大法。謂餘證皆由三證所致。餘法亦輔三法而行。不知原文論證則逐層披剝。立法則隨在變通。嘉言乃統無數證爲三證。統無數法爲三法。其謬七。

元御僭亂原文。亦以叔和爲藉口。其私見不過以傷寒爲初鬱之熱。温病屬久鬱之熱。傷寒則經絡臟腑或熱或不熱。温病則經絡臟腑無所不熱。恐人混視温熱與寒熱。遂謂傳經爲熱之訛。皆叔和混熱病於傷寒之誤。不知温病是發熱之灼熱。傷寒是惡寒之發熱。原文已自分清。何得爲混。且温病祇兩熱字。體認猶易。傷寒則無數熱字。體認倍難。乃不自咎其混亂傷寒多數熱字。反咎叔和混入最少數之熱字。其謬一。

其私見又以未經汗解。則經熱內鬱。日積日盛。明日自當傳於陽明。後日自當傳於少陽。六日六經。必然之事。又見原文有爲不傳三字。遂杜撰出經無不傳。不過不傳三陰之臟。不傳陽明之腑。又見原文有爲傳二字。復杜撰出再傳則必陽旺而後傳腑。陰旺而後傳臟。又見陽明篇不盡由傳而病腑。三陰篇不盡由傳而病臟。復杜撰出名曰傳臟傳腑。實則營衞內陷。自病其臟。自病其腑。支離附會。無一語是原文。其謬二。

其私見又以日傳一經。按諸原文。似無實證。遂杜撰出六經雖病。皆統於太陽一經。謂遍傳六經。總不失太陽之表證。不拘傳至何經。總不外治太陽之表證。偏說傳經。偏不理會傳經。而遁其詞於太陽。南山有烏。北山張羅。其謬三。

其私見又以爲傳經病則有七日愈。入腑入臟病則無七日愈。遂杜撰出陰陽均平。則祇有傳經。惟陽盛亡陰。則入陽明之腑。陰盛亡陽。則入太陰之臟。又見原文有不能直指爲入腑。不能直指爲入臟。復杜撰出裏證已作。而表邪未罷。在太陽則爲壞病。在諸經則爲本病。乃於太陽之外。另立壞病一門。又不於諸經之中。指出本病何證。顛倒錯亂。殊難索解。其謬四。其私見又謂陽明全篇言腑病。三陰全篇言臟病。偏又割太陽之葛根湯證入陽明。附會作腑病之連經。又見陽明桂枝麻黃二證。不是治腑病。復撥回太陽。謂麻桂乃太陽之所統。不過復述於陽明。又見太陰之桂枝。少陰之麻辛。厥陰之麻黃升麻。不徒治臟病。復附會作臟病之連經。一若傳經之時無經病。入腑入臟而後有經病。且又遁其詞於太陽病。若爲遷就。抹煞原文。其謬五。

其私見又以少陽篇半言藏病。半言腑病。遂杜撰出少陽陽盛則入腑。陰盛則入臟。又見柴胡湯不徒治臟治腑。復附會作臟病腑病之連經。又割裂一節中之柴胡證麻黃證。一歸少陽之所統。一撥太陽之所統。無非欲俾明太陽篇內是經病。陽明以後是臟腑病。不知論中凡經絡臟腑皆是被動病。三陰三陽方是主動病。元御强作解人。愈說愈蔽。其謬六。

其私見又以六腑六臟爲主體。三陰三陽爲虛稱。言六腑則以膀胱爲主令。小腸之火從化寒。大腸之燥爲主令。胃經之濕從化燥。三焦之火爲主令。膽經之風從化火。。言六臟則以脾經之濕爲主令。。肺經之燥從化濕。。心經之火爲主令。。腎經之水從化熱。。肝經之風爲主令。。心包之火從化風。。認作六經祗有寒病燥病火病濕病熱病風病。。以爲統六經之詞。。不過名爲太陽病。。陽明少陽病。。太陰少陰厥陰病。。又見少陰多寒。。陽明多濕。。遂另指少陰則不化熱從化寒。。陽明則從化燥亦化濕。。前後兩歧。。自相矛盾。。全未見得寒熱合化成太陽成少陰。。燥濕合化成陽明成太陰。。風火合化成少陽成厥陰。。其謬七。。

脩園規復原文。。獨於篇首刪叔和之所增。。於篇末存叔和之所補。。固不順舊。。尤樂尊經。。宋元以來。。無此特識。惟根據景岳圖說。圖本臟本腑爲十二經之本。圖絡臟絡腑爲十二經之中。圖十二經爲每臟每腑之標。謂臟腑居裏則是。以裏爲本則非。謂表裏相絡則是。以絡爲中則非。謂十二經居表則是。以表爲標則非。其尤誤者則以膀胱小腸病化寒。手足太陽病化熱。心腎病化熱。手足少陰病化寒。爲太陽少陰從標亦從本。手足陽明病化濕。大腸與胃亦化濕。手足厥陰病化火。心包與肝亦化火。爲陽明厥陰之從中。手足少陽病化火。絡肝絡心包亦化火。手足太陰病化濕。絡胃絡大腸亦化濕。爲少陽太陰之從本。不知太陽之上本一氣之寒。少陰之上本一氣之熱。一寒生二寒。膀胱絡腎而皆寒。。一熱生二熱。。心絡小腸而皆熱。。本膀胱之寒。。互小腸之熱。。熱本少陰。。故中見少陰。。中本合化成太陽。。上浮者爲手太陽。。謂之標陽。。下凝者爲足太陽。。謂之本陰。。本心經之熱。。互腎家之寒。。寒本太陽。。故中見太陽。。中本合化成少陰。。上浮者爲手少陰。。謂之本陽。。下凝者爲足少陰。。謂之標陰。。舉太少以爲例。。凡六氣乃三陰三陽之化始。。三陰三陽爲六氣之化成。。蓋洪荒以前。。不知過去無量數之六氣。。而後有陰陽。。於是極天地之品類。。莫不負陰而抱陽。。以陽爲旺則從陽。。以陰爲旺則從陰。。陰陽俱旺則從陰亦從陽。。不當從而從。。是化之太過。。當從而不從。。是化之不前。傷寒祇問陽化陰。抑陽化陽。陰化陽。抑陰化陰。脩園不識陰陽。乃妄談元妙。其謬一。

何以知脩園不識陰陽。觀其謂六經之病。各有提綱。太陽則僅以脈浮頭痛項强惡寒八字爲提綱。太陽之爲病句反不得爲提綱。陽明則僅以胃家實三字爲提綱。陽明之爲病句反不得爲提綱。少陽則僅以口苦咽乾目眩六字爲提綱。少陽之爲病句反不得爲提綱。太陰僅二十三字。少陰僅六字。厥陰僅二十四字爲提綱。首句五字俱不得爲提綱。顯然以提綱爲受病之實。以三陰三陽不過一經署之名。非昧於陰陽何至是。況論中祇有書法。無所謂綱。無所謂目。書法中自有綱而目

○○目而綱○○且書法中又書法○○不止每篇每節之書法○○句有句書法○○字有字書法○○脩園不惟不識陰陽○○並不諳書法○○其謬二○○

何以知脩園不諳書法○○大書特書曰太陽之爲病○○明是不書寒邪之爲病○○不同本論風温書風温爲病○○金匱中風書夫風之爲病○○脩園乃引證靈樞○○云中於面則下陽明○○中於項則下太陽○○中於頰則下少陽○○極言外邪之劇烈○○一若非諸陽所能禦○○再引韻伯所稱太陽有中項中背之別○○陽明有中面中膺之別○○少陽有中頰中脇之別○○以中人多死之邪風○○例傷寒之中風○○寒與風異則誤爲同○○風與寒同則誤爲異○○是又不惟不諳書法○○並

不識六氣之風與寒。及寒之風。風之風。其謬三。何以知脩園不識六氣。其稱傳經之法。分氣傳病傳。謂病邪相傳。不必拘於日數。尚似有說。至謂六氣以次相傳。週而復始。果爾則由一氣而二氣。勢必一日寒。二日燥。三日火。四日濕。五日熱。六日風而後可。乃又不明言風寒濕熱燥火之遞傳。第混指三陰三陽之遞傳。果爾則由太陽而陽明。勢必太陽先傳遍六經。其餘他經之陰陽。一日之內。寂然不動而後可。否則太陽自傳其本經。其餘他經之本經。不止陰陽不動。並經氣亦寂然不動而後可。不知經氣之行。無時或息。安有值日而行之理。但經中之三陽。祇自行其陽。陽不越陽。亦不越陰。經中之三陰。衹自行其陰。陰不越陰。亦不越陽。苟或太陽有所往。是太陽隨經。仍不得謂之傳經。少陽不知其何往。是陽去入陰。亦不得謂之傳陰。惟經則由陽過陰。由陰還陽。常有不傳。無有不行。日行五十度。六五三百度則陰復。七五三百五度則陽復。故不書傳經盡書行經盡。不書陰陽行盡書其經盡。脩園泥六氣之傳。斬截經氣之行。是又不惟不識六氣。並不識六經。其謬四。

何以知脩園不識六經。彼以爲無病則六經順傳。由陰而及陽。始於厥陰。終於太陽。有病則六經逆傳。由陽而病陰。始於太陽。終於厥陰。一傷寒增多六經病。六經又分作六日病。是正病反多於邪病。受邪之經未必逆。無邪之經反爲逆。是正病尤逆於邪病。受邪之經不得爲主氣。無邪之經。又主病。又主氣。是無邪之經反爲主。受邪之經反爲賓。原文顯分六經主六病。脩園又於各經之病加六病。是又不惟不識經。並不識病。其謬五。

何以知脩園不識病。其一則曰病太陽之氣則通體惡寒。病太陽之經則背惡寒。再則曰寒傷太陽之膚表。風中太陽之肌腠。三則曰三陰寒證直中寒。三陰熱證直中熱。夫太陽如至於氣病經病。何止惡寒。即未至氣病經病。何嘗不惡寒。傷寒何嘗淺於風。中風何嘗甚於寒。肌膚何獨不受寒。膚表何獨不受風。寒證何止三陰寒。熱證何止三陰熱。熱化何嘗盡外熱。寒化何嘗盡外寒。脩園之意不在三陰三陽。而注意在風在寒在熱。以爲中人傷人之風之寒之熱便是病。中人傷人之淺深之微甚之生死便是證。是又不惟不識病。並不識證。其謬六。

綜三家之謬。一若傷寒自傷寒。三家自三家。謂三家未嘗讀傷寒。三家何啻百回讀傷寒。而曾無一語道及三陰傷寒。三陽傷寒。三家復起。吾知其開卷便見三陽之陽傷寒。抑陰傷寒。三陰之陰傷寒。抑陽傷寒。掩卷思之。又見得陽之動。陰之靜。動中靜。靜中動之傷寒。。動之闢。。靜之翕。。闢而翕。。翕而闢之傷寒。。縱之令其闢。。操之令其翕。。靜之無不動。。動之無不靜之傷寒。。自今伊始。。其未讀傷寒者。。當讀傷寒。。其已讀傷寒者。。當讀過傷寒。。

讀過傷寒論卷二讀法終

張仲景傷寒論原文

讀過傷寒論卷一

新會陳伯壇英畦著
男　萬駒
受業　鄧羲琴　林清珊　仝校

太陽篇豁解

太陽之爲病。脈浮。頭項強痛而惡寒。

特書首五字。重挈太陽二字。統標陽本陰而言也。發於陽發於陰之省文曰爲病。發病在太陽。先與邪以可乘之隙。故不曰寒爲病。曰太陽之爲病。病則太陽浮。陽浮故脈浮。指出走頭之脈。一望而見其浮。兩手之浮脈在言外。以脈浮非如下文陰陽俱浮之比。下兩條脈緩脈緊。又浮脈在言外故也。陽浮顯與寒邪相搏擊。則痛在太陽。太陽不甘受痛。極力以禦邪。遂移其痛於頭項。。故不獨曰痛曰强痛。。既犯寒。。又不勝寒。。縱有强忍之力以耐痛。。却無强忍之力以耐寒。。形容其與邪相得而不相得。。曰而惡寒。。而字合首句語氣。。似有微憾之詞。。吾謂仲聖愛惜太陽之第一聲。。字字悉載福音而出也。。

太陽病。。發熱。。汗出。。惡風。。脈緩者。。名爲中風。。

重太陽二字。。篇內分寫太陽之陰陽者什七。。合寫太陽之陰陽者什三。。然分寫仍是互寫。。舉陽見陰。。舉陰見陽也。。病字卽發於陽之省文。。發熱卽陽浮者熱自發之省文。。汗出卽陰弱者汗自出之省文。。惡風卽嗇嗇惡寒淅淅惡風之省文。。標陽之感覺在寒之風。。故曰惡風。。

脈緩者變浮弱二字爲一字。浮弱相搏之謂緩。非浮緩也。陽浮陰不浮在言外。其代名詞爲中風。非與寒無涉。陽而動者謂之風。外證者其實。中風者其名也。單舉發熱云云者。不過舉其所當然。其所以然處尚在下文。先知其當然。而後可與言所以然也。

太陽病。或已發熱。或未發熱。必惡寒。體痛。嘔逆。脈陰陽俱緊者。名曰傷寒。

太陽病亦發於陰之省文。陽主發熱。無奈陽爲陰掩。故有已未發熱之分。熱爲寒掩。故有必惡寒之別。本陰之感覺在寒之寒。故曰惡寒。陰合寒則標陽被其激刺。故體痛。着標陽於體。遂移其痛於體也。胡又嘔逆耶。。嘔非因於寒也。。乃穀氣欲供其汗於太陽而不得。。不能順地氣之上而爲汗。。故逆天氣之下而爲嘔也。。脈陰陽俱緊。。胡陽亦緊耶。。假令陰脈獨緊。。又非病在陽矣。。陽助陰則陰不獨。。俱緊却非俱浮。。陰浮陽不浮在言外。。其代名詞曰傷寒。。非與風無涉。。陰而靜者謂之寒。。表證者其實。。傷寒者其名也。。此亦舉其所當然。。無汗二字亦從省。。攷痛依陳氏本。。喻氏從重。。黃氏從疼皆非。。

傷寒一日。。太陽受之。。脈若靜者。。爲不傳也。。頗欲吐。。若躁煩。。脈數急者。。爲傳也。。

發於陰之代詞曰傷寒。。書一日。。紀其陽也。。太陽受之。。陰逢陽矣。。陰靜者也。。宜以陽動之。。脈來當然動。。動中當然靜。。特恐脈動經亦動。。便有動無靜耳。。脈若靜者。。靜脈能制經氣之動。。經氣不能傾邪而行。。此爲經不傳邪也明甚。。不傳何以傷寒證不具。。中風證亦不具耶。。上言脈緊脈緩。。並未言脈靜。。安有太陽受邪而僅見靜脈耶。。是傳邪不傳邪未可必。。以受邪不受邪未徵實故也。。如其不欲汗而欲吐。。簡直未欲解耳。。彼非邪在胸中。。焉能以一吐了却傷寒乎。。又况頗欲吐。。吐意猶未堅决乎。。且若躁煩。。不當躁煩而與躁煩相若。。顯屬先起於足經之躁。。次及於手經之煩。。太陽並不躁並不煩在言外。。蓋靜脈早露其端倪。。太陽不爲經氣所轉移可想。。乃俄而脉數急。。數則爲虛。。急則無能擇。。經氣脫離太陽故脉數。。太陽不能制止經氣故脉急。。此爲經已傳邪也。。殆追之無及者也。。看似移送太陽之病以出境。。在太陽雅不欲經氣之竄。。有礙衞氣之行。。乃不傳而卒歸於傳。。權不在太陽也。。亦非邪傳經也。。一任經氣之爲所欲爲而已。。

傷寒二三日。。陽明少陽證不見者。。爲不傳也。。

兩書傷寒不書中風。。明乎發於陰則言傳。。發於陽則不言傳也。。書二三日陽明少陽證不見。。不書二日陽明三日少陽證不見。。明乎非必二日陽明三日少陽也。。書二三日不書四五六日。。明乎三陽或有傳。。三陰無復傳也。書證不見不書證不傳。明乎寒不遞傳。爲之傳者經也。不書證見爲傳。書證不見爲不傳。明乎不傳者經之常。偶一爲傳者經之變也。破傳經之臆說。與上節互相發明。重不傳二字。

太陽病。發熱而渴。不惡寒者。爲温病。若發汗已。身灼熱者。名曰風温。風温爲病。脈陰陽俱浮。自汗出。身重。多眠睡。息必鼾。語言難出。若被下者。小便不利。直視。失溲。若被火者。微發黃色。劇則如驚癇。時瘈瘲。若火熏之。一逆尚引日。再逆促命期。

冬傷於寒。春必病温。寒之温也。屬個人之病。冬不藏精。春必病温。風之温也。屬時行之病。仲景互文見義而兩及之。何以仍書太陽病耶。蓋太陽僅存一線。亦猶春秋郭公夏五。書其闕耳。以發熱尚有標陽之勢力。所異者渴不惡寒。則爲温病。醞釀成熱之詞也。愼勿發汗。若發汗已。身熱如灼者。則温燄愈揚而愈肆。當與時行之病同論。易其名曰風温。風温之由。冬行春令。寒水不蟄。陽根不秘。風木發揚。蒸爲厲疾。直是風温爲病耳。尚得謂之太陽病哉。太陽又何至有陰陽俱浮之病脈哉。雖不發汗。亦自汗出。發汗云乎哉。夫汗生於穀。安有太陽自有之汗耶。正惟保障太陽之精氣不足以自全。汗源不續可知。觀其一身無大氣爲提攝。一若穀氣先盡而軀重。則趺陽之脈

○○奚自資生○○其靜而眠也又多睡○○一若無動以生陽○○其動而息也又必鼾○○一若無靜以生陰○○則少陰之脈○○奚由資始○○其艱於出話也○○又喉舌之官不靈○○一若百脈不榮於氣口○○則寸口之脈○○奚由大會○○如是者誤汗自汗爲一逆○○若被下者○○小便不利○○寒水之經先絕矣○○於是病格太陽之陽精則直視○○太陽亡○○諸陽亦立亡○○病逼少陰之陰精則失溲○○少陰亡○○諸陰亦立亡○○如是者被下爲再逆○○若被火者○○勢必風乘火勢○○與溫相逐○○劫太陰則溼竭○○微現發黃○○劫少陰則熱亢○○劇如驚癇○○劫厥陰則風引○○時瘈瘲○○既劫之後○○火色復呈○○若火熏之○○則三陰殆矣○○如是者被火爲再逆○○無論

自汗誤汗。一逆尙引日。無論被下被火。再逆促命期。此與傷寒正比例。經謂凡病傷寒而成温者。先夏至日爲温病。後夏至日爲暑病。温與暑皆得自傷寒。熱論已連類及之。本篇末引暑熱爲陪客。先引温病爲陪客。非恐人謂傷寒非温病。恐人謂温病非傷寒。故特冠太陽病三字。卽論末中熱中暍三書太陽之義也。

病有發熱惡寒者。發於陽也。無熱惡寒者。發於陰也。發於陽者七日愈。發於陰者六日愈。以陽數七。陰數六故也。

病字貫通章。括三陰三陽言之也。陽主動。亦主熱。發熱惡寒者。寓惡寒於發熱之中。其勢力知覺生乎動

○○故曰發於陽○○凡書中風亦陽○○書外證亦陽○○不僅在發熱惡寒也○○陰主靜○○亦主寒○○無熱惡寒者○○寓發熱於惡寒之內○○其勢力知覺生乎靜○○故曰發於陰○○凡書傷寒亦陰○○書表證亦陰○○不限定無熱惡寒也○○在太陽爲發於標陽○○爲發於本陰○○不獨太陽爲然○○凡發於陽者七日愈○○凡發於陰者六日愈○○陰以榮陽○○陽以榮陰○○脈氣流經故愈也○○其云七日六日者何○○手陽根起於足陰○○而行度長於陰○○故陽數常有餘○○足陰根起於足陰○○而行度短於陽○○故陰數常不足○○且二五者陰陽之偶○○以五日之陽○○合二日之陰○○二加五故成陽數七○○以五日之陰○○合一日之陽○○一加五故成陰數六也○○然

素問謂七日巨陽病衰。八日陽明病衰。九日少陽病衰。十日太陰病衰。十一日少陰病衰。十二日厥陰病衰。祇有太陽七日愈者何也。蓋二日陽明受之。連太陽病一日再七日。非八日乎。三日少陽受之。連太陽病二日再七日。非九日乎。四日太陰受之再七日。五日少陰受之再七日。六日厥陰受之再七日。連太陽病幾日。非十日十一日十二日乎。然六日六受其病者。又何也。蓋陰陽之始也。則始於厥陰而終於太陽。其剝也。則始於太陽而終於厥陰。三陽一剝爲二陽。陽明受病之機也。二陽再剝爲一陽。少陽受病之機也。一陽再剝則陽盡。太陰受病之機也。三陰一剝爲二陰。

少陰受病之機也。二陰再剝爲一陰。厥陰受病之機也。一陰再剝則陰盡。又太陽病衰之機。亦三陰三陽以次病衰之機也。此不過相因而致之詞。類舉以盡傷寒之變。非謂傳經必然之勢也。夫使必傳。則凡傷寒者盡如素問所云三陰三陽五臟六腑皆受病。營衛不行。五臟不通則死矣。安有必死之傷寒哉。況一日太陽受之。二三日多有陽明少陽不受邪者。本論陽明少陽證不見是也。即或三陽受之。三陰多有當受邪而不受者。本論三陽爲盡。三陰不受邪是也。何嘗相因爲病乎。惟剝復則陰陽之常。非必病而後剝。故半歲而陽氣盡。盡而後剝。春夏所以行生育也。半歲而陰氣盡

○○剎而後盡○○秋冬所以主收藏也○○以一歲之剎○○而有七十二候之復○○以六七日之剎○○而有一候之復○○以一日之剎○○而有三時之復○○太陽病欲解時○○從巳至未上者○○復之謂也○○凡病欲解時者○○復之時也○○蓋剎而復者手足之陰陽○○其所以復之者○○手足之經也○○經氣日行五十度○○以三時計之○○連行十二周有奇矣○○以一候十五時計之○○積行六十周有奇矣○○以六七日計之○○經氣之行○○又三百度有奇矣○○彼以爲太陽病卽太陽經病者○○豈非病與經同行哉○○不知太陽祇行其本經○○經行則不止行太陽○○而行周於十二經○○太陽之病浮於經○○病初非行其經○○經亦初非行其病也○○若欲作再經者○○

乃偶然之事○○非傷寒之通例也○○

太陽病○○頭痛○○至七日以上自愈者○○以行其經盡故也○○若欲作再經者○○鍼足陽明○○使經不傳則愈○○

書太陽病○○指病幾日而言○○非必諸證悉具也○○在體認太陽而已○○如太陽之病容尚在○○頭痛一證尚在○○其餘中風諸證○○傷寒諸證○○髣髴乎不見○○至五日以下○○七日以上○○不知不覺而自愈者何以故○○以太陽受病○○其經未嘗受病也○○太陽不過其經之一部分○○其經爲十二經之全部分○○經既不病○○惟有照常行其經焉耳○○何止其經不病○○卽太陽亦半病半不病○○太陽之浮處是病○○太陽之不浮處不是病○○以浮而離經者太陽之枝葉○○其

半不離經者太陽之根本也○○經卽行太陽之根本○○以榮太陽之枝葉○○有七日之榮○○則盡三百度有奇矣○○盡者充分之詞○○非畢盡也○○無論中風傷寒皆愈矣○○若欲作再經者○○非邪之傳入於經○○亦非太陽傳邪以入經○○乃經氣過於洋溢○○再復領邪而行○○故曰再經○○再對一而言○○可一不可再○○再則不關於病情之作弊○○故不曰再病曰再經○○更不可再而三也在言外○○又非手經爲之○○乃足經爲之○○何也○○手陽也○○中風者也○○其勢趨於外○○足陰也○○傷寒者也○○其勢趨於中○○且足太陽與足陽明○○其經直接而絡於胃○○胃爲中土○○萬物所歸○○無所復傳○○顯屬足經傳邪○○毫無疑義○○法惟有鍼足陽明三

里穴。。一以截邪之去路。。一以鼓動其足經。。使與手經相續。。便無容邪之餘地。。自不必顧慮其邪之傳經。。但使經不傳邪則愈矣。。玩使字。。經爲鍼所使。。由於邪爲經所使耳。。經不使邪。。邪能使經哉。。

太陽病欲解時。。從巳至未上。。

首句似袖手以聽其病解也。。曷若立與桂枝以解外。。或與麻黃以解表。。隨時可以瘳厥疾耶。。然使太陽無恙在。。不致愆期而不解者。。未始不可爲守勿藥者恕也。。彼因審愼與藥之故。。去病不期諸旦夕。。不遠勝於造次從事者乎。。不獨太陽罷病在意中。。凡三陰三陽病。。各有告慰之時。。方且引愈兆爲樂觀。。辭句相吻合者凡六節也○○書法亦祥矣哉○○指從巳至未上者何○○邪衰從巳起○○病解至未止○○以太陽王於午○○午以下邪衰不復盛○○未以下更無問題○○故解時以未上為斷○○

風家○○表解而不了了者○○十二日愈○○

病隨解隨了者○○太陽存在則然耳○○非所論於風家也○○金匱中風門闕太陽二字○○何嘗大書太陽中風乎○○蓋中於項則下太陽○○其陽墜下已久○○無論續得傷寒中風○○均可以表證目之○○以其無清陽以實四肢○○陽道之虛不待言○○當然不現發於陽之外證○○故不曰外解曰表解○○表解出意外○○不了了轉在意中○○曰而不了了者○○悲其外也○○曷云十二日愈耶○○此與厥陰病衰之日異而同○○

風家與厥陰最相得。厥陰爲絕陽。必六日而後厥陰始而終。又六日而後太陽終而始。愈在太陽。實愈在厥陰也。舉風家之輕者爲陪客。反應上文七日愈六日愈也。

病人身大熱。反欲得近衣者。熱在皮膚。寒在骨髓也。身大寒。反不欲近衣者。寒在皮膚。熱在骨髓也。

統本寒標熱而化之者太陽也。衞皮膚者也。統本熱標寒而化之者少陰也。護骨髓者也。陰陽如在體之衣。初不覺其皮膚自皮膚。骨髓自骨髓也。病則發熱惡寒耳。無熱惡寒耳。乃一則身大熱。手熱足亦熱。兩熱合併之詞也。一則身大寒。足寒手亦寒。兩寒合併之詞也。大熱則無惡寒可知。胡爲而反欲得近衣。熱在而寒安在耶。大寒則不惡熱可知。胡爲而反不欲近衣。寒在而熱安在耶。蓋其爲熱也。兩熱相紊。太陽之標熱。與少陰之本熱。達於極表而在皮膚。自無容太陽本寒之餘地。勢必太少兩寒。亦達於極裏而在骨髓也。其爲寒也。兩寒相紊。太陽之本寒。與少陰之標寒。達於極表而在皮膚。自無容太陽標熱之餘地。勢必太少兩熱。亦達於極裏而在骨髓也。夫寒熱斷絕。則太陽少陰不可問矣。皮膚如熱在寒在也。則太陽不在矣。三陽又不可問矣。骨髓如寒在熱在也。則少陰不在矣。三陰又不可問矣。病無解時。亦無愈日。其不因傷寒而然者。必終其身爲病人。其因傷寒而然者。必陰陽兩感。六日死。此亦互文見義。舉內外兩絕之陰陽。以起下文之陰陽。舉極端反對之寒熱。以起下文之寒熱也。

太陽中風。陽浮而陰弱。陽浮者熱自發。陰弱者汗自出。嗇嗇惡寒。淅淅惡風。翕翕發熱。鼻鳴。乾嘔者。桂枝湯主之。

發於陽之代詞曰中風。冠以太陽。與上節病人示區別也。發於陽則陰榮陽。但標陽之勢力可見。本陰之勢力又可見而不可見。陽浮陰不浮。陰弱陽不弱也。陽剛故浮。陰柔故弱。不露剛而柔。第覺浮而弱。其尺寸之陰陽然。。其手足之陰陽亦然。。故特關脈字。。非省文也。。與太陰中風節關脈字同義。。舉太陽太陰爲例也。。得毋陽浮故發熱。。陰弱故汗出耶。。似也。。特熱非太陽中見之熱。。乃寒化熱。。發熱自發熱。。與陽熱無涉。。陽中之熱不宜發也。。汗亦非太陽陰中之汗。。乃穀生汗。。汗出自汗出。。與陰汗無涉。。陰中之汗不容出也。。夫邪并於陽則熱。。得汗則陽受氣於陰。。未有精勝而邪不卻者。。胡發熱如故耶。。此殆陰弱不敵之原因。。是又熱自熱而汗自汗。。故雖共見其爲熱。。彼尚覺其爲寒。。宜其惡寒惡風不惡熱。。對於風寒不滿意者。。對於發熱似無甚加意也。。何以添多嗇嗇淅淅翕翕六字耶。。蓋恐人非共見太陽之開。特借觀皮毛之闔以形容之。時而毛竅嗇嗇也。闔而靜者也。則惡風之寒。時而毛竅淅淅也。闔而動者也。則惡寒之風。嗇嗇淅淅之不已而翕翕也。乍闔而乍開。旋靜而旋動。覺熱從風發。非從寒發也。皮毛誠司護太陽哉。吾謂太陽尤受手太陰之賜也。肺之合皮也。主使皮毛之闔者肺爲之。寧開竅於鼻者亦肺爲之。無如吸入多而呼出少。通塞有聲而鼻鳴。一若以鼻受邪也者。毋亦手太陰力有未逮歟。何以陽明不多出其汗以供耶。正惟汗液不還入胃中。幾令陽明不能闔。則續自微汗出也難。乾嘔非告匱乎哉。雖謂陽明欲犧牲其穀氣以謝太陽可也。然而長沙已謀諸足太陰矣。桂枝湯主之句。詳註方後。

桂枝湯方

桂枝三兩去皮　芍藥三兩　甘草二兩炙　生薑三兩切　大棗十二枚擘

右五味㕮咀。以水七升。微火煑一法取三升。去滓。適寒二法溫服一升三法服已須臾四法歠熱稀粥一升餘。以助藥力五法溫覆令一時許六法遍身漐漐微似有汗者益佳七法不可令如水流漓。病必不除八法若一服汗出。病差。停後服。不必盡劑九法若不汗。更服。依前法十法又不汗。後服。小促役其間十一法半日許。令三服盡十二法若病重者。一日一夜服。周時觀之。

服一劑盡○病證猶在者○更作服十三法若汗不出者○乃服至二三劑十四法禁生冷○粘滑○肉麪○五辛○酒酪○臭惡等物十五法

方中加芍藥則入腹○○開太陰者也○○去芍藥則出胸○○開太陽者也○○不去不加○○則須與便一方作兩方用矣○○否則周時觀之○○必入而復出矣○○方其服藥未及須臾也○○藥氣取其靜○○契合太陰之靜而翕○○借翕力以闔太陽○○及其服藥旣有須臾也○○藥氣俟其動○○契合太陰之動而闢○○借闢力以開太陽○○下言桂枝將息者○○非消息病情也○○太陰太陽有息息相通之故○○陽浮將消息足太陰隱爲之繫○○陰弱將消息足太陰暗爲之援○○本方所爲先闔

後開也。觀其微火煮。已納諸藥於溫柔鼎沸之中。曰適寒。就寒正以避熱。曰溫服。喜溫爲其惡寒。曰服已。止一升藥而病形一齊收束。不獨正與邪劃清界綫。汗與熱亦劃清界綫。蓋收回已出之汗。爲浮陽之保障。遂徐徐歠粥。佇待須臾而得汗。不曰助穀生汗。曰以助藥力者。取汗以藥故也。溫覆令一時許。又避風恐其漏汗。夫而後遍身漐漐微似有汗。羨稱之曰益佳。陽明不靳與汗固佳。魄汗由太陰過付而來。則益佳也。假令稍爲强汗。將如水流漓。挾其慓悍之穀氣。越出病形之外。病不肯除也必矣。若一服汗出病差。是藥力之能事已畢。停後服一語似無消說。乃再則曰不必盡劑。。彼欲盡劑者。。以爲寧爲過量也。。豈知一服則闔力多而開力少。。後服則闔力少而開力多。。盡劑反重開太陽也。。若不汗寧更服依前法。。何以未肯更作服耶。。非愛惜藥力也。。更服太陽較易開也。。又不汗後服。。胡得汗之難耶。。續自汗雖取給於陽明。。實乞靈於太陰。。足太陰舉稼穡之精氣以奉上。。手太陰纔代太陽以汗解也。。曰小促役其間。。爲熱稀粥後盾。。振足太陰之懦。。助足太陽之弱。。何不汗之有。。吾獨疑其半日許。。始令三服盡。。顯見更服後服猶留而未盡也。。豈非故重其病耶。。孰意病重者尤夜以繼日服。。大抵日服太陽之病未必衰。。夜服庶幾太陰之令行。。迨周時觀之。。仍視藥劑之如量未如量以爲衡。如其服一劑盡病證仍在者。作未嘗服一劑論可也。曰更作服。何其不肯改易方針乎。若不汗者。乃服至二三劑以尾其後。長沙眞阿其所好哉。服畢後尚有未盡之詞。汗解在言外。非關太陽之自解。太陰以汗解太陽在言外。未舉等物以示禁。即素問强食有所遺之旨。防陽明爲太陽之累。實防食物爲桂枝之累。桂枝湯與足太陰合其撰。下文以一稱麻黃。而以二稱桂枝。一者陽之稱。二者陰之稱。麻黃有乾剛。桂枝有坤德者歟。獨是芍藥陰也。薑桂亦陰耶。長沙方所以有不可思議者在。逐味求之。抑末矣。適寒訓從寒。即內經適寒涼者脹之適。揭開鼎蓋。略受寒氣也。

太陽病。頭痛。發熱。汗出。惡風者。桂枝湯主之。

闕中風二字。冠太陽病三字。風邪已過去。太陽尚病耶。註家疑本節爲重出。吾謂太陽未受桂枝湯之賜。病未衰固病。病已衰亦病。病在無藥引太陽之陽。歸根太陰。無藥啟太陰之陰。互根太陽。就令外邪已罷。仍可以外證未解目之。下文太陽病不解。熱結膀胱節。有外解外不解之分。同此例也。不然。頭痛發熱汗出惡風四證。豈太陽之本相如是哉。乃浮陽未歸經之變相猶存在。故同是頭痛也。頭痛未止在言外。以太陽未貫徹其頭。陽經不受氣於陽。將習慣於痛。亦同是發熱也。熱有所存在言外。經謂穀氣相薄。兩熱相合。故有所遺。此則汗氣相薄。兩熱相合。亦有所遺。以其非熱自熱而汗自汗。熱不發而汗發之。汗不出而熱出之。故不曰熱自發汗自出也。皆由太陽有開而無闔。縱不覺其漏汗。亦覺其漏風。不當汗出卻汗出。並非中風卻惡風。則汗出惡風又同而異。與素問諸遺異而同。素問責其強食。吾則惜其勿藥也。桂枝湯主之。補一劑三服之缺。愈以見服至二三劑之不爲濫也。不曰用前法。更新太陽足矣。無取汗之必要也。不用法便是法。易法不易方。起下文易方不易法也。

太陽病。。項背強几几。。反汗出。。惡風者。。桂枝加葛根湯主之。。

太陽循背行。。人身之背面。。卽太陽之正面也。。正面上有外面表面。。發於陽則外證現外面。。發於陰則表證現表面。。其外面表面不與人身相背者。。太陽不反張。。則不觸不背矣。。乃無反張之形。。而有反張之勢。。是正面如反面。。形容之曰項背強几几。。若反翼之鳥者然。。其反且背也。。非太陽故爲拗狀也。。項背似有葛藤在。。手太陰肺爲牽引。。而後皮毛強爲之合也。。假令闔而不開。。則外證作表證論矣。。無汗而已。。否則上開下不開。。下焉不能翻爲上。。陰不升亦無汗。。或下開上不開。。上焉不能翻爲下。。陽不降亦無汗也。。本證則上開下亦開。。獨項背爲中梗。。手足太陽儘有反動力。。翻無汗爲有汗。。故曰反汗出。。豈徒謂其不當如是反如是哉。。謂太陽與項背。。本不相反而適相反也。。胡不曰反惡風耶。。風邪非襲入太陽署之底也。。特惡其儼與項背爭強弱。。復牽引太陽之面。。轉令太陽無強力以反入。。亦無強力以反出。。反而不折。。故不曰如柔痓狀也。。當以桂枝湯爲禁劑。。恐其收易而放難。。惟有仿繫鈴解鈴之法。。太陽方翻作太陰方。。則禁劑變爲神劑矣。。桂枝加葛根湯主之。。詳註方後。。

桂枝加葛根湯方

桂枝三兩去皮　芍藥二兩　甘草三兩炙　生薑三兩切　大棗十二枚擘　葛根四兩

右六味以水七升。納諸藥煑。取三升。去滓。温服一升。不須歠粥。餘如桂枝將息。及禁忌法。

此變通桂枝湯之頭一法。存桂枝之名。而所加者葛。不易方之易方。如桂枝之法。而僅去者粥。不易法之易法。葛之義。鍼對項背之葛藤。根之義。撥正陰陽之互根也。手太陰之根。互足太陽者也。能行使麻黃發表證之汗。發之自能收。足太陰之根。互手太陽者也。能行使桂枝解外證之汗。繫之而後解也。若手太陰越俎與外證相持。則左矣。以其沒收桂枝證入毛脈之中。雖有桂枝湯而不適用。太陽得其反。實太陰失其正也。葛根入土最深。得土味最厚。本草稱其起陰氣。味起陰氣三字。正教人物識葛根的眞詮。蓋起地氣以爲雲。自爾引天氣以爲雨。一味藥能上下其陰陽。已非尋常所可及。尤異在右旋者根。而左旋者紋。更莫名其轉圜之妙。卽謂手足太陰。首以葛根爲更始可也。凡用葛根。皆本此義。特變桂枝之闔力爲開力。則本節爲濫觴耳。

太陽病。下之後。其氣上衝者。可與桂枝湯方用前法。若不上衝者。不可與之。

上言太陽病項背强几几者。繪其形耳。其形不下。其氣不上可知。。氣生形者也。。舍其氣以求其形。。尚有遁情哉。。特患下之後。。沒收其形於下藥之中。。桂枝證之仍在不仍在無信息。。則桂枝湯之可與不可與有疑團矣。。蓋形歸氣則氣之動靜卽其形。。苟非求形於氣。。安能求方於法乎。。况下後其氣往往下趨乎。。卽上矣。。倘非奉上而衝上。。衝則甚於動也。。太陰篇以胃氣弱易動之故。。桂枝明明減芍藥。。本證謂非因誤下之故。。衝動太陰。。吾不信也。。與桂不與芍。。不如不與矣。。與桂仍與芍。。不如俟其氣不衝而後與矣。。豈知其氣自有其氣之勢力。。假如上衝其氣也。。則太陰爲被動。。正惟其氣上衝也。。是太陰爲自動。。陰氣不爲下藥所持。。遂一鼓以作其氣○○就令不以桂枝之形○○附諸桂枝○○卻提舉太陽之病○○還諸太陽○○則後此無形之病證○○可作前此有形之病證觀也○○曰可與桂枝湯方用前法○○無前法○○安得有後師哉○○師其法以辨形○○用以將息桂枝證之枝葉○○師其法以認氣○○用以將息桂枝證之根荄○○明夫此○○始可與言用方用法也○○反言之曰○○若不上衝者不可與之○○此又前法所未備○○亦與後法有未符○○彼非下後汗出而喘無大熱○○似無禁桂之必要也○○吾謂下文因誤下立方立法者何限○○卽服桂枝湯後○○仍有易方易法也○○不可與卽可與之互詞耳○○起下文不與桂枝之與桂○○後法從此始○○前法未告終也○○

太陽病。三日已。發汗。若吐。若下。若温鍼。仍不解者。此爲壞病。桂枝不中與也。觀其脉證。知犯何逆。隨證治之。

書太陽病。爲足太陰書也。曰三日已。已訓止。病未止而止。必其氣當上而不上也。獨是未經誤下。氣不上衝者亦其常。如欲徵明地氣之奉上。當從食穀上討消息。例如少陽篇所云。其人反能食而不嘔。認定陽明之降。可識太陰之升矣。彼條曰三陰不受邪。又可悟地氣上必有汗以郤邪。桂枝中與矣。以有其氣在。能收放藥力故也。苟置陰氣於不問。陽汗必一發而無餘。雖解汗亦作發汗論。況昧昧者尤不止此。若吐若下若温鍼。是其慣技。曰仍不解者。豈有解法哉。此爲以法壞法。汗壞吐壞下壞鍼壞。壞無差等。而病無主名。故以壞病名之。此外獨少陽篇僅一見耳。彼則有譫語無脈證。少陽之轉樞決不靈。故曰柴胡證罷。此則有脈證無譫語。太陽之變端幾莫測。故曰桂枝不中與也。何以不立方立法耶。犯逆不止一端。見證亦不止一端。斷非一方一法所能收拾。此壞病所爲病不勝病也。合治之反不治。分治之庸可治。惟有遞觀其脈證。便知先見之逆犯何逆。隨證治之。治其一而後及其餘。亡羊補牢斯已耳。法法具在下文。不曰以法治之者。在少陽則以本篇爲前法。在本條則以上條爲

前法○○前法已赘焉不用矣○○後法尚侈陳乎哉○○

桂枝本爲解肌○○若其人脈浮緊○○發熱○○汗不出者○○不可與也○○須當識此○○勿令誤也○○

肌字看似外字之訛也○○胡不曰桂枝本爲解外耶○○肌肉非太陽所主○○解外而及於肌○○又篇內之創見也○○長沙正恐人於解外二字見之熟○○以爲桂枝但走毫毛○○遂濫用市上疏散品○○以代行桂枝○○就令桂枝可與亦不與矣○○醫者亦知桂枝湯先闔後開乎○○其原動力則收回皮毛之汗○○還入肌理○○其反動力則提挈肌理之汗○○續出皮毛○○苟未明分肉之間○○本有溱溱之汗爲涵濡○○則未矣○○蓋浮升太陽之陽者汗○○沈浸太陽之陰者亦汗○○其本

陰若不勝穀氣者然○○正陰弱汗自出之候也○○若其人脈浮緊○○何來一脈如出兩人乎○○陽則開而陰則闔○○此反弱爲强之緊脈○○欲閉拒外邪者也○○獨惜外邪不爲其所拒○○而汗則被拒○○宜其發熱證具○○足徵陽尙浮○○汗出證不具○○顯非陰亦弱○○是中風證僅有其一○○傷寒脈又類其半○○無非麻桂二證不悉具○○殆不關於餘邪之幻相○○乃其人足太陽之脈象與人殊○○不爲手太陽之汗脈○○打通其消息○○反無解肌之足言○○雖有將息法在○○桂枝徒爲其足脈所愚弄耳○○不可與也○○得毋麻桂二者必居一於此耶○○亦不盡然也○○下文脈浮緊之麻黃證則如彼○○非麻非桂之脈浮緊證又如彼○○叮嚀之曰須當識此○○

識此難○○因此識彼爲尤難○○警告之曰勿令誤○○一誤之誤誤其人○○勿令再誤之誤誤人人也○○

若酒客病○○不可與桂枝湯○○得湯則嘔○○以酒客不喜甘故也○○

上言壞病則桂枝之治法不適用○○緊脈則桂枝之脈法不相符○○爲反對桂枝之兩陪客○○此外殆無陪客矣乎○○若酒客病○○又與桂枝湯爲難矣○○桂枝長於解病○○非長於解酒也○○毋寧解酒未解病○○其病或可以不解解之○○以其以酒氣受邪○○儼代太陽爲病主○○何必以桂枝湯爲嘗試○○轉令酒客生疑乎○○蓋得湯則嘔者其常○○爲酒嘔○○非爲湯嘔○○爲酒氣與藥味不相投則嘔○○若疑爲藥性與

病情不相得。則桂枝湯太不値矣。申言之曰。以酒客不喜甘故也。喜酒不喜甘。吾惜其中央之稼穡無羨餘。必無裨於地氣之奉上。上言下後氣不上衝者。度亦酒客之流也。黜甘字。桂枝湯可以謝絕乎哉。不可與云者。非迎合其嗜好。曲爲遷就也。不喜甘云者。殆屏酒客於言外者也。

喘家。作桂枝湯。加厚樸杏子佳。

本條不禁桂矣。何得爲作耶。前方有桂枝湯在。後方有桂枝加厚樸杏仁湯在。上文且有桂枝加葛根湯在。下文不止有桂枝加附子湯在。條條不曰作。亦不曰述也。夫非閒字可删則删耶。下文作甘草乾薑湯。更作芍藥甘草湯。猶謂其因桂枝之誤以立方也。本條不過爲喘家多備一湯耳。非因桂枝之誤更行桂枝也。作不作會何足異。況句末一佳字。尤爲喘家所樂聞。何以句中無與字耶。甘草乾薑湯曰與之。芍藥甘草湯曰與之。不言與。必靳而不與矣。有此佳作。毋亦俟其喘罷而後與之耶。豈知喘家無主桂之例。桂枝條下無喘字。麻黃條下纔有喘字也。得麻黃證無消說。若得桂枝證。則難乎其爲桂枝矣。不能以麻代桂也。桂枝又適以重其喘也。惟桂枝湯翻作麻黃用。不與麻之與麻。與桂一如未與。其斯爲善與桂枝也。語氣謂本方非爲喘甚而作。爲避桂枝之義例而作。但存桂枝湯之名。無濫與桂枝之誚。不可與而與。不同上文不可與則不與也。抑亦便宜於喘家者也。此變通桂枝之第二法。所謂文窮而後詩工者歟。故曰佳也。

凡服桂枝湯吐者。其後必吐膿血也。

喘家且可作桂枝。凡服桂枝無問題矣。卽吐亦無人加意也。無何吐膿血。夫誰不委過桂枝耶。吐而曰必。則勢難倖免可知。必而曰凡。則時常見慣可知。又曰其後必吐。明明其前不吐矣。更何辭以辯護桂枝耶。又不曰不可與。明明不禁其與矣。抑何恃而不顧慮桂枝耶。彼得湯嘔者。嘔湯也。無貽患也。服湯吐者。未必吐湯。而且一再吐也。豈非桂枝之咎耶。吾謂桂枝猶艱於所遇也。。下文服桂枝湯後發生他證者。。大都桂枝之原動力。。爲熱邪所利用。。桂枝先闔而後開。。熱邪遂先入而不出。。如其不得汗而得吐者。。桂枝非無反動力以卻邪也。。無如桂枝非吐劑。。吐之轉予邪以上膈注胸之路。。瓜蒂湯不能爲後盾也。。瓜蒂吐胸有寒耳。。非吐胸有熱也。。惟勿治之以觀其後而已。。曰必吐膿血。。殆卽厥陰之熱氣有餘。。彼發癰膿。。此吐膿血。。癰膿膿血亦何常之有。。厥陰唾膿血爲難治。。尚有麻黃升麻之主劑。。嘔家有癰膿不可治。。尤有膿盡自愈之明文。。況太陽非主血所生病。。又何關重要乎。。喘家吐膿血又何若。。喘滿狀類肺癰。。膿血恐非愈兆。。酒客吐膿血又何若。嘔酒帶血則有之。若膿血隨其後。究非酒客所宜。則凡服桂枝湯吐者。皆可與桂枝者也。然必膿血盡而餘邪始告肅清。桂枝還有知己哉。長沙非奚落桂枝也。爲責備桂枝者打破後壁。狐疑者聽。篤信者亦聽。如欲舍桂枝以易他方。則寧缺毋濫也。

太陽病。發汗。（誤汗）遂漏不止。其人惡風。小便難。四肢微急。難以屈伸者。桂枝加附子湯主之。

病發於陽。爲外證。宜解汗不宜發汗。書發汗。追其誤也。書太陽。慰未亡也。書遂漏不止。不曰汗漏不止。不漏汗則漏風。漏汗有已時。温粉撲之庸或止。漏風無已時。温粉撲之不能止也。書其人惡風。不曰太陽惡風○○太陽欲不避風而不得○○其人欲不當風而不能○○太陽尚有分肉之間爲保障○○其人已等於皮毛之不存○○故同是惡風之隱情○○翻作其人之現狀○○髣髴太陽不願依附其人也○○髣髴其人寧願依附別人○○任令太陽託庇於陽明也○○兩陽並域○○清肅之令必不行○○書小便難○○津液難下可知○○且愈以見小便不能收引毫毛之返力入膀胱也○○曰四肢微急○○太陽急欲出以衛外○○無如陽氣微○○四肢亦急欲安放太陽以衛外○○無如四肢之力亦微○○急以微見者○○正急狀之甚焉者也○○夫使三陽若離合○○其從容不迫之肢體爲何若○○行見其伸而屈也○○不覺其陰之短○○其屈而伸也○○恰合其陽之長○○直謂之

未嘗屈伸可也。。若以最易爲力之舉動而曰難。。其人又不順受桂枝之一分子也。。蓋恐桂枝之闔力有未逮。。而開力或過之也。。桂枝加附子湯主之。。加倍桂枝之闔力。。兼減半其開力。。殆服已則諸恙一齊收拾。。須臾則太陽自爾更新者歟。。此變通桂枝之第三法。。操之而略縱之也。。

桂枝加附子湯方

卽桂枝湯方加附子一枚炮。

太陽病。。下之後。。脈促。。胸滿者。。桂枝去芍藥湯主之。。

若微惡寒者。。桂枝去芍藥方中加附子湯主之。。

太陽病下之爲逆。。下之後仍逆。。蓋病發於陽。。誤下則標陽逆入於胸而不能復出也。。其不至失所依據者。。膈上賴有陽明少陽之脈在。。三者相得不相失。。陽氣纔不陷入膈內耳。。獨惜三陽有合而無離。。就令三陽不受邪。。而胸已受邪。。差幸結胸證不具者。。以無寸浮關沈之脈。。脈促而已。。下文脈促不結胸者爲欲解。。桂枝證脈促又曰表未解。。是促脈仍介於解不解之間。。在太陽作欲解論。。在胸次作未解論矣。。緣胸滿則顯有邪在故也。。然論內胸滿不勝書。。胡本證獨脈促耶。。促爲陽脈。。數中一止。。儼於頻動之中。。倏然一靜。。靜與動相應。。而動與靜相隔。。是太陰太陽之消息已潛通。。無如不能行使其氣以衝開胸際之邪。。轉覺三陽俱動。。而太陰反不動者然。。看似可行瓜蒂也。。本論下後無吐法。。况其未經汗解乎。。若人又阻礙桂枝之一分子。。與桂枝加附尤牴觸。。苟非減盡桂枝之鬬力。。加倍其開力。。何以辟易太陽之遺病。。還出太陽乎。。桂枝去芍藥湯主之。。立法則解之而不復繫之。。立方則縱之而不復操之也。。此變通桂枝之第四法。。若微惡寒者。。餘邪尚未干休也。。寒不在外。。惡寒之狀以微見。。恐薑桂之力有所以遺也。。桂枝去芍藥方中加附子湯主之。。更加倍其溫力。。又變通桂枝之第五法。。前方不加芍。。本條爾去芍。。操縱芍藥也。。三方兩加附。。一方不加附。。操縱附子也。。

桂枝去芍藥湯方

即桂枝原方去芍藥。

桂枝去芍藥加附子湯方

即桂枝去芍藥加附子一枚炮。

太陽病。得之八九日。如瘧狀。發熱惡寒。熱多寒少。其人不嘔。圊便欲自可。一日二三度發。脈微緩者。爲欲愈也。脈微而惡寒者。此陰陽俱虛。不可更發汗。更下更吐也。面色反有熱色者。未欲解也。不能得小汗出。身必癢。宜桂枝麻黃各半湯。

書太陽病。非病於病。病於虛也。七日以上之病已過去。八九日不過追溯其得病之始。本太陽所致。故不曰病八九日。曰得之八九日云爾。狀其病曰如瘧。非病非瘧故曰如。以其發熱惡寒。熱多寒少。固不象前時初得之病狀。亦不象現時新得之瘧狀。瘧狀當汗出。闕汗出二字。是寒熱非關於久病所釀成。乃關於失汗所釀成。則亦以無汗之虛病目之而已。得毋其人或嘔耶。例如發熱無汗。嘔不能食。屬陽明未可知也。書其人不嘔。顯與其人反能食而不嘔渾相若。匪特陽明證不見。三陰證亦不見也。書圊便欲自可。何止能食。且能化食矣。自可云者。自爾糟粕降而津液行。其汗可立致者一也。如謂其人有不若人之處。吾亟欲請示長沙矣。抑經氣失其常度耶。書一日二三度發。晝發夜不發。既盡一日以行陽。二度則陽而陰。三度復陰而陽。經氣之充周爲何若。其汗可立致者二也。否則脈象有異同耶。書脈微緩者。緩脈非初時汗出之脈哉。看似有留而未出之微汗。爲卻邪之後盾。而後緩脈無恙在也。微緩又顯見太陽業已歸經。不受餘邪之束縛。其汗可立致者三也。斷言之曰爲欲愈。愈乃解乎。解乃愈乎。長沙又一眼看破其微脈。假令緩而不微。卻發熱汗出而解無疑義。若脈微而惡寒。太陽必無溱溱之汗爲保障。寒邪敢露其眞相者。欺太陽之不敵耳。汗解云乎哉。曰此陰陽俱虛。非陰陽本虛已如此。因發汗繼以下。下後繼以吐。置太陽於不顧故如此。曰不可更發汗。更下更吐也。旣往可恕。未然不可忽。凡藥無禆於陰陽者。皆作虛虛論也。雖然。禁吐下可也。寒熱亦有汗禁耶。其人非往來寒熱也。正邪無分爭久矣。正虛邪亦虛。與虛形相得。而薄於面上。面上無寒色而反有熱色者。非欲愈之端倪乎。無如面不惡寒身惡寒。身不發熱面發熱。無汗之面縱欲愈。有汗之身未欲解也。以惡寒便不能得小汗出故也。夫汗而曰小。汗非正大可知。譏其爲餘邪之護符。與宵小之汗無以異。安望其翻作微似汗。爲太陽出力乎。曰身必癢。行將蝕其身矣。邪與汗互變。殆逢寒則蟲之小激刺者歟。玩身字。一身非太陽所有。微汗必太陽所無。發汗將悉索太陽而不得。是奪太陽。

麻黃固發汗。桂枝亦更發汗之一也。然解外又宜桂。解表又宜麻也。必合桂枝不以汗解外。麻黃不以汗解表。纔是操縱麻桂也。仲聖權宜而兩用之。不過略進退其等分。便與原方之作用若逕庭（不同也）。則神乎莫測耳。此變通桂枝之第六法。亦變通麻黃之第一法。起下麻桂互變也。宜桂枝麻黃各半湯句。詳註方後。

桂枝麻黃各半湯方

桂枝（二兩十六銖去皮）　芍藥　生薑（切）　甘草（炙）

麻黃（各一兩去節）　大棗（四枚擘）　杏仁（二十四個湯浸去皮尖及雙仁者）

右七味。以水五升。先煮麻黃一二沸。去上沫。內諸藥。煑取一升八合。去滓。溫服六合。

麻黃秉天氣以發汗。。發之自能收。。故以解表見長。。桂枝秉地氣以解汗。。繫之而後解。。故以解外見長。。若合而分之曰各半。。非專責桂枝以解汗。。非專責麻黃以發汗。。分而合之曰各半湯。。又半取桂枝以解外。。半取麻黃以解表。。吾獨疑强麻桂以就範。。未審無情之草木。。肯樂爲短馭否耳。。孰意仲聖割愛麻桂。。正欲以半麻半桂與天地參乎。。緣其人手足太陰無恙在。。則腹裏之神機大可用。。桂枝入腹。。必地氣合其半。。解外自有足太陰之雲。。半桂不必有其德。。麻黃入腹。。必天氣合其半。。解表自有手太陰之雨。。半麻不必有其功也。。其外未解者。。不過薄於面上之遺熱。。其表未解者。。不過薄於身上之遺寒耳。。但得麻桂之氣倏一到。。則餘邪自散。。如天邊黃葉。。望秋先零。。太陰太陽消息之潛通。。其人猶未及覺也。。不曰汗出必解者。。小汗固無問題。。解病亦不求徵實。。非有投鼠忌器之見存。。特掣肘麻桂也。。亦非以麻替桂。。以桂替麻。。對調其半也。。未嘗向面部身部折一矢。。所爲虛以虛治。。並半麻半桂之實力而空之。。於兩無所用之中。。得其妙用。。謂本湯爲手足太陰各半湯可也。。反應上兩條加倍桂枝之實力。。故作搔癢不着之麻桂。。宜其等分不能以累黍計。。惟氣味各得其半。。則不溢一絲耳。。半爲自下而上之氣味。。半爲自內而外之氣味。。彼粃糠麻桂者。。詎易淺嘗而得乎。。杏仁且去雙仁。尚防各半之不稱。亦微矣哉。

太陽病。初服桂枝湯。反煩。不解者。先刺風池風府。卻與桂枝湯則愈。

書太陽病。受病在未得桂枝證之先也。桂枝證之邪從毛竅入。本證之邪先從風府入故也。巨陽之脈連風府。上髮際一寸者是。風府左右曰風池。下髮際陷中者是。在瘧疾則邪入而旋出。出風府而日下一節。出入有端倪。在本證則邪入而未出。入腦空而盡於風池。出入無期候。初時第覺頭項有邪。經穴無邪者。因陽浮而邪不盡浮。遂劃分頭項經穴之邪爲各半。露其半者以有桂枝證在。掩其半者亦以有桂枝證在也。宜其初服桂枝湯一升。。反桎梏標陽於兩邪交迫之中。。其頭項上已發現之熱邪。。拍合在標陽之面。。其經穴中未發現之熱邪。。拍合在標陽之底。。兩熱有合而無開。。無論已未發熱反不熱。。證本不煩反發煩。。此又排擠桂枝之一分子。。豈眞如欲自解者。。先煩乃有汗出而解哉。。實指之曰不解。。則須臾不汗又不汗可知。。不解而病無他變。。又當易法不易方可知。。獨是陽不耐熱故煩。。極其情。。不啻遷怒桂枝也。。陽不遇陰亦煩。。極其情。。不啻遷怒本陰也。。詎知先入之邪。。已斷梗足太陽下項循肩之路。。一綫不續則胥壤判。。桂枝從何貫徹太陽乎。。如欲打通其消息。。先刺風池風府。。開風府故先闔風池。。

鍼畢卻以桂枝尾其後。。盡一劑之長則愈耳。。何以又讓桂枝先行耶。。豈非枉服桂枝一升耶。。長沙教人用鍼在後服之先耳。。非教人用鍼在初服之先也。。桂枝能揭發熱邪所在地。。而後可刺之處無遁形。。故寧使初服貽增劇之譏。。而以鍼鋒爲將息。。彼駭視桂枝者。。未許議其後也。。刺法雖奇。。桂枝未爲拙也。。是亦變通桂枝之第七法。。上條半桂合半麻。。桂枝方外方。。本條兩桂間一刺。。桂枝法外法也。。

服桂枝湯。。大汗出。。脈洪大者。。與桂枝湯如前法。。若形如瘧。。日再發者。。汗出必解。。宜桂枝二麻黄一湯。。

不冠太陽病三字。。胡服桂枝湯耶。。熱自發汗自出者。。

・桂枝證也。汗出而熱不敢入者。以陽浮故。汗出罷而熱仍不敢入者。以桂枝湯先收回其陽。並收斂其汗。不收受熱邪故。苟服已而大汗出。大汗越出熱邪之外。熱邪遂遁入大汗之中。則謂桂枝收邪不收汗。不得爲誣也。況汗不卻邪。邪將卻汗。勢必逼取太陽自固之汗。一發無餘。非有大過人之汗而大汗出。微汗固未續。小汗亦不留在言外。於是幷於陽之熱不即去。生於穀之汗不再來。行將悉索其漐漐之汗而不得。大汗可爲不汗之反證。以須臾之藥力。亦一發無餘故也。夫以不諳將息法之人服桂枝。直是服如水流漓之湯方耳。詎服汗解太陽病之湯方乎。不書太陽病者。明乎桂枝非與太陽有牴觸。乃服藥不如法。與前法有牴觸也。假令脈微而惡寒。又不能爲桂枝恕矣。桂枝豈同重虛陰陽之汗藥哉。書脈洪大者。素問謂太陽脈至。洪大以長。洪大脈是太陽無病所應爾。惟長則氣治。大汗大耗其穀氣。度無長脈之足言。獨是洪大脈連下僅兩見。下文又明言大則爲虛也。大與微之比較。微而虛。則戒更發汗。大而虛。則若不汗又不汗。洪大云者。熱邪乘虛而入之象。與太陽脈至有異同也。曰與桂枝湯如前法。何居乎偏辱桂枝耶。前法轉移大汗庸有之。與洪大脈何涉耶。吾謂除卻桂枝證外無餘證。便無別法以易前方。亦無別方以易前法。桂枝先闔太陽者也。對熱邪若冰炭。桂枝復開太陽者也。擲微汗如鋒鏑。曰形如瘧。微汗至矣。熱邪放鬆太陽。轉與汗戰矣。特句上多一若字。微示前法未備之意。指瘧狀僅露太陽之遺形。太陽仍沒收於病形之內。客其形者熱有所存。郤其熱者汗難取勝。不曰二三度發。曰日再發。一鼓汗勝邪。再衰邪勝汗。日延一日未可知。且發熱惡寒證不具。熱燄早爲汗衰。汗液亦無寒分。徒留此不了了之虛形。太陽將安之若素矣。曰汗出必解。汗解所爲非桂莫屬也。然既兩用桂枝矣。倘服至三劑。而太陽之闃寂如故。將奈何。又當爲全個太陽謀出路。宜桂枝二麻黃一湯。與手足太陽交換其神通。。令太陽翻作麻桂之威信以出。。何不汗解之有。。此變通桂枝之第八法。。亦變通麻黃之第二法。。有用麻桂之名。。卻無用麻桂之實者。。其窮神達化之仲景乎。。方旨詳註於後。。

桂枝二麻黃一湯方

桂枝一兩十七銖去皮　芍藥一兩六銖　麻黃十六銖去節　生薑一兩六銖切

杏仁十六箇去皮尖　甘草一兩二銖炙　大棗五枚擘

右七味。以水五升。先煑麻黃一二沸。去上沫。內諸藥。煑取二升。去滓。溫服一升。日再服。

桂枝本二也。。陽非陰不治。。桂枝有坤柔。。故義取其二。。麻黃本一也。。陰非陽不治。。麻黃有乾剛。。故義取其一。本論無桂枝一麻黃二湯可知矣。凡主桂枝者可作二湯觀。凡主麻黃者可作一湯觀矣。然旣宜桂枝之二。又宜麻黃之一。豈非二不成二。一不成一哉。又何異麻桂各半湯之不陰不陽哉。吾謂各半湯的是不陰不陽。太極本無極。本方是一陰一陽。無極而太極。各半湯不牽動陰陽。正休養其陰陽。本方更換出陰陽。正還復其陰陽。然則不陰不陽者。不開不闔之謂。一陰一陽者。一開一闔之謂乎。又非也。桂與麻相得。毋庸以闔力見長。麻與桂相得。毋庸以開力見長。且桂枝繫之而後解。麻黃發之自能收。二方具有對待往來之妙。所異者桂枝歠粥以解外。麻黃不須歠粥以解表耳。。同是覆取微似汗。。又曰餘如桂枝法將息。。是麻黃證亦無如水流漓之慮。。况桂枝證與桂枝湯如前法。。可爲麻黃槩獲乎。。乃曲盡桂枝之長。。猶特揭之曰汗出必解。。豈大汗後可以窮桂枝哉。。長沙取如瘧之汗。。易如反掌。。如謂本湯純爲卻邪而設。。何其以不武小視麻桂乎。。從可知本方與各半湯。。皆納入於無聲無臭之中也。。各半湯拋空麻桂。。無所謂麻桂也。。取各半而已。。本方融會麻桂。。亦無所謂麻桂也。。取桂枝二而已。。取麻黃一而已。。服桂兼服麻。。非服桂枝也。。服麻兼服桂。。非服麻黃也。。服桂枝之二而已。。服麻黃之一而已。。不稱其力稱其德。。一二兩字。。其方意之眞宰歟。。蓋陰陽爲生人之命脈。一二乃陰陽之點子。篇內於閒中點出。便如神龍之有睛。渺不知其在九霄之上。抑九淵之下也。註家管窺經方。一見麻桂。祇以兩解二字了之。曾何夢見一隙耶。

服桂枝湯。大汗出後。大煩渴。不解。脈洪大者。白虎加人參湯主之。

同是服桂枝湯大汗出。句下多一後字。太息其後未聞與桂枝湯如前法也。不轉瞬而大熱成矣。書大煩渴。顯繪標陽之情狀。以見熱邪相逼之甚。大煩則非本陰之弱所能安。大渴則非數升之水不能救矣。書不解。恐人對於解不解有狐疑。以爲不解不敢行白虎。則誤矣。以爲解後始行用白虎。又晚矣。假令熱邪脫離太陽之標陽。而熱與熱相引。轉合太陽中氣之熱。及少陰本氣之熱。冶爲一鑪。非不表裏俱熱也。特白虎證相差在毫釐。太少遂懸殊如霄壤。彼大青龍證下文有曰無少陰證矣。豈白虎獨不問少陰證之有無乎。誠以本節惡風惡寒證不具。太陽之本相已非。且煩渴在大汗之後。尤爲白虎證所創聞。長沙直欲以不解二字印入羣醫之眼孔。必桂枝證仍在。而後太陽之受病無遁形。徵諸脈洪大者。洪大又非少陰脈所能僞。則白虎庶無坎陷之凶耳。白虎加人參湯主之。遑泥守桂枝湯法乎。桂枝本爲解肌。卻不能解白虎證之肌。桂枝證釀成白虎證故也。。白虎本非解肌。。卻能解桂枝證之肌。。白虎證原是桂枝證故也。。白虎與白虎異。。轉與桂枝同。。桂枝與桂枝異。。轉與白虎同。。如桂枝法將息以易方。。殆亦汗出必解在言外。。此變通桂枝之第九法。。亦變通白虎之第一法也。。方旨詳註於後。。

白虎加人參湯方

知母六兩　石膏一斤碎綿裹　甘草二兩炙　粳米六合　人參三兩

右五味。以水一斗煑。米熟湯成。去滓。溫服一升。日三服。

易乾卦雲從龍。。風從虎。。龍虎能役乎天也。。動物中之最動者也。龍得春氣。故曰青龍。取龍騰而雨降。汗之義也。虎得秋氣。故曰白虎。取虎嘯而風至。涼之義也。青龍姑勿論。白虎則首先出現矣。本論白虎見之熟。先桂枝而後白虎則僅見。桂枝中風證也。假令傷寒服麻黃。大汗後而證脈相類。可行白虎乎。本論祇有傷寒無汗之白虎。未有傷寒有汗之白虎也。汗越則熱不結。白虎不中與也。假令傷寒服桂枝。愈不汗而證脈又相類。可行白虎乎。本論祇有傷寒無表證之白虎。未有傷寒表不解之白虎也。表在則外不開。白虎不中與也。何以本證外不解又行白虎耶。此看入一層之外不解。非看出一層之外不解也。設非桂枝爲之前。白虎不能爲之後也。浮陽一收。山君遂從疏理中霹靂而出。令太陽無石破之驚者。桂枝之力也。彼服市上疏散品大發其汗。邪正早已混淆。白虎肯爲他藥任過乎。白虎與青龍之比較。宜以麻黃一湯稱青龍。以桂枝二湯稱白虎。青龍翻作麻之一。白虎翻作桂之二故也。彼方詳註在下文。本方則知母形如虎。石膏白於石。知母豐滿毫毛。石膏紋如腠理。二物皆稟氣於寒。一得稼穡以助其精力。便如破壁之龍。若碎石膏而裹以綿。用以範其悍。加人參以止大渴。用以補其虛。方下之註脚。毋乃若是。然執一斑以例眞詮。看似救桂枝之誤也。孰意其代行桂枝之反動力以開太陽乎。。上條曰與桂枝湯如前法。。本條易其詞曰與白虎湯如前方。。則敢服桂枝者差可自豪耳。。

太陽病。。發熱惡寒。。熱多寒少。。脈微弱者。。此無陽也。。不可發汗。。宜桂枝二越婢一湯方。。

病在陽。。始書太陽病。。安有無陽之太陽病哉。。發熱惡寒。。非明明病發於陽哉。。彼寒多熱少。。在厥陰爲陽氣退。。則熱多寒少。。在太陽爲陽氣進矣。。若以證論證。。謂爲陽多於陰。。猶有說也。。奈何脈微弱。。與上脈微緩僅易一字。。緩脈是浮弱二脈渾爲一。。弱脈是陰陽二脈缺其一。。故同是微也。。浮陽歸經之微則如彼。。彼有陽也。。浮陽離經之微則如此。。此無陽也。。脈無陽而證有陽。。對言之則證無陰而脈有陰。。看一面勘出兩面。。此證所以無陰者。。必陽過於浮。。曳陰弱而不起。。此脈所以無陽者。。必陰過於弱。。繫浮陽而不住。。而後微浮不見浮。。微弱僅見弱也。。得毋并於陽則熱多。。熱盛故掩其浮。。并於陰則寒少。。寒薄故不掩其弱耶。。非也。。苟浮陽爲多熱所包圍。。脈當洪大以弱。。未有陽盛而脈微之理。。上言脈微而惡寒。。則發熱不關脈微可知。。惟汗出爲陽微。。陽氣或隱或現故曰微。。不書汗出。。更掩護微陽於微汗之中。。則微之又微。。大抵熱邪相逼之甚。。浮陽方藉溱溱之汗爲保障。。宜其汗浮於陽。。而熱浮於汗。。不至形如瘧者。。汗無暇以卻邪。。邪無隙以奪汗耳是脈微顯非汗出必解之脈。亦非陽脈微先汗出而解之脈。乃微與弱僅有一絲之連。皆因手足陰陽如藕斷連陰陽者汗。變見浮脈爲微脈者亦汗也。假令脈浮自汗出。毫毛以外即天涯矣。孤陽還有鄉思哉。曰不可發汗。一發便難收。欲急追其陽而不得。豈鞭長莫及之桂枝。發汗後尚可更行乎。就如陰弱汗不出。又無主桂之例也。曰宜桂枝二越婢一湯方。長沙又不如前法以用桂矣。夫二者陰之稱。一者陽之稱也。無陽則陰獨。妙以越婢佯桂枝。桂枝有后德。越婢無躐席之嫌。巾幗中非不可以効馳驅也。殆方意之巧思綺合者歟。此變通桂枝之第十法。並參伍麻之一桂之二。

又一法也。。方旨詳註於後。。

桂枝二越婢一湯方

桂枝去皮　芍藥　甘草各十八銖　生薑一兩二銖

大棗四枚擘　麻黃十八銖去節　石膏二十四銖碎綿裹

右七味㕮咀。以五升水煮麻黃一二沸。去上沫。內諸藥。煮取二升。去滓。溫服一升。本方當裁爲越婢湯桂枝湯。合飲一升。今合爲一方。桂枝二越婢一。

三陽爲父。。三陰爲母。。太陽父也。。一之稱。。太陰母也。。二之稱。。手太陽與足太陰相匹耦者此也。。足太陽又一之二。。手太陰又二之一。。交互其一二。。匹耦之駢焉者也。。既以太陰脾之稱稱桂枝。。自當以太陰肺之稱稱越婢。。婢者妾也。。婢妾而赴前敵。。愈以見桂枝之偶具無猜也。。手太陰取義於婢者何。。金匱越婢湯明是肺家藥。。一治肺脹。。一治身腫。。皆脈浮者主之。。且肺爲嬌臟。。婢之云者。。殆嬌肺之小名詞乎。。婢而越者何。。有僭越之義。。以其分卑而位高。。僭越之婢。。難與夫敵。。有踰越之義。。以其背內而馳外。。踰越之婢。。不事婦隨。。寵之而特貶之之詞。。此命方之旨也。。而製方之妙。。爭在有石膏無杏仁。。杏仁開肺竅。。石膏闢肌理。。無杏領麻黃。。則麻黃不走肺之內部。。有麻領石膏。。則石膏專走肺之邊皮。。金匱用以收脹收腫。。得寒則縮之義耳。。誠以越婢湯儼從天外飛來。。正如塞外飛霜。。寒暑一易。則萬籟驚秋。自能滅餘邪於反掌者。譬猶以小扇撲流螢。越婢未嘗折一矢也。假令發汗如彈雨。致微陽從鋒鏑中冒險而出。是辱桂枝之命也。夫以桂枝之溫柔。聿來邊戍。豈屑屑與婢子較短長哉。蓋有不能假手者在。浮陽未知下落。桂枝以世婦之名義作運籌。特引抱衾以同袍。將牽征衣而並轡。凡敵體之纏綿不可及。亦巾幗之事。未易旁貸也。顧桂枝稱二則善矣。越婢何以稱一乎。以其體陰而用陽。且假以閫外之權。不善馭之則爲越。若善馭之則爲一。故曰合爲一方。寓陽奇於陰偶之中。陰陽不能缺一也。其曰當裁爲越婢湯桂枝湯。合飲一升者。見得越婢本非一。

不過以弧矢見長○○若以副桂枝○○則略爲破格也○○不裁者其方○○當裁者其法○○其亦隱示正名之意也夫○○喻黃發字作更字○○刪方字非○○

服桂枝湯○○或下之○○仍頭項强痛○○翕翕發熱○○無汗○○心下滿○○微痛○○小便不利者○○桂枝去桂加茯苓白朮湯主之○○

服桂枝湯四字○○複之又複矣○○何主桂之多耶○○上文曰吐曰煩曰大汗出○○桂枝非盡如人意也○○胡不早議去桂耶○○一旦攔入下藥○○而後有削去桂枝之舉○○刱不料一物桂枝○○獨遭時不偶也○○且曰或下之○○或然卽或不然之懸忖聲口耳○○不坐實誤下○○豈非責備桂枝乎○○吾謂

語氣殊不爲下藥恕。。蓋斥其莫或使之。。若或使之。。不肯稍緩須臾而遽下之。。縱違法或出於偶然。。桂枝證已成瓦碎矣。。或者曰。。既已下之。。胡仍頭項強痛。。翕翕發熱耶。。覩上之邪。。仍未下趨。。或下之而不得下未可知。。儘可飾詞於未下也。。孰意其祇有發熱無惡寒。。是不下者熱。。而不得下者寒。。蓋沒收惡寒於心下。。而與發熱若逕庭。。翕翕如故。。可徵明其嗇嗇淅淅不如故也。。陽浮之發熱如故。。愈以見陰弱之汗出不如故也。。況明明無汗自出三字乎。。得毋本證是無陰。。特舉以反襯上節之無陽乎。。書無汗。。起陰弱者汗爲之。。乃沒收其汗而至於無。。無汗甚於無陰。。陰弱必爲下藥所持。。其脫離項下。而陷於心下也。不待言矣。何以心下不鞕耶。假令滿而鞕痛。則如結胸矣。否則滿而不痛。又作痞矣。曰滿不曰鞕。必甘芍薑棗之餘力猶存。陰弱恰被其輭化。故雖拒痛而痛亦微。不至如强痛之甚者。陰陷陽不陷則然耳。太陽既截然爲兩橛。桂枝湯不得不分道以禦邪。桂枝以一味獨當頭項之邪。作陽浮之後盾。甘芍薑棗以四味合拒心下之邪。爲陰弱之保障。宜其取汗無將息。惟問小便之利不利而已。如曰不利。手足太陰又斷爲兩截。地氣不升故無汗。天氣不降故小便不利也。要皆心下爲之梗。就令頭項仍有桂枝證在。心下亦有桂枝證在。無如其氣不上衝何也。桂枝不中與也。欲轉移其心下。毋寧放鬆其頭項。欲續回其太陽。毋寧轉移其太陰。用桂枝則背前法。舍桂枝又背前方。必不得已而去。曰去桂哉。不成桂枝方。卻成桂枝湯。此變通桂枝之十一法。桂枝去桂加茯苓白朮湯主之句。詳註方後。

桂枝去桂加茯苓白朮湯方

芍藥三兩　甘草炙二兩　生薑　茯苓　白朮各三兩

大棗十枚

右六味㕮咀。以水八升。煮取三升。去滓。溫服一升。小便利則愈。

太陰太陽。相助爲理也。足太陰升而後手太陽升。手太陰降而後足太陽降。陰陽互爲其升降。質言之必太陰開而後太陽開耳。長沙故立麻黃湯借手太陰之開力開足太陽。取陰經之汗。立桂枝湯借足太陰之開力開手太陽。取陽經之汗。本證則太陰太陽無升亦無降。徒降手太陰以互足太陽而不得。恐藥力不及於心下之下也。麻黃不能代行桂枝也。徒升足太陰以互手太陽而不得。恐藥力不及於心下之上也。桂枝不能翻作麻黃也。緣足太陽墜落於心下。非麻桂之力可轉移。意者舍麻而用桂。不作太陽篇之桂枝用。改作太陰篇之桂枝用。降手太陰則加苓。升足太陰則加朮。殆曲盡桂枝之長矣乎。是又桂枝湯加之厲。桂枝湯長於收陽浮○○非長於拯陰弱○○匪特不能提舉出足太陽也○○必將手太陽加入心下○○試思與桂枝證無涉之苓朮○○能領太陽以外向否乎○○苓朮顯與桂枝不相得○○方內故寧去桂以讓苓朮○○假令桂枝湯三字無存在○○苓朮未免專美矣○○蓋本湯之名○○卻從服桂枝湯句生出○○以桂枝不爲下藥所持○○而獨走於頭項○○縱去桂而桂仍在○○甘芍薑棗正與下藥相持○○而留守於心下○○縱並甘芍四味而去之○○四味亦仍在○○稍易桂枝湯無殊更作桂枝服○○六味藥卽前茅之後勁耳○○但割愛桂枝者○○針對心下以立方○○不欲分其力於頭項也○○曰小便利則愈○○不曰汗出愈○○苓朮非汗藥○○惟小便利則甘芍薑棗得與有其功○○故仍

以桂枝命方也。心下愈則頭項愈。與不去桂枝無異也。去桂仍稱桂。總結上文與桂不與桂。皆變通桂枝也。無汗去桂而不兼麻桂。總結上文諸多汗字。及麻桂等方。不能以發汗二字括之也。應行桂而去桂。起下節不應行桂而增桂也。桂枝證無汗則去桂。又起下節桂枝證自汗仍用桂也。世有欲乞靈桂枝者乎。從太陽將息到太陰。是初服桂枝法。從太陰將息到太陽。是後服桂枝法。如其橫看桂枝證也。將息之眼光在開闔。如其豎看桂枝證也。將息之眼光在升降。雖未與仲聖盡吻合。庶亦率由而寡過哉。

讀過傷寒論卷一太陽篇豁解終

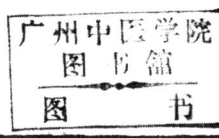

張仲景傷寒論原文

讀過傷寒論卷二

新會陳伯壇英畦著
男萬駒
受業鄧義琴
林清珊仝校

太陽篇豁解

傷寒。脈浮。自汗出。小便數。心煩。微惡寒。脚攣急。反與桂枝湯以攻其表。此誤也。得之便厥。咽中乾。煩躁。吐逆者。作甘草乾薑湯與之。以復其陽。若厥愈足溫者。更作芍藥甘草湯與之。其脚卽伸。若胃氣不和譫語者。少與調胃承氣湯。若重發汗。復加燒鍼者。四逆湯主之。

一路說中風。忽插入傷寒。插入最變幻之傷寒。明說傷寒。實暗說陽旦也。陽旦者何。傷寒之表證。陷在太陽之底○○其標陽反越於面上○○若外證然○○表未解而浮陽掩於外○○變爲陽中之陽○○如日中之象○○故曰陽旦○○與陰旦相反○○陰旦者中風之外證○○陷在太陽之底○○其本陰反蓋於面上○○若表證然○○外未解而浮陰掩於表○○變爲陽中之陰○○如昏暮之象○○故曰陰旦○○本論雖無陰旦明文○○亦可比例而得○○陰旦以桂枝加芩爲正治○○日晡發熱之例也○○陽旦以桂枝加附增桂爲正治○○晝日煩躁之例也○○畢竟陽旦多而陰旦少○○陽易洩○○陰易藏故也○○然何以不書陽旦書傷寒耶○○陽旦本自中風而來○○非由傷寒所致○○外證未罷○○陽氣續浮○○則不爲陰旦而爲陽旦○○金匱中風數十日不解○○陽旦證續在是也○○

以傷寒得陽旦。又陽旦之變者也。陽旦不陽旦而象陽旦。由於桂枝不桂枝而象桂枝。皆傷寒之變而又變也。曷云其象桂枝耶。脈浮汗出。豈非發於陽之外證乎。及細繹其詞。孰意其句句是發於陰也。陽無陰則獨浮。故書脈浮不書脈弱。陽虛則自汗。故書自汗出。不書汗自出。陰趨於下則小便。陰陽背馳。故書自汗。又書便數。汗出有心液在。其陽不知有煩。故心獨煩。便數有寒意在。其陰尚知有寒。故微惡寒。寒主收引則攣急。兩足無陽。故手不攣急腳攣急。夫豈中風外證如是哉。抑傷寒表證如是哉。傷寒脈緊為病在表。脈浮亦病在表。發汗無害於其表。本證則病不在表而在表之底。。試問桂枝湯能解太陽之底之表證乎。。抑徒解外證乎。。枉行桂枝以解外。。彼非呈現外邪未解之外證也。。乃浮陽外越之外證。。依附其表爲藩籬。。其陽未造於亡者。。其表護之也。。反欲以桂枝湯打通其外。。適攻陷其表而已。。攻其表便是攻其陽。。此膠執桂枝之誤也。。得之則陽氣避桂枝之攻而反入。。陰邪拒桂枝之攻而反出。。陽退陰進。。便爲厥矣。。其手太陽則遁入咽中。。無陰氣爲涵濡則咽乾。。其足太陽不能自衞其兩足。。爲陰邪所移易而不溫。。於是陽不遇陰則煩。。陰不遇陽則躁。。寒邪遂愈張其勢力而吐逆者。。陽旦又失其本相。。雖治法具在。。補行桂枝加附增桂亦無謂。。惟有温足以及其手。另作甘草乾薑湯與之。引手太陽之陽。從陽入陰。以復其足太陽之陽。若厥愈足温者。是足太陽已復。手太陽猶未大伸也。更作芍藥甘草湯與之。更引足太陽以榮手太陽。陽氣伸故其脚即伸。若因吐逆而胃不和。不獨不和而譫語。顯見陰邪逼近胃之下脘。去陽明不能以寸。與承氣證相髣髴。勿與大小承氣也。少與調胃承氣湯微和胃氣。令在下之邪。自尋出路。隨傳化物而去。尤為快捷。若疑桂枝不中與。或以麻黃之屬重發汗。則貽誤甚於桂枝。復疑麻桂不中與。加以燒鍼之法火劫汗。貽誤又甚於麻桂。蓋陽氣之薄弱汗為之。陽氣之散亂鍼為之。勢必浮陽變爲純陰。。非四逆湯急溫不爲功。。發汗燒鍼姑勿論。。設不行桂枝當如何。。正惟有桂枝不桂枝之桂枝證。。便有桂枝不桂枝之桂枝方。。其證能令桂枝湯不誤反爲誤。。其方自能令桂枝之誤反不誤也。。下文一加一增。。已躍然紙上者也。。

甘草乾薑湯方

甘草四兩炙　乾薑二兩炮

右㕮咀。以水三升。煮取一升五合。去滓。分溫再服。

既厥何以不行四逆。。四逆湯針對在四肢。。令手足一齊溫。。本方注重在兩足。。令足溫而後手溫也。。何以不倍用薑而倍用草耶。。甘草禀中央土以灌四旁。。取其厚載陽氣以實四肢也。。薑用炮法。。變霹靂爲温柔。。取辛甘化陽之藥味。。一變爲苦甘化陰。。必夜半其效始著者。。引陽至陰。。斯陰盡生陽也。。且與咽乾無牴觸。。而後藥力能上下其陰陽。。未有足温而手不温之理。。故兩節兩言足温。。又曰手足當温也。。二味看似爲本證首方。。不知實爲桂枝之誤而作。。設能變通用桂枝。。何庸脫離桂枝以作方乎。。

芍藥甘草湯方

芍藥四兩　甘草四兩炙

右二味。吹咀。以水三升。煮取一升半。去滓。分温再服之。

二味直從桂枝湯抽出。。甘芍本太陰之標陰。。助太陽之本陰。。以維繫太陽之標陽者也。。加重甘草。。又與前方相維繫。。陰陽兩得其平。。俟厥愈足溫而後行之者。。固不嫌芍藥之陰。。且合前方爲溫柔。。而神機愈暢。。爾乃脛伸者。。陽伸陰自伸也。。作而更作。。玩兩作字。。兩方顯合爲一方。。亦微示不得已脫離桂枝之意。。言外則曰。。加附增桂。。並未脫離桂枝也。。

調胃承氣湯方

大黃四兩去皮清酒浸洗　甘草二兩炙六本　芒硝半升五本

右三味。咬咀。以水三升。煮取一升。去滓。內芒硝

○更上微火煑。令沸。少少温服之。

本方何以無作字。不過欲止其譫語。不得已少與之耳。設但胃不和。可徐俟其和。胃和則邪從下解。非必藉承氣之力也。何以陽明內結耶。陽明者胃脈也。諸陽皆受氣於胃。太陽退則陽明亦退。陽氣怫鬱。故內結而不和。不同陽明病內實之不和也。陽明篇和胃氣有小承氣在。止譫語有小承氣在。甚且行大承氣。未有與調胃承氣也。調胃承氣證未有曰胃不和。獨下文調胃承氣證一條有譫語。不過爲內實立方。非爲譫語立方也。微溏又有不可與調胃承氣之例也。惟小承氣正所以驗鞕溏。不溏而後與大承氣。是微溏爲本方所僅見。。亦本證所獨具。。不關胃家未定成鞕之溏。。乃餘邪融入大便爲微溏。。故毫不顧慮而與硝黃。。陽明之令行。。太陽之邪自格也。。下文大便反溏。。又可與調胃承氣湯。。則本方之泛應不窮可知矣。。

四逆湯方

甘草二兩炙 乾薑一兩半 附子一枚生用去皮破八片

右三味。㕮咀。以水三升。煑取一升二合。去滓。分溫再服。强人可大附子一枚。乾薑三兩。

下條未有復述四逆湯。。得毋本方備而不用耶。。爲一誤再誤者加倍寫法。。當然加倍立方。。況發汗燒鍼。。又庸工之慣技乎。。特本條未明言何者是四逆證。。顯與甘草乾薑證無異。。其同一厥逆咽乾煩躁可知。。苟非見病知源。。設當行四逆而但與甘薑。。則藥力不前而病不愈。。設當行甘薑而遽與四逆。。則藥力太過而病亦不愈。。蓋甘薑救桂枝之誤。。引陽助陰。。令陽温其下而陰温其上。。上下陰陽者也。。四逆救發汗燒鍼之誤。。扶陽抑陰。。令主内者陰而主外者陽。。内外陰陽者也。。不輕主四逆。。愈見其作甘薑湯之精。。不止作甘薑。。愈見其主四逆之確也。。曰强人可大附子一枚。。乾薑三兩。。强者能任重藥之稱。。可多與薑附。。便可少與硝黄。。倘四逆證罷。。而譫語未止。。則議行調胃承氣。。又不待言矣。。

問曰。。證象陽旦。。按法治之而增劇。。厥逆。。咽中乾。。兩脛拘急而譫語○○師言夜半手足當温○○兩脚當伸○○後如師言○○何以知此○○答曰○○寸口脈浮而大○○浮則爲風○○大則爲虛○○風則生微熱○○虛則兩脛攣○○病證象桂枝○○因加附子參其間○○增桂令汗出○○附子温經○○亡陽故也○○厥逆○○咽中乾○○煩躁○○陽明内結○○譫語煩亂○○更飲甘草乾薑湯○○夜半陽氣還○○兩足當温○○脛尙微拘急○○重與芍藥甘草湯○○爾乃脛伸○○以承氣湯○○微溏○○則止其譫語○○故病可愈○○

忽借門人口中補點陽旦○○曰證象陽旦○○象者現象之象○○非象似也○○在門人眼光○○非不認定其爲陽旦證○○特泥看其爲桂枝證○○以爲象陽旦者其證○○象桂枝者其證

亦其病○○目中謂之證象陽旦○○心中則曰病證象桂枝○○縱未得陽旦之治法○○能按桂枝法以治桂枝之證之病○○何至於誤耶○○卽誤矣○○何至增出厥逆咽乾拘急譫語之劇耶○○此不能厚誣桂枝者一也○○法當行桂枝○○對於桂枝證則無效○○豈桂枝證轉作陽旦治○○獨有效耶○○遇陽旦證且不禁桂枝○○遇桂枝證獨惡桂枝耶○○此不能厚誣桂枝者二也○○既用桂枝○○見與薑與芍二方無桂枝○○方恨桂枝之誤則已遲○○未用桂枝○○見一加一增之方有桂枝○○逆億桂枝之誤爲太刻○○假令人人不用桂○○則薑芍無所用○○其效莫能覩○○預知師言之驗難○○假令人人敢用桂○○則加附增桂未嘗用○○其效無從覩○○預知師所不

言而亦驗。。爲尤難。。故曰何以知此。。答曰寸口脈浮而大。。浮則爲風。。寒變風矣。。大則爲虛。。病虛非病風矣。。風則寒爲熱掩而生微熱。。見陽不見陰矣。。虛則手與足絕而兩脛攣。。形下不形上矣。。彼寒在太陽之底。。髣髴風在太陽之面者非耶。。變底病爲面病。。故病證象桂枝。。不象傷寒象桂枝。。傷寒象外之象也。。以桂枝之象象陽旦。。陽旦是桂枝象外象。。桂枝又陽旦象外象也。。證本傷寒而象桂枝者半。。象陽旦者半。。其因一。。旣象桂枝而掩傷寒者半。。露陽旦者半。。其因二。。具此兩因。。則叅酌尙焉。。桂枝加附。。能止已出之汗而溫經。。桂枝增桂。。能出未出之汗而解邪。。其邪其陽。。間不容髮矣哉。加附無亡陽之痛。當求其故於陽旦。增桂無留邪之患。當求其故於傷寒。若不加不增而但行桂枝。厥逆咽乾煩躁必不免。陽明亦不病而自忙。陽氣内結不得越。則穀神昏其心。安得不譫語煩亂乎。斯時又何暇顧及譫語乎。更飲甘草乾薑湯。以還足太陽爲先務。夜半陰中之陽旺。兩足起陰中之陽。當然復溫。脛尚微拘急者。殆陰未涵陽。重與芍藥甘草湯以榮陽。陽長於陰。爾乃脛伸。夫而後以承氣湯消息其譫語。即打通其餘邪。令微溏而譫語止。正餘邪出路之明徵。獨是承氣何故有微溏。微溏何故止譫語。其說安在耶。本證與陽明胃實不同論。陽明邪實胃家之糟粕微溏則實邪未盡而胃氣已泄。故無止譫語之望。其病未可愈。本證邪逼胃家之畔界。微溏則餘邪已盡而胃氣愈和。故有止譫語之奇。其病則可愈。雖然。脫離桂枝以立方。非其旨也。胡爲乎未服桂枝之前。仲師又祕其方而不宣耶。不知上節不明言陽旦證。正注意在傷寒。且不欲亂傷寒之目也。本節不明言陽旦湯。正注重在桂枝。且不欲掩桂枝之德也。雖書傷寒。必超出傷寒。而不離傷寒。而後可以想像見陽旦。雖斥桂枝。必超出桂枝。而不離桂枝。而後可以神明用桂枝。其藏過陽旦證與湯。特引而不發者。啟門人之問。實以俟門人之知也。後儒見陽旦二字爲創聞。類皆訓象爲似。以爲似陽旦者卽辟陽旦湯之詞。不敢認傷寒作陽旦證。反誤會桂枝卽陽旦湯。或委咎其加芩。或委咎其加附。豈知禁芩則芍藥亦宜減。更何說以處承氣。禁附則炮薑亦難投。更何詞以處四逆。二者交譏。兩節幾附諸衍文。陽旦湯亦無從餉饋於人間。况湯名之殊。尚聚訟耶。吾謂湯名可易。治法不可易。反其名曰加附增桂爲陰旦湯。以陰治陽之義。與本證無牴觸。正其名曰加附增桂爲陽旦湯。以陽治陽之義。與本證無牴觸。卽無以名之。名爲桂枝加桂湯加附也可。名爲桂枝加附湯加桂也亦可。不符其義符其藥。存羊勝於去羊也。

太陽病。。項背强几几。。無汗。。惡風者。。葛根湯主之。。

傷寒自汗則證象陽旦。。中風無汗又欲作剛痙矣。。治陽旦與主桂枝加附同。。異在令汗則增桂。。借寫陽旦。。實寫寒邪襲太陽之底。。其底不開。。而反大開者。。太陽之面也。。治剛痙與主桂枝加葛異。。同是無汗則兼麻。。似寫剛痙。。實寫風邪襲太陽之面。。其面不開。。而强欲開者。。太陽之底也。。首句複衍上文可見矣。。何以不曰反無汗耶。。太陽正欲反無汗爲有汗。。無如愈反動而汗愈無。。無汗二字殆形容其不能反汗出耳。。非謂其如陽明病法多汗。。反無汗也。。然則無汗惡風。。獨非法當惡寒反惡風耶。。惡風又中風證之一。。足徵明其爲發於陽之外證。特外證在外不成外。一若合一身之病形。而以項背當之。几几然欲作勢向外而不得。顯見手太陽爲手太陰之合力所持。足太陽遂爲手太陽之壓力所偪。其陽脱離肩胛而不繞。頸頰以上無陽汗。其陰脱離肩膊而不循。腰脊以下無陰汗。直是壘太陽於項背之中。以至弱之陰。背負不浮之陽而已。當然陰弱陽亦弱。胡爲陽强陰亦强耶。是又無汗仍有汗。蓋有强有力之穀氣。亟欲振陰弱以起陽浮。爭奈强汗與强邪非接觸。魄汗之强。强在背裏。風邪之强。强在背面。稽留背面之邪者太陽之陽。間隔背裏之汗者太陽之陰。宜乎風邪不顧忌太陽之有汗。轉蔑視其有汗若無汗。

上文反汗出云者。不過太陽半開半不開耳。陽非不露其浮於項背之上。陰非不露其弱於項背之下也。假令身體强几几又何若。本條與痓證有異同。彼證曰頸項强急。又曰背反張。曲繪其痓也。非為桂枝立證也。本條是曲繪前此繪不盡之桂枝證。特引與陽旦證同狀也。葛根湯主之。意若曰因加葛根參其間。增麻令汗出。非明主桂枝湯。卻暗行桂枝方。無非欲人毋忘桂枝法也。方旨詳註於後。

葛根湯方

葛根四兩　麻黃三兩去節　桂枝二兩去皮　芍藥二兩切

甘草二兩炙　生薑三兩切　大棗十二枚劈

右七味㕮咀。以水一斗。先煑麻黄葛根。減二升。去沫。內諸藥。煑取三升。去滓。温服一升。覆取微似汗。不須啜粥。餘如桂枝湯法將息。及禁忌。

本湯胡不命曰桂枝加葛根方中加麻黄耶。麻黄明爲無汗而設也。且先煑麻葛。二味顯無軒輊矣。否則命曰麻黄葛根湯。有何不可。彼桂枝加葛。既無取汗明文。惟麻黄方下。覆取微似汗云云。與本方將息法。不易一字也。特闕及禁忌三字。不過微示麻黄湯不患多食有所遺耳。況下文曰惡風。曰無汗。主麻非主葛也。於葛何庸多讓乎。吾謂本方若加麻去葛。不獨桂枝犯無汗之禁。有麻亦但反汗出而已。項背几几如故也是麻桂皆功居葛後。其合煑麻黃者。欲麻先受氣於葛。而後行使桂枝翻作麻黃用也。獨是先煑後行。豈非二味反聽命於桂枝耶。非也。凡藥非麻黃之比。假令先煑葛一味。則桂枝必行先於葛。加葛根湯所以煑葛煑桂無先後也。獨麻黃先煑仍先諸藥而行。必去上沫再殺其沸騰之性。方與諸藥同行。合煑葛根又與葛相輔而行。與桂枝不同行之同行。蓋葛根一旦提升足太陰。麻黃卽開放手太陰。桂枝遂不先不後。齊開手足太陽。曰不須歠粥。而開力自倍。曰餘如桂枝法將息。謂爲如麻黃法將息可也。然則但主麻葛又何若。徒開手足太陰一方面。而輕棄太陽之主方。長沙肯令桂枝落遺珠乎。上文桂枝間合麻。麻黃縮入桂枝湯作用。故先立加葛湯打通變易桂枝之消息。本湯麻黃又合桂。桂枝縮入麻黃湯作用。故立葛根湯打通變易麻黃之消息。緣葛根起陰氣卽所以降陽氣。長於助桂。助麻又其兼也。

太陽與陽明合病者。必自下利。葛根湯主之。

忽書合病。加一與字。道破兩陽相授受。非與人以共見也。多一者字。欲人於難認之中認識之也。蓋合病便無外證之足言。太陽外證悉在裏。以其與半病於陽明。陽明外證不得復在外。以其受半病於太陽。與病無端倪。受病亦無端倪。此其所以謂之合也。所微露者。太陽陽明之氣化猶存在。與三陰狀態不同論耳。然視無形之病爲病形。惟獨具隻眼者能之。彼聞下利而生怖者。必其對於兩陽之眞相。熟視無覩者也。夫太陽陽明且未分曉。遑能測度合病之內容。射覆而得之哉。直指之曰必自下利。餘證必不見。而自利則必見。勿混視自下利概作下利也。下利是邪下之。受邪之利曰下利。不受邪之利曰自下利。覺自利另爲一證。與合病無甚關係也。何以加一必字耶。下條明明有不下利之合病隨其後。又執何說以必之耶。況自利足徵其後部自有主權在。詎必因合病爲轉移耶。長沙蓋從開闔上討消息。太陽以開得病。陽明欲闔太陽之開

○○陽明以闔得病○○太陽欲開陽明之闔○○無如開闔兩得
其半○○其形上而嘔也○○陽明闔太陽於下○○太陽則開陽
明於上○○雖嘔而下焉之合病如故也○○其形下而利也○○
陽明闔太陽於上○○太陽轉開陽明於下○○雖利而上焉之
合病如故也○○但嘔不具論○○不嘔則必利○○不利不具論
○○若利則必非下利必自利○○緣太陽陽明相得不相失之
病情○○自利時尚依稀可辨也○○治之奈何○○太陽非不開
也○○無如病所不在太陽在陽明○○遂移太陽之開力於陽
明○○移陽明之闔力於太陽○○如欲開太陽而後闔陽明○○
必先開陽明而後可以開太陽○○葛根湯主之○○合病則合
治○○方足盡葛根之長○○匪特變通麻桂也○○且推廣葛根

也。是證得諸幼齡爲居多。俗傳乳孩出牙。必自下利者。可與本證參看。以手足陽明脈入齒中。陽明欲反闔爲開。當然瀉而不存。俟太陰開則陽明自闔。勿治之可也。所謂夫婦之愚。可以與知者非耶。吾輩防患太甚。遇下利動以急當救裏爲務。致慮中一失。幾何不貽譏村婦乎。懲前毖後。具有疚心。特供數言。以誌吾愆。

太陽與陽明合病。不下利。但嘔者。葛根加半夏湯主之。

本條即上條之互文。上條下開而上闔。本條下闔而上開。其爲太陽與陽明合病則一也。書不下利。下利則虛其中土。。就令餘邪逼令其利。。陽明必以鬪力爭也。。與其中邪計而下利。。寧不下利以耐邪。。况乎其並非不大便也。。書但嘔。。不嘔則閉其上焦。。就令餘邪制止其嘔。。太陽必以開力爭也。。與其滋流弊而不嘔。。寧但嘔以避邪。。况乎其餘無別證也。。不肯如是而但如是。。殆太陽陽明不相謀而適相合者歟。。兩陽雖自顧之不暇。。亦一邪不能勝二正也。。不下利與自利之比較。。本證似略爲堅持。。而嘔與利之比較。。不利不過保存其糟粕。。嘔則未免犧牲其精華。。不曰自嘔曰但嘔者。。但字者字。。帶有愛物愛人之德音也。。然合病之所以有異同者。。大都因地氣之上下爲升沈。。合病在上則利在下。。合病在下則嘔在上。證與病相去如兩截。治其證不能遺其病。上條法當舍下而取上。本條法當舍上而取下也。曰葛根加半夏湯主之。一湯翻作兩湯用。葛根湯用至再三矣。妙能開陽明而不闔太陽。脫離太陽而後闔陽明。脫離陽明而後開太陽。合治仍是分治。故上取又能下取也。獨是葛根起陰氣者也。亦主嘔吐也。剛痙氣上衝胸者主之。就如奔豚之用生葛。亦曰氣上衝胸也。但嘔非氣上乎哉。既有葛根在。似無加夏之必要也。吾謂嘔固加夏。不下利更加夏。假令葛根先趨勢在下。久之而後上。則毋庸加夏也。夏有夏之作用。諸方中有夏無嘔者多矣。有嘔無夏者亦多矣。何嘗一律如竹葉湯所云。曰嘔者加半夏乎。本草經半夏以下氣稱。非以止嘔稱也。能下氣則氣不上。半夏其導焉者也。蓋不欲亟起其陰氣。特降下其陰氣。令下治而上自安者。纔是本方眞詮也。黃芩湯亦有加夏之例。彼條又降之欲其升。恐黃芩與自利相持。本證降之欲其降。恐葛根與但嘔相持也。

葛根加半夏湯方

即葛根湯原方。加半夏半升洗。

太陽病。桂枝證。醫反下之。利遂不止。脈促者。表未解也。喘而汗出者。葛根黃芩黃連湯主之。

本條太陽陽明尙合病否乎。不合病之合病。不分病之分病。邪則分而正則合。一邪分作兩邪。兩陽合爲一陽。皆下藥爲之厲也。書太陽病。明明陽明不病矣。書桂枝證。陽明宜桂僅兩見。太陽主桂則屢矣。奈何醫反下之。劈分桂枝證爲兩面病。一面干動陽明署之裏。反逼陽明合太陽。一面佔據太陽署之表。反逼太陽合陽明。兩陽相叅錯。豈獨合而不離已哉。直藏陽明於太陽病形之裏。桂枝證又從而掩之。非掩以初得病時之外證也。下後不得復有外證。已翻作太陽病在表。陽明病在裏矣。則可見而不可見者。半爲熱邪薄於表。不可見而可見者。半爲熱邪薄於裏也。書利遂不止。非裏證乎哉。看似陽明較爲吃虧。不知兩陽皆桎梏於熱邪交迫之夾縫。欲合任其病而不得。欲分任其病而不能。其爲無開闔之餘地則一也。殆葛根證之變者歟。再徵諸脈。若兩陽之陽。不甘偏處而現數狀。不能不受偏處而時或不數狀。兩陽之陰。愈受偏處而現止狀。不盡偏處而時或一止狀。是謂促脈。在桂枝證度亦外未解焉已。曰表未解也。裏未解不待言。如欲以解外法解表。烏能以解外法解裏乎。况喘而汗出。與桂枝加厚樸杏子證顯有異同乎。勿見其汗出不惡寒。認爲表已解也。乃表熱牽其裏。裏熱牽其表。正惟未欲解而後迫爲汗。故不出太陽受病之汗。轉出陽明似病非病之汗也。不然。卻發熱汗出而解矣。何至喘而汗出。不喘便無汗出乎。且凡太陽病欲解時。曷嘗以喘得汗乎。假令汗出而喘又何若。彼證之汗。非不足以卻邪。特梗阻其汗者喘。本證之汗。實不足以卻邪。徒發動其喘者汗。彼證汗而喘。不可更行桂枝湯。本證喘而汗。誤在不先行桂枝湯也。雖然。初不過錯過一桂枝證耳。變端何至若是。誤下者尚有辭以解嘲也。惟與醫者約。許其追認桂枝證以易方。開闔兩陽。肅清表裏。彼將託故而去矣。蓋恐其宜服四逆輩也。曰葛根黃芩黃連湯主之。何其閒視利遂不止乎。方旨詳註於後。

葛根黃芩黃連湯方

葛根八兩　甘草二兩炙　黃芩三兩　黃連三兩

右四味。以水八升。先煑葛根。減二升。內諸藥。煑取二升。去滓。分温再服。

本湯又君葛矣。易方不易葛。何需葛之般乎。前路器重葛。猶乎後路器重柴。葛根打入太陰作用。柴胡打入少陽作用。皆足匡麻桂之不逮。要以葛根爲功首。蓋有柴在。能令太少不相失。有葛在。愈見陰陽相互根也。且柴胡無加連之例。葛根則並芩連而左右之。宜乎桂枝證以加葛爲前提。本證則特立葛爲中堅也。方內鼎足其藥者三。而先煑一味如奇偶。葛根固讓功於芩連。芩連實効力於葛根。芩解表。連解裏。表熱裏熱不得逞。。葛根遂起陰氣以開闔其兩陽。。再服則三味之能事已畢。。非斤斤於止利止喘止汗爲也。。獨是命方曰葛曰芩曰連而不曰草。。豈以其無足輕重而漏之耶。。是又一味讓功於三味。。甘草非用以和藥氣。。蓋用以和病形。。病形以不治治之。。甘草不必有其德也。。何以利不止亦熱耶。。得毋作協熱利耶。。非也。。幷於陽則熱。。形下不熱形上熱。。促脈其明徵。。喘汗其明徵也。。其所以利不止者。。以利滑之藥力猶存在。。藥盡利遂止。。未盡遂不止。。止不止操在庸醫之手。。非因下利之故遂如是。。亦非自利之故遂如是。。謂爲下利不得。。謂爲自利不得。。但利而已。。所具各證。。乃下藥造成有形之病。掩卻無形之證。。本方是針對無形之桂枝證。。非針對有形之太陽病也。。不以桂枝湯治桂枝證。。而代桂以葛。。總結上文一路變通桂枝湯。。自加葛始也。。葛根此後不再見。。葛與桂相終始。。又起下桂與麻若離合也。。

太陽病。。頭痛。。發熱。。身疼。。腰痛。。骨節疼痛。。惡風。。無汗而喘者。。麻黃湯主之。。

書太陽病。。頭病身病腰病骨節病。。獨項背不病。。太陽必有遁形。。以其兩處疼。。三處痛。。徒集矢於身上各部分。。而非集矢於太陽。。一若以一身之表。。替太陽以受病者然。。而後桂枝證具。。而葛根猶存在。。發熱惡風又無汗可見也。。葛根證具。。而桂枝猶存在。。無汗惡風又發熱可見也。此不過身以外之病形。而毫毛以內。卻與桂枝葛根俱無涉。桂葛二證無疼亦無痛。乃疼痛不已。竟重疼而疊痛。經謂痛者寒氣多也。有寒故痛也。既有中風一層外。必復有傷寒一層表。殆寒爲風掩者非歟。吾獨疑其惡風不惡寒。風在顯有太陽之陽在。寒在顯無太陽之陰在。假令足太陽不受邪。獨手太陽受邪。亦外證未解耳。不至如下文所云。發熱無汗身疼痛之表證仍在也。吾偵知足太陽所在地。必沒收入手太陰。項背卽其去路也。項背一合。又牽引手太陽。易爲足太陽。其無下項循肩挾脊抵腰之能力者。從手走頭之陽。不能代行從頭走足之陰也。祇有替代足太陽以受疼受痛而已。。宜其日被熱邪之打擊。。不類寒邪之打擊。。陽來陽受。。故不曰惡寒曰惡風。。惡其從毛竅射入。。與魄汗相暗鬬。。其苦狀與二陽併病之不知痛處異而同也。。獨是陽浮者熱自發。。熱既發矣。。手太陽何桎梏若是耶。。正惟浮陽不如故。。而發熱則如故。。愈以見熱邪之肆也。。觀其無汗而喘。。太陽之不開如繪矣。。皆手太陰之合力以致之。。玩喘字。。固由於太陰束縛太陽。。亦太陰自取其束縛。。而後汗與喘相引。。如於斷機抽亂絲。。欲求微絲之汗而不得。。病形亦蹙矣哉。。吾得而斷之曰。。此非麻黃證。。卻可用麻黃湯。。麻黃證病在表。。本非指手太陰之合力鬬太陽。。麻黃湯善解表

○○無非藉手太陰之開力開太陽○○立麻黃證固有眼○○立麻黃湯尤有眼○○長沙亟欲人會通麻桂葛三證也○○既寫桂枝證入葛根○○再寫葛根證入麻黃○○帶有桂葛之影子○○且主麻黃○○况麻黃證乎○○方旨詳註於後○○

麻黃湯方

麻黃三兩　桂枝二兩去皮　甘草一兩炙　杏仁七十個去皮尖

右四味○以水九升○先煑麻黃○減二升○去上沫○內諸藥○煑取二升半○去滓○溫服八合○覆取微似汗○不須啜粥○餘如桂枝法將息○

前路納麻黃入桂枝○○以加葛爲先例○○後路納桂枝入麻黃○○以葛根爲先例○○葛根不過紐合麻桂一小關鍵○○而

桂可代麻。麻可代桂。桂不可代麻。麻不可代桂。其不溢一絲處。苟非先如桂枝法將息葛根。安能如桂枝法將息麻黃乎。麻桂皆打入太陰作用。桂枝藉足太陰之升以降太陽。降之而後升。麻黃藉手太陰之降以升太陽。升之而後降。太陽陽升而陰降。陽道所爲開於表。太陰陰升而陽降。陰道所爲開於裏。明乎太陰太陽一太極。則知桂枝麻黃亦一太極矣。若徒混視麻桂均屬表劑。則本草稱麻黃一味。已主中風傷寒。又曰發表出汗矣。然則風寒輕則輕用麻。風寒重則重用麻。一瓣已足。何用製方爲耶。豈知桂枝湯無麻能取汗。麻黃湯有桂始發汗。桂枝徐徐以升地氣。有芍在。

麻黃亟亟以降天氣。。有杏在。。要不離乎麻解表。。桂解外。。桂解表證之外。。麻解外證之表。。下文自有麻黃證中之桂枝。。本條先見桂枝證中之麻黃。。欲認識麻黃。。必自識桂枝始。。上文明指桂枝不可與。。此後不指麻黃不可與者。。非麻黃可濫與也。。行麻黃當以桂枝爲張本。。故立本證爲行麻黃張本也。。

太陽與陽明合病。。喘而胸滿者。。不可下。。宜麻黃湯主之。。

上兩條太陽陽明合病。。則以葛根易桂枝。。本條太陽陽明合病。。又以麻黃易葛根矣。。得毋葛根證無喘字耶。。下文所有麻黃證。。亦未嘗以喘聞也。。彼下之微喘者。。

寧主桂枝加厚樸杏仁。麻黄不中與可知。就如小青龍證或喘微喘。方内有麻在。亦猶葛根芩連證之喘。有葛在耳。非凡喘宜麻不宜葛也。可知本條仍是麻黄證之引子。緣篇内以合病爲少數故也。獨是自利證不具。但嘔證不具。徒執喘而胸滿四字以立證。胸滿二字則見之熟。喘字亦非罕見也。夫誰信爲太陽與陽明合病耶。本論自少陽篇以下無喘字。獨厥陰脈不還微喘者死。痙家額上汗微喘者死。而下利者一。誤下者一。豈所論於本證乎。太陽病則胸滿多於喘。陽明病則胸滿少於喘。若喘而胸滿。又爲太陽陽明病所無。顯非太陽陽明各半病。故目爲太陽陽明合一病。且舍此以外無餘證○○非合病而何○○雖然○○既以胸次爲病所○○吾不疑其滿也○○吾獨訝其喘也○○況喘而後滿○○不喘則不滿矣○○不滿尚合病乎哉○○是又正有正之合○○邪有邪之合○○喘狀是形容兩陽之合○○滿狀是形容兩邪之合○○此非太陽爲陽明之鬭力所持○○蓋由手太陰攝合兩陽於息道之中○○屏絕餘邪於息道之外○○覺正與邪相牽引○○無殊肺與胸相牽引○○肺不足以息則喘○○胸有餘於邪則滿也○○戒曰不可下○○得下不得下猶其後○○特下藥再逆其地氣之升○○天氣遑有轉移之餘地乎○○曰宜麻黄湯主之○○不宜葛根在言外○○無胸邪以爲之梗○○葛根能上下其陰陽○○有胸邪以爲之梗○○麻黄纔操縱其陰陽○○不宜桂

枝在言外。。喘家得桂枝證。。樸杏可以變桂枝作麻黃。。桂枝證有喘狀。。麻黃可以代樸杏作桂枝也。。元御刪宜字非

太陽病。。十日已去。。脈浮細而嗜臥者。。外已解也。。設胸滿脅痛者。。與小柴胡湯。。脈但浮者。。與麻黃湯。。

上條太陽陽明牽入手太陰。。本條太陽少陽又遁入足少陰矣。。書太陽病十日已去。。十日以前之病形。。已作過去論。。就以現在論可矣。。書脈浮細。。浮爲陽。。細爲陰。。陰細變陽浮耶。。抑陽浮變陰細耶。。假令脈微細。。是屬少陰。。假令脈弦細。。是屬少陽。。否則如下文柴胡證之陽微結。。亦脈沈細而已。。浮細則未之見也。。無何而

嗜臥者。有是脈宜其有是證。少陰腎主臥者也。陽入之陰者又靜也。太陽少陰相親切。嗜靜故嗜臥也。脫令陽氣內伐。則熱舍於腎。不得臥則有之。無所用其嗜也。否或少陰受邪。則病爲在裏。但欲寐則有之。亦無暇於嗜也。臥病與嗜臥有苦樂之殊。匪特少陰不病。即太陽亦不病。故曰外已解也。臥無外擾。太陽誠得所矣哉。雖然。浮爲在外。無外證安得有浮脈耶。且汗出二字闕不書。則前此未經汗解可知。又烏知餘邪非轉屬他經耶。曰胸滿脇痛者。胸脇乃少陽相連地。毋亦太陽少陽合病耶。非也。正惟太少不受邪。而引避餘邪。入臥時少陽已偕太陽以入腎矣。少陽屬腎也。。卧而轉陰樞者少陽。。起而轉陽樞者亦少陽。。則休養太陽在乎卧。。活動神機亦在乎卧。。而後浮細之脈。。能以合目得之也。。迨胸滿脇痛則少陽起矣。。胸邪侵掠其脇。。與少陽相搏擊。。則脇被其痛矣。。畢竟少陽之轉力有未逮。。計惟與小柴胡湯爲後盾。。非徒解滿解痛已也。。必復有外證出在外。。前言其外已解者。。始共見其實未解也。。胡不早與小柴耶。。其胸未滿。。外邪猶非逼近於脇也。。安用小柴乎。。故寧放棄其胸脇以誘邪。。未始非少陽之智也。。且十日則歷時已久。。太陽尚未歸經。。能保其不隨病勢爲升沈乎。。曰脈但浮者。。喜其細脈去而浮有加。。顯屬浮爲在外之浮。。不同浮細脈僅免於沈也。意者解外非柴卽桂矣乎。曰與麻黃湯。桂枝外證已過去。麻黃解已解之外復有外。並提升十日不見之太陽也。此又柴胡證生出麻黃。應上桂枝證生出葛根。柴葛且後先輝映。况麻桂乎。以麻代桂作小結束。起下大小青龍之變通麻黃也。

太陽中風。脈浮緊。發熱。惡寒。身疼痛。不汗出而煩躁者。大青龍湯主之。若脈微弱。汗出惡風者。不可服。服之則厥逆。筋惕肉瞤。此爲逆也。

中風傷寒皆脈浮。中風陽浮陰不浮。傷寒陰浮陽不浮。緩脈便有陽浮之象在。陰象雖浮而不浮亦在。故中風不曰脈浮緩曰脈緩。緊脈便有陰浮之象在。陽象雖浮而不浮亦在。。故傷寒不曰陰陽浮緊曰陰陽俱緊。。書浮緊。。不特陰浮。。且中風無陽脈。。不得謂中風得傷寒之緊脈。。中風又傷寒也。。書浮緩。。不特陽浮。。且傷寒無陰脈。。不得謂傷寒得中風之緩脈。。傷寒又中風也。。實則傷寒一如未傷寒。。中風一如未中風也。。不然。。既特書太陽中風矣。。何以不見手太陽受邪乎。。如謂手病移於足。。亦脈浮弱而已。。安有浮緊之中風脈乎。。吾得而斷之曰。。風邪在太陽署之底。。正惟足太陽不受邪。。而後反動而浮於面。。其標陽則在太陽底之底。。與少陰之標陰相維繫。。長沙不啻明以告我矣。。然則外邪斷梗手足太陽爲兩橛耶。。似也。。有魄汗在。。太陽仍藕斷而

絲連也○○書發熱○○陽不浮尙發熱○○是陰浮能發熱也○○
足徵其卻邪之標陽○○猶貫徹太陽之底面也○○書惡寒○○
漏寒不漏風○○必有裏復有表○○以外證悉入在裏○○反禁
閉太陽之開○○故發熱非發翕翕之熱○○乃發寒之熱○○惡
寒非惡嗇嗇之寒○○乃惡熱之寒○○寒熱實偪腠理及毫毛
○○無容足太陽之餘地○○而後反搏弱脈爲緊脈○○證據在
身疼痛○○通則不痛○○身之表面固不通○○身之裏面亦不
通○○故疼且痛也○○亟莫亟於汗出矣○○無如外邪已先發
以制汗○○寧放鬆太陽○○特截留其精氣○○一若不許汗出
者然○○邪祟亦忌矣哉○○在手太陽得以從容而引避者○○
亦以外邪非與之爲難○○與其出汗而邪不去○○不如不汗

出以老其邪。尤得藉精氣爲保障也。此亦酷肖標陽之用情。故不曰汗不出。曰不汗出。雖然。不汗非快事也。不觀二陽併病當汗不汗。其人煩躁不知痛處乎。如因不汗出之故而煩躁者。不患不得有汗。大青龍湯主之。脈雖沈緊不得爲少陰。況浮緊乎。若脈微弱是無陽之脈。標陽之淪落可概見。兼汗出惡風者。中風外證猶存在。上文對於浮緊脈且禁桂也。遑與大青龍乎。戒曰不可服。不曰何方可服。則桂枝二越婢一湯仍未當也。重言之曰服之則厥逆。少陰不至者厥。標陽尚有依據哉。且也奪汗必奪血。肝藏血也。亦存筋膜之氣也。脾統血也。亦存肌肉之氣也。曰筋惕肉瞤

○○此爲逆也○○逆少陰而波及肝與脾○○語意尤爲危悚○○夫不可服而服○○其弊則如此○○彼可服而不服○○與夫以他藥與之者○○其弊可勝窮乎○○黃喻各本○○末處有以眞武湯救之六字○○救之誠是也○○無如餘邪未衰○○又以何方尾眞武之後耶○○原文窮其變而不出其方○○正無方之方也○○其斯爲大巧若拙歟○○方旨詳註於後○○

大青龍湯方

麻黃六兩去節　桂枝二兩去皮　甘草二兩炙　杏仁五十箇去皮尖

生薑三兩切　大棗十二枚擘　石膏如鷄子大碎

右七味○以水九升○先煑麻黃○減二升○去上沫○內諸藥○煑取三升○去滓○温服一升○取微似汗○汗出

多者。溫粉撲之。一服汗者。停後服。汗多亡陽。遂虛。惡風。煩躁不得眠也。

本方髣髴桂枝麻黃各半湯。。桂枝二麻黃一湯。。桂枝二越婢一湯也。。桂枝合麻黃。。有芍藥杏仁無石膏。。桂枝合越婢。。有芍藥石膏無杏仁。。此方有石膏杏仁無芍藥。。同是七味。。調用祇在三味。。實則出入一味而已。。其製方之奇。。已將神龍之筆。。擲入空中。。而遲遲未見全龍出現者。。捕鼠以貓不以虎。。況大青龍乎。。然徒震驚大青龍之名。。恐不免玩視大青龍之藥。。以諸藥皆從越婢輩脫胎而來。。一若無甚駭人。。反不如白虎之尤爲邁種也者。。不知白虎不能四面困閉而無汗。。故其表不解者不可與。。大青龍則愈困愈奮。。不容有一隙之汗。。故汗出惡風者不可服。。越婢能超出皮毛。。而有芍藥之陰柔爲之繫。。則殘陽一收。。去無蹤而歸有蹤。。大青龍徹入筋肉。。而有杏仁之利滑爲之佐。。則陽道一開。。去有蹤而歸無蹤。。見首不見尾謂之龍。。龍門發軔。。瞬息千里矣。。推類言之。。桂枝去芍藥合麻黃湯加石膏。。便是大青龍。。夫桂枝去芍。。取胸以前之汗而及於背。。麻黃無芍。。取背以後之汗而及於胸。。一則解力多而繫力少。。一則發力甚而收力微。。其出汗何啻倍蓰乎。。且石膏破除寒熱。。洞開肌理。。則諸藥將領其汗從脈底鑽穴而出矣。。誤服則百脈俱動。。故曰筋惕肉瞤也。。然旣垂戒於未服之前。。猶復告警於既服之後。。方下温粉撲之數語凡幾易。。一似青龍之弊浮於功。。豈非令因循者有所藉口乎。。守不可服之禁易。。遵停後服之法難。。勿服則厥逆筋惕肉瞤可倖免。。後服則汗多亡陽難倖免。。又曰遂虛惡風。。是藩籬已潰。。永無陽密乃固之時。。更曰煩躁不得眠。。太陽少陰從茲斷絕矣。。誠訶純爲漫予嘗試者告。。而僅以一服二字示機宜。。將欲留此以餉饋世德者乎。。抑以爲人間不可駕馭之物。。特微示以寧缺毋濫乎。。神龍一掉。。化爲天際秋雲。。縹緲龍宮。。絕人攀躋。。有如是夫。。

傷寒。。脈浮緩。。身不疼。。但重。。乍有輕時。。無少陰證者大青龍湯發之。

書傷寒。表證非外證也。書脈浮緩。緩是中風外證脈非傷寒表證脈。浮緩則但有陽浮無陰弱。獨陽仍非中風脈。況傷寒明是發於陰。而脈上不見陰。足太陽必有遁形。寒邪藏滿太陽署之底。手太陽避出太陽署之面。足太陽避落太陽底之底。對照上條中風以立證太陽仍不受邪也。異在中風無轉屬。且手太陽與足少陰有畔界。汗多不患其入陰。第恐其亡陽。傷寒有轉屬。且足太陽與足少陰非二本。不汗未造於亡陽。須防其入陰也。得毋身疼痛。殆非屬少陰矣乎。上文身疼主麻黃。且不止一處痛也。下文身疼痛亦主麻黃

○○且曰表證仍在也○○況體痛名傷寒○○幾成太陽病之通例乎○○上條中風且身疼痛○○況傷寒乎○○特書曰身不疼○○長沙又授人以眼矣○○假令身疼○○浮陽還有提攜一身之能力哉○○行將易太陽之身○○作少陰之身矣○○以少陰病有曰身體痛○○骨節痛○○又曰四肢沈重疼痛也○○比較太陽之被壓○○相去幾何耶○○能保浮緩脈不倏爲沈緊耶○○正惟其不獨不痛○○而且不疼○○發於陰而浮陽有振作○○直以一脈鞏固其周身○○太陽能顧全少陰者在脈浮緩○○少陰能顧全太陽者亦脈浮緩○○蓋必有精力彌滿之陽汗○○貫徹其陰經○○而後寒邪不能攔入少陰也○○亦必有神機活潑之陰樞○○打通其陽道○○而後寒邪不能沒盡太

陽也。。然則傷寒便宜於中風耶。。非也。。中風傷寒皆藉少陰之樞力爲轉移。。上條但身疼痛而不重。。本證但重而身不疼。。有由然也。。中風陽不浮。。身必重矣。。但重則陽愈沈。。毋寧從太陽之底痛出面。。可望標陽之浮也。。先托浮太陽之重者。。陰樞也。。傷寒陽已浮。。身不重矣。。若疼則陽又重。。毋寧從太陽之面重到底。。免令標陽之沈也。。先安放標陽之浮者。。亦陰樞也。。曰乍有輕時。。顯非重且沈矣。。苟太陽稍爲少陰所持。。安能舉重若輕乎。。揭明之曰無少陰證者。。毋乃贅乎。。勿謂有太陽證。。便無少陰證也。。上條陽被邪壓。。發熱惡寒是陽勝而邪負。。本證陰被邪壓。。發熱惡寒是陰負而邪勝矣

○○上條不汗出而煩躁○○是陽不得陰助○○本證不汗出而煩躁○○又陰不得陽助矣○○矧反發熱○○惡寒身踡○○不得有汗○○煩躁不得卧寐者○○皆少陰證也○○脫令少陰病假託太陽證以惑人○○吾恐不俟停後服○○諸陽已隨大青龍去矣○○遑暇撲粉乎○○大抵傷寒陰靜邪亦靜○○靜則互相容與○○不受邪亦不御邪○○看似有少陰證而實無○○看似無太陽證而實有○○不發則不動者○○邪寂故也○○曰大青龍湯發之○○發字如聞其聲矣○○發太陽汗則藥之靈○○發少陰汗則藥之咎○○難乎其取微似汗矣○○人人非盡猶龍也○○多數夏蟲耳○○烏足與語大青龍○○

傷寒○○表不解○○心下有水氣○○乾嘔○○發熱而欬○○或渴○○

或利。或噎。或小便不利。少腹滿。或喘者。小青龍湯主之。

傷寒、當然是表證。特未經誤治。何以不書表未解。而書表不解耶。得毋迄無解期耶。以其心下有水氣。非牽引太陽之陽。則牽引太陽之陰。水氣能參商太陽也。足太陽牽入心下。手太陽仍在表也。手太陽牽入心下。足太陽亦仍在表也。手足太陽既相去若兩人。遂劈分表邪爲兩所。足有足之表不解。手有手之表不解。手足不能一律解故也。下條表不解三字則从省。心下有水氣五字則从仝。龍宮又欲露鱗爪矣。兩大青龍渺不知其何去。兩小青龍忽不知其何來。要皆長沙筆下之神物。。奇在本條主方有加減。。下條主方無加減。。既一而神。。復兩而化。。與金匱兩見小青龍證有異同。。金匱未嘗曰心下有水氣。。而心下有支飲者二。。心下有留飲。。心下有痰飲者一。。水停心下者又一。。大抵久停之水始成飲。。有水氣云者。。水不精而已。。非必如飲家腸間水膈間水也。。亦非必飲家始可與青龍也。。大青龍亦主溢飲。。小青龍寧不主傷寒乎。。獨是投太陽於水氣之中。。則未明其概也。。蓋有毛脈之水精在。。與心下水氣相涵接。。水不卻邪。。勢必護邪。。其手足太陽之所以相失者。。且因衞氣之離集爲轉移。。本證則手太陽帶邪而入。。脫離足太陽矣。。書乾嘔。。水未去宜其嘔。。特嘔浮太陽之陽。非嘔出心下之水。故乾嘔。書發熱而欬。陽浮當發熱。無如熱欬從水中越出。轉爲水氣所持。一若因發熱而後欬有加。麻桂不中與矣。篇內不獨桂枝證無欬字。麻黃證亦無欬字。但見一證。便爲小青龍立案。小青龍主欬逆者也。雖然。非此外無餘證也。邪并於陽則熱者其常。倘或手太陽浮於水面。則熱傷氣而渴者有之。卽或手太陽墜於水底。則協熱而利者亦有之。否或并於陽而不熱。標陽卻在水中央。爲寒邪所蔽塞。如詩所云中心如噎者又有之。幸而標陽已得解脫。或邪與水相逐。小便不利少腹滿者。是邪尋去路之滿。或水與邪相搏。胸不滿而或喘者。是邪尋出路之喘也。。凡此究非小青龍之阻力。。斷無尾大不掉之處。。然稍易一二味。。小青龍愈從容游泳於水天之中。。不必全身活現也。。作非雲非龍看。。卻可作卽龍卽雲看。。惟其龍而不以龍顯。。故曰小青龍。。方旨詳註於後。。

小青龍湯方

麻黃三兩去節　芍藥三兩　五味子半升　乾薑三兩

甘草三兩炙　細辛三兩　桂枝三兩　半夏半升湯洗

右八味。以水一斗。先煑麻黃。減二升。去上沫。內諸藥。煑取三升。去滓。溫服一升。

若微利者。去麻黃加蕘花如雞子大。熬令赤色。

若渴者。去半夏加括蔞根三兩。
若噎者。去麻黃加附子一枚。炮。
若小便不利。少腹滿者。去麻黃加茯苓四兩。
若喘者。去麻黃加杏仁半升。
青龍從何道出乎。肺主氣之出入。正青龍飛騰天外之門戶也。其下為膀胱。殆如江壑之尾閭。大都潛龍窟宅之所耳。孰意又為小青龍之孔道乎。大青龍從門戶而出。空中一掉則邪去。邪去而陽之亡不亡。大青龍不之顧也。見首不必問其尾也。小青龍從尾閭而出。水中一掉則水去。水去而邪未解。小青龍仍以後勁解之也。見尾更莫名其首也。小云乎哉。蓋小之者非渺之之詞○○正爲其餘力之悠長○○細入而無間○○凡水氣淹沒之處○○息息可通於皮毛○○八味藥極紓徐曲折以竟其功○○則小而大也○○同是青龍○○其小無內謂之小○○倏然其大無外者○○又謂之大焉已○○獨是諸藥皆無情之品○○非鱗介之屬也○○烏得稱龍耶○○豈知前方則麻杏桂爲龍首○○而尾以甘薑棗助石膏○○所爲石破天驚也○○本方則桂芍甘爲龍尾○○而首以薑味辛領麻夏○○所爲浪靜波平也○○粗看之但爲功於水飲○○細玩之實効靈於太陽○○河圖首出○○乃一畫之乾○○背負太陽於水中者○○非龍莫屬也○○蕘花易麻又何取○○蓬勃者蕘○○蘩饒者花○○蕘標花亦標也○○熬令赤色者○○義取提升太陽之標陽○○麻黃稍

遜矣。且生於山則瀉水氣。長於夏則耐熱邪。微利以不了了之。非主利也。若去夏加括蔞根。法與小柴胡證主渴同。而手太陽之洋溢略不同。噎者急當拯救手太陽矣。去麻加炮附。辟易水與邪。麻黃又稍竄矣。若小便不利少腹滿。是趨勢在下焦。因勢利導則加苓。令邪從水道去。大可匡麻黃之不逮也。喘亦去麻耶。肺氣不開之喘則宜麻。肺喉不利之喘則宜杏。喘與喘之比較。始曉然於麻杏之適用不適用也。或謂去麻不用。則不成其爲龍。無所恃以翻波逐浪。直以翻波逐浪四字。强作麻黃一味注脚耳。試觀金匱小青龍五方加減。曷嘗方方有麻乎。蓋神化莫測者便爲龍。吾謂長沙方無一非生龍。無一非活虎也。

傷寒。心下有水氣。咳而微喘。發熱不渴。服湯已。渴者。此寒去欲解也。小青龍湯主之。

本條又足太陽帶邪入心下矣。看似表已解也。不知猶賸有手太陽病在表也。不書表不解者。恐人未知足太陽有遁形。以爲傷寒表不解無消說也。曰心下有水氣。邪氣水氣環繞足太陽於心下矣。邪逐水則欬。水逐邪則喘。水氣尤劇於邪氣。故欬而微喘。則不必問其在表之表解不解也。問其在裏之表解不解可矣。手太陽浮在表。陽浮故發熱。是手太陽有欲解之端倪。假令足太陽與之俱解。必脫去其寒。亦脫離其水。法當渴。。蓋被水牽之入。。須引水導之出也。。無如其不渴。。表邪固無解意。。裏水亦無退時。。小青龍湯在所必用。。且宜有麻黃以打通其喘。。不宜易杏仁以降順其喘也。。溫服原湯一升爲始。。可已則暫已。。故曰服湯已。。非止後服也。。不渴固復服。。渴者仍復服。。勿泥守前方去夏加括蔞根也。。彼爲水落熱浮之渴。。此爲寒去欲解之渴。。非限定寒不渴而熱則渴也。。以其并於陰則寒。。無所謂熱渴。。不同并於陽則熱。。無所謂寒渴也。。然則手太陽將與之俱解耶。。發熱非汗出而解。。表熱未去可知。。其先解心下之寒者。。幸青龍靈於分水之犀。。初服則寒邪不敢逞。。而退出於皮毛。。足太陽遂引飲以自行其灌漑。。徐俟水精布而後復回其原狀。。此又足太陽欲解之用情。。故不渴轉爲渴。。移時又不渴矣。。小青龍正好隨波逐浪以尾追餘邪。。匪特表解已也。。雲雨未收。。青龍必噓吸一番。。散水氣爲精氣也。。彼青龍湯下已而氣上衝。。衝氣低而更欬滿者。。金匱立有五方在。。殆窮飲家之變則然。。非所論於本證也。。

讀過傷寒論卷二太陽篇豁解終

張仲景傷寒論原文

讀過傷寒論卷三

新會陳伯壇英畦著
男萬騶
受業鄧義琴　林清珊　仝校

太陽篇豁解

太陽病。外證未解。脈浮弱者。當以汗解。宜桂枝湯。

桂枝解外。麻黃解表。此本篇之大法也。特上文外已解者一。未嘗先服桂枝。表未解者一。未嘗用及麻黃。前法非坐實麻桂作用。已一路變通麻桂。讀者未明表與外有不易之解法。焉知麻與桂有變易之解法乎。麻桂方下無解字。外字表字更未點明矣。行桂枝寧曰解肌。且不曰解外。則汗解二字無消說。行麻黃寧曰取汗。且不曰發汗。則解表二字當閒文。矧麻黃服法一如桂枝法。桂枝湯中兩合麻黃湯乎。則表也。外也。發汗汗解也。囫圇讀之者多矣。卽欲苦爲分明。無所用其分明也。上文曰汗出必解。非桂枝獨專長。下文曰發汗則愈。非麻黃能兼任也。解字發字看似麻桂通用字。何怪其外證混作表。表證混作外乎。仲聖特於此處重爲提撕。劃淸麻桂界線。當桂則宜桂。當麻則宜麻。宜於此。不宜於彼也。而宜桂卻宜麻。宜麻卻宜桂。宜於彼。轉宜於此也。蓋有所當然。尤有所以然。不必疑麻桂若兩可也。從太陽開不開上討消息。則恍然悟矣。太陽不開病爲表。太陽已開病爲外。外證之始曰發於陽。名中風。表證之始曰發於陰。名傷寒。。寫不盡之傷寒。。寫表證而已。。寫不盡之中風。。寫外證而已。。假令傷寒中風證已過去。。其發生他證者。。皆表證外證之遺。。縱傷寒證已解。。表未解也。。中風證已解。。外未解也。。且表解或變爲外未解。。外解或變爲表未解也。。舉外證以爲例。。固屬行文補綴法門。。而表與外之比較。。則外證尤難理會。。解表不過解開太陽之不開耳。。解外是解開太陽之已開也。。又非長此頭痛發熱汗出惡風四證具。。可以徵明其外未解也。。所不可忽者。。卽太陽之病脈。。細參太陽之病形斯已矣。。書脈浮弱者。。上文陽浮而陰弱句闕脈字。。本句闕陰陽二字。。陰陽不顯著。。僅顯著者脈。。故補點脈字爲證據。。與可發汗之脈有異同。。以其汗信在上非在下。。儘有作汗之端倪。。曰當以汗解。。汗至乃解未爲晚。。特不當以弱陰之汗卻邪。。當另以不弱陰之汗卻邪。。不患無汗供也。。曰宜桂枝湯。。非與麻黃若天淵。。麻藉天氣之降力取汗。。發汗而不搏浮其陽。。桂藉地氣之升力取汗。。汗解而不重弱其陰。。不過麻黃直起直散則發力過於桂。。桂枝徐卷徐舒則解力優於麻耳。。歠粥不須泥。。其如法將息則一也。。不曰主之者何。。實行桂枝故曰主。。權行桂枝故曰宜。。倘或不能盡桂枝之長。。以麻代桂者有之。。猶乎不能盡麻黃之長。。以桂代麻者亦有之。。玩當字宜字。。非恐人濫與麻黃也。。亦非責其不早與桂枝也。。爲未嘗以他藥發汗者勸。既曲恕其既往。特指示其將來。低徊往復。情見夫詞。蓋亦藹然仁者之言哉。

太陽病。下之。微喘者。表未解故也。桂枝加厚樸杏仁湯主之。

本條又撇開麻黃。以桂枝承其乏矣。上文解表主葛根合芩連。麻黃已不見用。本證解表主桂枝加樸杏。麻黃又不見用。胡偏舍麻之長。曲就桂之短耶。如為其喘也。特微喘耳。非喘家也。小青龍證非有或喘有微喘哉。悉本麻黃湯以立方也。況主麻黃明曰無汗而喘。又曰喘而胸滿乎。求其故而不得。質問下之者可矣。書太陽病。為外未解惜也。書下之。熟視桂枝證若無覩○○動以下藥爲嘗試○○彼以爲外已解也○○又未有如利遂不止○○喘而汗出之劇○○卽稍有外邪○○亦以爲從裏解矣○○且不云仍頭項强痛○○翕翕發熱○○不過微喘則略有所遺耳○○在病者方且信爲裏未盡解○○度亦下未如量○○一聽其再下者有之○○亟語之曰○○表未解故也○○故字有幾層解釋○○先將病者醫者一齊喚醒○○指出微喘之所由然○○對於下藥無寬假○○而後授以解表之方也○○不曰外未解者何○○外證本無喘○○桂枝條下亦本無喘字也○○微喘便失其本相○○與上節桂枝證之外未解同而異○○以其外證變爲表○○不明言解表宜桂枝者○○解表則遺其外故也○○不以麻易桂者何○○麻黃證之喘○○一無汗○○一胸

滿○○肺喉固喘○○肺葉亦喘○○其喘顯○○肺葉不通於皮毛○○就令不言表○○無所謂之外也○○本條之喘無餘證○○肺葉不喘○○而肺喉獨喘○○其喘微○○皮毛尙通於肺葉○○就令不言外○○未得盡爲表也○○與上文喘家作桂枝湯異而同○○以其表證仍是外○○不明言解外宜桂枝者○○解外又遺其表故也○○然有主桂之名○○而無主桂之實○○又何故耶○○去麻加杏○○小青龍爲喘者易法也○○若加杏且加樸○○豈非解裏多於解表耶○○吾謂長沙固非解裏○○亦非解表○○乃不解外之解外○○無異不解表之解表○○蓋加樸用以引地氣之上○○加杏用以引天氣之下○○纔是立方眞詮○○苟未了然於主桂枝之故○○追了然於加樸杏之故乎○○

方旨詳註於後。。

桂枝加厚樸杏仁湯

卽桂枝湯加杏仁五十枚。厚樸二兩炙去皮。

右七味。以水七升。微火煑。取三升。去滓。温服一升。覆取微似汗。

因解外說及解表。。因桂枝解外說及桂枝解表。。亦行文補綴法也。。本方凡兩見。。上文喘家作此湯。。本證微喘主此湯。。喘家得桂枝證。。則不可無桂枝。。雖加樸杏以預防其喘。。舍桂枝不能直接解外也。。太陽得誤下證。。則不可無樸杏。。雖有杏仁以順降其喘。。舍厚樸不能間接解表也。。不取其表取其裏。。太陰主裏也。。互根太陽者也。降手太陰有杏在。升足太陰有樸在。則無論解表解外自有桂枝在。其糾正誤下之理由。仲聖猶引而不發也。特於表未解三字下加一故字。爲眛眛者開多幾条思路。冀得一不厭求詳者。相與討論桂枝湯何以有泛應曲當之長。其標準總在病形之層節上得之。如其覺悟解表解外之頭頭是道也。庶於兩解之中無兩歧矣。且也同是加味。厚樸尤要於杏仁。以彼下之不利而但喘。縱非羣邪入裏。必藥物留中未去。壓抑地氣之上。間隔天氣之下者。下藥爲之也。氣微而後喘亦微也。迫得將錯就錯。以厚樸復下其下藥。解下即所以解上。桂枝杏仁纔有解表之餘地也。可知喘家亦有

飲氣爲中梗。。得厚樸而湯益佳。。加杏特其顯然耳。。佳

固無所遺。。不言佳尤精密。。長沙蓋示人以微。。曰微火

養。。又曰覆取微似汗。。吾知將息桂枝時。。苟一一領略

其旨趣。。草木之靈自出也。。

太陽病。。外證未解。。不可下也。。下之爲逆。。欲解外者。。

宜桂枝湯主之。。

同是太陽病。。又曰外證未解。。無脉浮弱及頭痛發熱等

明文。。何者是太陽之外證。。何者爲外證之未解耶。。恐

後人未易懸揣也。。不知仲師正慮人孰視外證而無覩。。

特舉內以形其外。。俟細意者之徐參也。。誠以內外互爲

其消長。。外證當汗出。。皆水穀之海之精氣以爲之供。。

一若犧牲其汗而不惜○○其倉廩縱未告罄○○而胃中方積穀之時○○未下行其糟粕者庸有之○○則汗下相權○○似得汗而未得下也○○主下者什之八九矣○○戒之曰不可下也○○下之爲逆○○凡此皆論中禁下之詞○○不啻三令而五申○○而於本節預爲叮嚀者○○非欲人噤口不言下也○○陽明自有可下不可下之條○○果能熟籌於可下不可下之間○○兩相比較○○便知其證之屬外不屬內也○○然此猶辨別其病所耳○○尚有本人之病情也○○病人有欲者也○○迎其欲以求之○○自覺外重而內輕○○是之謂欲解外者也○○其欲又何自來耶○○蓋必有續自微汗之端倪○○洋溢其興致○○太陽遂樂得精氣爲後盾○○不啻主使其志願○○帶汗信而

出以示人。則其切於解外也。不容已於雲霓之望者也。曰宜桂枝湯主之。雖不欲汲桂枝之長。方且爲桂枝湯求知己也。抑外證未解之太陽病。永爲萬衆所難逃。覺桂枝湯言之愈長而愈味。破人之惑旣曰宜。堅人之信又曰主。一字便成爲鐵案。聖道所爲至今未墜爾。

太陽病。先發汗。不解。而復下之。脈浮者不愈。浮爲在外。而反下之。故令不愈。今脈浮。故知在外。當須解外則愈。宜桂枝湯主之。

本條又兩曰在外。一曰解外。讀者生厭矣。吾謂非三復外字。恐未會心一浮字也。本論開宗曰脈浮。長沙至此始授人以浮字訣。因下文脈浮病在表二語。與本條浮爲在外句不相符。可發汗宜麻黃湯二語。與上文當以汗解宜桂枝湯二句亦不符。則凡發汗汗解未分曉者。皆浮脈未分曉者也。書太陽病。病陽浮也。非所論於可發汗之浮脈。宜行解外法。先收回其陽浮。未解病。先解浮也。乃發汗惟恐後。先以市上浮散品爲嘗試。麻黃且未中與。况他藥乎。書不解。非徒謂外證仍在也。指正邪未劃分界綫。浮邪尚與浮陽相薄。浮脈一如前狀也。昧昧者祇知病不解。祇知汗藥提升太過。而復下之。以爲降下卽所以解上也。殊不自知其倒也。曰脈浮者不愈。長此脈浮耶。浮有浮之異樣

○○未下之浮○○邪浮於陽○○旣下之浮○○陽浮於邪○○特浮與浮搏○○無非拍合不同之浮○○不得不以浮字括之○○脈浮云者○○對混視浮脈者言浮也○○就以浮論○○陰弱已縮入陽浮之中○○足太陽必爲下藥所竄○○遂失卻本來之弱脈○○可想見其浮狀之輾轉○○乃邪正互爲其轆轤○○不特介在解不解之間○○並欲解之朕兆而亦無○○殆不愈而已○○夫脈浮且不愈○○斷非脈沈始愈矣○○尙有何脈可以速愈耶○○申言之曰○○浮爲在外○○與沈爲在裏適相反○○下藥焉能愈外證乎○○誤會者可廢然返矣○○無如主下乃庸工之慣技○○正因外邪不肯下○○思以反對其在外○○强逼使之下○○以爲一次下之不愈者○○再次下之而愈○○未可

知也。。特斥之曰故令不愈。。初不過汗下之誤。。非有意令其不愈也。。若明知其不愈而反下之。。是有意令不愈。。再誤甚於初誤多矣。。以不愈之脈失其常。。遷延而迄於今茲。。足徵其日積之下藥未過去。。精氣不能爲後盾也。。今而後如有愈脈呈露者。。必微汗有續出之機。。卻浮其邪。。非關下藥有轉圜之力也。。書令脈浮。。恰合未發汗以前之浮象。。故知陽氣固在外。。邪氣尤在外。。浮邪氣者陽。。浮陽氣者汗。。儼有浮上加浮之湧現。。又不得不以浮字括之。。曰當須解外則愈。。則愈二字又何消說耶。。假令不先發汗。。就令不解外亦自愈。。經一再下後。。就令解外亦不愈。。至今脈有愈兆。。當解外而不解外尤不愈。如欲其愈。必須解外。曰宜桂枝湯主之。宜字有警覺之意。主字兼提撕之詞。句中又釋兩故字。欲人尋繹浮脈之異同。悟出外證表證之異同。外之緩。表之緊。不言浮。又與浮有異同。其餘浮脈不勝書。識浮始可與言脈。識不浮始可與言浮也。

太陽病。脈浮緊。無汗。發熱。身疼痛。八九日不解。表證仍在。此當發其汗。服藥已。微除。其人發煩。目瞑。劇者必衄。衄乃解。所以然者。陽氣重故也。麻黃湯主之。

書太陽病脈浮緊。不書傷寒。跟上外證說。非指傷寒之表證也。何以不書中風脈浮緊耶。此與大青龍證有異同○○彼證浮緊浮緩脈○○對觀亦反觀○○浮緊之底○○儼有浮緩在○○浮緩之底○○儼有浮緊在○○風邪寒邪皆推翻太陽之底面○○反因入太陽底面之夾裏者也○○本證明是外邪在太陽之面○○不落太陽署之底○○純然一個不惡寒之外證○○宜其發於陽則陽浮○○何居乎外邪而有表邪之壓力○○令浮弱脈爲浮緊耶○○假令汗浮太陽○○何至於緊○○何物浮之○○令全個太陽浮○○全個太陽緊耶○○書無汗○○句中有眼矣○○無汗浮太陽○○有血浮太陽矣○○汗能卻邪○○血反護邪○○難乎其爲太陽矣○○書發熱○○陽浮固發熱○○血浮則血盡熱○○一身皆熱邪作用○○故書熱不書寒○○其放鬆太陽之浮者○○陽經之熱邪○○其壓制太陽之浮

者。。陰經之熱邪。。勿謂陽浮無體痛也。。書身疼痛。。與外證異。。與表證無異也。。書八九日不解。。七日以上血未歸經。。遑問太陽哉。。大都外不解者近是。。曰表證仍在。。外證變表證久矣。。如曰此本在外。。汗安在乎。。曰此當發其汗。。無汗於此。。則取償於彼。。臏有其汗在。。在其血之底。。不能以解外法解之。。當如解表法發之。。訴諸麻黃。。不是過矣。。曰服藥已。。大效猶未立覩也。。曰微除。。除者解之機。。果熱邪不爲已甚。。覺一身微微鬆勁肴然。。則其人起矣。。書其人發煩。。煩亦解之機。。煩而曰發。。揭發其人之障礙物。。太陽欲開而未開。。故先露其煩。。書目瞑。。足太陽脈起於目內眥。。手太陽支脈又抵鼻至目內眥。血從足太陽經逆上。由脊而項而巔而額。迭離其眥。故目不明而瞑。復互掩手太陽。故瞑而劇。劇者必衄。非汗藥衄之也。縱不服藥。其人必衄。與藥正欲輕其衄。不藥適以遲其衄。以其熱從血解。必衄乃解。何庸避衄乎。且解矣。猶未愈也。必復表從汗解。解於無形。斯愈於無形也。況服藥而曰已。又明示與藥未畢乎。蓋有所以然者在。陽氣本輕也。乃經血既浮之而復墜之。外邪更利用其血之壅遏。又從而束縛之。壓力重則陽氣負重故也。壓其化而及其氣。陽化已盡不待言。豈同下條自衄者愈哉。重者輕之。麻黃湯主之。釋陽氣之重。進爲陽化之輕。始克引微汗為涵濡也。不曰發汗則愈。寓取汗於無汗之中。即寓桂枝湯法於麻黃之中。明犯發汗之禁。毅然主用麻黃。纔說主桂之鄭重。偏偏辣手主麻黃。吾謂箇中之所以然。長沙不啻拈花而後說出也。

太陽病。脈浮緊。發熱。身無汗。自衄者愈。

同是太陽病發於陽。同是變浮弱脈為浮緊。所異者上節先書無汗。後書發熱。本節先書發熱。後書無汗。上節但書無汗。則從頭至足皆無汗不待言。本節書身無汗。則除身以外。頭額手足非無汗不待言。上節劇者衄。本節不劇亦衄。上節曰必衄。雖欲不衄而不能。本節曰自衄。就令再衄而無傷。上節解病難。必衄乃能解。本節愈病易。不藥而自愈。上節放膽用麻黄。因浮脈未脫離其緊脈。卽陽氣負重之所以然。本節留手不用麻黄。因緊脈未脫離其浮脈。卽陽氣不負重之所以然。夫浮緊脈同而異者。其故不在脈也。從發熱無汗上討消息。則脈無遁情。先書無汗者言其表也。發熱在無汗之中。便見有血在發熱之中。浮緊脈乃血爲之。非不得有汗爲之。先書發熱者言其外也。發熱不在無汗之中。便見有血不在發熱之中。浮緊脈乃不得有汗爲之。非血爲之也。故不曰表證仍在。無汗處是表。餘處仍是外也。亦不曰外證未解。無解表解外之必要也。且非身疼痛。通則不痛。畢竟有汗處與無汗通。有血處亦與有汗通。故不曰汗出者解。汗解無定形。曰自衄者愈。衄愈有定形也。上節有血故無汗。束縛其人者血。本節無汗故有血。久稽其病者汗。彼以汗導衄。不能聽其自汗。此以衄導汗。大可聽其自衄。設或疑爲未愈。尾以麻黃則濫矣。然亦未有汗禁也。不曰不可發汗。麻黃何至獲咎乎。卻邪究以得汗爲正當。未愈則麻爲後盾。既愈則不欲麻爲虛矢耳。長沙操縱麻黃。特舉陽氣之重輕爲標準。對於衄不衄無瞻顧也。得衄非衄家之比。與奪血無汗不同論也。

二陽併病。太陽初得病時。當發其汗。汗先出不徹。因轉屬陽明。續自微汗出。不惡寒。若太陽病證不罷者。不可下。下之爲逆。如此。可小發汗。設面色緣緣正赤者。陽氣怫鬱在表。當解之。熏之。若發汗不徹不足言。陽氣怫鬱不得越。當汗不汗。其人煩躁。不知痛處。乍在腹中。乍在四肢。按之不可得。其人短氣。但坐。以汗出不徹故也。更發汗則愈。何以知汗出不徹。以脈濇。故知也。

書二陽併病。不曰太陽陽明併病。惟二陽能兼併三陽。闔力吞沒太陽之開也。太陽初得病時。長沙已一眼看破矣。以其不特併病。併汗且併血。令太陽無汗解衄解之餘地。有汗等於無汗。有血等於無血也。故不曰發汗。曰當發其汗。其血其汗。乃陽明所富有。不能取償於其血者。當仰給於其汗。欲藉以徹開外邪也。麻黃長於發汗者也。發其汗亦麻耶。不過打入一層取汗耳。將息久之。其汗尙斬與乎哉。獨惜其汗先出。而太陽之汗不繼。如之何其徹開外邪乎。不徹邪則邪愈入。因轉屬陽明。病證幾爲二陽所併盡。妙在其汗非一發而無餘。猶續自微汗出。微汗是卻邪之精氣也。太陽不爲之續。而陽明自續之。儼若二陽與三陽劃清界限。陽明受病者半。還其病於太陽者亦半。是予餘邪以出路。差可於微汗卜之也。迺曰不惡寒。看似陽明證具。太陽則麻黃證罷也。假令太陽證罷。又手足漐漐汗出矣。陽明篇二陽併病已明言也。若無漐漐之汗信。就令病罷證未罷。凡太陽病證不罷者不可下。下之爲逆。在陽明篇曰下之則愈。彼有太陽之汗不如此。本證下之匪特不愈。因無太陽之汗則如此。倘日久尚如此又何如。曰可小發汗。本論無小發汗之方也。發汗大都宜麻黃。特小用之則小效。視在乎將息時之適可而止耳。小之又是何作用耶。小用即大用。緣縮小太陽於微汗之中。陽明竟莫能兩大。故寧小取其汗。特留麻黃之餘力。以大開其太陽。非用以續微汗。用以驗面色也。設面色緣緣正赤者。則兩陽已並立矣。形容正陽之面之色曰正赤。形容與太陽之本色相互掩曰緣緣。太陽之所以依稀莫辨者。以陽氣怫鬱故。仍隱約可辨者。以怫鬱非在裏。仍在表故。則其本在外而變在表也又如此。汗出殆不如此矣乎。曰當解之熏之。參用桂枝湯仿汗解法。徐徐以取汗。更作桂枝湯仿煙熏法。亟亟以行陽。不知者方謂三易其法而不徹如前狀。將發汗術窮矣。此第就汗言汗。若發汗不徹不足言。獨陽氣怫鬱則言之而未盡。皆由其囿於表。而不得越出其表。是之謂當在外而不得在外。則當汗不汗之若何阻力。不獨旁觀所未明。其人亦無從自寫也。其人乎。苟非一人翻作兩人之狀態。何時始有愈兆乎。書其人煩躁。不汗出固煩躁。血不行尤煩躁。。煩躁在卒然而痛也。。殆即如素問舉痛論所謂痛而閉不通者歟。。獨是諸痛皆知痛處也。。曰不知痛處。。痛處通矣。。前此之濇而不行者亦行矣。。曰乍在腹中。。乍在四肢。。既注腹中之大經。。旋及四肢之小絡。。血之盡處。。即痛之盡處。。亦即餘邪出外之盡處也。。曰按之不可得。。又與素問氣血亂。。痛不可按有異同。。彼言痛甚不可按。。此則按之失其痛。。故不可得而按也。。痛出太陽則不痛。。經所謂得炅則痛立止。。況其人本非痛病乎。。蓋自初得病時。。至是始畢露其眞相。。其人實迭受湯藥之賜而不知也。。書其人短氣。。炅則氣泄耳。。得毋太陽氣已炅。。猶未汗泄。。精氣短耶。。穀氣非不足以供。。特衛氣長於營。。營氣短於衛。。營不隨衛行。。故氣短。。書但坐。。坐則上二焦之氣舒而且長。。營衛自環周而不蹇。。轉運一番。。而後血不留邪。。汗能卻邪。。遲遲未發太陽之汗者。。以餘邪方藉血爲護符。。不畏汗出故也。。明知汗出不徹。。仍以汗藥行之者。。活血在乎汗。。畢竟徹邪在汗故也。。更主麻黃湯。。實行發汗則愈。。何疑其一路未愈乎。。前法無非爲發汗地步。。長沙知之而不言。。特設難曰何以知汗出不徹。。且自解曰以脈濇故知。。點脈濇二字。。揭破餘邪爲經血所稽遲。。知一當知二。。吾故曰併汗且併血。。點發字解字而不點麻桂。。爲素與麻桂相習慣者說法。。昧昧者毋庸代仲聖立方也。。

麻桂乃篇內之瓜果。本條是總束麻桂也。

脈浮數者。法當汗出而愈。若下之。身重心悸者。不可發汗。當自汗出乃解。所以然者。尺中脈微。此裏虛。須表裏實。津液自和。便自汗出愈。

本條又小用桂枝矣。霍亂吐利止節曰消息和解其外。宜桂枝小和之。小和乃桂枝之餘事。自此節以下。一路至柴胡。不出方者十餘節。勿治之者僅一條。其餘儘可消息和解之。自有桂枝湯以承其乏也。觀下文營衞和節。可惜桂枝之兼長矣。此外不明點桂枝者。桂枝不必有其功耳。吾謂桂枝湯當烹入茶鼎中。佐羊棗食。不是過也。夫病形之最不和者。以上條爲極點。

長沙故又授人以和字訣。。其標準大率不在證而在脈。。書脈浮數者。。爲脈書。。故不冠太陽病三字。。亦行文補綴法也。。獨是下文脈浮而數曰可發汗。。闕而字便逕庭耶。。脈流薄疾謂之數。。乃精氣頻來之象。。浮而數。。是兩脈有閉也。。浮數則浮陽浮汗合爲一。。穀氣足以供。。毋庸以法取汗。。陽明已迫不及待。。爲太陽後盾。。法當汗出而愈。。太陽外解而不知也。。若不俟其汗出而下之。。陽明必置太陽於不顧。。而反顧其中土。。太陽無臂助。。則浮陽浮汗。。一齊傾倒。。頓失浮數之脈不待言。。因而身重心悸者。。陽墜下是脫離身之表。。故重而不能舉。。汗墜下是脫離心之液。。故悸而不克安。。此爲身虛心亦虛。殆表裏俱虛者歟。曰不可發汗。無汗可發矣。曰當自汗出乃解。何以汗不自出。而反自汗出耶。太陽方藉穀氣爲保障。下後已將未出之汗。收爲已有。故曰自汗。何以未下則不解而愈。下後則解而始愈耶。蓋有所以然者在。以尺中脈微。胡又多一脈字耶。微脈顯屬浮數脈之變相。當然寸上微。若尺本非微。而有陽微之脈。入乎其中。是易寸脈爲尺脈。卽易陰弱爲陽微。未說明其所以然。必不知其所當然。申言之曰。此裏虛。何以不曰陽虛耶。陽微必有將出之汗在。且非惡寒。陽虛無實據。惜汗出未有實據耳。豈非表虛耶。未嘗誤汗虛其表。祇有誤下虛其裏。虛脉須看八一層也○○然則尺裏虛則腎陰不可問○○尺以候腎也○○兩尺乃少陰脈○○少陰安得有汗耶○○彼有彼之虛○○此有此之虛○○此非少陰之微脈○○乃太陽之微脈○○緣太陽署之表不虛○○太陽署之裏則虛○○故陽微陷落陰弱之中○○以脈掩脈也○○曰須表裏實○○非謂陰陽實也○○陽道實○○陰道虛○○陰道之裏虛何足異○○惟陽道則表裏不容虛○○經所謂淸陽實四肢也○○陽道何以實○○有瀰漫之津液在○○與汗共并○○則虛而實矣○○曰津液自和○○非太陽和津液○○乃津液和太陽○○陽微亦受和解之賜而不知也○○曰便自汗出愈○○陽微出則汗隨其後○○愈法不離乎脈法○○便字自字○○一若不期然而然○○旣羨其和○○復羨其

愈。不覺爲誤下者恕也。雖然。談何容易而津液自和哉。蓋必乞靈於桂枝。而後須表裏實四字。非徒託空言也。下文脈浮數更發汗且宜桂。况未經發汗乎。况桂枝本非發汗乎。特令人淡然而相忘者。桂枝之素也。闕焉存焉。於桂無加損也。

脈浮緊者。法當身疼痛。宜以汗解之。假令尺中遲者。不可發汗。何以知之。然。以營氣不足。血少故也。

本條尤破格用桂枝。以上文桂枝解肌節。其人脈浮緊曰不可與。故凡遇浮緊脈概不行桂枝。獨本證明是舍麻用桂。而桂枝湯三字亦闕如。恐人泥守須當識此二語而不知變也。書脈浮緊者。緊則不免有壓力。太陽固被壓。。太陽之汗尤被壓。。汗在太陽之底。。不能鼓出太陽之面。。愈鼓愈緊故脈緊。。鼓力趨勢在陰不在陽。。故非俱緊而浮緊。。雖施治有異同。。卽發汗度非違法。。矧曰法當身疼痛。。言外則曰法當發汗云爾。。下文脈浮緊非明明因不發汗致誤乎。。乃婉商之曰宜以汗解之。。何以應行發汗之脈證。。而可以解汗了之乎。。夫寧不知除卻發汗無二法。。假令尺中遲者。。又能勿兢兢乎。。戒曰不可發汗。。合上條皆不立汗禁之汗禁。。非徒反承上文更發汗。。反起下文可發汗也。。下文不可發汗不勝書。。欲人先曉然於不發汗之解汗。。勿因有禁汗之條。。忘記取汗法也。。特設難曰何以知之。。脈遲不可發汗猶易知。。脈浮緊而可以汗解則難知。。問詞若謂凡汗藥不能強不知以爲知者。。當以此條爲通例也。。應之曰然。。本證自有易於得汗之理由。。解之便能發。。發之反難解也。。蓋汗爲血液。。借營衛而來。。自別營衛而出。。必温覆而將息久之者。。取汗於血。。不能與血爭汗也。。汗遲故脈遲。。尺遲是來遲去不遲。。殆關於營氣之不足。。不關衛氣之不足。。關於血少。。不關汗少。。其所以汗遲者。。以脈外之汗之羨餘。。補脈中之血之不足。。縱衛行如故。。遲行之營不如故。。衛氣不能久候。。遂壅遏其汗以候之。。故雖得發於陽之外證。。汗液不盡奉諸陽。。而遲留於陰。。無所謂陰弱。。第覺當汗則洋溢而爲浮。。不汗又束縛而爲緊焉已。苟略其尺而不加之意。幾爲遲脈所紿也。尺遲非中風傷寒所應爾。則無論外證變爲表。表證半爲外。發汗必奪血。毋寧推愛惜其血之心。不忍奪其汗。桂枝則勝任愉快也。明乎汗解與發汗異。始悟發汗與汗解同。了卻汗解宜桂枝。此後發汗又宜桂。汗解二字不重提。桂枝仍不絕書也。桂枝新加湯曷嘗非主身疼痛乎。詎必以取汗見長乎。本條則隱爲知有桂枝者告。實因知桂者之希耳。不立方處自有旨前之方在。百世後未必無追念桂枝者。亦非盡人能改易桂枝者。何必予人以數見乎。

脈浮者。病在表。可發汗。宜麻黃湯。脈浮而數者。可發汗。。宜麻黃湯。。

補立麻黃案。。再伏桂枝案也。。下文桂枝亦發汗。。口中說麻黃。。意中則合寫麻桂。。實爲病在表三字申其義。。非複衍脈浮也。。脈浮何嘗盡表證。。太陽未開之浮。。外亦表。。太陽已開之浮。。表亦外。。曰病在表。。形容太陽之不開。。暗合陰陽俱緊之傷寒。。不類陽浮陰弱之中風。。就令變緊脈爲浮脈。。其可發汗之眞形。。不能掩也。。曰宜麻黃湯。。便有桂枝湯爲比例。。熟思審處而後有權宜。。麻桂當如胸中竹也。。不寗惟是。。脈浮而數者。。數脈未直接其浮。。便是裏汗若離合其表。。無汗固可發汗。。卽先經有汗。。亦可發汗。。桂枝證翻出麻黃固宜麻。。

麻黃證互掩桂枝亦宜麻。麻黃湯一若頭頭是道。蓋非徒竪一言一字。便爾濫用麻黃。正見得不可發汗之證。多於可發汗。不宜麻黃之證。多於宜麻黃。就如下文所云復發其汗。先其時發汗。當須發汗。可更發汗。凡此皆可發汗之互詞。都非麻黃能兼任。當留爲桂枝見長之地也。醫者亦知麻桂從何得汗乎。精氣藉天氣爲過付。營衛遂受胏中之魄汗。洋溢其太陽。桂枝以現在之汗解外。先還其汗於營。而後取其汗於衛。與坤柔合德者桂枝也。麻黃以未來之汗解表。直取其汗於營。而後發其汗於衛。與乾剛合撰者麻黃也。麻代桂而不以汗解稱者。畢竟麻黃剛力勁。桂代麻而克以發汗稱者。。大抵桂枝柔力長。。亡也並汗解發汗泯其形。。桂枝尤斂才而就範。。不必支支節節爲桂枝立功者。。桂枝恥獨爲桂枝也。。彼市上疏散品。。詎獨遠不及桂枝。。無一非麻桂之賊。。作動經藥看可也。。無如庸陋輩辨麻桂毋寧辨菽麥。。解字發字更無暇較量。。安能執單簡之詞。。爲若輩彀率乎。。吾知疑祖麻者。。必以宜桂枝湯四字爲口實。。疑祖桂者。。必以宜麻黃湯四字爲口實也。。

病。。常自汗出者。。此爲營氣和。。營氣和者。。外不諧。。以衞氣不共營氣和諧故爾。。以營行脈中。。衞行脈外。。復發其汗。。營衞和則愈。。宜桂枝湯。。

本脈法風則傷衞寒則傷營二語豎兩條。。亦補綴法也。。兩則字宜緩讀。。例如太陽中風不了了。。久或移過於衞。。則傷衞。。太陽傷寒不了了。。久或移過於營。。則傷營。。非謂凡風卽傷衞。。凡寒卽傷營也。。註家省却兩則字讀。。徒以傷衞傷營爲全論註腳。。其亦味乎本節之言乎。。書病字。。不冠風字寒字太陽字。。太陽病證已不具。。而自具一似病非病之常證。。故以一病字約略名之。。曰常自汗出。。自汗可以常出乎哉。。出汗既習以爲常。。其飲食起居。。必與常人無以異。。不獨太陽受邪之汗不如此。。就令衞氣受邪之汗。。度亦不如此。。安有但見一證之常時中風者乎。。且不曰汗自出。。曰自汗出。。汗自出者。。卻邪之汗也。。若無邪之可卻。。常莫測其所自來。。此豈太陽所能固。。亦非衛氣所能留。。一若自恃其精氣之日出而不窮也者。。直是不和之汗耳。。經謂不循衛氣之道而出。。非命曰漏泄乎。。夫漏汗寧不自愛惜。。假令衛氣無恙在。。則汗出少者爲自和矣。。無如衛氣屢欲更新而不得。。金匱有曰風中於衛。。靈樞亦曰此傷於風。。衛氣非盡無遺邪也。。邪在衛則精氣走。。經謂衛氣走之者。。指其內開腠理無已時也。。看似便宜於營氣。。吾疑營氣尤不情。。不共衛氣和諧爲太逖也。。曰此爲營氣和。。營氣和者。。脈法名曰遲。。設衛氣亦和。。名曰緩。。緩遲相搏。。名曰沈。。有沈浸之義。。融其和於同諧之內。。

如閨房靜好之私也。。其有猜焉者。。汗外出是衞氣猶外向。。曰外不諧。。內外雖和而不諧。。則曲在外。。焉有御門外而鼓瑟琴者乎。。蓋必衞共營和且諧。。纔是眞和。。反是則衞氣如越軌。。縱非戀邪。。亦作戀邪論矣。。營氣何得獨和耶。。尚有其汗在。。自汗已出。。其汗未出。。以其汗與營不相失。。營行脈中。。故脈中和。。不同自汗與衞氣不相得。。衞行脈外。。故脈外不和。。如欲收回自汗。。歸入於脈中。。法當復發其汗。。散出於脈外。。上條挪移衞氣之汗之羨餘。。補營汗之不足。。本條挪移營氣之汗之羨餘。。補衞汗之不足。。上條衞和營。。本條營和衞。。不離乎營衞和則愈。。曰宜桂枝湯。。本條且宜桂。。則

上條宜桂不待言○○和營衛且宜桂○○則上文和津液○○下文和陰陽○○宜桂亦不待言也○○

病人藏無他病○○時發熱○○自汗出○○而不愈者○○此衛氣不和也○○先其時發汗則愈○○宜桂枝湯主之○○

本節注家又滿口風中衛矣○○執衛氣不和四字作話頭○○但以發熱汗出爲證據○○餘字遂作閒句讀○○孰意其爲病人中所罕見之人○○與太陽病不可同日而語○○固非風中衛○○亦非如注家所謂寒傷營○○殆寒則傷營○○則字便非予人以共覩○○或疑其臟有他病者有之○○以其有發熱無惡寒○○失卻初得病時之本相○○且自汗出○○安知非汗出輒復熱○○不爲汗衰之陰陽交病乎○○異在時發熱○○縱有

他病不爲劇。不過如瘧論所謂病以時作。有時而休耳。但熱看似癉瘧。特彼證又欲嘔而無汗也。下文則有休作有時之往來寒熱證。卻非臟病之臟病。曰臟腑相連。有發作有時之續得寒熱證。亦無他病之他病。曰熱入血室。然無論其他。就如發熱汗出無餘證。篇內已無此病八。況臟不病而人病。誰復窺見其病所乎。可知其熱也。非汗出使之然。不得謂熱未發而汗發之。其汗也。非發熱使之然。不得謂汗不出而熱出之。乃發熱不堪之時。卽自汗難禁之候。一若熱與汗有信約而來。熱非爲之前。汗非爲之後。勿疑此病無愈時也。其病情藏於脈中。非形諸脈外。就令一日二三度發○○而二三度之不愈如故也○○所謂衛氣應乃作○○與邪氣相合者歟○○豈同上條風中於衛乎哉○○金匱亦有熱過於營者○○則作營傷於寒看○○度非百不一遇也○○曷云衛氣不和耶○○此衛氣爲營氣忙○○方自和之不暇○○而營氣之不和不可見○○緣營氣所舍之處○○卽邪氣所客之處○○衛氣欲共營氣和諧而不得○○是又内不諧○○故外不和○○卽令先其時庸或和○○後其時未必遽和矣○○畢竟不和之時少○○大抵不作之時多○○衛氣離集有定時○○則自汗自止有定時○○不曰常自汗出○○顯與上條有異同矣○○上條發其汗以解脈外之邪○○其汗時時可以發○○本證發脈中之汗○○解脈中之邪○○非其時不能發○○曰先其時發汗○○

衛未至而藥先至。。移時則汗至衛亦至。。自爾得卻邪之汗易自汗。。便有精勝之熱除外熱。。營和則衛和。。一舉而兩愈。。不曰營衛和則愈者。。與藥時非和衛之時。。諸恙無殊不藥而愈也。。曰宜桂枝湯主之。。曲盡桂枝汗解之長。。轉收麻黃發汗之效。。本證誠非桂莫屬。。特桂枝乃太陽病之首方也。。老桂枝而不用。。用以收拾營衛之遺邪。。宜乎傷衛傷營四字闕不書。。營衛病非太陽之通病故也。。彼易其說爲風中肌腠主桂者。。猶五十步與百步之相去。。皆皮相桂枝者也。。世有饋藥如季氏者乎。。吾願咸有太陽病者。。先受桂枝之賜也。。

傷寒。。脈浮緊。。不發汗。。因致衄者。。麻黃湯主之。。

忽提不發汗三字示薄懲。醫者尙有上文爲藉口也。自二陽併病節可小發汗句稍易其法。俄而書不可發汗者二。書可發汗者亦二。宜麻發汗者二。宜桂發汗者又二。凡此皆兩可之詞。太耐人思也。就令傷寒脈浮緊度亦麻長於桂。仍因循而不發汗者有之。况浮緊脈見上共五條。未有云可發汗也。有曰不可發汗耳。僅一條曰當發其汗。則尾以麻黃。又一條曰宜以汗解之言外則讓功於桂枝。發汗不發汗愈度而愈岐。倘若對於麻黃有瞻顧。不如假手於桂也。上下文正在補寫桂枝之發汗。五味藥能渾合汗解發汗於無痕者也。設泥守浮緊脈與桂爲破格。則寧不發汗以觀其後。再定麻桂之進行。或如上文自衄者愈。不事麻桂未可知也。然而長沙已隱爲桂枝惜矣。書傷寒。本非桂枝證也。乃不言證而言脉。闕無汗二字。大有汗出可知。闕發熱二字。並非陽浮可知。脉應陰陽俱緊。浮緊又可知陽在浮中。陰在緊中。陰不活動而陽活動矣。且法當身疼痛。而一身無恙在。是又浮力大於緊力。顯有魄汗以禦邪。浮其浮。亦浮其緊。而後壓力不著於體也。計惟權用桂枝以薄取其汗。便與麻黃發汗異而同。皆由其傷寒富於汗。藥力自旋收而旋放。善發無非善解也。如之何其袖手不發汗。豈非自封其操縱麻桂之特識乎。夫汗爲血液。發汗云者。順取與血同行之汗。。從脈外以卻邪。。非逆取與汗同行之血。。從脈中以卻邪也。。苟衛氣未至。。先壅遏其汗於脈外。。將衛氣一至。。必卷回其汗於脈中。。於是營氣復被其壅遏。。而血無所避。。因是之故。。致令足太陽經逆血而上。。由巔及鼻。。衄出其血者。。縱能辟易餘邪。。其效已左。。矧衄而不解。。徒竄脈道乎。。麻黃湯主之。。桂枝又不能承其乏矣。。麻桂皆開太陽如反掌。。特不善調用。。則兩失麻桂於交臂。。誠以未衄則浮緊脈可作浮爲在外論。。桂枝可行於不發汗之前。。既衄則浮緊脈仍作浮爲在表論。。麻黃當行於不發汗之後。。不曰發汗宜麻黃者。。非急欲奪回其汗於逆血之中。。滅餘邪而後朝食也。。麻黃開氣門者也。。衄血必沒收其汗也。。鼻竅通則毛竅塞。。得麻以開通其陽道。。汗液自從容而達於皮毛。。直是以麻解汗耳。。既不以桂枝發汗。。故轉以麻黃不發汗。。麻黃發汗無殊不發汗。。愈以見桂枝不發汗卻能發汗也。。

傷寒。。不大便六七日。。頭痛。。有熱者。。與承氣湯。。其小便清者。。知不在裏。。仍在表也。。當須發汗。。若頭痛者必衄。。宜桂枝湯。。

本條又病在表。。發汗偏宜桂枝矣。。異在傷寒而表證不一具。。祇有與中風同具之頭痛。。尤異在不大便六七日。。且有在裏之端倪。。獨是六七日不更衣無所苦。。所苦者但頭痛。。又何庸理會其大便乎。。惟不大便可以徵明其有熱。下文過經有熱曰大便當鞕。卒主調胃承氣者以內實故。特彼證有熱則譫語。吾知其在裏不在表本證有熱無譫語。亦預知其在表不在裏矣。似無與承氣之必要也。曰與承氣湯。太陽病無行大小承氣之例。與調胃承氣不待言。欲驗明其熱不待言。曰其小便清者。殆指小便無熱色。便知大便無熱邪。故曰知不在裏仍在表。猶云熱不在陽明在太陽。一若劃清太陽陽明之病所也者。豈知陽明有熱不頭痛。頭痛必手足厥。不厥則證非陽明已大白。遑執小便之清不清。爲在表在裏之標準乎。夫太陽表證不勝書。未有云小便清也。陽明裏證不勝書。未有云小便不清也。况熱則就如病在表。幾見有人小便清乎。三焦膀胱者。腠理毫毛其應。往往小便非熱尿色熱。尿色與皮毛。有息息相通之故也。然則與湯是何作用耶。非爲不大便行承氣。爲頭痛行承氣。玩其字清字。可悟長沙之手眼矣。頭者精明之府也。痛則有之。非熱邪能集矢也。蓋有胃脈提舉陽明清肅之氣。上加於頭。其頭遂日戴清陽之覆幬而自若。熱至則似有似無者也。若六七日不大便。又非所論於胃脈之常。倘精陽氣或缺於奉上。則頭部無保障。恐不特太陽移其痛於頭。並移熱於頭。是病在頭。太陽轉作無熱論矣。以其頭痛不發熱。可疑處是太陽之頭有熱。非太陽之身有熱故也。

安得不與承氣以觀其後乎。。既於小便得其信息。。對於大便自得其眞情。。便想見陽明方爲太陽忙。。從交頞中旁約太陽之脈。。六七日令熱邪不得逞者。。乃陽明爭回其頭部。。以爲之宰也。。何暇傳道其變化乎。。不大便於熱狀無增減。。度亦清升而濁未降耳。。一旦以承氣撥動其下之濁者。。旋降下其上之清者。。豈同小便色白熱已除哉。。乃清空之宇。。非餘熱所能淆。。知熱不在頭部。。仍在太陽也。。易其詞曰表曰裏者。。表裏是通稱兩方面之詞。。非太陽陽明之定稱也。。太陽在表。。頭卽其裏也。。曰當須發汗。。表證當發汗。。痛處有熱。。餘處不痛不熱。。則急須發汗。。不發汗將致衄。。麻黃湯不可少矣乎

○○致衄又無頭痛也○○上文所有頭痛無衄狀○○大都頭痛未必衄○○本證又不衄頭不痛○○若頭痛者必衄○○傷寒發於陰也○○足太陽從陰經上逆於頭○○壅遏其血○○遂稽留其熱○○痛在是卽熱在是○○衄亦在是○○其所以未衄者○○經未盡耳○○苟非發汗○○熱邪肯別血以出乎○○麻黃又微嫌奪血也○○曰宜桂枝湯○○寧取汗於衞○○不取汗於營○○乘其經血之更新○○迎導足太陽之熱○○向手太陽去○○頭（熱去）暢則不衄矣○○不衄無不大便矣○○未衄以前用桂枝○○對上既衄之後用麻黃○○舉汗字衄字了淸麻桂之首尾○○無非一表字外字解字發字先淸麻桂之眉目○○權衡麻桂處○○正分寸麻桂處也○○

傷寒。發汗。解。半日許。復煩。脈浮數者。可更發汗。宜桂枝湯主之。

傷寒無汗當發汗。既發汗豈容更發汗。發汗且不明言用桂枝。況更發汗又何取乎桂枝。設發汗不解。庸或權用桂枝以解之。何居乎汗解尚重費桂枝耶。陰解陽未解。全個太陽非盡解也。傷寒雖發於陰。手太陽豈脫然無累乎。不過陰浮於陽。則陽爲後盾。苟卻邪之汗未至。陽必煩。汗至矣。若非源源而來。就令煩止必復煩。蓋接濟太陽之汗者陽明。過付陽明之汗者太陰。足太陽先受汗。轉而奉諸手太陽。中風所爲陰弱者汗自出也。傷寒則陰不得有汗。無汗可解故發汗。

發力勁於解。解力柔於發。來汗有疾徐。故取汗有深淺也。若未解而有所遺者。豈發汗不如法哉。乃其汗一發而無餘。而邪則留餘。度亦初時陰經之汗。未必壅遏於營血之中。解之云者。足太陽無寒分。手太陽仍有寒分也。維時太陽得以暫安。不特不煩。方且自慰其煩。一若可從容以待汗也者。無如營衛之行半日許。遂迫不及待而復煩。煩在不發熱。則熱不浮。無汗出。則汗不浮。假令陽浮汗亦浮。熱尤浮。脈必緩浮陽非被壓。無所謂之煩。即或邪氣精氣兩不浮。而汗與熱相持。脈必數。祇有浮而數。浮陽非被逼。亦無所謂煩。若脈浮數者。二脈湊合而無間。按之少一而字。便覺熱邪之數若散沙。魄汗之數如麻沸。令浮陽無上浮之餘地。烏得不煩乎。曰可更發汗。胡不曰當以汗解耶。解後不言汗出者半日矣。續得足太陽之血液。繞折而出於手太陽。遂轉戰餘邪於脈外。於是乎脈數。設非發動而鼓舞之。恐卻邪之力有未逮也。宜麻黄湯矣乎。上文脈濇更發汗暗指麻黄。浮而數可發汗又明指麻黄。桂枝湯休矣。曰宜桂枝湯主之。麻黄可越俎乎。發而未解更發汗則宜麻。發而已解更發汗又宜桂。此豈徒桂枝之神妙莫測哉。爲解爲發。乃長沙之命令使之然。服從醫聖。効忠太陽者桂枝也。自此以下。卷懷桂枝者三十餘節。僅一條曰不可更行桂枝○○其餘則附諸用行舍藏之列○○桂枝仍未息肩也○○最後曰救表宜桂枝○○又曰欲救邪風者宜桂枝○○長沙方以救世之責○○屬諸桂枝○○則凡不書桂枝者○○不過乞靈於桂枝之緒餘○○不勝書者也○○喻黃刪去主之二字非○○

凡病○○若發汗○○若吐○○若下○○若亡津液○○陰陽自和者○○必自愈○○

知陽者知陰○○知陰者知陽○○苟熟視陰陽而無覩○○焉知麻桂證觸目皆是乎○○三陰三陽不具論○○就如凡太陽病○○傷寒一日○○太陽受之○○即太陽之陰陽受之○○發於陽則陰和陽○○發於陰則陽和陰○○太陽有太陽之和○○故曰

自和。至七日以上自愈者。殆不藥而自和。要非所論於誤汗誤吐誤下及亡津液者。無論所犯何逆。不和而卒歸於和。談何容易而便宜其不和哉。苟非髣髴有曾服桂枝之端倪。語人曰。此本陰陽自和者。吾不信也。麻桂皆大有造於太陽。桂枝則以小和稱。上文嘗衛和且曰宜桂枝。可悟桂枝湯實無往而不和。惟忠於太陽爲最篤。故標題陰陽自和四字。特爲桂枝湯立傳也。有能推愛惜陰陽之心而及於津液者乎。法當本桂枝之至意以處方。若凡發汗吐下。關於亡津液之舉。寧缺毋濫。勿令桂枝不中與之壞病。旦夕而釀成。則太陽之受賜已多矣。病勢衰而自愈。非陰陽之一大幸乎

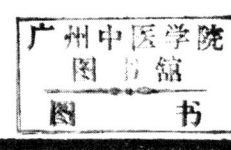

。。四若字度亦設言之詞。。非必誤至再三而不知退也。。卽未經誤治而津液不前者亦其常。。吾又疑坐視津液之亡爲太刼。。舍津液以何物和陰陽耶。。津液乃水穀之海之氣之澤焉耳。。胃和則津液一倏一更新。。太陽病又胃氣不難於和也。。陰陽和自以和召和爲一氣。。何止一部分之和乎。。此固爲太陽篇豎厥要領。。卽全論之立證立方。。無非從陰陽上著手眼。。非置汗吐下津液於等閒也。。三陰三陽之陰陽。。皆統系於太陽。。不明言有桂枝湯在者。。以陰陽二字。。乃點全論之睛。。非一方一法所能盡。。但使人人曉然於一陰一陽一太極。。則凡遇太陽初得病時。。必首以自和爲可貴。。桂枝湯不患無永好也。。

黃氏凡病上加一大字非。。喻黃亡津液上加亡血二字尤非。。

大下之後。。復發汗。。小便不利者。。亡津液故也。。勿治之。。得小便利。。必自愈。。

插入勿治之三字。。上下文多有不出方。。未有云勿治也。。大率治之不必有其功。。卽不治之亦無大過焉已。。若戒曰勿治。。尤勝於施治不待言。。吾謂亡津液與和津液之比較。。上言便自汗出愈。。則治之者聽。。不治之者亦聽。。猶可說也。。本條則不敢放過矣。。以大下之藥甫畢。。復發汗以尾其後。。知者方救亡之不暇。。遑袖手耶。。矧小便不利。。與津液顯有關係耶。。曰亡津液故也。。語氣未嘗爲逆施者恕。則亟爲太陽請命。更持之有故矣。乃曰勿治之。勿復利其小便耶。抑置亡津液於不顧耶。津液莫富於陽明。陽明亡津液者三。津液外出者一。津液内竭者一。津液越出者一。無治法者四。立治法者二而已。蓋津液乃泌汁之羨餘。澤大腸以津。澤小腸以液。大小腸舉津液之羨餘以奉上。用以往還其二便。而離合其陰陽。津液復自留其羨餘。存諸膀胱。與氣化互爲其消長。於是太陽亦富於津液。亡之云者。非蕩然無存之謂。乃不敷所存之謂。苟胃氣無恙在。津液自有更新之餘地也。作陽明亡津液看可矣。況其故不在津液之自亡。而在誤下誤汗以亡之。宜其幾欲小便不得。。一若津液吝惜小便。。小便尤吝惜津液者然。。亡津液看似小便不利故。。實則小便不利關於亡津液故也。。假令不治津液治小便。。陽明篇明明曰太陽病汗下利小便亡津液。。且小便自利爲竭津液。。可知利小便更亡之又亡。。誠以小便罄則津液尤罄。。必小便卒不利。。因其不留少數之津液。。行使其小便。。治之祇有兩失。。無一得也。。正惟小便約斯津液亦約。。必小便卒利。。因其留多數之小便。。聽命於津液。。勿治之不止一得。。且兩全也。。曰得小便利必自愈。。小便由不利而得利。。足徵明其津液雖亡未盡亡。。得之如操左劵者。。小便未嘗失。。又當求故於小便也。。雖然。。本條而外。。

不立方者何限。不能以勿治之一語了之也。有桂枝湯在。上文和津液不明言桂枝可通用者。恐人援彼條以例本條。則濫與桂枝。本證亡津液不明言桂枝不通用者。恐人援本條以例別條。又淡忘桂枝也。

下之後。復發汗。必振寒。脈微細。所以然者。以內外俱虛故也。

同是逆施。首句多一大字則津液亡。可見津液未易亡。不知者轉謂論內諸方。不外為存津液而作。皆由一亡字駭之耳。彼證且勿治。況無何等之亡哉。苟因下之後復發汗為見慣。遂執勿治之三字作口頭禪。吾知其對於本節之所以然。必未看破也。書必振寒。不曰必振熱。太陽本寒標不寒。未有標陽不振而本氣能振者。從不振上反觀之曰振。殆震驚外寒之激刺。不欲拔動其本氣而不得。特於此處點出個寒字。紀太陽淪落之自始也。書脈微細。陽浮之脈變爲微。陰弱之脈變爲細。陽病見陰脈者死。微細非少陰脈乎哉。胡本證無死字耶。有所以然者在。茍不求其所以見陰脈之故。焉知其陰脈所以不死之故乎。申言之曰以内外俱虛。脈内虛。虛在營。脈外虛。虛在衛。誤下則營衛出氣虛。誤汗則營衛行度虛。經兩番之剝削。故俱虛。太陽未嘗虛也。特藩籬已決。譬猶皮之不存。太陽將空洞而無所麗。其標陽本氣。勢必一齊瑟縮。一若卒歲之無衣。於是不見太陽中氣之熱。僅露太陽本氣之寒。當然失卻太陽之陽脈。假令脈微弱。否則但脈微。是無陽之寒狀。遑有振作乎。急當救陽矣。獨非所論於脈微細。微細乃太陽中見之脈。不過太陽之標之本且微且細耳。太陽翻作少陰。猶乎少陰翻作太陽少陰中風陽微陰浮脈。非卽太陽脈之對觀乎。脈者血之府。脈氣每爲經血所轉移。無營衛爲涵濡。則太少二而一。有營衛爲涵濡。則太少一而二。此又陰脈瞬息可復爲陽脈之所以然。可治可不治。不曰勿治之者。以有桂枝湯在。更新營衛如反掌。不明言桂者。恐人因桂枝證愈說而愈泛。將視桂枝湯愈用而愈濫。

反失桂枝之眞也。

下之後。復發汗。晝日煩躁。不得眠。夜而安靜。不嘔不渴。無表證。脈沉微。身無大熱者。乾薑附子湯主之。

同是下之後復發汗。同是太陽翻作少陰。上條微細太陽於太陽經中。如春蠶之剝繭。營衛脫離太陽也。本條沈微太陽於少陰經中。若金蟬之蛻殼。太陽脫離營衛也。書晝日煩躁。營衛曷嘗不行陽。無如行手而足太陽不之應。行足而手太陽不之應。手足無主體則無統系。安得不煩躁乎。此特煩躁之見端。仍非煩躁之用情也。書不得眠。晝日眠乎哉。安靜纔得眠耳。眠煩躁乎哉。乃安靜時眠不眠猶其後。偏於煩躁時興偃息之思。殆戀陰不戀陽之狀態。苦度日之長。莫補夜來之短。則刻不容緩在乎眠。不得亦無可怨之天也。乃若遷怒營衛之錯行者然。是起不安而卧安。直欲有夜無晝耳。晝夜而安靜。陽入之陰當然靜。得眠不得眠亦安耶。太少相得不相失。且得夜行之度以榮之。則晝日之事如陳迹。安靜似出意外。其淡忘煩躁在意中。是又形容太陽頓失其知覺。非樂觀其安靜也。正悲觀其寂守也。以餘邪尚佔據太陽之部署。太陽未易復回其本位故也。潛伏陽經者手太陽之邪。潛伏陰經者足太陽之邪。邪不浮則證不具。不獨無發熱惡寒。

且不嘔。寒化無端倪。亦不渴。熱化無消息。表證遂自有而之無。裏證則自無而之有。無太陽受邪之表證。故無太陽受邪之表脈。有太陽不受邪之裏證。因有太陽不受邪之裏脈。假令脈微細。又少陰受邪矣。書脈沈微。陽微沈在裏。非續得卻邪之汗。餘邪亦不復與太陽爲難。本無所謂熱。特邪與衛合則熱在皮裏。熱燄未嘗橫肆於一身也。故身無大熱。可知小有之熱乃衛氣令其熱。卒爲悍氣所排除。可以不了了之。獨惜誤藥行兩次之剝削。太陽不得有其身。其身亦不復有太陽。其脈若僅有一少陰。太少如出一手之微陽。如同一足之沈陰。是猶少陰以中氣之寒還諸太陽。則亡少陰。。太陽以中氣之熱還諸少陰。。則亡太陽。。如欲少陰自少陰。。當更新太陽自太陽。。薑附不可少。。且不能增多一味也。。乾薑附子湯主之。。方旨詳註於後。。

乾薑附子湯方

乾薑二兩　附子二枚生用去皮破八片

右二味。以水三升。煑取一升。去滓。頓服。

二藥氣味辛溫。。惟附以氣勝。。則溫過於薑。。薑以味勝。。則辛過於附。。薑陽附亦陽。。陽一者也。。二何取耶。。太陽有手足。。又一而二也。。少陰獨非二耶。。太少對看。。又兩儀而四象。。太陽三畫陽。。三而二之。。手足皆三陽。。少陰二畫陰。。二而二之。。手足皆二陰。。本證則四而一之。手足不陽亦不陰矣。立方故四而二之。化除兩手兩足之陰。更始一手一足之陽。煮藥又水三升而取一。三一亦陽數也。然則方內有陰藥。不算太陽方耶。方方皆大有造於太陽。要以本方爲功首也。無桂枝護送太陽以出外。能保明日不煩躁耶。上文與甘草乾薑湯且夜半陽氣還。矧薑附純陽哉。頓服而不分服者。亟欲樂觀其夜半耳。餘邪仍在將奈何。陽氣當至則太陽至。邪正不並立。久之其病亦衰。特夜半非太陽解病之時。遺邪流散於身外者庸有之。迨晝日加以衛氣之雷厲。從巳至未。告肅清矣。何以二味如曇花一現耶。諸方中薑附並行者何限。惟對於本方。則以再造太陽爲手眼。附子重温太陽本氣之寒爲陽寒。乾薑宣發太陽中氣之熱爲陽熱。而後統標本中見爲一氣。羣將以三畫之陽目之也。或疑此湯較四逆輩尤峻者。未知一薑一附。點太陽之睛者也。

發汗後。身疼痛。脈沈遲者。桂枝加芍藥生薑各一兩人參三兩新加湯主之。

上文所有身疼。類皆未發汗故耳。未有發汗後身疼痛也。不獨上文無。下文亦無。不獨本篇無。全論亦無。新哉此證。證新治亦新。新立方矣乎。非也。方仍其舊。法仍其舊。其舊不減。加味入湯。成方稍易。立新加湯焉已。吾用是知長沙念念不忘桂枝。上條既從少陰方面上立太陽薑附證。本條忽從太陰方面上從新再立太陽桂枝證。反對下條發汗後不可更行桂枝也。特書身疼痛。疼痛無乇桂字樣。就如上言法當身疼痛節。且未明言以桂代麻也。彼證尺中遲。本證尤脈沈遲。何居乎新加湯不施諸彼而施諸此耶。彼條縱用桂。無取加味以新之。本條另主桂。正宜加味以新之也。誠以發汗後則陽氣無重壓。自能活動其一身。法當不疼亦不痛。反是則魄汗罄而陽氣沈。遂委棄其身以任邪。始覺且疼且痛而著於體也。故同是沈也。上條太陽沈到少陰。本證太陽又沈到太陰矣。獨是如舊婚媾者太陽太陰也。匹耦而相從者也。宜其陽在陰中無病脈。脈法謂身體疼病人自卧。脈反沈遲。故知其愈。夫非占勿藥乎哉。不知汗後之脈不同論。脈法又謂沈爲在裏。遲爲在臟。可想見太陰收藏太陽之密。直纏緜於太陰臟中。視身以外若晏然無恙者然。而後沈遲脈看似可喜也。何以疼痛不在腹耶。此正與本太陽病屬太陰同消息。彼證病屬太陰而太陽不屬。本證太陽屬太陰而病不屬。遺其病於身。故不移其痛於腹也。何以行桂枝加芍耶。長沙又以再造太陽爲手眼。上條脈沈微。微在陽。則側重在薑附。本條脈沈遲。遲在陰。故借重在人參。彼證無大熱者身。不足以窮薑附。不加不爲少。本證疼痛者亦身。足以窮桂枝。

加味不爲多。。薑附雖新不爲奇。。彼湯是初見。。桂枝愈新則愈奇。。其湯已數見。。則不特加參新。。加薑加芍亦新。。究非新在加味也。。新在翻新桂枝湯也。。方旨詳註於後。。

桂枝加芍藥生薑人參新加湯方

桂枝三兩去皮　芍藥四兩　甘草二兩炙

人參三兩　生薑四兩切　大棗十二枚擘

右六味。以水一斗二升。微火煑。取三升。去滓。分溫服。餘依桂枝湯法。

本方以桂枝加芍藥湯爲張本。。太陰篇仍舊用太陽篇內之桂枝。。非欲求新也。。欲人曉然於太陽桂枝湯。。可通作太陰用也。本湯又仍舊用太陰篇內之桂枝。卻非順舊也。欲人曉然於太陰桂枝湯。可取回太陽用也。夫桂枝本太陽之故舊。亦曾為太陰之故舊。若易為新進則降矣。特更新太陽於太陰之中。又罕有桂枝之愈熟而愈巧者。則以陳陳相因之桂枝。人或不以陳陳目之也。桂枝差可自豪矣。倍加芍藥果何若。腹滿時痛證不具。匪特六兩芍藥無所用。且諸藥將戀太陰而不去也。惟芍藥加一兩。則進之入太陰。即退之出太陽。非以新法加芍。新在不加倍而加一也。不加薑將何若。是即當行加芍宜減芍耳。非為太陰續自便利而設。蓋為太陽立方也。倍加薑又何若。六兩薑則開力多而闔力少。。薑過於芍。。便非整齊劃一之加。。恐藕斷其太陽。。惟生薑加一兩。。芍一非偏重太陽之陰。。薑一非偏重太陽之陽。。固以新法加薑。。尤新在加薑如加芍。。加芍復加薑也。。既加矣。。又何加乎。。桂枝可藉太陰之開力開太陽矣乎。。未也。。足太陰升。。升上太陽而已。。必手太陰降。。纔降出太陽也。。有人參在。。加入三兩。。則新而又新矣。。人參名者。。乃地下之人者也。。地脈之所鍾。。仰臥以受氣。。氣生形而成參。。形歸氣而象人。。其味得諸地者厚。。故其氣還諸天者神。。助肺氣以行營衞陰陽者。。非參莫屬矣。。通脈四逆脈不出者加之。。可悟從太陰產出太陽者亦加之。。矧脈沈遲。。足太陽遲行於手也必矣。。得人參玉成其手足完備之太陽。。挾營氣衛氣翻新而出。。桂枝之神技何若乎。。勿訝身疼痛有遺邪在也。。正復邪自衰。。上條主薑附且對於身熱不爲意。。况桂枝加味之餘力猶存乎。。

發汗後。。不可更行桂枝湯。。汗出而喘。。無大熱者。。可與麻黃杏仁甘草石膏湯主之。。

本條桂枝又可息肩矣。。同是發汗後。。上條加味入桂枝。。本條加減主麻黃。。上條不曰不可更行麻黃湯。。本條不明言禁用麻黃湯。。麻黃但不置可否。。桂枝則未免招人青白眼矣。。夫豈人人豔說桂枝哉。。曰不可更行桂枝湯。。何其酷肖庸工聲口乎。。是句篇內僅兩見。。此外可行桂枝者何限。況詞句乃倒裝文體。含下二語。著眼在個喘字。特借鏡桂枝證之變相寫太陽。非奚落桂枝也。太息太陽被熱邪驅之入皮裏。手太陰無術以開太陽。轉類熱邪故與手太陰爲難也。書汗出而喘。出汗非太陰開乎哉。無如開放皮外者汗。而收緊皮裏者邪。皮外開則肺葉無從闔。開之正欲迎太陽以出也。皮裏闔則肺喉無從開。闔之正以避熱邪之入也。開闔不兩應而兩左。則與無汗而喘異。彼證無汗以舒其喘。因喘愈窒其汗。肺喉肺葉無開機也。亦與喘而汗出異。彼證非喘不能鼓其汗。得汗自能鬆其喘。肺喉肺葉有開機也。本證汗不閉而喘閉者也。假令有大熱。否或發熱。。則陽浮熱亦浮矣。。乃曰無大熱。。熱邪與皮外尚隔一層。。且太陽偏仄在熱邪之後。。更隔皮外多一層。。手太陰遑能收回卻邪之汗。。保障太陽乎。。抑太陽望天氣而呼籲。。徒令手太陰愛莫能助乎。。有湯在。。上條再造太陽於足太陰之臟中。。則治邪爲緩圖。。本條拯救太陽於手太陰之皮裏。。又治邪爲急務。。曰可與麻黃杏仁甘草石膏湯主之。。既主之矣。。可與二字又何義。。諸藥俱打入手太陰作用。。不啻爲太陰受邪而設。。不治太陽治太陰。。看似不可與。。卻可與也。。不獨不行桂枝湯。。並非與麻黃湯在言外也。。方旨詳註於後。。

麻黃杏仁甘草石膏湯方

麻黃四兩去節　杏仁三十個去皮尖　甘草二兩炙　石膏半觔碎綿裹

右四味。以水七升。先煑麻黃。減二升。去上沫。內諸藥。煑取二升。去滓　溫服一升。

命方何以不曰麻黃去桂加石膏湯耶。。發汗後麻黃湯證已過去矣。。假令不避麻黃湯之名以命方。。豈非無汗而喘主麻黃。。汗出而喘亦主麻黃乎。。然使尚有更發汗之足言。。就令麻長於桂。。亦不舉桂焉已。。何至絕桂太甚乎。。吾謂熱邪直欲陷麻桂於必敗之地。。在不更行麻黃者。。或以汗後故。。行桂枝則失於察覺未可知。。曰不可更行桂枝湯。。殆謂不可更中熱邪之計云爾。。上文反以桂枝湯以攻其表。。非曾爲傷寒所紿乎。。麻桂皆開太陽之主劑。無論解表解外。無非開太陽以外向。不過麻黃藉天氣之降。以降力取汗。則從下發到上。桂枝藉地氣之升。以升力取汗。則從上解到下。致有別耳。本證特麻桂條下未之見也。麻黃湯非用以發動皮裏之熱。倘有發而無收則汗甚。桂枝湯非用以維繫皮裏之陽。倘繫之而不解則喘甚。卽或麻黃湯加石膏。則藥力過於出。非擊中熱邪也。否或立本湯無麻黃。又藥力過於入。反擊中太陽也。是不獨桂枝湯有未當。凡鍼對太陽立方仍未當。法惟另從手太陰方面著手眼。其斯爲禁桂而非貶桂之微旨歟。本湯豈脫胎麻黃湯哉。特爲援助太陰肺而設。麻開肺葉。杏開肺喉。石膏便向皮肉相連之處下攻擊。令太陽受諸藥之賜而不驚者。有甘草爲保障也。汗出果無慮耶。熱除汗自止。且太陽出又何不外固之有。比諸大青龍湯又何如。彼方於麻桂兩方中加石去芍。從胸徹背。破空而出。度非手太陰所能駕馭。言取微似汗者愼也。桂枝二越婢一又何如。彼方於麻桂兩方中去杏加石。迎陽歸舍。相曳而行。都非手太陰爲之節制。言不可發汗者亦愼也。二方皆汗劑之變方。本方則與汗劑無涉。汗不汗無較量也。方末一本有黃耳柸三字。汪苓友云想係置水器。吾謂當係量水器。取限制之義。楚人謂限不得曰柸治。可悟二升藥大有分寸。初服則氣浮於味。盡服則味餘於氣。取一升之氣。留一升之味。非止妨逾量也。碎石膏加綿裹者。亦取其受氣於天。味重固墜。質重亦墜故也。

發汗過多。其人叉手自冒心。心下悸。欲得按者。桂枝甘草湯主之。

同是發汗。過多二字有何分寸耶。論內發汗不勝書。就如上言復發汗。胡獨諱言其過多耶。吾謂從下發出上。則汗出未爲多。若旣發其下。連發其上。由足掠過手則多矣。汗液乃營衛之羨餘。留存於足太陽。爲維繫標陽之資料。是謂自汗。自汗復有汗。中風證陰弱者汗自出。足太陽挹注多餘之汗以助浮陽。不發亦自出也。若傷寒則發之而後出者。亟未起也。陰者存精而起亟。陽者衛外而爲固。取起亟之汗則不患無羨餘。過取固陽之汗。非多取乎。以其發盡留守標陽之精氣而不存。無精歸化。氣尚歸精乎。短標陽之氣者。卽蹙標陽之化也。書其人叉手自冒心。汗傷心液矣乎。非也。其人之心猶自若。其人冒心亦無以自明。其人叉手更無以自明。吾第知心之合脈也。心可冒。眞心不可冒。心之散著處則爲脈。脈之舍聚處則爲心。脈之三陰三陽便是神。三陰三陽之神卽是心。脈之質。其流焉者也。心之質。其虛焉者也。內難另稱爲小心。特稱爲眞心者。因有虛器之心主在。器眞心者也。心本無物。人人見之謂之心者。以其爲表示眞心之物。亦迹其可見者名之曰心而已。其心無恙在。其手果又何物乎。吾又知手少陰髣髴以手援太陽。手太陽髣髴以手捫少陰。無如手少陰之脈非不足以合太陽。手太陽之脈尙去少陰如咫尺。則其冐心也。欲速合心脈接洽太陽之狀態也。書心下悸。汗藥震撼太陽不待言。必其絡心之脈不可以寸。纔悸在心下也。假令再落心下之下。退歸小陽之本部。則標陽盡矣。書欲得按者。假手按摩乎哉。篇內心下悸者多矣。未嘗快心於按也。乃欲託庇於陽盛者之手。以拍合其陰陽。恐徒手未能爲役也。桂枝甘草湯主之。從麻桂二方中抽提二味以立方。太陽病手非病足。故主治不在足而在手也。方旨詳註於後。

桂枝甘草湯方

桂枝四兩　甘草二兩炙

右二味。以水三升。煑取一升。去滓。頓服。

心爲牡臟。桂枝爲牡桂。牡者陽也。桂枝與心臟同稱牡。大都溫心陽者近是。桂合甘亦辛甘化陽。尤令諸陽皆被心陽之化。心爲百脈長。桂枝且通神也。巨陽又諸陽之屬。爲諸陽主氣者太陽也。則單行桂甘。洵大有造於太陽之標陽。長沙本此意以立麻黃湯。稟天氣之降。藥力從足太陽發起。其魄汗遂源源接濟者。

手太陰互根足太陽故也。。手太陽亦受其賜者。。賴有桂甘爲貫澈。。陽道於是乎不虛。。實太陽於陽道者也。。所謂陽密乃固者。。桂甘密之也。。果如法行麻黃。。從無發汗過多之理。。篇內禁汗不勝書。。未有曰麻黃不中與。。斥誤汗。。非斥麻黃也。。間或麻黃非在必行之例。。寧缺毋濫則有之。。就如本方截去麻黃湯之半。。卻不離乎桂枝湯中之君若臣。。可悟麻桂之變通無紀極。。非麻桂可作麻桂論也。。然則其人臟無他病耶。。凡書其人二字。。皆互襯之詞。。仲景看破其人之心下立治法。。妙令太陽與君主通其德。。故補助同其方。。頓服則標陽由心中之孔道。。領氤氳之氣而出。。何庸以安放其人爲急務乎。。

其病狀悉形諸手者。殆亦標陽虛怯之內容可掬。如赤子之投入母懷。氣化不前四字可以括之。獨是其心又似不克部於表者然。何不得隱曲亦若是。此特君主之隱憂。惡傷其類而生感。環顧太陽之不暇。故髣髴不前耳。一升藥以打通其消息。陽氣之大伸。可立待也。彼聞一味桂枝而妄予譏評者。類皆無端生悸之人。吾且戲言之曰。速以桂甘湯藥之。其心必壯矣。似亦代價桂枝之一法也。

發汗後。其人臍下悸者。欲作奔豚。茯苓桂枝甘草大棗湯主之。

上條手太陽悸在心下。本條又足太陽悸在臍下矣。上條手少陰殆欲以手援太陽。本條足少陰焉以足援太陽乎。豈知臍下卽膀胱之部位。足太陽之水腑。與足少陰之水臟爲鄰。其息息相通之密切不待言。則腎水之援太陽。與心火之援太陽。必情同一律。獨是上條心火似不前。本條腎水似太過。手少陰欲援手太陽而不得。故火不寧。冒之則寧。足少陰欲援足太陽而不得。又水不寧。無論冒不冒仍不寧。就如心下曰欲按。得按庸不悸。臍下未嘗曰欲按。得按依然悸也。書其人臍下悸者。其人必不歸咎於發汗。無過多二字。且多一後字。汗後與臍下何涉。安知其人非病機已伏乎。非有物以干動其臍也。乃足太陽淪落在膀胱。遂於臍下示其怯。設非足太陽含有手太陽之熱化。將泯滅於寒水之鄉。並悸狀而亦無。生於斯者沒於斯。足太陽亦一水腑中之泡影而已。其反與膀胱不相入者。寒熱二氣兩而化。手足太陽所以一而神。則悸莫悸於神游之遠隔。望標陽而弗及。縱歸宿於木源之地不少安。宜乎其人非倉皇。而臍下竟有倉皇之知覺。苟無汗藥以任咎。幾疑其人沒收足太陽於臍下矣。書欲作奔豚。豚爲水畜。形容水勢之奔放曰奔豚。足太陽竟爲水腑不容哉。水氣不如經血之温。則太陽驚寒矣。驚狀如馬駭。故水狀若奔豚。不曰豚奔者。豚屬腎。非腎爲主動。殆壬水激動癸水。譬猶腎家畜豚。膀胱放豚。。豚雖未奔。。卻欲作奔豚。。二陰一變其雌伏。。反令腎間動氣。。無暇更始其太陽。。其人猶恬然未之覺也。。金匱闕其人二字。。餘字則從同。。彼證其人奔豚先欲作。。特借誤汗露其端。。本證其人奔豚非欲作。。皆因誤汗生其變。。同是立方立法。。傷寒自有傷寒之眼光也。。茯苓桂枝甘草大棗湯主之句。。詳註方後。。

茯苓桂枝甘草大棗湯方

茯苓半觔　甘草二兩炙　大棗十五枚擘　桂枝四兩去皮

右四味。以甘瀾水一斗。先煑茯苓。減二升。內諸藥。煑取三升。去滓。溫服一升。日三服。作甘瀾水法。取水二斗。置大盆內。以杓揚之。水上有珠子五六千顆相逐。取用之。

麻桂二方無去甘之例。寧不得已而去桂者。辛甘化陽。甘尤不可缺也。上條桂甘湯單主二味。已點麻桂之睛矣。本湯又夾入桂甘於苓棗之中。而苓則先煑。只以棗佐桂甘。卻能提升足太陽。與上提升手太陽同一主旨。可悟全個太陽。日被辛甘之化而益暢矣。手足太陰。卽辛金甘土所化成。吾謂麻黃湯禀天氣以互根足太陽。桂枝湯禀地氣以互根手太陽者。太陰布微汗之化者也。微汗亦被陽明辛甘之化。藉太陰爲過付。故麻桂雖立方異而將息同。二方可調用者。桂甘未嘗調也。主桂多於主麻者。太陽留未盡者本氣之寒。易盡者中氣之熱。以其假合少陰之熱成標陽。桂枝湯乃保護標陽之首領。故本方明是拯救足太陽於寒水之中。而有桂甘在。則有手太陽在。是猶以太陽救太陽。有大棗在。便有足太陽在。無殊以太陽續太陽。棗有飴質。投入水中。餉饋足太陽者。分甘之義也。然猶恐其爲水氣所持。法惟作甘瀾水煑茯苓以尾其後。苓固主悸。且殺水勢以東流。妙在取二斗水。合置寒氣於大盆。以杓揚之以分其涇渭。僅取一斗水之陽。留存一斗水之陰。形容之曰。水上有珠子五六千顆相逐。相逐者膀胱之壬水也。不相逐者腎泉之癸水也。存水精於坎。化水花於瀾。自爾洋洋灑灑。珠顆恰與津液相涵濡。。則州都之地盡氤氳矣。。何奔豚之於有。。打消奔豚猶其後。。更新寒水。。洗新太陽。。爲誤汗者補過。。非聖神工化之極。。有此製作乎。。

發汗後。。腹脹滿者。。厚樸生薑半夏甘草人參湯主之。。

發汗不如法。。惱煞麻桂矣。。麻藉天氣之降力發汗。。從足發到手。。則取汗於營。。其發也。。發之自能收。。桂藉地氣之升力解汗。。從手解到足。。則取汗於衛。。其解也。。繫之而後解。。若宜輕力降麻黃。。麻黃汗解亦如桂。。若宜重力升桂枝。。桂枝發汗亦如麻。。要皆仲聖神於命麻桂。。麻桂遂靈於應命也。。苟舍麻桂而不用。。舉凡巿上竄散品。。類皆竭地澤以落四旁。。不患無雨出地氣也

○○特發之驟者收亦驟○○兩汗後大塊一息其吹噓○○則闔力尤大於開力○○其收束裏氣之時○○即收回表氣之候○○勢必將邪氣正氣○○一齊卷之入腹○○況汗出則邪入○○拒之適以納之乎○○宜其腹不滿亦滿○○餘邪滿之也○○腹不脹亦脹○○太陽脹之也○○邪衰胡以滿○○氣不足則邪氣合爲滿○○愈滿愈見太陰不能布氣於腹也○○正衰胡以脹○○形有餘則正氣鼓爲脹○○愈脹愈見太陽不能受氣於腹也○○太陰不得有其腹○○無開太陰之餘地○○太陽不克出其腹○○無開太陽之餘力○○以其滿深於脹○○餘邪一面封閉太陰○○一面牽掣太陽故也○○地氣不上○○則天氣必不下○○惟有降手太陰以升足太陰○○庶幾轉移其脹滿也○○桂

枝不中與。。與麻可乎。。麻黃走一身之表。。不及大腹之裏也。。汗後更無補行麻黃之餘地。。還有降力過於麻黃乎。。厚樸生薑甘草半夏人參湯主之。。何其精且密乎。。方旨詳註於後。。

厚樸生薑甘草半夏人參湯方

厚樸半斤炙去皮　生薑半斤切　半夏半升洗　人參一兩

甘草二兩炙

右五味。以水一斗。煮取三升。去滓。溫服一升。日三服。

本方與麻杏甘石湯同一奧妙。。彼湯降清肅之天氣落西北。。而及於東南。。本湯降辛溫之天氣落東南。。而及於西北。。清肅則落皮裏之第一層。。令太陽從第二層由後膈出。。辛温則落腹裏之第二層。。令太陽從第一層由前膈出。。彼湯非爲地氣不升而設。。故略借升藥以行其降。。本湯正爲地氣不升而設。。故重行降藥以速其升也。。獨是君厚樸可也。。佐薑何取耶。。既去皮炙厚樸矣。。即大小承氣之製法。。欲降力不走皮外走腹内耳。。豈非與生薑之升散略左耶。。是又特令厚樸落中央之旁。。合薑力以化除其滿。。無薑則樸犯中矣。。然則以夏消脹耶。。半夏主胸脹耳。。非主腹脹也。。况有餘之脹。。乃形氣相薄使之然。。滿上加脹者。。非形容太陽之不得大解脱乎。。方旨正妙在除滿不除脹也。。論内凡有夏之方。。大都取其以下氣見長。下力寧爲過量者。似亦起陰氣之一法。吾謂半觔厚樸。降天氣爲已足。半夏則有半降半升之意義者存。故主治則半夏列在甘草之前。立方則半夏列在甘草之後。舉半夏先甘草者。天氣接地氣之義。舉甘草先半夏者。地已升上。天已降下之義也。以受氣於天之半夏。交換受氣於地之甘草。足太陰有不大開乎。增參一味又何若。腹脹當藉參爲轉移。提挈太陽以上膈。參者地下之人也。惟氣生形。惟形歸氣。得氣於天者還氣於天。營衛陰陽之行胥賴之。夙爲長沙所器重者參也。地未升則殿五味之末。地已升又不囿於五味之中。而力餘於諸藥之外也。配三才以立方。。人參又其首焉者也。。

傷寒。。若吐。。若下後。。心下逆滿。。氣上衝胸。。起則頭眩。。脈沉緊。。發汗則動經。。身爲振振搖者。。茯苓桂枝白朮甘草湯主之。。

上條患脹滿。。本條患逆滿。。脹字逆字寫太陽。。兩滿字寫太陽背後之邪也。。脹滿可想見足太陰之不開。。不言氣上衝者。。有氣下無氣上也。。逆滿可想見手太陰之不開。。不曰氣不上衝者。。有氣上無氣下也。。書傷寒。。法當汗。。若不汗而吐。。吐逆天氣之降。。既吐又下。。下逆地氣之升。。逆吐逆下無非逆太陽。。書心下逆滿。。太陽逆入欲逆出。。與心下鞕滿之痞證異而同。。其逆而非鞕者。。以地氣猶有上衝之反動力。。不啻代太陽吐其怫鬱之氣。。無如滿狀持其後。。轉令太陽對天威而不畏。。欲陵空而上。。若甘於取戾者然。。太陽本非逆。。而有犯逆之嫌者。。地氣逆之也。。曰氣上衝胸。。胡不徹開心下乎。。陽氣者閉塞。。地氣者冒明。。則太陽谷矣。。長沙本惻隱之心。。印入其心下以求之。。始遇太陽於末路。。伊亦可原矣。。又法當冒。。不苦冒而苦眩者。。無徵飲在未可知。。卧不眩而起眩者。。豎其頭而陽不支。。無太陽以爲之宰。。則起已難。。況復衞氣引起地氣之濁者以掉眩其頭乎。。頭者精明之府也。。府精失其神明。。太陽還有覆幬哉。。書脈沈緊。。太陽沈在裏。。緊脈亦入裏。。有沈緊脈應有逆滿證。。若認爲脈雖沈緊不得爲少陰。。補行發汗以起陽微。。意以爲頭汗可立待也。。豈知手太陰不降則天不雨。。營衞雖行如未行。。非動太陽之經。。未易得太陽之汗也。。一發泄太陽之汗。。並推倒太陽之身也。。緣太陽脫離其本經而沈於心下。。不得有其經。。遑得有其身乎。。彌縫經中之陽。。主持一身之氣者。。賴有魄汗在耳。。曰發汗則動經。。徒留此中空之經血。。能支一身乎。。曰身爲振振搖。。飄搖太陽之部署。。又何地擇枝棲乎。。茯苓桂枝白朮甘草湯主之。。非徒如上條升降太陰已也。。令太陰太陽升則齊升。。降則齊降。。內外上下無所遺。。括麻黃桂枝之妙蘊以立方也。。方旨詳註於後。。

茯苓桂枝白朮甘草湯方

茯苓四兩　桂枝三兩去皮　白朮二兩　甘草二兩炙

右四味。以水六升。煑取三升。分温三服。

茯苓降天氣。朮升地氣。桂枝去桂加茯苓白朮湯已露眞詮矣。彼湯桂枝五味去其一。側重在援足太陽。本湯麻黃四味去其二。側重在援手太陽。麻桂二方無苓朮者。以手足太陰無恙在。麻黃正藉天氣之降。降足太陽。發汗而陽不見浮者。以其旋發而旋收。未嘗提升太陽之陽。但令手與足不相失。麻黃之能事已畢。地氣升不患手太陽不升也。桂枝又藉地氣之升。升手太陽。汗解而陰不加弱者。以其旋繫而旋解。未嘗降低太陽之陰。但令足與手不相失。桂枝之能事亦畢。天氣降不患足太陽不降也。天氣乃足太陽之互根。地氣乃手太陽之互根。陰升而陽降者太陰也。陽升而陰降者太陽也。行麻黃不必以桂枝尾其後。地氣開卽無藥之桂枝。行桂枝不必以麻黃尾其後。天氣開卽無藥之麻黃。惟天氣不降可以窮麻黃。地氣不升可以窮桂枝。則有上下與天地同流之苓朮在。以默運其升降。加之則二味三兩無差等。欲地道卑而配天。主之則四兩二兩有分寸。欲天道遠而覆地。不曰桂枝甘草加苓朮湯者。蓋納辛甘化陽之藥物於天地之中。遂從天地之交產出太陽。苓朮一變爲桂甘。仍作桂枝甘草湯看可也。。四味藥爲太陽太陰造化主。。亦卽麻桂二方之造化主也。。諸證不須治。。治一逆字足矣。。金匱四飮以此方爲稱首。。對於微飮曰當從小便去。。本證則去邪在言外。。而短氣與氣上衝胸無甚異。。且心下有痰飮曰目眩。。與起則頭眩無甚異。。膈上痰滿曰其人振振身瞤劇。。與身爲振振搖無甚異。。可知舉一證則證證可以例其餘。。要皆洩太陰太陽之秘以立方則一也。。本湯尤總洩麻桂之秘者也。。

讀過傷寒論卷三太陽篇豁解終

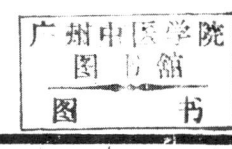

張仲景傷寒論原文

讀過傷寒論卷四

新會陳伯壇英畦著

男萬騶
受業鄧羲琴
林清珊仝校

太陽篇豁解

發汗。病不解。反惡寒者。虛故也。芍藥甘草附子湯主之。

書發汗。必因得惡寒之表證。始行汗劑也。胡發汗尙惡寒耶。得毋病不解。卽指表邪尙在。故惡寒耶。則書仍惡寒可矣。胡曰反惡寒耶。似指發汗以前不惡寒。發汗之後反惡寒也。如不惡寒而誤汗。其弊又不止惡寒矣。又似指不是惡寒之病。反見惡寒之證也。然條下舍惡寒二字。安能尋出別病乎。惡寒句是明言病不解之詞。虛故句是申言反惡寒之詞。而下文亦有曰惡寒者虛故也。未有曰反惡寒也。可疑處全在個反字。豈非耐人十日思哉。無反病安得有反證。如謂足太陽不惡寒。手太陽反惡寒。毋寧曰反惡風。猶近似也。亦既病不解矣。則無論惡風惡寒。皆出自太陽用情之正。何得爲反耶。蓋必太陽反不惡寒。有越俎以代太陽惡寒者。非太陽而有太陽之知覺。是之謂不應惡寒反惡寒。吾又不求其故於太陽。轉求其故於太陰矣。手太陰肺者天氣也。不能彌縫皮毛之闕耶。衛外非陽不固。陽不密直虛有其表耳。豈太虛之氣能密乎哉。申言之曰虛故也。形虛氣亦虛。虛邪客虛形。勢必乘虛氣○○一面虛則面面俱虛○○皆由汗藥散亂其天氣○○如天花之落藩籬○○反令太陽無卻邪之餘地○○在太陽則病已解○○一身之表病不解也○○太陽反無寒之可惡○○手太陰反有寒之可惡也○○然則太陽不虛耶○○太陽退藏在陽道○○非與虛邪相接觸○○則不覺其虛○○陽氣賴以實者○○以陽道本實故○○天氣留守在氣門○○與虛邪相接觸○○則愈覺其虛○○氣門無從實者○○以天氣本虛故也○○天氣開而太陽反不開○○則不當反其道以開放太陽○○當反其道以收回手太陰○○令天氣應降而反升○○地氣應升而反降○○而後可以轉移太陰太陽也○○芍藥甘草附子湯主之○○又恰與上兩條湯方適相反矣○○方旨詳註於後○○

芍藥甘草附子湯方

芍藥三兩　甘草三兩炙　附子一枚炮去皮破八片

右三味。以水五升。煑取一升五合。去滓。分温服。

本湯非仿桂枝加附子湯去三味耶。彼主惡風。此主惡寒。似也。何以不君附子。而讓功於芍甘。卻能治反惡寒耶。豈知長沙通天手眼。不治太陽不惡寒。反治太陰反惡寒。芍藥反地氣之升而爲降。附子反天氣之降而爲升。甘草居中以留地氣之反降。接天氣之反升。而後手太陰不患過於升。足太陰不患過於降。旋轉一番。自爾地復升而天復降。是又反不治手太陰之不勝寒。第復還其天氣之不惡寒。且不治手太陰之反虛。。第復還其天氣之本虛。。既非正對虛字寒字。。一枚炮附爲已足。。特未審受制於芍否耳。。吾謂以芍配附。。卽以陰偶陽。。其反對附子回天之力者。。正反動其回天之力。。附子以天雄稱。。卽乾陽之繼體也。。能升亦能降。。惟與芍藥之降若離合。。故反以升力見長。。證反斯主治無所不用其反。。翻上兩條之案以立證。。故反上兩條之湯以立方。。厚樸生薑甘草半夏人參湯。。降天氣以升地氣者也。。芍藥與之反。。茯苓桂枝白朮甘草湯。。升地氣以降天氣者也。。附子與之反。。畢竟非反也。。太陽一旦陽升而陰降。。太陰自能陰升而陽降。。其反藉太陽之升降爲升降者。。以甘草潛移之力猶存在故也。。

發汗。。若下之。。病仍不解。。煩躁者。。茯苓四逆湯主之。。

上言可發汗宜麻黃。。即不宜麻亦宜桂。。醫者豈未之前聞乎。。猥以不麻不桂之藥行汗劑。。病不解也必矣。。若疑邪祟不畏汗而畏下。。下之病仍不解。。亦第諉爲病勢之頑固斯已耳。。詎有眼光顧及太陽哉。。對於太陰更置諸腦後矣。。孰意顛倒太陽太陰於亂升亂降之中。。汗下者猶茫然未之見也。。書煩躁者。。一人儼具四人之狀態。。不獨手足太陽現煩躁。。手足太陰亦煩躁。。以汗藥散亂天氣之雨。。下藥散亂地氣之雲。。汗未畢而足太陽與手太陰已并於上。。下未畢而手太陽與足太陰已并於下。。手足更易其升降。。太陽易爲陰升而陽降。。太陰易爲陽升而陰降。。是猶太陽易太陰。。太陰易太陽。。太陰太陽以逆從。。又謂之更逆更從。。手足更從者四。。手足更逆者亦四。。此豎體之四逆。。與論內諸四逆證有異同。。四逆類皆表裏逆。。陽道無陰。。陰道無陽。。四旁不會歸於中土。。逆狀之横者也。。逆者順之。。一面順則面面俱順者四逆湯也。。乃雙方更爲逆。。必互易之而後順者。。不順固逆。。不逆亦逆。。順逆無對待。。安得有往來。。法當加一順一逆之藥於四逆湯中。。行四逆者半。。不盡行四逆者亦半。。以湯易湯。。其斯爲無形之四逆立方也。。

茯苓四逆湯主之句。。詳註於後。。

茯苓四逆湯方

茯苓六兩　人參一兩　附子一枚生用去皮破八片　甘草二兩炙

乾薑一兩半

右五味。以水五升。煑取三升。去滓。温服七合。日三服。

本方對於解病若等閒。。令病仍不解句無著落。。若謂煩躁解則病自解。。胡不删去病仍不解四字耶。。正惟太陽不病於病。。而病病於藥。。遺其病者藥。。增其證者亦藥。。則於邪無尤。。以明本方非爲解病而設。。乃從無形之病證上著眼孔也。。與上條病不解句同一書法。。芍藥甘草附子湯已不可思議。。况煩躁二字篇內不勝書。。豈舉凡煩躁概作四逆看乎。。論內所有行四逆湯無煩躁字樣。。

獨上文主重發汗復加燒鍼。。或煩躁證仍在者庸有之。。本湯則對於煩躁之外無餘證。。顯非四逆證中之煩躁。。乃煩躁證中之四逆。。四逆湯主表裏內外無離合。。定諸方中。。則四面不相失。。本方先從上以降下。。令手太陰與足太陽若離合。。君茯苓以救誤汗之逆。。復從下以升上。。令足太陰與手太陽若離合。。佐人參以救誤下之逆。。承上茯苓桂枝白朮甘草湯提取一味苓。。厚樸生薑甘草半夏人參湯提取一味參。。遂變通芍藥甘草附子湯爲四逆。。假令有芍無薑則恝置其太陽。。太陰縱不煩躁。。太陽仍煩躁也。。手太陰互根足太陽。。足太陰互根手太陽者也。。不互爲其升降。。安得不煩躁乎。。附子生用又何取。。不炮附者欲其與薑並行耳。。四逆湯大都重在急進。。即炮用亦面面俱到也。。苓桂朮甘證非有逆字耶。。彼證太陰太陽不開之逆。。其逆顯。。本證太陰太陽不升不降之逆。。其逆微。。彼湯逆以順取。。本湯逆以逆取也。。

發汗後。。惡寒者。。虛故也。。不惡寒。。但熱者。。實也。。當和胃氣。。與調胃承氣湯。。

發汗不善師麻桂。。勢必逼取太陽之自汗。。非洞穿手太陽。。則洞穿足太陽。。令足太陽欲降不降。。手太陽欲升不升而後已。。往往汗後惡寒者意中事。。勿謂汗藥未如量。。徒以病不解三字辭其咎也。。蓋初得發於陰之傷寒

○○其必惡寒而汗不見者○○汗以保障足太陽之血液○○非所以卻邪○○無如疏散藥祇有發力無收力○○轉令從頭走足之氣化○○與汗孔無異○○此豈表未解之惡寒哉○○汗後不獨虛有其表○○並頭項以下○○亦虛有其太陽○○則陽道虛其半故也○○足太陽旣陰不成陰○○手太陽將遲遲而未升者亦意中事○○乃曰不惡寒○○忽然失卻惡寒之知覺○○非足太陽不惡寒也○○地氣升則虛氣落○○手太陽亦帶熱而上親○○初時所謂或已發熱或未發熱者○○至是無發熱之足言○○但熱而已○○夫但熱又何惡寒之有○○度亦虛邪之遺熱未過去○○虛熱就衰者近是○○似可信其熱非實熱○○然後虛浮其熱也○○孰意熱者實之端倪乎○○以一發無

餘之汗藥。。寒去而熱有所存。。汗續至而浮陽之升力又未逮。。精氣壅而不走。。非卻邪則護邪。。所謂穀氣相薄。。兩熱相合。。合熱無有不實者。。實則斷太陽爲兩截。。陰經半截虛。。陽經半截實者非歟。。在陽明脈實者宜下之。。脈浮虛者宜發汗。。本證豈能汗下兼施乎。。素問有治遺之法在。。曰視其虛實。。調其逆從。。可使必已也。。脈以胃氣爲本。。舍胃氣以何物調之乎。。曰當和胃氣。。和亦調耶。。太陽無行小承氣之例。。與調胃承氣湯。。便收效於和矣。。上文胃氣不和譫語者。。非少與調胃承氣湯乎。。吾謂本證又當且和且調也。。承氣入腹。。則胃氣先行。。藥氣後行。。胃氣用以和虛實。。藥氣用以調逆從

○○藥氣從胃氣○○令穀氣與太陽不相失○○是以從調從○○藥氣逆邪氣○○令穀氣與熱邪不相得○○是以逆調逆○○要其納藥氣於胃氣之中○○和氣載之而出○○與湯一如未與湯○○故不曰主之也○○喻氏但字下加惡字○○黃氏但字改反惡字尤謬○○

太陽病○○發汗後○○大汗出○○胃中乾○○煩躁○○不得眠○○欲得飲水者○○少少與飲之○○令胃氣和則愈○○若脈浮○○小便不利○○微熱○○消渴者○○與五苓散主之○○

豎太陽病○○惜汗藥推倒太陽也○○以精氣游溢未畢○○發汗後穀氣幾為汗藥所奪盡○○於是奪穀兼奪水而大汗出○○所出純是水津○○則大汗祇能浮泛足太陽○○勢必淹沒

手太陽○○緣足太陽化成於水○○手太陽非化成於水故也○○徵明其胃中水竭曰胃中乾○○徵明其手足太陽之倒置○○兩不相遇曰煩躁○○兩不相通曰不得眠○○經謂陰陽已通○○其卧立至○○煑藥取千里外之長流水以溝通之○○水亦克收催眠之效也○○如其欲得飲水者○○欲得寒水乎○○抑欲得煖水乎○○不得寒水以浮之者○○欲得煖水以浮之○○太陽亦智矣哉○○曰少少與飲之○○非限制其水也○○飲入有五層波折○○非少少與無從將息之也○○蓋入胃則胃令得以行○○令水氣穀氣合化爲精氣○○游溢而上輸者一○○輸於脾則脾令得以行○○令精氣一散爲津液○○穀有穀津液○○水有水津液○○舉而上歸者二○○歸於肺則肺令得

以行。令營衛與穀精爲一路。營衛遂富於津液。水道與水精爲一路。水道亦富於津液。津液通調者三。調水道則決瀆之令得以行。令精之水化小便而出。與津液相盈虛。水之精守津液以存。與氣化相終始。因而下輸者四。輸膀胱則州都之令得以行。令水精存於水。水府即津液之府。水精布爲水。水原即氣化之原。夫而後水入於經。出太陽於水者五。此豈杯水能有一候之靈哉。凡胃氣所到之處。皆水精所入之處。大有中五之範圍者在。歸美於胃氣之和則愈矣。若旋飲而脈旋浮。仍是陰浮陽不浮。觀小便不利。顯見陽未升則陰未降矣。假令陽浮則熱自發。乃陽氣微於下。則熱雖甚而熱亦微。。曰微熱不曰熱微者。。熱邪掩入微陽之中也。。其熱非膀胱之寒水所能禦。。斯微陽若有意以渴字寫熱邪也。。此爲救渴惟恐不贍。。烏容已於呼癸之切乎。。無如隨渴隨消。。飲水一如未飲水。。縱水多不能以五美見長。水不成精。。又何裨於渴乎。。法惟以五苓五司其令。。則散水爲精矣。。與五苓散主之句。。詳註方後。。

五苓散方

猪苓十八銖去皮　澤瀉一兩六銖　茯苓十八銖　桂枝半兩去皮

白朮十八銖

右五味爲末。以白飲和服方寸匕。日三服。多飲煖水。汗出愈。

桂枝似非消渴所宜也。下文小柴胡方下明曰若不渴外有微熱者去參加桂。況消渴乎。凡五苓證不離渴。下文發熱又曰有表裏證。非止身外微熱可知。況本證顯非身外微熱乎。陽明豬苓證有脈浮小便不利字樣。不過發熱渴欲飲水二句有異同耳。金匱口渴者與豬苓湯。餘皆倣此。胡寧割愛豬苓。不肯割愛桂枝耶。方內非多用桂枝也。以少數桂枝末入五味藥內。和白飲以餌邪。邪能消水。不能消散也。且尾以煖水之多。與辛溫之桂尤相得。寒水不克勝熱邪者。從治煖水以戰勝之。則敗熱邪於白飲之中者。以有桂在。出太陽於煖水之中者。。亦有桂在也。。蓋緣熱邪不欲得水。。則極力反抗其水。。陽氣欲得水。。又不能仰給於水。。故愈飲水愈消水。。水不歸下而歸上。。渴不在上而在下。。宜其陰浮陽不浮。。有消水之熱揚之而益浮。。陽渴陰不渴。。有消水之熱截之而更渴。。無非熱邪畏穀不畏水。。水不精則邪不卻。。陽氣喜溫不喜寒。。水不煖則陽不升。。本方寓散於水。。便散水為精。。仍不離乎與水法也。。何以能令行於水耶。。苓者令也。。以五苓命方。。不啻五布其令也。。豬澤先聽命於胃。。澤瀉游溢水面之精。。豬苓游溢水底之精。。轉而聽命於脾。。脾布令於朮。。散穀精水精為兩道而歸諸肺。。肺布令於苓。。苓通水道而調水道之精。。斯循道者水。。而歸化者精。。則以膀胱爲會合。。而桂枝主其令。。令水府則合水。。毛脈則合精。。太陽遂帶水精之氤氳而出。。故曰汗出愈。。雖然。。太陽得以被其澤者。。陽明之賜也。。藥力起於胃而及於膀胱。。苓而曰五。。亦溯源中五之義也。。陽明篇另有渴者在。。報之以五苓也亦宜。。

發汗已。。脈浮數。。煩渴者。。五苓散主之。。

書發汗已。。明明無大汗出矣。。無如大汗有蓄勢。。汗藥同是奪穀兼奪水。。不過水津已而未出耳。。上條大汗縱不復出。。已推倒太陽之陽。。形容其陽不浮而陰浮。。則渴在下。。本條大汗縱未遽出。。已淹沒太陽之陰。。形容其陰不浮而陽浮。則渴在上也。陽浮水面。則熱浮水面。即不發熱。而熱亦非微。第覺水與熱搏。水不勝熱則脈數。熱又與陽并。陽不協熱則浮數。畢竟熱邪橫斷手太陽。水津橫斷足太陽。足太陽尚賴有膀胱在。獨惜手太陽去膀胱如秦越。於是乎煩。膀胱尚賴有津液在。獨惜手太陽望津液若雲霓。於是乎渴。不曰大煩渴不解者。白虎加人參湯不中與。即欲少少與飲之。飲入亦不奉陽明之令而行。緣汗藥攘奪胃中之水穀。而後走皮外者汗。停皮內者水。非必有流滴之大汗也。特如水之勢。幾相迫而來。太陽遑有引水之餘地哉。不爲消渴爲煩渴者。煩不在無水以解渴。渴在有水不解煩。。不消渴之消渴也。。大抵不精之水。。斷難繞折入膀胱。。以更新其津液。。又焉能秉氣化而出。。以洗新太陽乎。。得水旣不足爲五苓之代價。。能勿以五苓散散入白飲中。。以煖水尾其後。。爲白飲煖水贖回其價値乎。。五苓散主之。。白飲散其精。。煖水布其陽。。五味藥似讓功於水。。吾謂飲入自從令如流。。服五苓當與食五穀同論也。。方下汗出愈三字。。可以味其德矣。。

傷寒。。汗出而渴者。。五苓散主之。。不渴者。。茯苓甘草湯主之。。

書傷寒。。傷寒證無一具。。寒邪必有遁形。。況非發汗而汗出。。固非脈浮自汗出之傷寒。。尤非陰弱汗自出之中風。。顯見汗出卽邪入之對觀。。恐水穀之海。。不堪邪擾矣。。假令汗自出不惡寒。。否或自汗出而惡熱。。則邪屬陽明。。特汗出無自字。。不獨陽明不受邪。。卽謂病機還出太陽。。究無實際。。矧汗出而渴。。爲太陽初得病時未之見乎。。下文服柴胡湯已。。曰渴者屬陽明。。太陽病可作陽明觀耳。。陽明亦非凡病皆渴也。。汗出多而渴者。。曰不可與豬苓湯。。詞旨可與上文一例看。。度亦少少與飲之。。令胃氣和則愈焉已。。且本證少一多字。。未說到胃中燥三字。。焉能認爲純是陽明病之渴。。不涉太陽乎。。不寫太陽陽明病於病。。兩陽均不受邪也。。但寫太陽陽明病在水。。陽明患水少。。太陽患水多也。。此殆汗未

至而邪先入。。制止胃中之穀。。而不制止胃中之水。。故
但出水津之汗。。不出穀氣之汗。。假令穀氣護邪。。邪祟
又爲胃家之賊。。因轉屬陽明者有之。。旣在穀與邪敵。。
而相持不下。。渴欲乞援於水者。。胃脘之陽也。。雖然。。
飲入之水甫下膈。。能爲水陣之戰哉。。五苓散主之。。散
白飲而成兵。。傾煖水爲後勁。。先盪平其中土。。而次及
於太陽。。詰朝收效未遲也。。書不渴者。。告肅清矣乎。。
未也。。闕汗出二字。。五苓未竟全功。。法當環顧太陽之
汗孔。。如其續得微似有汗出。。則前此之水津已過去。。
若五苓之汗無信息。。不特太陽尚未脫離水氣。。餘邪必
復退出太陽。。與皮内之水相容與。。是藥末不過爲叢毆

爵。。一任餘邪如擇木之烏斯已耳。。茯苓甘草湯主之。。看似爲五苓無效而設。。又似爲五苓有效而設。。二方再接再厲處。。如天衣之無縫。。以其不渴句上無若字作轉語故也。。方旨詳註於後。。

茯苓甘草湯方

茯苓二兩　桂枝二兩去皮　生薑三兩切　甘草二兩炙

右四味。以水四升。煮取二升。去滓。分溫三服。

本方在厥陰則先治其水。。卻治其厥。。在本證則後治其水。。復取其汗。。非爲渴而不渴立方。。不渴不容再渴也。。爲汗而不汗立方。。不汗正宜再汗也。。假令未與五苓而汗出不渴。。是無五苓證之渴。。則主本方。。不必主五苓。本方克勝其任也。假令旣與五苓而汗出不渴。是得五苓之汗。則主五苓。不必主本方。五苓已竟其功也。無如汗出而渴狀一齊來。則本方不適用。特以五苓爲之前。迨不渴而汗信又過去。則五苓不適用。特以本方爲之後。五苓由本方翻出。本方由五苓翻出。二方互用相循環。宜乎不渴句上無一若字作轉語也。何以必去水而後得汗耶。已出之汗。生於水耳。非生於穀也。水津出皮外。必水氣在皮裏。邪入因水縱之入。邪出而水不偕之出。是水氣不特無力以卻邪。轉令卻邪之汗不能繼。餘邪遂藉水氣爲護符。皆由五苓方內無薑草。未克中邊俱到耳。一易爲茯苓甘草湯。

本辛甘化陽之義。。合桂薑以發其腠理。。苓甘自載中央之水而去。。餘邪遑有立足之地乎。。五苓以水逐邪。。邪能入尚能出。。本方逐邪於水。。邪既出不復入。。同是卻邪。。一法翻爲兩法。。兩方當合爲一方也。。兩方與上茯苓桂枝甘草大棗湯異曲而同工。。一則煖水佐白飲。。服法異。。一則流水作甘瀾。。煑法異。。藥味之同不同無論矣。。與本方又出入祇薑棗二味。。彼因膀胱之水干及少陰。。其水動。。故靜之以大棗。。此因胃家之水漬出太陽。。其水靜。。又動之以生薑。。要皆拯太陽於水中則一也。。

中風。。發熱。。六七日。。不解而煩。。有表裏證。。渴欲飲水

○○水入則吐者○○名曰水逆○○五苓散主之○○

書中風○○外證也○○陽浮故發熱○○胡汗出不書耶○○必魄汗及於陰而止○○令陽不得有汗○○而陰反截留其汗○○熱邪殆巧於避汗矣○○汗未出而邪先入矣○○何以發熱如故耶○○六七日其熱已更○○始則發生并於手太陽之熱○○脈或浮○○繼則發起并於陰經之邪○○易為并於陽經之熱○○則脈不浮○○顯見手太陽之熱邪不在手○○足太陽之熱邪不在足○○其經盡而不解也必矣○○書不解而煩○○煩在手太陽之熱○○不能解於手○○足太陽之熱○○不能解於足也○○安用此不用命之穀氣乎○○書有表裏證○○無外證在言外○○宜乎魄汗不能兼顧矣○○蓋手太陽之外證入在裏○○

足太陽之外證變爲表。。裏也而有表證爲之應。。度非陽明之闔力能拒之以出外。。表也而有裏證爲之緣。。度非太陽之開力能撥之以向外也。。無表裏病而有表裏證。。豈非與表裏俱熱之白虎加人參湯證相髣髴哉。。獨是其表不解者不可與白虎。。有表證與無表證若逕庭也。。何以有裏復有表耶。。表證則逆穀。。裏證則逆水。。汗欲出而外邪又向入。。轉牽掣太陽之開。。所以有表證而不解者一。。水雖入而外邪不肯出。。轉梗阻陽明之闔。。所以有裏證而不解者二。。胡逆水又渴欲飲水耶。。非陽明欲飲水也。。乃太陽欲飲水以助穀。。思合水穀之精。。徹表繼而徹裏。。一若非欲得水以解渴。。直欲得汗以解煩。。

故特借渴飲而寫其意於水也。。奈何水入則吐。。胡尙逆水耶。。名曰水逆。。水不得入於陽明。。其水自逆而出。。縱欲留之而不住也。。水何以逆。。陽明不闔則水不收。。以有太陽之外證在。。强開陽明作太陽。。殆不逆水之逆水。。水與開力不相投故也。。夫無孔不入者水。。陽明且不克入。。遑能出太陽哉。。從可知白虎加人參湯證曰渴欲飲水無表證者。。水不逆則水精必布於太陽。。太陽開便是其表解。。表之解不解繫乎水。。白虎證當以通調水道爲前提。。可反觀本證爲張本也。。假令食入又何若。。言欲飲當然非欲食。。卽食入亦難容。。不觀兩陽合病之但嘔乎。。未有陽明反闔爲開。。而水穀不逆之理也。。治

穀猶其後。。治水則莫妙於散水。。五苓散主之。。水能入
自能出。。煖水白飲仍與有其功也。。何不尾以茯苓甘草
湯耶。。上條邪入一證。。邪出又一證。。本條則一證翻爲
兩。。不過無中生有之表裏證耳。。五苓可以一矢貫之也

。。喻氏加多服煖水愈五字無消說

未持脈時。。病人叉手自冒心。。師因教試令欬。。而不欬者
。。此必兩耳聾無聞也。。所以然者。。以重發汗。。虛故如此
。。

書未持脈時。。未持手太陽之脈。。已見手太陽之證。。以
其標陽不足觀。。太陽一易爲病人。。病人與其人之比較
。。夫非同是叉手自冒心哉。。其人其陽在心下欲得按。。

儼欲假手手少陰以援太陽。。本證手太陽之脈則合在心。。冒心卽冒太陽。。標陽剝而未復。。覺冒之尤勝於按之也。。獨兩耳無聞。。仲師已一眼看破矣。。何待教試令欬耶。。豈聾不欬。。欬不聾耶。。欬非欬嗽之謂。。乃謦欬之謂。。言笑自如。。而聲且大也。。曲禮車上不廣欬。。訓聲大爲欬。。在聾人聾於耳而不聾於心。。愈無聞而聲愈欬。。用心聞。。故用心欬也。。在病人聾於心甚於聾於耳。。愈無聞而聲愈不欬。。無心欬。。寔無心聞也。。夫聲入則心通。。心之聲發爲言。。以聲應聲則如彼。。不欬則心不通聲卻如此。。此人必不解其病之所以然。。仲師教之令其寫出叉手冒心之所以然。。未持其脈。。先持其心。。師寔借病人代寫其不必持脈。而別有會心之所以然。曰以重發汗。汗傷心液乎哉。何至於聾耶。腎開竅於耳。聲又根於腎。腎亦波及耶。更莫明其所以然。曰虛故如此。既虛矣。語氣何漠然耶。毋亦今日如此。異日不如此耶。固也。正惟手太陽虛而無薄。薄於心宮始如此。心陽不忍漠視太陽之虛。寧割愛其本氣之熱。補助太陽之熱。則心與小腸關休戚也當如此。因而手少陰與手太陽相授受也故如此。不如此不能先得仲師愛惜太陽之心。病人誠可教矣哉。雖然。與其聾也。毋寧虛。虛可憫。聾獨可恕耶。是又有陰極成陽之所以然。陰莫陰於聾無聞。太陽庶從陰中更化而出。

設也坎陽一動○○則君相二火同起於坎中○○萬幾待理之時○○卽萬籟俱應之候○○傳其聲者少陽○○坐而聽者君主也○○少陽司兩耳○○用以達四聰○○非徒以太陽之疾苦上聞也○○若聾而至於無聞○○不同少陽中風無所聞○○彼證苦無樂聞之所○○本證卽有所聞亦不聞○○殆靜存之狀態○○君相二火齊歸宿於腎○○默化而極於無聲無臭之微○○太陽受新恩爲何若○○末句如此二字○○詞若憾而心寔喜也○○蓋所以任物者謂之心○○一物不任者亦心○○眞心不在心而在腎○○則心與耳悉成爲虛器○○病人遂畢露其虛形○○就令心下無所思○○乂手冒之不爲褻○○故本證之虛當別論○○爲別開生面之寫虛法○○教病人○○寔教萬世也

發汗後。飲水多。必喘。以水灌之。亦喘。

上條更化手太陽。熱不足則取給於心。本條更化足太陽。寒不足則取償於腎。一則借鏡在聾。一則借鏡在喘。聾雖說明其所以然。其故尚在言外也。喘獨不說明其所以然。其故又在不言中也。吾爲之解曰。手足太陽當以心肺爲卵翼。以汗藥剝奪其氣化。太陽脫離腰以下不待言。不至虛而無薄者。手太陽則託庇於心。毋庸託庇於肺也。足太陽則託庇於肺。無殊託庇於腎也。腎上連肺。足少陰脈從腎上貫肝膈入肺中。一與足太陽遇。便太少合爲一。而寒氣化爲二。遂以大陽之本氣還諸太陽。太陽得復活在肺中者。少陰再造之。太陰玉成之也。手太陰降而後足太陽降故也。飲水則降矣。飲入有上歸下輸之靈。自聯太陽膀胱爲一氣。假令少少飲則太陽將從容以走足。略被氤氳之澤而不知。誠以氣化稗斯受用微。取精不在乎多也。若飲多則游溢未畢。而壅遏過之。不特水與水相逐。直逐出太陽於身外。手太陰挽無可挽。必牽引肺氣而喘。飲水不喘多飲喘。水亦有值有不值者歟。喘又牽引其皮毛。一身卻非太陽之弱力所能周。不知者方謂汗後必太陽半開半未開。而以水灌之。殆欲洋灑太陽也。孰意太陽驚水如驚汗。還而薄於手太陰。轉令天氣反開而爲閤。。强開肺喉固喘。。强閤肺葉亦喘。。喘因太陽之離合爲轉移。。無非因水氣之散亂爲轉移。。得水且不能爲太陽善其後。。况誤治乎。。吾又爲之解曰。。喘非眞喘也。。設言其喘耳。。假令汗後致喘。。當如上文所云汗出而喘也。。飲水亦設言其多耳。。假令欲得飲水。。當如上文所云大汗出。。胃中乾也。。非欲飲何至多飲耶。。灌之更設言其喘。。下文以冷水潠之灌之無喘字。。如欲防其喘也。。縱飲始難免於喘。。節飲又何有於喘耶。。飲既不喘。。寧獨灌之喘耶。。卽喘亦非如未經發汗者之喘而汗出。。與夫無汗而喘也。。其在喘家。。及微喘。。及或喘。。皆非指發汗後而言。。則本證之喘。。祇從水字發生作可喘可不喘論可矣。吾用是知太陽剝易而復難。雖日用之常。且生阻力。上條推類而及於聾。本條推類而及於喘。就令指顧間或不聾亦不喘。彼喜用市上取汗品者。儘有思過之餘地也。

發汗後。水藥不得入口。爲逆。若更發汗。必吐下不止。

發汗後亦口先死耶。論內誤汗不勝書。未有云水藥不得入口也。下之水漿不下者有之。仍入口也。若水與藥先與口顯相拒。何止如上文水逆之入口則吐哉。水不入口則絕矣。奚啻逆乎。藥不入口則無從更藥矣。何處有更發汗乎。乃僅以爲逆一語了之。我不敢知曰水逆。水逆則極其量亦吐不止而已。我亦不敢知曰穀逆。穀逆極其量亦汗不止而已。旣逆又何至下不止耶。一逆則格拒而入焉不得。胡不曰再逆則傾倒而出焉不止耶。汗後不言吐不言下並不言汗。更汗後忽言吐忽言下仍不言汗。汗藥並未一空其中之所有也。吐之下之始尸其咎耳。治不爲逆。長沙見之謂爲逆。一若不問所犯何逆。證證悉爲發汗是問也者。夫誰肯以汗藥受吐下之謗乎。雖然。水藥並進。惟五苓散爲然。非所論於其他也。曰不得入口。不曰不能入口。非不能入也。入口而失其効用。與不得入口等也。不待入腹而後失其効用。入口便不得五苓之用。是難五苓也。。五苓爲中五立功。。非爲功於口也。。脾開竅於口。。胃脈還出挾口。。爲逆云者。。胃氣固逆。。脾氣尤逆。。逆而及於口。。是倉廩之官。。以出口爲盡頭。。試問五苓散能從口中運輸水穀否乎。。抑入口遂化水藥爲烏有乎。。毋寧設言其與口不相入。。留爲有用之爲得也。。不必斤斤於得入不得入爲嘗試也。。若更發汗。。又非徒發動其土氣。。更發盡其精氣。。精氣無土氣以爲之守。。必吐下不止。。就令吐下止亦必俟諸地平之後。。則太陽之虛懸無薄可想也。。以汗藥橫肆於其間。。中土且不治。。何有於太陽乎。。彼動用市上竄散品者。。未知其何術以收殘局也。。吾得而斷之曰。。有腎在。。地氣上者屬於腎。。若以蟄封之靈。。卷回土氣而歸於腹地。。未始不可爲汗後讀其衍也。。然微陰樞之力以黙爲轉移。。則升降息矣。。語語爲汗藥打破後壁。。卻袖手以坐觀其安危。。長沙豈故爲此偈句哉。。責之而不復糾之者。。以誤藥而倖有勿藥之理存。。故三條立證不立方。。令知非者悟。。而自是者迷。。是亦教人內省之意也。。

發汗吐下後。。虛煩不得眠。。若劇者。。必反覆顛倒。。心中懊憹。。梔子豉湯主之。。若少氣者。。梔子甘草豉湯主之。。若嘔者。。梔子生薑豉湯主之。。

汗吐下不如法。。又有後顧矣。。緣太陽經三番之剝而未復。。非煖水不能更新之。。卻非多飲之煖水能更新之。。

惟吐出坎中不煖之火。含卻坎中最煖之水。精而歸於化者。乃能更新之也。以其虛煩。非謂煩爲假相。實際上不煩也。謂心不在而煩在。虛留其煩於君主之位。殆眞心遺落之煩。煩無主體。故曰虛煩。不言虛熱者。不特太陽無中氣之熱之足言。連帶少陰亦無本氣之熱之足言。以太少兩熱合爲一。已沒收入煩緒之中。是虛煩亦太少退化之熱之流露。所謂累熱而增煩。煩中之熱不了了。正氣之遺熱有幾何。邪氣之遺熱有幾何。覺實而言之則鑿也。毋寧以虛煩二字括之。要皆汗吐下之庸工。助邪爲虐。熱邪傷殘太陽之熱氣。而殃及少陰。熱傷氣故氣傷精。心者火之精也。與水之精互根於坎腎。腎臟必脫離其煩。心陽纔有歸宿之安也。無如其爲實若虛之煩。實而無定位。則起臥直以煩狀爲環境。詎必煩躁而後不得眠哉。但煩亦欲眠而不得。儼有一虛懸之障礙物。籠罩其眠。可見虛煩之勢力尤爲大。大則爲虛故也。若劇者。煩虛劇更虛。虛寫太少之陵亂。而僅露其端倪。時而太陽薄於少陰之心。其反也心爲之仰。時而少陰薄於太陽之背。其覆也背爲之俯。時而太陽之標易爲少陰之本。其顛也首焉而足向。時而少陰之本易作太陽之標。其倒也足焉而首向。此非煩極而劇。亦非劇極而煩。第以手足官骸如虛器。必反覆顛倒而始適者。蓋有不得隱曲者在○○曰心中懊憹○○懊憹有恨意○○恨未陰陽若離合○○正是太陽少陰之實情○○淺形之曰煩曰劇者○○形容猶未盡實也○○梔子豉湯王之○○發汗吐下後行梔子哉○○長沙立方無虛設○○良由其立證有眞詮○○曰若少氣者梔子甘草豉湯主之○○吐下傷中可知○○曰若嘔者梔子生薑豉湯主之○○吐下動膈又可知○○加味而不離梔豉○○舍五苓而進一法○○跟上煩字○○撇上渴字○○五苓取水之精○○解渴其餘事○○梔豉取精之水○○解煩尤餘事也○○方旨詳註於後○○

梔子豉湯方

梔子十四枚擘　香豉四合綿裹

右二味。以水四升。先煮梔子。得二升半。內豉。煑取一升半。去滓。分爲兩服。温進一服。得吐者止後服。

梔子生薑豉湯方

即前方加生薑五兩。煎法同。

梔子甘草豉湯方

即梔子湯加甘草一兩。煎法同。

梔子形圓色赤象心。生於水中。腎中之心爲眞心也。其義即陰中之陽爲眞陽。水中之火爲眞火。寒中之熱爲眞熱耳。獨是梔子以苦寒稱。其無辛温氣味不待言。然則水中之火亦寒耶。非也。火非不熱。熱在水。

水非不寒。寒在火。火之精有水在。離中所以虛。水之精有火在。坎中所以滿。假令離而不坎則火益熱。坎而不離則水益深。下文眞武湯證見熱不見寒者。水下而火上。非火水未濟之占乎。蓋精與精合斯兩而化。精與精搏斯一而神。神以靜而存者。氣以動而變。變則生生化化於無窮。寒熱二氣遂周流而不可勝用。誠以腎間之氣動。則膀胱之氣出。起化者少陰。開化者太陽也。於是三陰三陽更化之神機。皆資始於腎。陰陽不測之謂神者此也。孰意聖而不可知之仲景。更神妙無方乎。梔子出水便赤。陽也而帶陰。香豉入水便黑。陰也而帶陽。一則脫化其陽。所吸收者泉下之陰。。一則腐化於陰。。所吸收者日中之陽。。有火色火味無火氣者梔子也。。有水色水味無水氣者香豉也。。二物皆氣歸精者也。。尤妙在後納香豉則鹹味先行。。鹹能引腎。。取香豉以入化也。。先煮梔子則苦味後行。。苦能堅心。。取梔子以出神也。。其擘梔子爲二者。。擘梔子。。卽擘太少也。。其合香豉爲四者。。合香豉。。卽合太少也。。陽數七。。火數二。。分之則太少各得枚數之半。。倍七枚無殊二七枚。。則地生天成之數備。。腎臭腐。。豉臭香。。裹之則腎陰僅收鹹味者半。。隔香氣用以散邪氣。。則四合取二之旨明。。曰得吐止後服者。。非以香豉取吐也。。豉久腐益香。。寒暑不能侵。。風霜不能蝕。。瓜蒂散不過借其醞釀之氣以卻邪耳。。本證之吐是梔子之功竟。。香豉無與也。。緣少陰之樞不轉。。多有欲吐不吐者。。得吐正心陽勃發之機。。故曰止後服。。不吐則再服在言外。。後服又吐與不吐無問題。。吐出更新之陽固佳。。卽徐徐引出亦佳。。不曰以得吐爲度可見也。。若少氣者用甘草以培氣。。嘔者用生薑以止嘔。。寧加味以及其餘。。梔豉則務盡其長而不易。。何其視少陰尤切於太陽耶。。三陽皆陰中之陽。。祕陽根者腎。。系陽神者心也。。其得別爲三陽以主外者。。無非推廣少陰之熱而化陽。。陽退皆引爲心陽之累。。煩字有雙關意也。。彼陽明厥陰有梔豉。。試思陽明少陽之退化何若乎。。

發汗。若下之。而煩熱。胸中窒者。梔子豉湯主之。

太陽病有煩有熱無煩熱。煩熱互見。是半爲少陰之本熱。半爲太陽之標熱。而後疊煩疊熱如一層也。在陽明病人煩熱。則汗出不復煩。在太陽必愈得汗愈煩熱矣。況明明因發汗以牽合之乎。夫以徹表徹裏之汗藥致兩傷之氣并爲一。初非煩熱而煩熱。就令不繼以誤下。手少陰已落太陽之邊際。日流散而難收。若下之則病形更叵測。下藥非復與少陰爲難也。一任其與太陽相依於身外。煩熱似尚可爲也。無如少陰之歸路儼有障礙物爲前途。胸上胸下相去如斷岸。則書矣。書胸中窒者。餘邪從心系。堵塞在當中。此外非無餘地也○○特胸中窒卽心上窒○○少陰邉可以寸乎○○煩狀不內藏○○祇有散失少陰斯已耳○○下文柴胡證曷嘗非心煩胸亦煩○○彼胸滿連於脇○○非窒胸兼窒脇也○○結胸證曷嘗非熱入且熱實○○彼胸結通於膈○○非窒胸兼窒膈也○○旣窒胡心中自若耶○○所外越者少陰之熱氣耳○○眞心未嘗越出軌外也○○水火之精無恙在○○腎得卧宜乎心得眠○○縱或煩熱不少減○○胸次已隔斷其音信○○則反覆顚倒懊憹諸狀態○○無從印入於腎治之中○○故雖與上節有異同○○梔豉證不必悉具也○○以太少之剝而極於盡頭○○毋寗割愛其煩熱○○而更新其標本○○梔子豉湯主之○○二物肯爲誤藥補過也○○胸中未復將奈何○○心陽發動○○邪

崇自懔於霜威。。何難打消其室乎。。且地氣上者屬於胷。。未有上焦得通而淸道不開之理。。矧胸際乃陰陽公共地乎。。

傷寒。。五六日。。大下之後。。身熱不去。。心中結痛者。。未欲解也。。梔子豉湯主之。。

傷寒五六日。。愈矣。。即未愈亦病勢趨於陽。。發於陰病已過去。。作發於陽論可矣。。初時或已未發熱及體痛。。茲則陽浮熱必浮。。當然熱不薄於身。。熱浮痛必浮。。當然痛不著於體。。痛欲去。。熱亦欲去也。。汗出則去矣。。奈何祇知有下而不知有汗乎。。大下之後。。病必不除也。。與流漓之汗等。。而爲害則過之。。當以身熱不去四字為罪案○○勿謂寒來則熱去也○○寒固不來○○熱尤不往○○乃熱已去而復回○○遂既回而不去也○○緣足太陽欲解之熱邪○○本欲從手太陽去○○無如下藥截回其去路○○於是不去作手太陽之頭之熱○○還而為足太陽之身之熱○○宜其一身翻作熱邪克復地○○則欲其去也○○必有卻邪之汗來○○彼或不鼠竄而不得○○無如大下後其穀已荒○○魄汗又何自而來乎○○況手太陽尚不知去向○○何怪熱邪之肆無忌憚乎○○書心中結痛者○○豈身有身之熱邪○○心有心之熱邪哉○○假令兩路是邪○○是表裏俱熱○○熱結心中矣○○若熱自熱而痛自痛○○顯見手太陽之遺熱○○卷入身之表○○故發熱無消息○○手太陽之餘痛○○卷入心之中○○故

體痛無端倪。。其熱不結而痛結者。。足太陽非與手太陽分爲二。。太陽不結則熱無從結。。手太陽與手少陰合爲一。。太少互結。。其痛烏得不結乎。。此等病形如卷軸皆倒卷之下藥使之然。。必非庸工所夢見。。非可以繫鈴解鈴屬之也。。五六日前當解而不行解法。。後此縱欲以汗解之。。精氣不足以供矣。。未欲解也。。矧篇內種種解熱解結解痛諸方。。無一可以假借乎。。計惟以不解解之。。其結焉痛焉之熱氣則更新之。。腎間大有水火之餘氣在也。。然則太少之寒氣一仍其舊耶。。非也。。寒熱不過火水之氣一而二。。水火之精則二而一。。太少合水火爲寒熱。。故從標亦從本。。標本雖熱不盡熱。。雖寒不盡寒也。。梔子豉湯主之。。二物非寒卻非熱。。第吐出水火之精。。熱固被其化。。寒亦被其化也。。

傷寒。。下後。。心煩。。腹滿。。臥起不安者。。梔子厚樸湯主之。。

傷寒開始便下耶。。下後不堪問矣。。書心煩。。煩狀寫入方寸之地。。是愈縮愈窄之煩。。不同籠罩其心之虛煩。。更非脫離其心之煩熱矣。。書腹滿。。上文下之後胸滿則有之。。或下之心下滿。。下後心下逆滿亦有之。。腹滿則前路所未言及。。彼下之因而腹滿者。。似屬太陰也。。無時痛二字。。猶未激刺太陰之腹也。。陽明下之腹滿又兩見小便難。。大下後六七日不大便煩仍不解。。而後腹滿痛。。可悟本證亦陽明病所無。。不必從胃家實上討消息矣。。然則虛故滿耶。。既非不能食。。及與水則噦。。亦與攻之脹滿不同論。。殆即素問熱而煩滿之謂耳。。何以腹不熱耶。。熱邪向內。。滿狀即熱狀之變相。。然則與陽明爭腹地耶。。烏合之邪。。必不敢奪據陽明之勢力圈。。特陽明麾之而不去者。。彼復虛張其聲勢。。圍繞陽明之畔界。。以實偪太陽。。太陽遂以滿狀爲環境。。並手少陰亦牽入環境之中。。與陽明相偪處。。正氣不實變爲實。。非邪氣不滿亦滿乎。。其露煩不露熱者。。必傷太少之氣化。。熱不成熱可知。。不觀其臥起乎。。臥不安猶謂胃不和。。陽明或不堪其擾也。。起不安則陽不振。。大不利於太少矣。。和胃氣有小承氣湯在。。但餘邪不在中而在邊。。可以去大黃。。吐陽氣有梔子豉湯在。。但藥力過於降則難升。。可以去香豉。。二方合爲一而去其一。。即五味去其二而取其三。。梔子厚樸湯主之。。仍君梔子也。。漏舉枳實者。。明示其變通梔子豉湯。。非變通小承氣湯也。。方旨詳註於後。。

梔子厚樸湯

梔子十四枚擘　厚樸四兩炙　枳實四枚水浸去瓤炒

已上三味。以水三升半。煑取一升半。去滓。分二服。溫進一服。得吐者止後服。

梔子非僅以除煩爲註腳。。香豉勿誤以得吐爲註腳。。上條數句無煩字。且曰梔子豉湯主之。可知除煩是梔子之餘事。本條下條無香豉。亦曰得吐者止後服。可知得吐非香豉之專長。瓜蒂散又有香豉無梔子。可知香豉汁未嘗不助瓜蒂之吐。瓜蒂取吐不同論。瓜蒂散萬不能代梔子以吐。梔子得吐不同論。彼方明言不吐者得快吐乃止。本方不言不吐者後服則當吐。又可知梔子之吐必神速。一服不吐。則後服必從容以立奇功。蓋有形之更化則得吐。吐出水火之精。令太少之寒熱。得以受氣也。無形之更化則不吐。寒熱先受氣於水火。徐徐而化成。太少始更新而出也。若謂利用梔子以吐邪。明明上言發汗吐下後主梔豉。豈非吐之又吐乎。假令當吐。又何必舍瓜蒂而易梔子乎。就如樸枳亦非反佐梔子之吐。翻吐爲下也。梔子走中。以獨力升陰中之陽。樸枳走邊。以合力破餘邪之圍。觀厚樸炙而不去皮。枳實去瓤而但炒。比諸大小承氣湯。彼方恐樸枳落邊際。本方正欲樸枳襲邊旁。製作已大相懸絕。尤妙在去香豉以避樸枳。防二物藉香豉之鹹逐餘邪以入腎也。因邪已入腹。容易繞入腎關故也。用樸不用枳又何若。厚樸有卷舒力。撥動邪氣者也。枳實有環繞力。轉移邪氣者也。二者不可缺。命方單提厚樸而不及枳實者。二味遠不若梔子之神。樸枳無甚別。惟梔子爲特別也。淺言之則梔子治心煩。樸枳除腹滿焉已。。置卧起不安於不問。。直置氣化凌夷於不顧。。豈所論於酷愛陰陽之仲聖乎。。

傷寒。。醫以丸藥大下之。。身熱不去。。微煩者。。梔子乾薑湯主之。。

凡不諳傷寒之醫。。非醫也。。不過以丸藥討生活耳。。丸藥且大下。。下力倍於湯矣。。試問其所下者何物。。非徒耗陰陽資生之穀氣而何。。書身熱不去。。看似寒邪不爲丸藥所推移。。尚留於一身之表而不去。。轉爲并於陽之熱。。聊勝於并於陰之寒也。。且結痛證不具。。醫者方引爲丸藥之代價。。以爲彼證未欲解者。。本證當有解意也。。書微煩者。。丸藥更足以儆湯藥。。自上文發汗吐下後曰虛煩。曰煩熱。曰心煩。煩狀皆作劇狀論也。安得有若隱若現之微煩乎。則且揚言於衆曰。始則寒不去。故煩不露。所大下者非新感之寒。殆本有寒分未可知。今則熱不去。故煩微露。所未下者必初成之熱。亦邪纔熱化所應爾也。此說非不可以文丸藥之過。曾亦知仲聖幾欲爲太陽少陰起訴乎。幸而心中不結痛者。足太陽已沒收入丸藥之中。與邪氣藥氣滾作一團。下膈而抵於胃。其腹不滿者。因丸藥適填大下之空。水穀之海。反覺其從容。獨惜一身之表。等於無太陽。心系之上。等於無少陰。以其不發熱而身熱。身熱非標陽之勢力。無如手太陽已墜落身下而不浮。加以受餘邪之控制。可想見其著實身膚之熱。如繩繫然。故曰不去也。且也不發煩而微煩。微煩亦非心陽之勢力。無如手少陰已寂守心中而不起。思以避丸藥之摧殘。可想見其印入心曲之煩。如日蝕然。故曰微也。凡此皆關於太少之退化不待言。得梔子自能更新其雙方之氣化不待言。特梔子厚樸湯樸枳則嫌其落邊際也。況丸不去必寒不去。就如梔子生薑豉湯。亦僅治嘔逆。無如頑硬不化之丸藥何也。惟乾薑則正對丸藥如冰炭。反佐梔子如冬夏。大下後一易其寒暑。則治化出焉。梔子乾薑湯主之。其斯爲神妙無方之湯方者歟。方旨詳註於後。

梔子乾薑湯方

梔子十四枚擘　乾薑二兩

右二味。以水三升半。煑取一升半。去滓。分二服。溫進一服。得吐者止後服。

本方亦曰得吐者止後服耶。。有乾薑則丸藥無所容。。其渣滓必化糟粕而出。。毋寧曰得下者止後服也。。乃得下不得下不爲意。。獨留意其得吐。。未必得吐可想。。一服纔得吐。。後服則不吐又可想。。如曰不吐則後服當吐。。是所有梔子皆吐劑。。何以不如瓜蒂散所云。。一則曰當吐之。。再則曰當須吐之乎。。梔子非取吐如瓜蒂又可想。。有豉曰吐。。無豉亦曰吐。。就如梔子生薑豉湯明爲止嘔而設。。亦與得吐同論。。顯見梔子之吐不吐是另一問題。。非僅以得吐爲樂觀。。其吐也如奇葩之吐豔。。其不吐也若春花之較遲。。無軒輊也。。然方下必云得吐者。。吐則氣化爲之一新。。蓋寫出其效果之妙。。爲梔子一味甲上添毫也。。得乾薑則丸藥無存在。。而暖氣乍回。。合梔子又寒溫以適。。所謂治寒以熱涼行之。。漫疑梔子寒多而熱少也。。梔子含水火之精。。帶腎間之餘氣而出。。分給少陰與太陽。。熱不足則仰給於熱。。寒不足則仰給於寒。。寒熱兩而化。。故二氣一而神。。太少所爲從標亦從本也。。梔子十四枚。。擘分四七之數者。。令太少之寒熱。。俱得以受氣也。。去香豉亦與上條同方旨。。恐鹹味引丸藥之邪以入腎也。。獨是篇內煩狀不勝書。。胡獨梔子證與少陰大有關係耶。。顧等煩也。。因太陽之煩而煩。。是君主環顧太陽。。但爲太陽煩。。不止因太陽之煩而煩。。是君主自顧少陰。。兼爲少陰煩。。大抵太陽熱化病患在不發熱則陽不浮。。浮陽隱與少陰之熱本兩相依。。苟摧殘太陽之熱。。未有不連及少陰者。。緣寒熱合化之始。。乃烹煉於水火之精而成。。起化之原在水火也。。若氣化淩夷。。則氣不歸精。。又當取償於化氣之精矣。。五苓亦取精之方也。。從穀精中提取水之精。。更藉胃中之煖水。。一面調和中五之胃氣。。一面洋灑太陽。。梔子諸方則從水精中提升火之精。。吐出腎間之熱氣。。一面復回少陰之本熱。。一面更化太陽。。太陽所以得稱爲衞外之陽者。。以有中氣之熱在。。得梔子則全個太陽受其賜。。勿岐視寒熱若天淵也。。

凡用梔子湯。。病人舊微溏者。。不可與服之。。

不善讀上文。。幾疑仲景節節以梔子湯爲嘗試。。若鰓鰓過慮其吐而復吐者然。。本節則寧備而不用。。何其駭視梔子乎。。抑所有應行梔子證。。寧缺毋濫乎。。胡又云凡用梔子湯也。。多數可用故曰凡。。陽明厥陰且用之。。況太陽證哉。。胡又舊微溏者獨靳而不與也。。得毋梔子將重累其溏耶。。本草經梔子無攻下明文。。亦無利滑字樣。。於微溏何牴觸。。且承氣諸方。。尚無追及舊微溏者。。

何有於梔子乎。。不知微溏則水穀精微從下去。。金匱溏
泄證與失精同一例。。穀生於精也。。由來已舊之微溏。。
則失穀失精非偶然之事。。蓋必鼎釜之下無薪火。。而後
濟泌別汁不足言。。此等不堪持久之病人。。就令不得梔
子證。。亦非云幸。。况誤治致變。。尚有乞靈梔子之餘地
乎。。梔子雖寒。。卻含有水火之精之煖水在。。與飲入之
煖水不同論。。五苓利用煖水入寒水之中。。梔子利用煖
水出寒水之上。。二方恰相對照也。。試思精氣涸冷之病
人。。假借何物作溫泉乎。。曰不可與之。。毋擲梔子於春
冰之內也。。然則得梔子證奈何。。微溏家手足煩熱則有
之。。手足逆寒又有之。。未有如上文種種之煩。。種種之

熱。。絕不稍露其寒也。。則言外梔子湯證必無舊微溏。。舊微溏者必無梔子湯證。。以明梔子湯恰爲陽根未拔者立方。。非所論於精氣消磨之病人也。。彼少陰病心中煩不得臥者有矣。。胸滿心煩者亦有矣。。心煩不得眠者又有矣。。何嘗一見梔子湯方乎。。少陰以坎中之陽爲寶貴。。微溏卽坎腎之漏卮。。直是少陰臟寒之正陪客。。縱得少陰病而微溏證不具。。梔子未免發腎臟之藏。。則凡水中無火之臟病。。一概與梔子湯無涉。。撇開梔子。。猶上文聾者喘者水藥不入者之撇開五苓。。無非起下眞武證也。。

太陽發汗。。汗出不解。。其人仍發熱。。心下悸。。頭眩。。身瞤動。。振振欲擗地者。。眞武湯主之。。

書太陽發汗。。不曰太陽病發汗。。明乎太陽不勝汗藥。。偏假手於發汗爲嘗試。。一若預爲汗藥任過者然。。殆其人之太陽爲特異。。其爭先發汗也。。汗藥儼落太陽之後也。。故不曰醫反發汗。。曰太陽發汗。。發汗固得汗。。卽不發汗亦得汗。。特一發則非太陽之固力所能收。。不得不以徒有發汗之力貺太陽。。書發汗復書汗出。。混出汗於發汗之中。。太陽實大開出汗之門。。簡直是不病於病病於汗。。書汗出不解。。不曰發汗不解。。發汗非不解也。。解開其本自周密之毛竅。。置太陽於如水流漓之汗孔。。太陽遂爲其人之汗所包圍。。此不當解而解。。其當解而不解者。以汗出無精氣。非所以卻邪。餘邪既小視其汗。則蔑視其人。遂以其人爲傀儡。書其人仍發熱。不曰太陽仍發熱。又非其人復發熱。仍者仍因之謂。太陽有太陽之熱。乃惹起其人之熱突如來。相因而致之發熱同而異。又仍前之謂。其人有其人之熱。乃假託太陽之熱猶未去。一如前狀之發熱異而同。例以汗出輒復熱。不爲汗衰之陰陽交證。殆不相類而相類也。不然。胡不曰其人仍惡寒耶。吾得而斷之曰。水火之精不蟄藏。則盈天地間皆無根之火。亦無源之水。火炎陰位。何火非寒。水乘陽位。何水不熱。在人人見之謂之熱。而不謂之寒者。出水之火則火益熱。

浮火之水則水益深。。當以觀水之眼光觀火也。。豈同上文五苓梔豉證。。互根之眞水眞火猶存在乎。。無眞水火便無眞寒熱。。經謂重寒則熱。。重熱則寒。。夫非寒熱往往從對面見乎。。吾知其人不特不知有寒之可惡。。熱亦不知惡也。。但發熱而已。。書心下悸。。心者火臟也。。悸又水證諦也。。曰悸不曰煩。。顯見其熱火非從心中出。。熱水卻從心下來。。其人遂不啻以熱水自冒其頭部。。書頭眩。。眩亦水證諦也。。金匱眩悸明言曰有水。。彼心下之水。。可作太陽之頭之覆幬哉。。曰眩不曰痛。。太陽不克有其頭矣。。書身瞤動。。瞤亦水證諦也。。金匱指伏飲曰其人振振身瞤劇。。形容一身之表之熱水如鼎沸。。故曰瞤。。瞤爲目動。。以目動狀太陽之動。。故全身皆動。。然猶未寫盡其振振之劇也。。書振振欲擗地。。一欲字其人殆有一點之靈犀者歟。。欲上陵之水轉而就下。。必及於地而止。。地乃有形之中土。。其腹內無形之中土。。不足以制水者。。欲假實地之土以制之。。且欲其滴滴歸源也。。擗開尺地而及於泉。。寫其意於藏精之處也。。何以振振不搖耶。。血液之汗則動經。。水津之汗不動經也。。無精以生穀。。宜無穀以生汗。。其人實患在陰不得有汗。。汗出其僞焉者也。。太陽病亦半焉者也。。其人不止太陽病。。故闕病字也。。作少陰治可矣。。眞武湯主之句。。詳註方後。。嘉言元御加多病字非。。

眞武湯方

茯苓三兩　芍藥三兩　生薑三兩　白朮二兩　附子一枚炮

右五味。以水八升。煑取三升。去滓。溫服七合。日三服。

同是治水。。五苓散水地之南。。眞武鎭水天之北。。以其爲北方水神也。。北方屬水。。而非瀰天是水。。南方屬火。。而非遍地皆火者何耶。。自一六二七生成之後。。化爲水火之精久矣。。經謂生之來。。謂之精者。。殆指與生俱來之坎腎。。藏之本。。精之處也。。先天原化起於坎。。精歸化者卽其處也。。有歸化之精在。。斯寒熱二氣出其中。。太陽少陰亦出其中。。寒熱又不形於外而藏於形。。太陽遂爲虛形之外衞。。虛邪未易入寇太陽也。。卽或傷於寒。。形歸氣則寒不傷形。。氣歸精亦熱不傷氣也。。間有不和之内氣。。例如陽勝則熱。。陰勝則寒。。寒熱都爲精所食。。精食氣便由膀胱腐化而出。。膀胱亦有氣化在也。。若爲淫氣所傷。。是氣傷精。。熱舍於腎者有之。。水聚於腎者亦有之。。凡此不一而足。。自有分門别類之雜病。。不盡關於傷寒。。本證則精化爲氣也。。少陰之眞武證曰此爲有水氣。。水不精之謂也。。在太陽反不見水而見火。。火爲陽。。水爲陰。。其人殆暴露水之陽。。掩卻水之陰。。現離南於坎北。。故水氣二字闕不書。。顯與少陰之水氣異而同。。與金匱之水氣同而異。。觀方内有朮而不君朮。。中土非成爲澤國。。崇土制水之義可從輕。。特地氣不升則天氣不降。。宜輕朮而重苓。。令水從天上輸也。。獨是本證則天邊如有水也。。得生薑溫而散。。有水之處可以令其無。。水中並無火也。。得附子溫而守。。無火之處可以令其有。。四味藥便打通地下之泉。。又不可無芍藥以收殘局。。收太陽之表氣。。而後身外之水。。纔折入少陰之脊也。。收太陰之裏氣。。而後心下之水。。不瀉落太陰之腹也。。誠以生薑升太陽未免重開手太陽。。白朮升太陰未免重開足太陰。。芍藥反佐薑朮之旋升而旋開。。非反佐附子也。。本方在太陽無加減。。勿以大黃之峻比芍藥。。即少陰病亦或因其人之兼證以爲衡。。原方五味。。不能任意侵犯也。。以眞武得名者。。其莊嚴如嶽峙。。其鎭靜若淵渟。。爲篇內獨開生面之聚精會神藥。。羣醫宜以北面祀之也。。

咽喉乾燥者。。不可發汗。。

前路覆轍相尋之汗藥。。以致其人乞靈於眞武。。則凡市上不麻不桂之疏散品。。可無過問矣。。茲復懸不可發汗四字。。五申其汗禁。。意者寧割愛麻桂以爲之倡乎。。夫使麻桂不適用。。胡不如上文所云不可與桂枝乎。。麻黃之不與縱未言及。。亦當言及之矣。。假令宜麻不與麻。。宜桂不與桂。。是置麻桂二證於腦後也。。長沙曾若是恝乎。。吾謂一發無餘之市醫藥。。已無所施而可。。更不宜施諸不可發汗之人。。獨神妙無方之麻桂。。始發汗一如未發汗。。觀於麻黄之去沫。。桂枝之去皮。。一皮一沫之微。。且不少縱其發力。。其支配之就範何待言。。二方均以發汗稱者。。可發則發。。不可發則不發焉已。。上文曰可小發汗。。非暗指麻黄乎。。霍亂曰宜小和之。。非明指桂枝乎。。減輕等分未爲小。。無微不至乃爲小。。自此以下。。勿徒以發汗二字括盡麻桂也。。類舉不可發汗者羣託命於麻桂。。加倍寫麻桂也。。書咽喉乾燥者。。喉主天氣。。麻黄秉天氣以解表。。咽主地氣。。桂枝秉地氣以解外。。看似咽乾可以窮桂枝。。喉燥可以窮麻黄。。豈知咽乾無非溼土之不前。。喉燥殆亦燥金之太過。。地氣上則天氣無不下。。溼制燥也。。有脾液之涎以涵濡其咽。。未有不浸潤其喉也。。經謂咽喉者水穀之道。。氣之所以上下。。則水穀便是活動咽喉之良藥。。可悟桂枝之歠粥以生汗。。麻黃不歠粥以存汗。。先爲咽喉之地策萬全矣。。桂枝豈徒將息有汗哉。。服至二三劑。。則不汗亦聽。。是又將息桂枝之不汗也。。麻黃將息如桂枝。。上文致衂主麻黃。。不發汗者亦聽。。汗不汗亦何常之有。。又可悟連類數條。。非迴應麻桂之發汗。。乃迴應桂枝之不汗。。例如咽喉乾燥者既非富於汗。。則汗字可略而不言。。桂枝自有消息和解其外之法在。。卽或解表與麻黃。。亦未聞麻黃之汗。。有如水流漓之慮也。。小用麻桂。。抑亦麻桂之緒餘。。非建白麻桂也。。可行麻桂在言外。。不可發汗句勒住庸醫之手。。有麻桂之妙用則可。。無麻桂之妙用。。是亂天地之氣也。。

淋家。。不可發汗。。發汗必便血。。

五不可發汗證金匱有其四。。本條載在淋病類矣。。淋有五。。曰石曰沙曰血曰氣曰膏。。金匱祇以小便如粟狀五字形容之。。太息其水穀之精變爲粟也。。粟狀之堅者爲沙爲石。。似精鑿而不華。。粟狀之輭者爲血爲氣爲膏。。似精微而不澤。。此精不歸化之病形。。正如金匱所云胃中有熱。。即消穀引飲。。水穀與寒水不相入。。但熱流下焦而止。。熱在下焦主尿血。。亦令淋閟不通。。尿血不言痛者。。血未成淋耳。。淋成則脫離膀胱之陽化。。小腹弦急其明徵。。脫離腎臟之陰化。。痛引臍中其明徵也。。淋家編入消渴小便不利門。。宜與小便有關係。。若汗禁之嚴。。則罔聞者多矣。。夫汗生於穀而穀生於精者。。必化生精而後精生穀。。已歸化之穀謂之精。。遂別食氣之精而爲汗。。非魄汗可立罄其精也。。經謂散精於肝。。淫精於筋。。非即陽明主潤宗筋乎。。溺管精囊之膜。。皆肝之筋曲成而輭化之。。本無所謂之淋。。又曰濁氣歸心。。淫精於脈。。精液引出心液。。心液融入血脈。。故有血便有汗。。在太陽爲太陽之自汗。。自汗不宜出。。惟血神點精而成汗。。將卻邪以汗不以血。。蓋營衛日走其精鋭。。肺則輸精於皮毛。。所謂天氣下爲雨者非耶。。然猶未顯見其雨出地氣也。。必飲入而輸於脾。。脾氣一面散精。。一面行津液。。散上歸之津液穀之精。。依營衛而行。。散下輸之津液水之精。。奉氣化而出。。其存於膀胱之津液。。則護送前陰以消水。。其還入胃中之津液。。則護送後陰以消穀。。夫而後環周一身之津液。。布水精於毫毛。。毛脈於是合穀精水精而固其腠理。。衛氣開其合。。斯溱溱之汗出焉。。衛氣之開爲未足。。則開其營。。麻黃所爲取汗於營。。桂枝所爲取汗於衛。。服麻桂而便血者。。未之聞也。。禁汗正器重麻桂也。。曰發汗必便血。。豈血證是淋家之常哉。。血散則脈散。。流散太陽如落花。。手刃太陽者汗藥也。大抵淋家病宜桂多於宜麻。以其非脈浮即脈數。乃似汗非汗之脈。爲胃中之餘熱所迫而形。患在太陽過於開。桂枝繫之而後解。又不患太陽之不開。以其潛通足太陰以維繫手太陽。消息和解其外猶餘事。非必以得汗立功也。假令宜利小便發汗。金匱寧主五苓。不肯參用市藥。五苓桂枝之權宜。乃臨幾應變之權宜。未可與權宜也。條下不指定行桂枝者此也。喻氏黃氏改必字作則字依金匱。

瘡家。雖身疼痛。不可發汗。發汗則痓。

瘡家亦禁汗耶。素問謂汗之則瘡已。金匱腫癰有自汗出三字。明日法當亡血若汗出。可知瘡家之汗亦尋常

○○且曰當發其癰○○縱非發其汗○○未有曰不可發汗也○○本條僅附在痙病門耳○○痙病有汗禁○○曷嘗禁葛根湯之取微似汗乎○○愈以見麻桂之對於瘡家無牴觸也○○夫曰瘡家○○殆指金匱腫癰諸瘡不待言○○經謂五部有癰疽者死○○亦瘡非要害不待言○○獨是傷寒金匱有癰字無疽字○○癰腫但曰按之卽痛如淋○○得毋疽腫不如淋○○便可汗耶○○非也○○癰之深者曰疽○○疽深而惡○○癰淺而大○○舉癰可以例疽○○亦舉瘡可以例癰○○不離乎諸痛痒瘡○○皆屬於心也○○心氣上從○○寒氣下臨○○則皮膚肉苛之癰成○○肺氣上從○○熱氣下臨○○則金鑠石流之瘡起○○太少司天之瘡亦其例○○又不離乎地道卑而溼○○溼不上故陽明

不從中而從本。。太陰不從本而從中。。溼從燥化。。燥從熱化。。熱聚於胃。。素問名爲胃脘癰。。熱過於腸。。金匱名爲腸內癰。。卽古書所謂六腑不和之癰。。非所論於五臟不調之疽也。。以脾土不能爲胃行其津液。。濁陰無從歸六腑故也。。若清陽濁陰俱舍於肉理。。陽滯於陰則生癰。。陰滯於陽則生疽。。經謂之腠理開閉之常。。太少之異。。蓋常開常閉者其瘡。。乍陰乍陽者。。太陽之本寒。。少陰之本熱。。高出於心肺之上。。若司天然也。。金匱則形容之曰。。諸浮數脈。。應當發熱。。而反灑淅惡寒。。繪盡瘡家情狀矣。。夫非麻桂證仍在哉。。吾得而斷之曰。。瘡也。。痙也。。皆寒氣之變。。未受麻桂之賜者也。。特恐投以拗折太陽之汗藥。。重其瘡。。益以重其痓。。故曰雖身疼痛不可發汗。。瘡家有身甲錯無疼痛。。痓病有身體强几几無疼痛。。太陽幸未被壓也。。瘡家之太陽疼痛固可憫。。瘡家欲作痓之太陽。。疼痛尤可憫。。以彼枯朽之體。。膿血早爲氣化之蠹。。雖微病亦覺身疼痛。。發汗則反張其太陽。。即反張其疼痛。。縱乞靈於葛根。。亦與難治之灸瘡同論。。曷若麻桂之行所無事以卻邪乎。。麻桂皆太陽之忠藎。。大抵麻黄發力勁或收力遲。。桂枝解力柔故繫力摯。。則桂爲上。。不可發汗便不汗。。小和太陽足矣。。疼痛何暇計及乎。。

衄家。。不可發汗。。汗出必額上陷。。脈緊急。。直視。。不能眴。。不得眠。。

衄家更由不麻不桂之汗藥所釀成。。假令如上文致衄主麻黃。。不發汗亦未嘗聲言服麻則得汗也。。必衄宜桂枝。。當發汗亦未嘗計及得桂又不汗也。。發汗不發汗麻桂均與衄血無牴觸。。衄家畏服麻桂。。則所在多有。。未聞因衄而問罪麻桂也。。服麻桂從無額上陷脈緊急種種怪現象故也。。夫奪血無汗。。正惟無汗而後衄。。有汗便不衄不待言。。論內太陽陽明之衄。。有曰無汗矣。。未有曰衄又曰汗也。。凡衄大都悍氣反動使之然。。衄血中非無汗液在。。特汗不別血故奪血而出。。見之謂之血者。。不見其汗耳。。設也穀精合水精而四布。。則腠理開發之時。。血神自揮灑精氣而爲汗。。何至於衄乎。。無如太陽足脈不如經。。陽明胃脈不如經。。經脈篇足太陽主衄。。手足陽明亦衄。。此豈關於散精之脾。。輸精之肺。。愆乎哉。。皆太陽之開力不前。。陽明之闔力太過。。金匱故以春夏之衄屬太陽。。秋冬之衄屬陽明。。陽明病法多汗。。汗出衄自止。。勿藥之衄僅兩條。。在太陽則無論衄不衄。。麻桂早有建樹矣。。麻藉天氣之降取汗於營。。足太陽之降也自若。。桂藉地氣之升取汗於衛。。手太陽之升也尤自若。。倘預防足太陽之喜衄也。。思以桂代麻。。桂枝更神明於汗法之外。。以不可發汗四字厚期桂枝。。正桂枝之知音者也。。雖然。。衄家之血有幾何。。其證脈之變。。似非發汗始然也。。所衄者額上逆流之新血耳。。異日營衞又更新。。豈長此太陽不復走足乎。。惟發汗不如法。。氣化陷則額陷。。起於目內眥。。上額交巔者足太陽脈也。。血神力挽太陽故脈緊。。尾追太陽故脈急。。愈緊愈急。。諸脈又因而陷。。諸脈皆屬於目。。頓失其目中諸脈所聚之精。。近蔽而遠亦不明。。則直視。。頓落其目中諸脈所會之神。。左旋而右不轉。。則不能眴。。苟或得眠。。人臥則血歸於肝。。肝受血而能視。。視不直斯眴亦能。。額陷似無害於事。。豈知額陷而後衞氣更爲太陽忙。。晝日行陽爲未足。。而繼以夜。。行陽不得入於陰。。如之何其得眠。。失眠幸非衄家之末路。。特患誤汗以重其衄

○○則吃虧尤不止此爾○○嘉言元御直視上多目字贅○○

亡血家○○不可發汗○○發汗則寒慄而振○○

衄血非亡血耶○○金匱虛勞門書亡血者三○○書衄血者二○○無吐血二字○○下血更未言及矣○○吐血門雖一條曰亡血○○而詞句已見於虛勞○○兩條增減首尾兩字而已○○可見亡血非關於吐血○○吐血未至於亡血○○假令乞靈於側柏葉湯○○縱吐血不止亦不至於亡○○其曰亡血家者○○吐血殆過去之事○○將與虛勞之亡血同論○○則本條之載入吐血門○○大都為誤治示禁○○曰不可發其表○○即不可發汗之互詞○○特其表乃太陽之藩籬○○恐人既傷其裏○○復戕其表○○忘記其表有太陽在也○○虛勞首重在太陽○○桂

枝龍骨牡蠣湯卽其例也。。若得太陽病。。當行桂枝不待言。。如謂桂枝恐重亡其血。。本論亡血二字不多見。。陽明是主血所生病。。何嘗有亡血乎。。厥陰脈虛復厥始亡血。。霍亂脈微復利始亡血。。非成亡血家也。。虛勞脈得諸芤動微緊。。與夫虛寒相搏之革脈。。曰亡其血而不知。。目爲亡血家不是過矣。。夫脈者血之府。。火者脈之宗也。。火歸根於腎而存氣於心。。心存血脈之氣而火獨下存。。氣有餘卽是火也。。火不可見而氣猶可見也。。苟心氣不足而見火。。看似火氣之有餘。。實則不歸精之勞火。。由血中出現。。立瀉心湯正防其牽動眞火耳。。側柏葉又打入心包作用。。收回其木火。。治亡血於未然者也。。

蓋火愈勞則愈虛。。就令血不吐而亦亡。。長沙知相火逼人之氣餒。。非所以代君行政也。。以桂枝湯代之。。寄君命於太陽。。取其爲諸陽主氣。。支一身之殘局也。。牡蠣則載浮游之火。。隨水道以入相。。龍骨則化蟄藏之火。。運乾健以出神。。神存勝於數斗血。。最寶貴之血不外神。。不過亡血家較爲吃虧耳。。戒曰發汗則寒慄而振。。汗藥匪特動太陽之經。。並動陽明之經矣。。手足陽明病主寒慄。。太陽則曰振曰振振。。豈非兩陽畏縮於分肉之間乎。。誠以亡血久則飲食不爲肌膚。。必水穀之精無羨餘。。僅相依者薄弱之營衛。。微論汗液不足以供也。。其汗非從穀生於精而來。。究非卻邪之汗。。曷如借重和營衛之桂枝。不慮耗其汗之爲得乎。金匱戒人亡其血。計及將來之汗。本條戒人竭其汗。追及向來之血。血與汗異名而同類。金匱爭回其血。本條爭回其汗也。

汗家。重發汗。必恍惚心亂。小便已。陰疼。與禹餘糧丸。

本條無不可發汗四字。汗家非不可發汗。果發汗如法。則無妨復發其汗。或先其時發汗。或更發其汗。上文病常自汗出兩條。半日許復煩一條。分明以本非發汗之桂枝。代行發汗。桂枝二越婢一湯不可發汗便不汗。桂枝麻黃各半湯不可更發汗則僅得小汗。桂枝二麻黃一湯汗出必解非解在發汗。葛根芩連之有葛。麻杏甘石之有麻。且以汗藥治出汗。本論無一方犯汗禁。即不禁汗亦非違法以取汗。桂枝尤妙在先收回汗出。而後取微似有汗。且自須臾至周時。服至二三劑而不汗。長沙方特冠桂枝者。以其神通處不在乎汗不汗也。何物汗劑。竟重發汗耶。得毋大發汗之謂耶。非也。正惟重發汗必不得大汗。以其走竄藥深入重地。若悉索大汗然也。汗家縱非愛惜其已成之汗。最可惜是未成之汗。醫者亦知有條不紊之汗何自來乎。汗者心之液也。血神所司。融化入脈以貫徹陰陽。於是有太陽之自汗。其生於穀之汗。則散精者脾。輸精者肺。是又毛脈合水穀之精。涵接太陽之自汗。俟營衛再接之汗源源而來○○毛脈則其應如響○○於是有郤邪之汗○○更有留而未盡之汗○○汗家度亦悍氣不容於腠理○○乃營衛不和之汗耳○○奈何取汗而重入藏神之舍○○神不守舍必恍惚○○血神轉若迷惑其君主○○因恍惚而心亂○○心液不治可知○○特不書汗出○○心無遁情而汗有遁情矣○○徵諸小便○○便而曰已○○小便似未畢○○已而陰疼○○是仍有小便在○○必小便之中○○有水且有穀在○○津液不盡送之出○○更難還之入○○通而復塞故疼○○皆由水穀未受氣於散精之脾○○突為汗藥所窮追○○遂亂落其精於州都之地○○小便幾如粟狀之淋○○此豈能曰勿治之○○得小便利必自愈乎哉○○與禹餘糧丸○○合赤石脂化湯為丸○○煑丸

成湯。。丸合水穀之精。。代脾氣以散之。。作湯服則還諸脾者復聽命於脾。。二物皆培土氣。。一味約前部。。爲消水地步。。一味約後部。。爲消穀地步。。不並提石脂者。。本證注重在前部也。。丸方闕如。。注家又禮失而求諸野矣。。無丸有方在。。連上五條。。何一非教人從無方處悟方乎。。恍惚心亂作何治。。汗藥過去。。則心神自復。。難坐視者陰疼耳。。痞證何以後陰不疼耶。。彼方不治痞之治痞。。猶乎本丸不治疼之治疼。。明夫此。。可與言汗不出之桂枝矣。。

病人有寒。。復發汗。。胃中冷。。必吐蚘。。

上六條禁汗。。猶謂各有宿疾。。遲遲而不敢發汗者庸有之。。本條則新得之外因病耳。。非有別證也。。未嘗曰寒家。。未嘗曰內有久寒。。抑此爲臟寒。。有寒卽寒邪未罷之代詞。。非人人共見其病自客感中來哉。。何所顧忌而不發汗乎。。不知書有寒不曰傷寒。。寒氣一若其固有。。書病人不書太陽病。。陽氣一若其本無。。非因有寒而始病。。有寒始顯出其人病。。宜乎發汗無效故復發汗。。無如汗雖罄而寒猶未盡。。匪特無汗而有寒。。所出皆寒汗。。非寒從汗解也。。乃冷與寒相得。。穀冷汗亦冷。。冷汗經過毛竅之寒。。不啻報信病人之有寒也。。本是病冷。。今是病寒。。胃冷故穀冷。。斷其人曰胃中冷。。冷穀非病人之養料。。適供蚘蟲之養料。。蚘亦冷蚘。。故有蚘厥。。

曰必吐蚘。。非既吐便無蚘也。。市上汗藥。。從無裨益於病人。。以其無辛甘化陽之藥於其間。。徒以肅殺之氣味彙成方。。無論其爲涼爲溫也。。直可以冷胃二字斥之。。就令不傷冷於目前。。必傷冷於日後。。補胃中冷三字。。爲諸汗藥告警於未然。。可作上六條後來之註腳也。。緣奪汗品無一非稼穡之蠹。。中土不溫。。則孳生怪物。。蚘蟲特其例耳。。如欲其溫也。。有麻桂二方在。。如知復發其汗莫如桂也。。則桂枝更游刃而有餘。。妊娠且主之。。桂枝實人類之母也。。蚘何有焉。。桂枝雙綰太陰與太陽。。其服後未及須臾也。。收溫升之力入足太陰。。以維繫太陽。。服後已及須臾也。。放溫升之力出手太陽。。仍聯絡太陰。。其歠熱稀粥一升餘也。。穀溫汗亦溫。。微似汗則益佳。。卽不汗亦佳也。。未有太陽衛外有助力。。餘邪敢蔑視病人之理。。反是則蚍蟲尙未干休。。况邪祟乎。。

本發汗。。而復下之。。此爲逆也。。若先發汗。。治不爲逆。。

本先下之。。而反汗之。。爲逆。。若先下之。。治不爲逆。。

本條有本字無標字。。有先字無後字。。有逆字無順字。。祇有汗字下字。。此外介於汗下之間者何限。。不斤斤於汗下。。而自爾得汗。。自爾得下者又何限。。看似長沙故作半面語也。。無如若輩汗下且未分曉。。法當如是偏不如是。。遑能告以法雖如是卻不如是乎。。寧令其孰籌於汗下之先。。豎一本字爲正鵠。。所謂有其在本而求之於本。。若本而標之。。先治其本。。後治其標。。或標而本之。。先治其標。。後治其本。。是以先後權標本。。非徒以標本定先後。。此境良未易到也。。惟本發汗三字正羣醫入道之門。。麻桂二方必聞之熟。。間有先此非與麻。。後此藉麻以解汗。。先此非與桂。。後此藉桂以發汗。。發汗二字本不足以盡麻桂。。亦無一定之先後行麻桂。。但使人人粗知發汗非麻桂莫屬。。則且如其說曰本發汗。。發汗畢則麻桂之功竟。。無所謂以下藥尾其後也。。奈何既汗復下。。將息法全未了然。。直置與藥之次序而不講。。何難雜下藥於汗藥之中乎。。彼二陽併病曰太陽病證不罷者下之爲逆。。然猶謂因汗藥無效易方針也。。此則汗未出而逆施。同是爲逆也。彼善於此者也。曰若先發汗。詔羣醫以先路。姑勿計及其後路。桂先麻也可。麻先桂也可。持定識於未行麻桂之先。仲聖如或許我曰治不爲逆。亦足多矣。乃易其詞曰本先下之。何翻前說之驟乎。下文曰然後復下之。後者不先之謂也。又曰若欲下之。欲字審愼而始出。先云乎哉。蓋必麻桂證已過去。發汗二字不重提。而後柴胡湯得以承其乏。柴胡且非後來居上也。矧陷胸之屬乎。除卻許多層節。又進誤下者與言下。知知本非可下。卻不能不先下也。知標卽知本。知標之本者也。曰而反汗之。下非與汗反。汗適與下反。不逆反爲逆也。若先下之

○○可知若人非動以主下爲快事○○有後顧之憂○○纔有先見之明○○雖逆取庸何傷○○奬勸之日治不爲逆○○步步皆引人入聖之詞○○循此以往○○本論自有順理成章之法在○○奚止僅免於逆乎○○

傷寒○○醫下之○○續得下利清穀○○不止○○身疼痛者○○急當救裏○○後○○身疼痛○○清便自調者○○急當救表○○救裏宜四逆湯○○救表宜桂枝湯○○

書傷寒○○本發汗也○○醫者並非汗而復下○○直以本先下之爲得訣○○下之豈徒一逆已哉○○無補行發汗之餘地○○是加倍逆○○不得不加倍救逆○○救逆有先後○○加倍急則救裏救表惟恐後○○一若救裏未爲先也○○救表雖在後○○

而表藥繞出裏藥之前。。救回其人如在未病傷寒之先。。四逆湯固非羣醫所見及。。桂枝湯更非羣醫所見及。。彼以爲桂枝犯不可發汗之嫌。。上條縱開汗禁。。未必爲位置桂枝地也。。孰意桂枝非止以發汗見長乎。。且以爲四逆湯曾救桂枝之誤也。。孰意桂枝又爲四逆之後勁乎。。不然。。下利清穀證。。陽明少陰厥陰皆有之。。四逆湯遑事他求哉。。無如其始得之是桂枝證。。續得之纔是四逆證。。續而又續曰不止。。顯見桂枝證已移入利不止證中。。則牽掣太陽。。太陽不能活動於一身之表。。故身疼痛。。四逆湯能表裏兼顧乎。。下條身體疼痛宜四逆。。又未有以桂枝尾其後也。。下條救太陽署之裏耳。。救其裏則其表無所遺。。本證救裏是救下利清穀之處。。打入腹裏作用。。儼置表證爲後圖也。。曰急當救裏。。太陽無先行四逆之例。。故不曰先救裏。。猶乎厥陰無後行桂枝之例。。亦不曰後攻表也。。何以特書一後字耶。。救表如是其急。。方恨不能提前行桂枝。。後云乎哉。。蓋急欲觀救裏之後。。比較未救裏之前也。。何居乎一如前狀之身疼痛乎。。前此之身疼痛。。太陽頓失提攝一身之力。。救表已刻不容緩。。然猶謂下藥既不放鬆寒邪。。寒邪仍未放鬆太陽未可知。。後此之身疼痛。。豈非一病不起之太陽哉。。身無邪壓。。而表陽自壓其身。。勿疑其穀荒餒之也。。果清便自調者。。裏邪固告肅清。。中央土亦灌於四旁。。

前功可作已竟論。。乃曰急當救表。。胡不急在幾先耶。。正惟救表之情切。。則連救裏之不暇。。上急字由下急字相迫而來。。若有後將不及之憂。。與上條數先字不同聲口也。。曰救裏宜四逆湯。。救表宜桂枝湯。。本條以四逆陪桂枝。。厥陰則桂枝陪四逆。。下文又桂枝瀉心次第行。。陽明則桂枝承氣對待用。。桂枝誠不孤矣哉。。吾謂末句爲桂枝表微者在此。。爲桂枝解嘲者亦在此也。。

病。。發熱。。頭痛。。脈反沈。。若不差。。身體疼痛。。當救其裏。。宜四逆湯。。

書病字。。太陽何往乎。。不書傷寒。。無傷寒之惡寒嘔逆。。不書中風。。無中風之汗出惡風。。但發熱頭痛二證具非病勢衰而何。陽浮者熱自發。亦陽莫陽於頭。證陽脈亦陽可想。乃不獨脈不浮而反沈。陽病見陰脈者死。不死則法當差。脈法謂緩遲相搏名曰沈。蓋謂營衛和。髣髴營沈衛亦沈。沈伏太陽於分肉之間。搏而勿浮。故脈與浮反。反覺太陽業已歸經。正樂觀其沈。若不差則顯屬反常之沈脈。應有反常之浮證。其發熱頭痛殆從沈中出。由太陽署之裏。逆走於頭。繞出太陽署之表。逼壓太陽。反陽沈而發熱。實則正沈邪亦沈。裏沈表亦沈。始則沈太陽之裏也。寒爲之。繼則邪沈太陽之表也。熱爲之。宜其陽在表之裏也。沈正氣於陰。熱在裏之表也。浮邪氣於陽。有發熱而無惡寒者此也。。豈知浮熱卻趨勢在沈。。熱著其身而及於貼骨之體。。曰身體疼痛。。尚有放鬆太陽之隙乎。。從裏反出表者病在邪。。從表反入裏者病在正。。何異反桂枝證入太陽署之裏乎。。曰當救其裏。。不得不反四逆湯出太陽署之表。。纔以其表其裏還諸太陽。。曰宜四逆湯。。無殊發熱頭痛主桂枝也。。上條四逆不能兼桂枝。。本條四逆可以代桂枝。。總結上文所有代桂枝者也。。

太陽病。。先下之。。而不愈。。因復發汗。。以此表裏俱虛。。其人因致冒。。冒家汗出自愈。。所以然者。。汗出表和故也。。得裏未和。。然後復下之。。

書太陽病。。太陽病在先。。其人病在後也。。先病有先病之所以然。後病有後病之所以然。知所先。然後先。知所後。然後後。安有表病認爲裏。裏病認爲表乎。乃先下表邪而不愈。不自咎其誤下。因疑表證仍在也。復發汗。識者已識其兩次違法。必有表復有裏。有裏又復有表矣。孰意下之則裏先虛。而邪不在裏也。邪因畏下藥之故。不敢乘虛以入裏。汗之則表復虛。而邪不在表也。邪因畏汗藥之故。不敢乘虛以出表。宜乎太陽陽明非餘邪所立足。遂躲避於不表不裏之間。視彼處爲根據地。以彼非表亦非裏。殆半表半裏也。以此表裏俱虛。而彼中不虛。故不在此而在彼也。彼半表裏非少陽出入之所乎。少陽無表裏也。乃假合太陽之半表爲其表。。假合陽明之半裏爲其裏。。表裏僅得兩陽之半面。。而能合三陽若離合者。。少陽轉樞於其間耳。。無如陽明裏虛則穀未充。。太陽表虛則汗未續。。已非陽樞之力所能移。。餘邪又從而閉塞之。。沒收伏明之火則在彼。。間斷合明之陽又在此。。彼此均無一隙之明。。三陽悉屬獸相。。轉覺三陽不病其人病。。曰其人因致冒。。類如產婦鬱冒。。陽氣獨盛者然。。不必目其人爲有太陽病之人也。。目爲冒家可矣。。曰冒家汗出自愈。。毋亦如上文所言表裏實。。津液自和。。便自汗出愈矣乎。。非也。。冒家當汗出。。卽愈亦愈其半而遺其半。。人人共見其愈者。。惟其人能默喻其半愈半未愈之所以然。。以汗出則汗和表亦和。。表和非關復發汗之故。。關於其人幸有自和之汗。。自愈其表之不和故也。。得裏未和。。法當下。。下條非欲下宜調胃承氣湯哉。。太陽下法。。詎必承氣然後中與乎。。其裏之所以未和者。。必因先下之藥爲之梗。。先此下之而不得下者。。迎其有復下之機。。然後復下之。。則小柴胡湯自勝任而有餘。。金匱鬱冒一則曰嘔不能食。。大便反堅。。再則曰大便堅。。嘔不能食。。非裏未和而何。。末句曰小柴胡湯主之。。非大便得下而何。。本條不明言小柴者。。小柴本非下。。實利用其和。。又適得其復下。。此後留柴胡於有用者何限。。毋寧先洩漏小柴之緒餘於無字之中。。意若曰麻桂證已過去。。然後見柴胡之長。。急與小柴無當也。。下文尚有一條救邪風之桂枝證在。。則然後云者。。非但糾正汗下者之失。。見得此後後復經許多或先或後之層節。。然後終全篇之局。。有保護太陽之責者。。勿僅以下藥謀升斗也。。嘉言刪先字非。。

太陽病。。未解。。脈陰陽俱停。。必先振慄汗出而解。。但陽脈微者。。先汗出而解。。但陰脈微者。。下之而解。。若欲下之。。宜調胃承氣湯主之。。

書太陽病。。爲停病書也。。書未解。。太陽卽欲解。。少陽越俎以停其解。。責少陽可矣。。以其脈陰陽俱停。。是太陽中風則陽浮陰弱之脈停。。傷寒則陰陽俱緊脈亦停。。

就令有解表解外之方在。不得不麻停桂亦停矣。獨是停非脈來動而中止也。不來不動謂之停。乍看幾與無脈等。既非無脈。便有不停之脈。顯出其停。質言之則寸尺俱停。獨關脈不停焉已。關部乃趺陽之範圍。候陽明之闔者以此。候少陽之樞者亦以此。得毋屬少陽又屬胃耶。彼證脈弦細。且太陽頭痛發熱之證猶存在。何至脈停。抑本太陽病不解。轉入少陽耶。彼證脈沈緊。且往來寒熱證具。又不止一證具。太陽固欲停而不得。少陽亦欲停而不得也。設也三陽合病脈浮大。上關上。則三陽更難息肩。安讓太陽獨有停息之便宜乎。吾謂太陽少陽皆寂然而不動。無太陽柴胡證可悟也。柴胡證停便是少陽停。少陽之停不可見。太陽之停則可見。因趺陽不停。遂掩卻少陽之停故也。少陽縱能停太陽之脈。不能停陽明之脈。陽明者胃脈也。胃脈可以停乎哉。從可知少陽卷入太陽之邪以自縛。並卻邪之汗。亦沒收入陽樞之中。咎在陽樞轉入而不能轉出。少陽方自顧之不暇。遑暇活動太陽乎。倘藉胃氣爲轉移。非必蒸蒸而振。卻發熱汗出而解也。陽氣靜則愈覺毫毛之動。必振慄汗出而解。可想見其魄汗未至而邪先遁。雖解病猶帶寒意。而後先振慄。後汗出也。書但陽脈微者。非僅見之詞。乃微陽在微汗之中。儼若胃氣載一陽之信息而來。變見其寸口爲微緩之微。。陽樞業已轉出可知。。宜乎先汗出而邪在其後。。邪從汗解。。解於無形。。何振慄之有。。若但陰脈微者。。是陽樞更轉入一步。。類似一陽收歸於地下。。變見陰中初生之少陽。。則陰脈顯非微弱微細之比。。殆穀氣與餘邪分兩路。。下流者穀。。而入裏者邪。。足太陽又與微汗相得。。故微而不沈。。餘邪不與足太陽爲難。。故微而不浮也。。然則屬陽明而後汗出耶。。依稀之邪。。流散入胃。。安能發生陽明之外證。。陽明不受邪也。。脈微無寒熱。。非邪衰欲出而何。。曰下之而解。。毋庸議攻也。。經謂其滿三日者可泄而已。。就借用鬱冒之小柴。。未必不下。。若以爲僅得柴胡證之影子。。欲下之而始暢。。

太陽無行大小承氣之例。宜調胃承氣湯主之。下文可與調胃承氣湯。都以柴胡證爲張本。長沙意在筆先。連類而及於承氣。欲人熟籌於汗下之間。先懸一柴胡證於心目也。

太陽病。發熱汗出者。此爲營弱衛強。故使汗出。欲救邪風者。宜桂枝湯。

太陽病何以無惡風惡寒耶。不獨本證然。上文營氣和節。殆如脈法所謂風則傷衛矣。無惡風二字。且有汗出無發熱。衛氣不和節。亦類寒則傷營矣。無惡寒二字。僅有發熱及汗出。營氣不足節。則曰法當身疼痛而已。並發熱汗出證亦闕如。註家徒握傷衛傷營四字貫全篇。則挂漏多矣。毋寧指本節爲營衛俱傷。猶有說也。論內明點營字衛字僅四條。其餘暗與營衛有關係者不多見。誠以營衛傷則不能爲太陽之保障。不啻長爲有病之太陽。脈法俱傷證主骨節煩疼。邪薄骨節可知。本證則指之曰發熱汗出者。兩證合爲一證。非熱自熱而汗自汗也。發熱者。汗爲之。汗出者。熱爲之。陽浮者安在。陰弱者安在乎。彼凡太陽病者。有如是乎。曰此爲營弱衛强。營愈傷則愈弱。衛愈傷則愈强。有營弱。則陰弱之權被其侵。有衛强。則陽浮之權被其奪。並嗇嗇惡寒淅淅惡風之感覺。亦坐忘於發熱汗出之中。簡直是莫明其故之熱。更莫明其故之汗。。設也陽不密故汗不固。。胡爲祇有發熱無惡寒。。設也邪未衰故汗未止。。胡爲僅有發熱無惡風。。是汗出顯有使之出。。不曰汗自出可見也。。假令營衛効忠於太陽。。則太陽使之汗則汗。。不使之汗則不汗。。無如營衛不爲太陽使。。轉爲邪祟之傀儡。。邪先使營弱。。弱故犧牲其汗以助衛之强。。邪復使衛强。。强故犧牲其汗以助邪之熱。。宜乎營衛與太陽則相失。。與餘邪若相得。。邪之所過。。營爲之舍。。邪之所合。。衛爲之府。。何難撲滅太陽乎。。曰欲救邪風者。。夫豈中人多死之邪風哉。。靈樞雖謂之正風。。抑亦與不正之風邪等。。以其腠理開則衛氣應乃作。。類似風無常府者然。。衛氣旣爲風邪所利用。。太陽無屏藩矣。。謂爲邪風作假屏藩可矣。。在脈法曰當發其汗。。長沙更鞭緊一層。。以救太陽爲手眼。。救太陽於邪風之中。。如救人於水火之中。。曰宜桂枝湯。。吾知骨節之邪。。亦被桂枝之化。。卻從正道解也。。此不過營衞狃於一偏耳。。亦求救於桂枝。。桂枝擔荷長沙之衣鉢。。至是始交代矣乎。。自此以下。。桂枝之全神。。已返收入長沙法眼中。。翻出種種柴胡證矣。。即代瀉心以解表。。仍合柴胡以去外。。見柴即見桂也。。見桂即見麻也。。麻主傷寒。。桂主中風。。麻桂主風寒之變。。柴胡主麻桂之變而又變者也。。

讀過傷寒論卷四太陽篇豁解終

岭南中医药文库·典籍系列

读过伤寒论（中）

陈伯坛　撰

广东省出版集团
广东科技出版社
·广州·

图书在版编目（CIP）数据

读过伤寒论 / 陈伯坛撰. —影印本. —广州：广东科技出版社，2009.6
（岭南中医药文库. 典籍系列）
ISBN 978-7-5359-5072-7

Ⅰ. 读… Ⅱ. 陈… Ⅲ. 伤寒论—研究 Ⅳ. R222.29

中国版本图书馆 CIP 数据核字（2009）第 058811 号

责任编辑：苏北建
封面设计：丁青云 李 宏
责任校对：陈 静
责任印制：严建伟
出版发行：广东科技出版社
（广州市环市东路水荫路 11 号 邮码：510075）
E - mail：gdkjzbb@21cn.com
http：//www.gdstp.com.cn
经 销：广东新华发行集团股份有限公司
印 刷：佛山市浩文彩色印刷有限公司
（南海区狮山科技工业园 A 区 邮码：528225）
规 格：889mm×1 194mm 1/32 印张 17.375 字数 348 千
版 次：2009 年 6 月第 1 版
2009 年 6 月第 1 次印刷
定 价：184.00 元（上、中、下）

陈伯坛 撰

读过伤寒论

（卷五至卷九）

据广州中医药大学图书馆藏民国十九年（一九三〇年）陈养福堂木刻本影印

張仲景傷寒論原文

讀過傷寒論卷五

太陽篇豁解

新會陳伯壇英畦著　男萬駒　受業鄧義琴　林清珊　仝校

傷寒五六日。中風。往來寒熱。胸脇苦滿。默默不欲飲食。心煩。喜嘔。或胸中煩而不嘔。或渴。或腹中痛。或脇下痞鞕。或心下悸。小便不利。或不渴。身有微熱。或欬者。與小柴胡湯主之。

發於陰病曰傷寒。屬表證。主寒。發於陽病曰中風。屬外證。主熱。發於陰者六日愈。五六日不愈矣。何來續得中風耶。非風寒雙感也。乃陰而陽者半。遂寒而熱者半。其半并於陽之熱。猶乎發於陽之中風。其半并於陰之寒○○猶是發於陰之傷寒○○寒熱既分爲兩敵○○太陽亦出其兩軍○○於是陽勝則熱○○陰勝則寒○○寒往不啻太陽驅之往○○熱來不啻太陽誘之來○○其來來自胸脇○○其往往於胸脇○○覺餘邪布滿胸脇○○胸脇乃少陽轉樞之處○○少陽脈下胸貫膈循脇裏○○不甘受邪之壅遏○○故苦滿○○太陽雖酣戰○○在少陽則默默而已○○默訓靜○○鬱鬱之將形而未形者殆如斯○○非欲廢飲食○○特飲食亦一苦事○○不欲其重滿膈間也○○陽明又有陽明之用情○○不能汗解故心煩○○轉因煩而生喜○○不喜汗故喜嘔○○喜其衝開胸滿也○○然亦胸邪反動其嘔也○○若一變而胸中煩○○煩與滿相因○○渴與煩亦相因○○或煩不至動其嘔○○

或渴聊以解其煩○○又或因嘔之故○○臟腑相連於下○○而腹中痛○○或因滿之故○○正邪並域於側○○而脇下痞鞕○○或因渴故飲水多致心下悸○○且小便不利○○或不煩故飲水少仍不渴○○僅身有微熱○○不渴故或欬○○或欬仍不離乎或嘔或悸或煩或渴者○○何其變端不一乎○○此非少陽證具○○乃太陽柴胡證悉具○○即不悉具○○有加減法在○○曰與小柴胡湯主之○○主太陽也○○少陽篇與柴胡湯無主之二字○○論內亦無少陽柴胡證五字也○○方旨詳註於後○○

小柴胡湯方

柴胡半觔　黃芩三兩　人參三兩　半夏半升洗　生薑三

兩　甘草切三兩　大棗擘十二枚

右七味。以水一斗二升。煑取六升。去滓再煎。取三升。温服一升。日三服。後加減法。

若胸中煩而不嘔。去半夏人參。加括蔞實一枚。

若渴者。去半夏。加人參合前成四兩半。括蔞根四兩。

若腹中痛者。去黄芩。加芍藥三兩。

若脇下痞鞕。去大棗。加牡蠣四兩。

若心下悸。小便不利者。去黄芩。加茯苓四兩。

若不渴。外有微熱者。去人參。加桂三兩。温覆取微汗愈。

若欬者。去人參大棗生薑。加北味子半升。乾薑二兩。

本草經稱柴胡主心腹腸胃結氣。無脇下二字。餘藥亦對於脇下無專長。獨加入之茯苓。主胸脇逆氣耳。卽牡蠣仍非脇下不可少之藥。顯見本方非少陽病所能私。其能撥動少陽者。乃其餘事。惟陽明內載上焦得通。津液得下。胃氣因和三句。可爲柴胡方下鐵板計脚。蓋七味首以胃氣爲本。非亟亟以解散餘邪。旣煑而繼以煎。其好整以暇爲何若。在陽明則三服盡。柴胡之能事已畢。在太陽則多出其法。而統系於柴。方內去半夏者二。去黃芩亦二。去人參者三。加人參者一

○○去大棗者二○○去生薑者一○○其去也○○無非因加味爲轉移○○加栝蔞二味是通上法○○去夏避其降○○加茯苓二味是通下法○○去芩避其寒○○若痞鞕而趨勢在側○○牡蠣卻宜於側○○身熱則趨勢在外○○桂枝宜於外○○欬則趨勢在裏○○薑味宜於裏○○誠非人參薑棗之力所能逮○○獨是人參有減亦有加○○甘草無加並無減○○可悟本方爲胃氣之保障○○用以截餘邪之去路○○是陽明與受柴胡之賜○○實多於少陽○○下條曰渴者屬陽明○○不曰屬少陽者○○以誤認柴胡證屬少陽者多○○能知柴胡證屬陽明者少也○○

血弱氣盡○○腠理開○○邪氣因入○○與正氣相搏○○結於脇下○○正邪分爭○○往來寒熱○○休作有時○○默默不欲飮食○○臟

腑相連。其痛必下。邪高痛下。故使嘔也。小柴胡湯主之。柴胡湯服已。渴者。屬陽明也。以法治之。

上條尚未血弱氣盡也。其氣耐熱。故太陽以陽受熱。其血耐寒。故太陽以陰受寒。腠理非不開也。旋開而旋闔。邪氣非不入也。旋入而旋出。邪正非不搏。特脇下滿非脇下結。如正邪合爭者然。非分爭也。若血弱氣盡。則毫毛非爭地矣。僅恃腠理爲藩籬。以少陽外主腠理。儘有開拒之能力。無如腠理開。開門揖盜者少陽也。少陽誠有負於太陽哉。就令太陽不入。而邪氣因入。遂以脇下爲出沒之鄉。其沒而不與正氣相搏也。則結於脇下。其出而與正氣相搏也。則爭在腠理。。於太陽少陽之畔界分勝負。。少陽莫之援也。。邪氣反利用少陽爲往來寒熱之機關。。搏太陽之陽。。則寒來而熱往。。搏太陽之陰。。則寒往而熱來。。上條邪未悉入。。故休作無時。。本證邪非欲出。。故休作有時。。休作雖關於衞氣之離集。。而寒轉熱。。熱轉寒。。不啻少陽之樞代爲之轉也。。在少陽亦無以自明。。第默默而已。。亦有不欲飲食之用情。。飲食則助行其衞氣。。寒熱又觸動其樞機。。幾欲遷怒於飲食也。。陽明且有連帶之痛狀。。兩脇連於腑。。季脇連於臟。。臟腑相連處。。卽寒熱相通處。。痛不在腑而在臟者。。其氣不上。。其痛必下。。高壓陽明之上者邪。。痛落陽明之下者腹。。非痛處受邪也。。不嘔因而痛。痛下因而嘔。地氣不能衝開上邪者。穀氣尚能嘔開上邪。陽明故使嘔爲後盾。少陽不能使之嘔也。獨是胸非滿而脇則結甚。徒喜嘔又未可與勿藥之恩也。莫若乞靈於柴胡。曰小柴胡湯主之。病形加倍寫。藥力亦作加倍用。如其服湯已。已者止而不復進之詞。不渴則已耳。渴者是柴胡證仍在。自有加減法在。不過因煩致渴是太陽渴。因嘔致渴是陽明渴。曰屬陽明也。不屬少陽在言外。少陽篇無渴字故也。看似便宜於少陽。實則便宜於陽明。陽明果未脫離柴胡證。認證固易。治證亦易。曰以法治之。以上條加減法治之。謂爲陽明病而有太陽柴胡證可也。何傷於陽明乎。

得病六七日。脈遲浮弱。惡風寒。手足溫。醫二三下之。不能食。而脇下滿痛。面目及身黃。頸項強。小便難者。與柴胡湯。後必下重。本渴而飲水若嘔者。柴胡湯不中與也。食穀者噦。

欲認定何者爲柴胡證。苟不認定何者不是柴胡證。則惑矣。如既有柴胡證。反不能任柴胡病。是得病甚於得證。至六七日柴胡病未壞亦幾於壞。柴胡證未罷亦幾於罷矣。以其脈遲浮弱。陽明遲脈加上太陽脈。故太陽陽明病形相掩映。惡風惡寒亦掩映。第覺手足溫。殆如陽明其外有熱之手足溫。非與手足自溫同消息

○○此正休而不作之柴胡證○○大抵脈遲則衛氣無振作○○與邪氣相失不相得○○宜無寒熱之往來○○柴胡證縱非其見○○儘可以柴胡湯承其之也○○胡醫者徒知諸四逆厥有下禁○○手足溫無下禁○○竟毅然下之乎○○下至再則陷陽明之燥○○再至三則陷少陽之火○○少陽陽明一落○○餘邪更不可收拾○○必多出其似是而非之柴胡證以惑人○○看似不欲食○○實不能食○○邪氣不搏正氣○○但搏胃氣○○烏能食○○非不脇下滿○○乃滿而痛○○邪氣不結脇下○○反傷脇下○○烏乎不痛○○又似太陽病翻作陽明柴胡證○○彼證脇下及心痛○○本證心未及痛○○而脇下已痛矣○○彼證一身及面目悉黃○○先黃太陽之身○○本證面目及身黃○○先

黃陽明之面矣○○彼證耳前後腫○○頸腫而太陽之項不腫○○本證頸項強○○項強而陽明之頸亦強○○且也同是小便難○○不過異在不能食○○雖謂以不能食之陽明病○○得小便難之柴胡證○○亦自有說也○○與柴胡湯○○誰復非之耶○○孰意藥力甫及於身之前○○餘邪已集於身之後○○曰後必下重○○重在燥氣火氣先墜於魄門○○邪氣又從而壓之也○○雖然○○下文明言柴胡證但見一證便是○○究以何證爲是耶○○舉二證以爲例○○嘔是也○○渴亦是也○○本嘔而後渴○○是眞用水○○本渴而反嘔○○非眞飲水○○如其不用水而若（五苓證）嘔者○○顯無燥火二氣於其間○○柴胡湯不中與也○○復叮嚀之曰食穀者噦○○卽不能食所迫而形○○陽明柴

胡證雖時時噦。尚無食穀二字。穀氣正柴胡之後盾。蓋與衛同行者柴胡證之邪。而御邪者穀也。不觀陽明篇有曰食穀欲嘔。又曰飲水則噦乎。彼非承氣證。此非柴胡證。柴胡承氣可相提而並論。欲從承氣證上着眼孔。當先從柴胡證上着眼孔也。

傷寒四五日。身熱惡風。頸項强。脇下滿。手足溫而渴者。小柴胡湯主之。

傷寒必體痛惡寒。傷寒轉中風。而後身熱惡風。何以不曰傷寒四五日中風耶。上文書傷寒復書中風。一邪翻作兩邪。寒時見之謂之寒。熱時見之謂之風。故發生種種柴胡證。本證寒一往而不復來。熱一來而不復往。是熱者寒之標。毋庸以中風目之也。獨是書身熱不書發熱。分明太陽受熱不受寒。或移寒分於陽明少陽未可知。假令陽明少陽證不見。何至一頸一脇不如前乎。豈知陽明寧舍棄其頸而不顧。少陽寧舍棄其脇而不顧。越出肌肉腠理以援太陽。而後并三陽者熱。熱無可往。背三陽者寒。寒無可來。於是寒侵太陽之項則項强。復侵陽明之頸頸亦强。惟少陽之脇。但滿而不痛者。邪不傷脇。故不苦痛。脇可容邪。亦不苦滿耳。獨惜陽明少陽方爲太陽忙。其標陽俱集於手足。其本氣隱與餘邪相敵。故手足之陽溫。而燥火之氣渴。覺溫與渴消息通而情形隔者。皆邪氣牽累使之然。縱非陽明少陽已受邪。而太陽柴胡證。非特陽明少陽莫能助。不啻為燥火二氣所稽留。小柴胡又中與矣。主柴胡則三陽自復回其原狀。果牴觸上條否乎。上條手足腋下頸項諸證具。明明禁柴胡。本條則弛禁也。異在上條無身熱。本證無身黃乎。固也。餘證之具不具猶其後。吾第知上條末句語氣作另提。為句中有眼爾。嘉言頸字作頭字。元御風字作寒字非。

傷寒。陽脈澁。陰脈弦。法當腹中急痛者。先與小建中湯。不差者。與小柴胡湯主之。

傷寒發於陰也。脈當陰陽俱緊。乃不惟不緊。陽脈澁而非俱澁。陰脈弦而非俱弦者何耶。二陽併病則脈澁太陽與少陽併病則脈弦。本論無兩併病之條。非併病而有如是之脈法哉。卽目爲三陽合病。尺寸脈又非合於關上也。長沙蓋有正法眼藏在。非脈法所能盡矣。就以書法論。吾謂非三病合爲一。當指一病分爲三。陽明與太陽既分又復合。故陽脈之澁其病同。少陽與太陽既分又復分。故陰脈之弦其陽獨。脈象是少陽翻作太陰。證象乃太陰翻作少陽。以其脇下不痛腹中痛。痛狀相迫而來則急痛。急與亟同義。陰者存精而起亟也。痛而不起。則亟矣。中央不建。則不起矣。小建中湯非虛有其名。先與服之。起少陽於中氣之上。方從所以然上立治法。非僅從所當然上立治法也。

主急痛以小建中爲無二法門。。未有得湯而痛不差者。。如其不差。。非建中證之急痛不差。。乃柴胡證之痛下不差也。。雖然。。柴胡證不過或腹中痛耳。。假令並痛下而亦無。。是一證不見矣。。追尾以柴胡耶。。正惟無柴胡證。。長沙欲人見得建中證中便有柴胡證在。。與建中同柴胡法外法。。與柴胡又建中法外法。。此其所以謂之法也。。

小建中湯方

桂枝三兩去皮　甘草二兩炙　大棗十二枚擘　芍藥六兩

生薑三兩切　膠飴一升

右六味。以水七升。煑取三升。去滓。内膠飴。更上微火消解。溫服一升。日三服。嘔家不可用建中湯。以甜故也。

本方以建中得名。非專以治痛得名也。金匱婦人腹痛虛勞裏急腹痛。雖兩見本方之長。而男子黃則曰當與虛勞小建中湯。未嘗曰當與急痛小建中湯也。下文主心中悸而煩。亦無腹中急痛四字。顯見方同而法不同。不同其所以然。故不同其所當然也。且曰法當急痛。不曰法當痛。是所以然處在急不在痛。若徒以止痛爲急務。則芍藥一味足以當之。就如桂枝加芍藥湯何嘗不主痛。焉用膠飴乎。否則柴胡去芩加芍。明主腹中痛矣。何必多此一舉。先令其不差乎。先與小建中云者。。蓋謂方當行建中。。非謂法當主建中。。復申言之曰嘔家不可用建中。。不過因甜之故。。遂置腹痛於不問。。無成方是以無成法耳。。急痛二字。。可作緩痛讀。。大抵愈痛而愈急。。無非中氣不建之原因。。一爲顧名思義。。凡得建中證。。必無使嘔之能力。。如其痛下故使嘔。。自有小柴胡湯在。。毋庸忝用本方也

傷寒中風。。有柴胡證。。但見一證便是。。不必悉具。。

本條極有研究之興味。。如謂傷寒中風皆有柴胡證。。是柴胡可濫與。。就令一證未具。。人人心目中有柴胡。。如謂傷寒中風始有柴胡證。。是柴胡當靳與。。就令一證已具。。人人心目中無柴胡。。上言柴胡不中與。。何止一證

具。。柴胡證乃自有而之無。。上言不差與柴胡。。何嘗一證具。。柴胡證卻自無而之有。。有字可獨喻殊難共喻。。宜乎下文傷寒十三日曰此本柴胡證。。髣髴本無而似有。。過經十餘日曰此非柴胡證。。髣髴是有而非無也。。夫以撲朔迷離之柴胡證。。欲人一見認爲是。。恐非之者多矣。。安能繪盡柴胡證之眞相。。印入孰視無覩者之眼藏乎。。吾謂見證非但見其一。。當兼見其二。。合傷寒中風爲一證。。非即麻黃桂枝二證相互掩乎。。傷寒而有中風證爲之敵。。是發於陰而見陽。。爲半在外之傷寒。。勿但見麻黃證翻作桂枝也。。中風而有傷寒證爲之敵。。是發於陽而見陰。。爲半在裏之中風。。勿但見桂枝證翻作麻黃也。。麻桂證未有半麻非麻半桂非桂者。。亦未有麻桂證無存在。。而後有柴胡證者。。有柴胡證非自無麻桂證始。。凡不可轉移之麻桂證便是柴胡證。。不悉具則已。。悉具又不啻傷寒中風紛至而沓來。。似非太陽病所獨有。。要其梗阻三陽之離合。。無非從間隙中畢露其端倪。。柴胡證非必應有盡有也。。曰但見一證便是。。盡人可以放開眼孔認柴胡。。曰不必悉具。。盡人可以收窄眼孔認柴胡也。。不然。。下文柴胡證不罷者有之。。柴胡證仍在者有之。。其見證必依稀莫辨可知。。夫誰信之乎。。

凡柴胡湯病證。。而下之。。若柴胡證不罷者。。復與柴胡湯。。必蒸蒸而振。。卻發熱汗出而解。。

太陽病證不罷者不可下。下之爲逆。殆指麻桂湯病證而言。若柴胡湯病證。似當別論。下文曰此雖已下之。不爲逆。明明柴胡湯證具矣。况同是柴胡證仍在。且有與大柴胡湯下之之例乎。假令柴胡證罷病未罷。就以湯下之。不得謂非其治也。蓋稽留柴胡之病無解意。則趨勢在裏矣。無從汗解。下之何傷。試觀陽明病無太陽柴胡證。彼條兢兢於與承氣湯爲何若。大都承氣證之蓄積。儼若柴胡證所釀成。下藥庶無犯手耳。特非所論於柴胡病具證亦具也。凡柴胡湯病或爲下藥所轉移。其證非下藥能轉移。縱下之可以盡其病。非汗之不能解其證故也。乃不汗之而下之。病不如故而證亦如故。。若柴胡病罷證不罷者。。始復乞靈於柴胡。。則利鈍有間矣。。夫接濟太陽之汗者陽明也。。撥歸太陽之汗者少陽也。。水穀未充。。斯送運較遲。。太陽少陽迫不及待。。必蒸蒸而振。。俟衛氣到而後汗液行。。卻發熱汗出而解。。一番變動。。既減省柴胡之效用。。且重增病人之苦況。。就令柴胡病無下禁。。亦多此一舉。。倘或其病未衰。。不爲結胸則爲痞矣。。柴胡又不中與之。。豈長此復有柴胡證乎。。

傷寒二三日。。心中悸而煩者。。小建中湯主之。。

亦有柴胡湯病證。。不能濫與柴胡者。。如傷寒二三日。。不獨陽明少陽證不見。。並太陽證亦不見。。是三陽俱不受邪。邪無出路。亦無去路。謂非柴胡證藏在三陽畔界之夾縫。吾不信也。獨是欲見柴胡一證而不得。假令與柴胡而汗不至。將奈何。勿認心中悸作心下悸也。悸而煩。乃印入心坎中之感覺。非適肖柴胡證之或悸或煩也。得毋心中有柴胡證在耶。心臟堅固。邪不能客。邪在心臟之外經。故煩狀若離合。第覺悸而煩。非煩而悸也。夫傷寒一日。太陽受之。即汗出而心中無吝意者。心主營血。血液足供太陽之汗。正得其心之所安。蓋邪與正氣爭。非與心血戰也。於心中何忤乎。若心中悸而煩則異是。異在營血與寒邪相接觸。而後太陽得以不受邪。血者神氣也。心者神之所舍也。。心神以血神之情狀爲情狀。。悸則營似弱。。悸而煩又似營氣強。。非註家所謂寒傷營也。。必營氣邪氣兩不干休。。爲最延長時日之柴胡證。。或過經十餘日未解者有之。。或傷寒十三日不解者有之。。以其久鬱之邪。。阻滯營血故也。。小建中湯主之。。中焦受氣。。自爾取汁化赤而爲血。。非徒以血助血。。且更新其專精之血。。出三日解矣。。微論得汗不得汗。。無有不差者。。毋庸以小柴胡湯爲後盾也。。兩豎建中湯與柴胡相後先。。勒住小柴。。起下大柴。。匪但爲柴胡證立法。。凡遇可攻可下諸證。。當以中部爲正鵠也。。

太陽病。。過經十餘日。。反二三下之。。後四五日。。柴胡證仍在者。先與小柴胡湯。嘔不止。心下急。鬱鬱微煩者。爲未解也。與大柴胡湯下之則愈。

十餘日尚太陽病耶。日久必有病衰之時。度亦未解而已。非不解也。書過經十餘日。指行經已過七日之期。餘日多少非所計。過此便如經而行。原無足異。異在麻桂證則自愈。獨柴胡證未了了也。既有太陽柴胡證。自有太陽柴胡湯。與之惟恐後矣。乃反誤會過經作傳經。以爲傳入中土庸或不復傳。若兩周天以上之太陽病。必一再傳而未已。傳至再三。故下至再三。遂二三下之思以盡餘邪。孰意下藥已斷柴胡證爲兩截。墜落心下之下者半。遺落心下者亦半。宜其二三日沒收柴胡證而不見。後四五日中五之氣建。纔提舉半截之柴胡證。還諸太陽。覺柴胡證不在而仍在者。非證證復回原狀也。就令日與柴胡湯。亦邪無解意。何至是始先與小柴耶。此正操縱柴胡之活法。小柴非必從內轉出外。亦能從外轉入內。非必從下轉升上。亦能從上轉歸下也。蓋惟柴胡湯始逐柴胡證而行。惟柴胡證始避柴胡湯以去。證與證相牽引。而後拍合兩柴胡證爲一證也。胡又嘔不止耶。得毋胃既受邪又卻邪。合柴胡證不得加入耶。非也。因柴胡湯忽然張大其柴胡證。反動胃中之水穀。嘔不盡。故不止也。心下急又似有柴胡證在。豈非與二三下之無異耶。不急變爲急。。胃絡不舒。。刻不容緩故耳。。奈何鬱鬱微煩。。並胃脘之陽。。亦隱忍於心下而不安。。四五日前未有如此之甚也。。謂非小柴胡湯加之厲不得矣。。曰爲未解也。。與柴胡且未解。。更有何湯可解耶。。則其煩之微露也。。若微憾柴胡湯不中與者然。。曰與大柴胡湯下之則愈。。柴胡可小亦可大。。可汗亦可下。。且解且下。。非徒下之比。。而有兩解之奇。。誤下者不能貪大柴之功。。被下者實先受小柴之賜也。。方旨詳註於後。。

大柴胡湯方

柴胡半觔　黄芩三兩　芍藥三兩　半夏半升洗

生薑五兩　枳實四兩炙　大棗十二枚擘

右七味。以水一斗二升。煮取六升。去滓再煎。溫服一升。日三服。

一方用大黃二兩。若不加大黃。恐不爲大柴胡湯也。

此方原有兩法。長沙辨而均用之。

與小柴胡後既爲未解。偏偏不再與小柴。與大柴胡後既下之愈。偏偏不先與大柴。小柴何嘗非治嘔治煩。偏偏在服湯後且嘔且煩。大柴何嘗特治嘔治煩。偏偏在服湯後不嘔不煩。看似小柴無效。而後以大柴尾其後也。不知小柴正無效而有效。而後以大柴竟其功也。二方出入不過參甘芍枳四味。小柴參芍仍有加減。實則變換甘枳二味而已。下不下自相去遥庭若是。淺言之。去參甘之甘補。易芩枳之苦泄。似無剩義。特是本方非承氣之比。謂爲本證之下劑則可。謂爲凡證之下劑則不可也。先與小柴。以大柴爲下劑則可。除卻小柴。以大柴爲下劑仍不可也。下文傷寒發熱。汗出不解。心中痞鞕。嘔吐而下利者。大柴胡湯主之。安有下利而重下之之理乎。大柴本非下。對於本條則言下。小柴本是解。對於本條則未解。一柴胡證翻出兩柴胡湯。雖謂大小柴之名。由本節定可也。方下云一方用大黃二兩數語。疑屬後賢補遺。姑存其說。爲强人服大柴者進一解。惟本方當然無大黃。以餘邪全非劇烈。一降則下也。末又云少陽之樞。併於陽明之闔。故用大黃以調胃。類修園語。削之。

傷寒十三日。不解。胸脇滿而嘔。日晡所發潮熱。已而微利。此本柴胡證。下之而不得利。今反利者。知醫以丸藥下之。非其治也。潮熱者實也。先宜小柴胡湯以解外。後以柴胡加芒硝湯主之。

傷寒爲發於陰。六日愈。乃兩度六日。又逾一日。至十三日爲陽日。當無表證。亦無裏證。有外證而已。解矣。卽半在裏半在外亦解矣。無如半裏先在裏。固不解。半外不在外。尤不解也。半裏半外皆在內。其內爲陽明爲少陽。必爲病藤所牽及。非關陽明少陽受邪也。觀其胸脇滿而嘔。胸乃陽明少陽公共地。脇乃少陽私有地○○既滿而趨勢在嘔○○則陽明較爲吃虧○○矧日晡所發潮熱○○又爲陽明病所有○○少陽病所無乎○○宜乎少陽得以苟安○○陽明不啻爲太陽任病也○○獨是陽明潮熱○○爲大便已鞕之端倪○○卽不鞕亦與微鞕有間耳○○無微利也○○若熱時不利○○已而微利○○利則微而遺則甚○○顯與初鞕後溏適相反○○一若利溏不利鞕也○○假令潮熱大便溏○○是彼有彼之柴胡證○○非此證之比也○○直指之曰此本柴胡證○○至今未復回原狀者○○因失卻本來之病形○○咎在下○○就使下之而得利○○已將柴胡證截斷其半○○況利之而不得○○有不沒收太陽柴胡證入陽明乎○○可作胸脇滿不去論○○可作不大便而嘔論矣○○應利不利

今反利者。。豈泄下柴胡證哉。。泄利丸藥之變質耳。。知醫以丸藥下之。。反爲餘邪所排泄。。足徵餘邪非受治於丸藥。。非其治而强治之。。釀成其實也必矣。。微利縱非實。。潮熱者實也。。又非承氣證有燥屎之實。。乃柴胡證無燥屎之實。。以其半實半不實。。適成爲半在外半在裏之實也。。曰先宜小柴胡湯以解外。。太陽外證在陽明。。胡以解。。有少陽在。。其樞尚可用。。少陽能行使柴胡雙解兩陽之外也。。曰後以柴胡加芒硝湯主之。。解裏仍不離乎解外。。與大柴胡下之不同論。。上條已過經。。本證未如經。。過經二字闕不書。。是十三日與七日以上無以異。。依然太陽病證不罷之柴胡證也。。末句詳註方後。。

柴胡加芒硝湯方

柴胡二兩十六銖　半夏二十銖　黃芩一兩　甘草一兩

生薑一兩　人參一兩　大棗四枚　芒硝二兩

右八味。以水四升。煑取二升。去滓加入芒硝。更煑微沸。分温再服。此藥劑之最輕者。以今秤計之。約二兩。。分二服。則一服止一兩耳。

均是小柴加芒硝。。何以先不加而後加耶。。芒硝用以打消柴胡證之實。。非用以打消承氣證之實也。。以柴胡證之本相未易變。。不同丸藥之本質容易變。。柴胡證不因丸藥成燥屎。。丸藥反因柴胡證爲微利。。始則柴胡證無如丸藥何。。畢竟丸藥無如柴胡證何。。其反動力尙能排除丸藥故也。雖然。丸藥非所以治柴胡證。柴胡證亦非所以治丸藥。若柴胡證之邪。復肆行於其間。不啻有兩邪之勢力。非兩湯又不足盡柴胡之長。上條兩柴胡湯作一湯用。本條一柴胡湯分兩湯用。同是變通柴胡湯。而有先後大小輕重之不同。况以他藥妄投之乎。註家不明方旨。徒於等分上較量。本附此藥劑之最輕者數句。又類修園語氣。要其所以輕用之故。皆由其實狀不及柴胡證之半。非故爲避重也。彼欲爲重用湯方者戒。雖不欲沒其一見之長。姑照錄之云爾。

傷寒十三日。不解。過經。譫語者。以有熱也。當以湯下之。若小便利者。大便當鞕。而反下利。脈調和者。

知醫以丸藥下之。。非其治也。。若自下利者。。脈當微厥。。今反和者。。此爲內實也。。調胃承氣湯主之。。

傷寒十三日。。與上條同。。曰不解。。則同而異。。以上條無過經二字。。曰過經。。與過經十餘日同。。既過經。。則七日以前之麻桂證無所遺。。過而不留可知。。仍不解。。是七日以上之柴胡證有所遺。。過而未去可想。。如其在外之柴胡證具。。應有汗出無譫語。。如其在裏之柴胡證具。。則有譫語無汗出。。非必實則譫語也。。以有熱竄入胃中。。殆胃氣不和之譫語也。。在陽明則熱邪未實無下法。。本證非胃家受邪。。下之不爲逆。。下藥與胃氣無牴觸故也。。特不當以大承氣湯下之。。當以大柴胡湯下之除熱與攻實不同論也。若小便利者。陽明謂之屎定鞕。又曰鞕則譫語。卽非實亦大便當鞕矣。而反下利。又非利不止而陷熱也。既曰有熱。是柴胡證之熱不可移。不過熱邪環繞其大便。無論下利不下利。於有熱無加損也。奇在脈調和。大都胃調和而後應諸脈。料無譫語不止之虞。似下利反便宜於其胃。熱邪或自有而之無未可知。何庸濫與大柴乎。曰知醫以丸藥下之。丸藥一旦轉移其鞕便。得更衣則胃氣爲之一暢。宜其脈調和。掩却最不和之柴胡證。醫者非所計也。市上往往以丸藥媚人者此也。特斥之曰非其治。論功雖可倖。於法無可恕也。此猶一面下大便。一面下丸藥。果胃氣無恙在。柴胡湯儘有轉圜之餘地也。若丸藥不下。而自下利者。胃脈必爲丸藥所壓制。趺陽脈不如經。則少陰不至者厥。厥者短也。短則氣病。醫者焉能辨別微短即微厥乎。今反和者。厥脈又爲和脈所掩。若輩方且誇張丸藥之不暇矣。豈知人病脈不病。名曰內虛乎。曰此爲內實也。內實更掩蔽其內虛。有丸藥便無穀神。雖困無苦者。此之謂也。和脈固屬假相。內實仍非眞相。其熱不潮。何有於實。其熱果實。何得爲和。不實於熱邪。而實於丸藥。丸藥與熱邪若相得。故不和而反和。胃氣與丸藥不相得。故不調而但和耳。如是則不當以湯下之不待言。祇有胃氣爲後盾。。調胃承氣湯主之。。丸藥以不下下之。。熱邪以不解解之。。不獨代行大小柴胡也。。並代行小建中也。。

太陽病。。不解。。熱結膀胱。。其人如狂。。血自下。。下者愈。。其外不解者。。尚未可攻。。當先解其外。。外解已。。但少腹急結者。。乃可攻之。。宜桃核承氣湯方。。

書太陽病。。一病而有兩病在。。書不解。。一不解而有兩不解在。。凡有外有裏之柴胡證則然。。然使有外半在外。。有裏半在裏。。亦柴胡證之常。。若外證不在太陽署之外。。而在太陽署之內。。其外且不解。。遑問其裏哉。。書熱結膀胱。。膀胱者太陽之腑也。。結膀胱與結太陽何以異。。況熱結如未結。。非小腹當鞕滿。。不能以熱在下焦爲陪客。非按之不痛之小腹滿。不能以冷結膀胱關元爲反陪客。可知熱邪壓抑其氣化。膀胱幾成虛器。太陽亦現猷相。而後熱不見而結亦不見也。獨其人如狂爲血證諦。非借觀其胞中之熱血。徵明其膀胱之熱氣。此外無餘證矣。胞移熱於膀胱則癃溺血。膀胱移熱於胞。有不下血乎。特熱移結不移。故血下而結不下。則下血自下血。熱結自熱結。故不曰下血曰血自下。不曰下血愈曰下者愈也。設續下其結則愈矣。藉非然者。非攻之不能破其結。毋庸瞻顧血泄也。雖然。攻藥非牽及太陽則可。牽及太陽則不可。攻膀胱之邊旁則可。攻膀胱之中心則不可。以膀胱一中空之府。

無摧殘之餘地。。太陽乃本氣之寒。。有連帶之關係也。。正告之曰其外不解者尚未可攻。。不曰外證未解者尚未可攻。。吾益服仲景之心細如髮矣。。其外維何。。毫毛之汗孔曰氣門。。氣門即其外之稱。。氣門開則其外解。。以其能解外證於氣門之外。。太陽自適當其外之中。。所謂陽密乃固者。。其外固之也。。太陽恃其外爲藩籬者也。。本證祗能解其外者。。緣外證爲結熱所持。。勢必其外先解。。申言之曰當先解其外。。上文先宜小柴胡湯以解外。。斯外亦解。。特且解且已而外未遽解。。故不曰外已解。。亦不曰解外已。。第曰外解已也。。解已云者。。其後不患不解之謂。。庶幾其可以議攻乎。。猶未也。。苟其負固不動。。膀胱非用武之所也。。膀胱無血故也。。注血之處。。其惟少腹乎。。少腹卽小腹之兩旁。。膀胱之邊境。。正受邪之旋渦也。。從何而誘邪出境耶。。必膀胱有動機。。纔應在毫毛。。徵論因柴胡湯爲轉移也。。卽因下血爲轉移。。未有外解有消息。。而裏熱無消息者。。其不結於膀胱。。但結於少腹也。。可坐而待矣。。又曷云乎急結耶。。正惟其急。。足徵激動其血。。不與氣結。。而但與血結。。方值將結未結之時。。恰合可攻則攻之候也。。反是以思。。未急結而遽攻。。則貽害少腹。。既急結而不攻。。又釀成瘀熱矣。。纔經審愼而出此。。不能因循而不出此。。其孰籌於未攻之先何若乎。。曰宜桃核承氣湯方。。言外尚有難色也。。方旨詳註於後。。

桃核承氣湯方

桃核五十箇去皮尖　桂枝二兩　大黃四兩　芒硝二兩　甘草三兩炙

右五味。以水七升。煑取二升半。去滓。內芒硝。更上火。微沸。下火。先食。温服五合。日三服。當微利。

本方與抵當同是對針少腹立方。。彼方因血未下。。小腹鞕滿則下其血。。本方因血自下。。少腹急結則下其結。。設二方調用。。以本方治彼。。不惟血不下。。且助其瘀。。以彼方治此。。不惟結不下。。且敗其血。。毫釐千里矣。。製方固異。。煎法亦異。。服法尤異。。以桃核加入承氣。。

則打消急結。以桂枝向導諸藥。並制止外邪。後內芒硝。先行柔輭。重用大黃。繼以猛進。上火下火。義取乎沈。微沸微利。免傷乎血。其無微不至處。尤在先食。胃非實而借用承氣。則無辜受伐。先食以充其胃。令藥不留中。而趨於少腹。其愛惜胃氣爲何如。且温服五合日三服。急結而緩投之。雖攻亦解矣。脩園謂服藥在未食之前。何操觚若是。獨是本方之妙用。則聞命矣。於當先解其外句。未授方針。微憾其略。亟欲敂長沙而問之。竊謂下文其表不解者不可與白虎。未有何方解其表也。渴欲飲水。便是其表有轉移。則少腹急結。又足徵其外有轉移矣。蓋有太陽在。

自有膀胱之氣化在。血下則氣上。以其人之內氣解其外。或不藥而解者意中事。卽長於解外之小柴胡。亦可降格以解其外。特不啻為本方之馬前卒。未免短馭柴胡。雖有勞而不著。毋寧讓功於本方也。長沙固器重柴胡者也。

傷寒八九日。下之。胸滿。煩驚。小便不利。譫語。一身盡重。不可轉側。柴胡加龍骨牡蠣湯主之。

傷寒八九日。正陽明少陽病衰之日。太陽更無論矣。卽有依稀之邪。亦不成柴胡證矣。似下之無大誤也。豈知以九牛二虎之藥力。下虛而無薄之餘邪。勢必合陽氣邪氣為一綱。於是乎胸滿證具。非滿胸是邪也。

不滿之處。。覊絆太陽陽明少陽以充滿之也。。三陽雖脫離其本腑。。三陽無病形也。。惟三陽之腑有病形。。其中正之官。。因頓失少陽。。則風火動而煩驚。。其州都之官。。因頓失太陽。。則氣化退而小便不利。。其倉廩之官。。因頓失陽明。。則穀神昏而譫語。。凡此皆身以內之形證。。而以一身當之。。殆重矣乎。。誠如其身重也。。特非胸邪重壓其身。。乃肌肉腠理重墜其皮毛。。祇剩一身如虛器。。幾無扶病之足言。。豈眞無大氣以舉之哉。。無如三陽復脫離其本經。。盡失主外之權。。一重而軀殼盡重者。。以沒收輕清之陽故耳。。何以不轉側耶。。曰不可轉側。。未聞轉側而告人以不可也。。不曰不能自轉側。。旣有自轉側之潛力。又非限於不能。乃委諸不可而不轉。蓋必有遷就之見存。不曰難以轉側。就令舉動非畏其難。一若鑒於輕舉妄動爲不可。毋亦法當不轉側。轉側便違法耶。抑視安放其身爲苦事。故期期以爲不可耶。正惟不苦重而苦滿。轉側則胸滿連於脇。邪氣猶可以寸。陽氣不可以寸也。陽受氣於胸。方且藉胸中之積氣爲保障。兩脇又無安插三陽之餘地。其不可以須人扶掖處。非出自從旁之主見。殆出自陽氣之用情。由其在躬之淸明未喪。故矜持之狀態如繪也。雖然。三陰脈注心注肺亦注胸也。幸八九日以前。三陰受邪之日已過去耳。否則陽退而陰進。將奈何。三陰病亦但見一證便是。不獨柴胡證始然也。是則可駭處在一身盡重。緣全體幾無外衛之陽。易辨處亦一身盡重。以四肢不呈內動之陰也。正惟一身如是。上下尚聯爲一氣。而沈毅堅忍之力猶存。煩而不躁可審也。治之若何。汗吐下溫鍼。皆犯柴胡證罷之逆。仲聖無取也。惟恩威並行。對於三陽如保赤。對於餘邪若懲盜。寓兩解於不解之中。斯解法之最神者歟。柴胡加龍骨牡蠣湯主之句。詳註方後。

柴胡加龍骨牡蠣湯方

半夏二合洗　大棗六枚　柴胡四兩　生薑一兩半

龍骨一兩半　鉛丹一兩半　桂枝一兩半　茯苓一兩

牡蠣一兩半　人參一兩半　大黃二兩

右十一味。以水八升。煮取四升。內大黃。切如碁子。更煮一二沸。去滓。溫服一升。

本方對於胸滿有半夏。對於煩驚有龍牡鉛丹。對於小便不利有茯苓。對於身重不可轉側有柴桂薑棗人參。另以大黃主譫語。立方之妙。意在斯乎。末也。龍牡鉛丹三物。所以保護三陽以出險也。龍骨乃首出之神。用以捍衞太陽。取開太陽之義。牡蠣象河圖之畫。用以捍衞少陽。取轉少陽之義。鉛丹本鑛土之精。用以捍衞陽明。取闔陽明之義。三物俱是重質。降之欲其重。斯升之欲其輕也。以重物融入柴胡。旋轉一番。。令三陽先歸根於本腑。。而後各還其本經。。一身遂爲三陽所復有。。柴胡且有舉重若輕之奇效也。。去芩加芩。。依柴胡證法。。加桂不去參。。桂以周一身。。參以培中氣焉已。。最霹靂是加入大黃。。後煮先發。。切如碁子。。則彈丸脫手。。邪無漏網矣。。尤復網開一面。。去甘草之填塞。。放邪下行。。不留餘孽。。非與大柴去甘同一細密乎。。是攻邪祗大黃一味。。扶正則有十味。。又豈獨不仿行柴胡以解外。。並不取柴胡解其外。。解其外則陽道愈虛。。本條正以柴胡湯實其外也。。何以大柴有枳實無大黃。。本方有大黃無枳實耶。。彼條小柴胡進入一步。。一變爲大柴。。枳實可竟小柴之功。。本條小柴胡退出一步

○○讓功於大黃。○○大黃兼有枳實之力。○○故同是去甘草。○○彼方不欲以甘草留枳實。○○本方不欲以甘草留柴胡。○○尤爲斟酌盡善爾。○○

傷寒。○○腹滿。○○譫語。○○寸口脈浮而緊。○○此肝乘脾也。○○名曰縱。○○刺期門。○○

撇離湯方。○○忽然兩豎鍼法。○○點出肝字脾字肺字。○○看似章法不聯屬矣。○○醫者亦知温鍼便發生柴胡證罷之壞病乎。○○病未壞而以鍼壞之。○○長沙深爲柴胡證惜。○○故特舉柴胡之力所未逮者。○○爲動用温鍼家進一法也。○○書傷寒腹滿。○○柴胡證無腹滿。○○與陽明腹都滿不同論。○○書譫語○○柴胡證罷有譫語。○○與上條譫語不同論。○○以其傷寒無表證。祇有太陰之腹滿。陽明之譫語也。異在趺陽脈如故。獨寸口脈浮而緊。脈法浮而緊名曰弦。弦爲肝脈。肝木與表邪則相得。與中土則相失。故脈象在寸口而不在趺陽。顯見厥陰肝高壓太陰脾之上。太陰無中見。則溼無制而腹滿。陽明無中見。則燥無制而譫語。苟非木勝土負。何至若此。曰此肝乘脾也。乘脾則太陰無開機。太陽亦無開機矣。名曰縱。縱者放也。肝氣有放而無收。因脾土無逆尅肝木之權。故風木之縱如發矢也。將與小柴乎。厥陰非少陽之力所能回。少陽非柴胡之力所能助。緣少陽之火氣先積弱。厥陰之風氣愈恃强。陽樞不轉。則厥陰不闔故也。曰刺期門。。期門爲肝募。。本論刺期門者五。。刺肝俞者三。。以肝本藏血。。無害於鍼。。木主疏泄。。尤利用鍼。。刺肝正以補少陽之虛也。。少陽發動。。則表裏解矣。。安用柴胡乎。。

傷寒。。發熱。。嗇嗇惡寒。。大渴欲飲水。。其腹必滿。。自汗出。。小便利。。其病欲解。。此肝乘肺也。。名曰橫。。刺期門。。可行小建中湯

由脾及肺。。明指肺脾。。實兼指太陰也。。緣太陽與太陰有密切之關係。。太陽主表。。太陰脾主裏。。太陽主皮毛。。太陰肺亦主皮毛也。。例如傷寒驟發熱。。與已未發熱有異同。。又非必惡寒。。類似中風之嗇嗇惡寒。。且大渴

欲飲水。何居乎又髣髴白虎加人參證乎。曰其腹必滿。白虎證胷腹滿無大渴。白虎加人參證有大渴無腹滿。且渴且滿。是飲入非不上輸於脾。卻非上歸於肺可知。尤異在自汗出。水精不布爲微汗。汗自汗而水自水。假令水無去路。必腹滿有加矣。差幸小便利。膀胱之氣化能出水。太陽當活動在毫毛。其汗縱非解病之汗。其病尚屬得汗之病。大都表邪有欲解之機。乃中梗其欲解。寒熱渴飲腹滿如故者又何耶。在皮毛必有開而無合。而後寒熱不已則如彼。在肺金必有合而無開。而後渴飲無饜又如此也。此之謂肝乘肺。非復肝乘脾。夫脾者地道之卑也。乘之其勢順。肺者天道之尊也。。乘之其理逆。。順而乘之名曰縱。。逆而乘之名曰橫。。金不尅木而木反尅之。。此其所以謂之橫也。。要其所以乘肺乘脾之故。。無少陽火氣游行其間耳。。轉移厥陰者少陽也。。厥陰不從標本而從中者也。。曰刺期門。。以心和手柔之鍼法。。更新少陽。。即援助太陽。。比諸柴胡。。事半功倍矣。。兩條仍是過脈語。。非以鍼刺爲能事。。示用鍼之標準。。以起下文火劫之無辜也。。

太陽病二日。。反躁。。反熨其背。。而大汗出。。火熱入胃。。胃中水竭。。躁煩。。必發譫語十餘日。。振慄。。自下利者。。此爲欲解也。。故其汗從腰以下不得汗。。欲小便不得。。反嘔。。欲失溲。。足下惡風。。大便鞕。。小便當數。。而反不數及多。大便已。頭卓然而痛。其人足心必熱。穀氣下流故也。

手太陽病發於陽。二日爲陰日。假令陽不遇陰。則煩而已。何至於躁。乃反現陰不遇陽而躁者。其陽何往乎。蓋手太陽挾邪走足。反抗其陰。變爲陰上陽下。經所謂陰陽相移也。醫者誤認反躁爲眞躁。疑其病發於陰。而陽不助陰。反熨其背。欲從陽經處鼓勵其陽。孰意標陽愈不出現。而大汗流漓。火熱乘虛入胃。胃中之悍氣固竭。胃中之水液亦竭。胃竭則經氣不充。雖行陽而不能復還其陽。雖行陰而不能復還其陰。上下之倒置如故也。於是反躁立變爲眞躁。無煩立變爲有煩。其陰陽之失據爲何若。況火熱猶未干休乎。必發譫語十餘日。揚其餘而肆其威。而火性始遂也。陰陽其奈之何耶。惟希望其兩邪不並立。譫語所謂以賊攻賊者。如鷹鸇之逐而已。昔振慄。顯見在下之外邪。與在上之火熱。互相搏擊。而後有此現象也。振慄久之而自下利者。又殃及胃津矣。雖然。畢竟雙方失敗。自然各尋出路。火熱則欲從下解。外邪則欲汗解。此爲欲解也。所謂病勢衰而自愈者非耶。其欲解而未遽解之故。緣手太陽猶在身之下。足太陽猶在身之上。下身非陽汗所出。從何得腰以下之微汗乎。彼腰以上之汗。不過爲振慄所迫耳。非邪從汗解也。則自下利時。。火熱亦非從下解。。不待言矣。。至是又變易其振慄之狀態。。似欲戰不戰者然。。覺小便欲自可。。而火熱乘之。。如小便不得何。。不得小便。。外邪勢必上衝。。動膈而嘔矣。。其嘔也。。非嘔腰下之邪也。。乃火熱被衝而嘔。。故曰反嘔也。。火邪既泄。。而後小便得行。。外邪乃從前陰而出。。欲失溲者迫不及待之詞。。斯時兩邪之勢力始大減。。其標陽之知覺於是乎見。。曰足下惡風。。前此不言惡風者。。當躁煩譫語之不暇。。何暇惡風乎。。曰大便鞕。。胃中猶有餘燼也。。曰小便當數。。言外亦曰小便當多。。失溲後則當數。。小便不得後則當多也。。苟數且多。。當下之以存津液。。而反不數及多者。。則機關全不在二便。而在足與頭。其大便鞕者。正中土運輸水穀之時。非化物不存之候。苟津液有往還。未幾當然大便也。亦非得屎而解也。曰大便已。了卻大便。毋庸較量其小便。獨有加無已者。則頭卓然而痛。若痛從兩足直上者然。升在下之清陽。還本來之病所。纔立愈耳。曰其人足心必熱。而歸美於穀氣下流。設無穀氣以榮周一身。何取乎大便耶。不曰足心溫而曰足心熱。尚未稟沖和之氣也。火力其可畏也夫。

太陽病。中風。以火刼發汗。邪風被火熱。血氣流溢。失其常度。兩陽相熏灼。其身發黃。陽盛則欲衄。陰虛則小便難。陰陽俱虛竭。身體則枯燥。但頭汗出。劑頸而還。。腹滿。。微喘。。口乾咽爛。。或不大便。。久則譫語。。甚者至噦。。手足煩擾。。捻衣摸床。。小便利者。。其人可治。。

上條火熱外邪分兩路。。茲則合爲一路矣。。如尋常太陽病中風。。不過中寒之風耳。。非邪風也。。祇宜解汗。。發汗且太過。。況以火劫發汗乎。。風上加火。。雖正風亦變爲邪風。。邪風被火熱。。則奪汗不已。。繼以奪血。。無可收拾而後已矣。。其血氣由經流溢於絡。。由絡流溢於橫絡孫絡。。失其伏行於分肉之常度也。。又勢所必至。。緣陽火陽邪。。兩相助虐。。熏灼於經隧之中。。凡血色澹滲之處。。一律變爲火色。。身膚發黃。。已屬奪血之明徵。。

又況兩陽追逐衛氣。速卒何啻幾倍。行陽必亢陽。行陰必傷陰。陽盛則見證在欲衄。陰虛則影响於小便難。馴至陰陽俱虛竭。將水穀精華。幾成灰燼。身體枯燥。黃且焦矣。剩有維繫陰陽之汗液。亦一發無餘。但頭汗出。劑頸而還。其汗止有此數而已。於是地氣當升而不升則腹滿。天氣欲降而不降則微喘。飲水而等於無水則口乾。食穀而難以下穀則咽爛。縱略進水穀。如杯水車薪。救汗救血。惟恐不贍。尚能推出腐穢耶。或不大便。積儲有限可知。久則譫語。甚者至噦。糟粕不行又可知。手足煩擾。捻衣摸床。顯係穀神不到於四末。頓失諸陽之知覺更可知。差幸陰陽未至於立亡。陰陽之養料則殆盡矣。曰小便利者其人可治。以其人游部之火氣猶存在。而後決瀆之令行。吾知固有之火。必久持於外來之火也。以火遠火。視乎其人。故不曰其病可治。曰其人可治。苟非其人。何堪設想。始悟仲師不立方之微旨。一切苦寒涼散之劑。皆鞭長莫及。於十一條火劫諸證。僅出三方。全無清火之品。看似因循。實則細玩上條穀氣二字。惟有糜粥自養爲第一義。其餘藥石補救。皆屬後圖。敢進一解曰。見火休治火。火盡則滅。嘗見野處鄉愚。動行火劫。在得慶生還者。無非藉賴水穀。則小便利三字。正若輩之活命符。不然。吾爲此懼。

傷寒。脈浮。醫以火迫劫之。亡陽。必驚狂。起臥不安者。桂枝去芍藥加蜀漆牡蠣龍骨救逆湯主之。

傷寒。爲發於陰。本陰在標陽之表。標陽在本陰之裏。相維相繫。助陰拒邪。而後有脈浮之佳象也。可發汗。無如醫以火迫劫之。就令表寒隨徹。而太陽之標陽。爲火力所窮追。已不知去向。故曰亡陽。亡乃逃亡之謂。逃亡入內。非飛越出外也。又單指亡太陽之標陽。非兼指亡少陰之心陽也。彼驚狂雖震動心陽之極點。而所以震動之者。乃標陽直奔心坎。爲萬急之乞援。遂將驚狂之狀態。印入心中。變爲心神上之且驚且狂耳。惟不安乃君主之用情。其起也不能偕標陽以出外。。既不忍視其顛連。。其臥也不能偕標陽以下交[于腎]。。又不忍棄其依附。。在病者或不自知其所以然。。其感通之理則如是也。。曰起臥不安者。。特繪出神明不適之情狀。。以見其立方之體會入微也。。桂枝去芍藥加蜀漆牡蠣龍骨救逆湯主之句。。詳註方後。。

桂枝去芍藥加蜀漆龍骨牡蠣救逆湯方

桂枝三兩去皮 甘草三兩炙 生薑三兩切 牡蠣五兩 龍骨四兩

大棗十二枚擘 蜀漆四兩洗去腥

右爲末。以水一斗二升。先煑蜀漆。減二升。內諸藥。煑取三升。去滓。溫服一升。

桂枝原方。。維繫太陽之陽也。。其原動力是蜀。。其反動力是開。。桂枝去芍。。提升太陽之陽也。。特去其原動力之闔。。祇取其反動力之開。。下後脈促胸滿者主之。。非爲亡陽設也。。如眞亡陽於外。。何獨不能去芍。。桂枝加附猶恐不及。。上文重發汗。。復加燒鍼者。。明明主四逆矣。。燒鍼與火劫何異。。曷嘗與薑附有牴觸耶。。本條無重發汗三字。。又烏得竟行薑附耶。。金匱驚悸門本方條下。。但曰火邪者耳。。亦不言汗也。。焉有無汗之亡陽證哉。。正惟其不飛越於外。。而喪失於內。。故特書亡陽。。以定火迫劫之罪案。。非定火劫發汗之罪案也。。汗多則急追其陽。。迎之以歸。。當主四逆。。無汗則護送其陽。。掖之以出。。當用救逆。。以標陽不守其手太陽之陽位。。

便是亡。便是逆也。如之何不仿行桂枝去芍。以開太陽乎。加入龍牡。固取其鎮怯。而龍則有首出太陽之義在。牡又有劃一少陽之義在也。何爲兼顧少陽耶。蓋驚動君火。未有不驚動其相火者。況少陽從本。因火而化。鎮之所以潛移其火氣之浮動。少陽主樞。其力能轉。護之所以利用其火氣之游行。立方則以牡佐龍。主證則以龍佐牡。龍牡牡龍。無軒輊也。再加蜀漆。則挾方寸之武力。辟易羣邪。藥力所到之處。如神聖不可侵犯。其安內攘外之功。詎在霸才下乎。試觀瘧多寒。者名牡瘧。瘧訓虐。寒邪虐害君主。以蜀漆散散之。仍與重鎮之品。相輔而行。本方亦未而後賛。。寓散於湯。。則宣陽之意。。從可識矣。。
形作傷寒。。其脈不弦緊而弱。。弱者必渴。。被火者必譫語
。。弱者發熱。。脈浮。。解之。。當汗出愈。。
本篇中風是太陽之標陽。。中寒之風。。傷寒是太陽之本
陰。。傷寒之寒。。有太陽在。。而後有卻邪之勢力。。受邪
之知覺也。。其表面上之形。。不過烘託太陽之膚郭耳。。
何居乎太陽全不出現。。徒以虛形作應敵之帥耶。。形作
傷寒。。與本偶傷寒何以異。。彼太陽之薄弱。。尚待言哉
。。其脈不緊而弱。。已在意中。。設不緊而弦弱。。猶有少
陽之助力也。。乃不弦緊而弱。。是不獨不見太陽之緊脈
。。並不見少陽之弦脈矣。。此殆人類中之弱者歟。。其所

以致弱之由。。或禀賦偶偏。。或伏氣在前。。或大病差後。。凡此不一而足。。要其津液不藏。。則氣化不充。。是一大原因。。少冒寒邪。。便表寒裏熱。。其渴也必不能免。。遑敢火劫之乎。。被火者必譫語。。裏熱立變爲裏實。。一切苦寒攻下之品。。不能擲作孤注矣。。幸其渴能消水。。惟有仰賴水穀。。爲生機之續。。飲入於胃。。游溢久之。。庶太陽有浴日之觀也。。書弱者發熱。。豈非如枯木萌芽之異數哉。。其脈又轉弱爲浮。。始可與言治法耳。。曰解之。。不曰發之。。發之則傷汗。。毋寧改行解外法也。。曰當汗出愈。。非易視之詞。。因其汗從火劫中來。。故慨乎言之。。獨解之二字無着落。。一若虛懸一柴胡湯以俟來者。竊謂脈浮弱而不遲。尤非食穀者嚱。儘有薄與小柴之餘地。立方則守其法。不立方則師其意。醫聖其或許我乎。

太陽病。以火熏之。不得汗。其人必躁。到經不解。必清血。名為火邪。

太陽病發於陰。本無汗之表證。乃用火熏之以取汗。熏之云者。火熱猶未着其身也。似不比火劫之深入。孰意寒邪與本陰。又領受火熱而歸於足。反抗其手太陽。劃然陽上陰下。與上文太陽病二日節反比例。彼條是陰陽移易其上下位。本條是陰陽隔斷其上下位。彼條腰以下不得汗。是陰不得陽汗。本條上下不得汗。。是陰不榮陽。。不得陰化無陽汗。。陽不榮陰。。不得陽化無陰汗。。曰其人必躁。。何以不曰躁煩耶。。彼條兩邪分擾其上下。。陰陽均受敵。。故躁煩。。本條兩邪合擾其下部。。陰分尤吃虧。。故必躁。。然猶望其經盡之期。。表解而躁自止也。。不謂足太陽未到經。。則爲兩邪所牽掣。。而被鬱於皮毛。。足太陽已到經。。又爲兩邪所纏擾。。而並竄於經隧。。曰到經。。即太陽歸經之互詞。。正類經血爲涵濡。。曰不解。。即兩邪深入之機會。。反藉經血爲護符。。（是以清血）蓋邪入血中。。其血立熱。。無異鹽着水中。。其水立鹹。。血敗而圊。。又勢所必至。。於是即血即邪。。即邪即火。。合同而化。。名爲火邪。。滌之不得。。驅之無及。。

亦無從乞靈於草木。。仍須仰賴水穀。。徐以俟其火邪之自滅也。。悲夫。。

脈浮。。熱甚。。反灸之。。此爲實。。實以虛治。。因火而動。。必咽燥唾血。。

上言衄血清血。。凡被火者類皆有虛無實矣。。醫者亦知有反虛爲實乎。。如脈浮發熱。。其爲中風陽浮可知。。熱而至甚。。其兼有久鬱之熱。。趁勢呈露又可知。。倘因其熱甚神昏而反灸之。。則火熱相搏。。爲無形之固結。。不實亦實矣。。然使由藥石致實。。必儼然有物塡塞其中。。猶有攻下之例也。。此之爲實則不然。。以火煅煉而成實。。火祇有氣而無質。。方其迫熱入裏。。如轟雷走電。。所劫皆空。則實處便是虛處。苟知其虛。必不治其實。若不從其實而反觀之。遽行瀉實法。無殊以虛治虛。卽正治而收效適得其反。是猶焚山得木。所拾者燼餘耳。非木也。然猶謂除其實未始不殺其熱也。豈知熱雖不動。卻因火而動。其動必熾。移實於咽。則咽燥。移實於血。則唾血。此之謂愈虛愈實。不能謂不實自然不虛也。必仗水穀之靈。調和一番。不虛而後不實也。攻實云乎哉。

微數之脈。愼不可灸。因火爲邪。則爲煩逆。追虛逐實。血散脈中。火氣雖微。內攻有力。焦骨傷筋。血難復也。

脈不顯則微。。脈有熱則數。。數以微見。。熱在深處矣。。叮嚀之曰愼不可灸。。恐深處之熱爲內應也。。苟悍然灸之。。則熱應如響。。爲火導線。。是之謂因火爲邪。。不獨名爲火邪已也。。名熱邪爲火邪。。不過熱邪帶火耳。。本證熱則微而火則甚。。因以火邪作熱邪。。與感受在地之火邪無以異。。獨是熱病皆傷寒之類。。未有曰火病皆傷寒之類也。。故太陽祇有中熱無中火。。以地火蟄藏於寒水之中。。從未與人相接觸也。。若火邪代行其火氣。。則凡奉上之地氣。。無非灰燼之遺。。豈必如咽喉不利之火逆上氣哉。。不爲火逆爲煩逆。。就令與灸上有間。。勿謂內攻之無力也。。灸之者亦知其脈路已變爲火路乎。。夫脈有陰陽。有經血。陰陽虛者也。無形之氣化也。經血實者也。有形之營衛也。無如火力無虛不追。無實不逐。追虛則紊其陰陽。逐實則薄其經血。由脈道追逐以直達筋骨。其快捷不啻如弩箭離弦。試問脈中之血。能有幾斗乎。火攻則血散。血散則脈斷。脈斷則火有入路而無出路。申言之曰火氣雖微。內攻有力。必窮至無隙可攻之地而後已。警告之曰焦骨傷筋。血難復也。血中之火不復燃。筋骨之火必復燃。蓋經血有更新。筋骨無更新。以過而不留之血。復筋骨固難。筋骨有留而不過之火。復經血尤難。緣焦傷之處。為脈路所必經。將日受餘火之殃而不覺。亦終其身於微數之脈而已。。如廢而莫舉何。。此比上文又甚一層。。

總爲鍼灸家下砭語也。。

脈浮。。宜以汗解。。用火灸之。。邪無從出。。因火而盛。。病從腰以下必重而痹。。名火逆也。。欲自解者。。必當先煩。。乃有汗而解。。何以知之。。脈浮。。故知汗出解也。。

書脈浮。。括陽浮陰弱言之也。。屬外證。。宜以其外出之汗解外邪。。最適用者莫如桂。。乃用火灸之。。致太陽一開不復闔。。外邪反入不能出。。其邪遂脫離太陽之陽。。獨牽掣太陽之陰。。陰不得有汗。。是陽道無出路。。則邪無從出。。於是陰弱立變爲陰盛。。非因陽衰而陰盛。。乃因火而盛。。必火衰而病始衰也。。病勢方盛。。則腰以下悉為病所矣。曰病從腰以下必重而痹。素問痹在於骨則重。腎主骨。胡又殃及足少陰乎。其順逆之機當如此。脈浮則邪以出為順。以入為逆。灸之則火以入為順。以出為逆。邪不自逆而強逆之。咎在火。火不應順而強順之。咎不在邪。實非邪逆。名火逆也。似涉少陰。實在陽也。不曰未欲解。殆欲解也。然不以藥解之。反聽其欲自解者又何耶。蓋不能討取太陽之汗以為之解。亦不敢強責少陰之汗以代為之解也。如欲自解時。必俟心液洋溢。心陽怒發。大有不耐其邪。不樂有邪之意。當先煩乃有汗出而解。此又陽盛於陰之煩。蓋心火表示其煩。是之謂以火勝火。豈非全賴少陰之樞力。間接以解之乎。設難之曰何以知之。曰脈浮。浮而被火。則不獨太陽之陽浮。必全個太陽盡浮。腰以下不復爲太陽所有。從何得陰弱之汗乎。故知汗出非太陽之汗。乃少陰之汗。少陰不得有汗而有汗。乃有汗三字。殊非快語也。假令脈不浮。太陽之標陽已薄弱。能乞援於中見之君火乎。其故不在必先煩。而在欲自解。非盡人必煩必解也。羨其生有自來之脈與人殊。始歎其刦而復回之汗爲獨異也。然而逆矣。

燒鍼令其汗。鍼處被寒。核起而赤者。必發奔豚。氣從少腹上衝心者。灸其核上各一壯。與桂枝加桂湯。更加桂二兩。。

燒鍼令其汗。。其汗不愛惜。。遑愛惜其太陽哉。。其汗乃維繫太陽之資料。。點滴皆從心坎中來也。。烏可以酷烈手段迫令之耶。。勿因令汗不得。。視爲尋常。。而腦後置之也。。醫者曾返顧其鍼處否乎。。倘鍼處被寒。。禍變立至矣。。夫寒本水也。。其色黑。。鍼是火也。。其色赤。。勿因鍼處赤而不黑。。辯曰無寒。。以爲鍼痕之太過。。又漠不關心也。。正惟寒色不見。。其邪乃深中要害。。激射太陽之寒水。。恐有奔豚之怪現象也。。證據處全在核起而赤。。然豈指核爲豚哉。。核自核而豚自豚。。豚爲水畜。。奔之云者。。水花亂湧之代詞耳。。何以不曰水上衝。。而曰氣上衝乎。。是氣也。。乃太陽之本之寒氣。。涵接膀胱者也。。無如彼鍼鋒之激刺。。已拔之出毫毛。。彼寒芒之摧撼。。又推之入膀胱。。且追之逐之。。越少腹。。凌心下。。既墜諸淵。。復懸諸崖。。令其無隙可避。。如豕突噴氣。。故曰奔豚。。故曰氣從少腹上衝心也。。此不過形容太陽之本寒。。而太陽之標熱。。猶未知下落也。。慘哉鍼處。。醫者亦知核起為何物乎。。太陽之陽浮。。故核起。。太陽之熱露。。故色赤也。。蓋寒邪從鍼口一路入。。外寒逐太陽之本寒。。氣上衝心則如彼。。火熱從鍼口一路出。。外熱奪太陽之標熱。。核起而赤又如此也。。危乎危乎。。以布滿周身之巨陽。。縮小若覆巢之卵。。設赤變為黑。。

核轉爲平。。則標陽已歸無何有之鄉矣。。是急莫急於回陽。。回陽即所以鎮陰。。陰陽相匹耦。。如艾豭之定婁豬。。何狂奔之於有。。雖然。。用藥則緩不濟急。。用火又一誤難再。。非神明莫測之仲聖。。誰敢下此辣手乎。。以火得禍者。。使之因火爲福。。灸其核上每穴各一壯。。驅策標陽。。由火線直接其本陰。。而後提升太陽以達皮毛。。遣散寒邪以出鍼處。。用火固神。。製方尤妙。。與桂枝加桂湯。。更加桂二兩。。詳註方後。。

桂枝加桂湯方

桂枝五兩　芍藥三兩　生薑三兩　甘草二兩

大棗十二枚　牡桂二兩

右六味。以水七升。煑取三升。去滓。温服一升。

本方非用以鎮壓奔豚。治奔豚之餘波耳。蓋灸其核各一壯。已將奔豚打消。無上衝之暴悍。設未灸而遽與此湯。是繼燒鍼而加之厲。不獨不生效力。並速標陽之亡。上文脈浮自汗出節。反以桂枝以攻其表。可爲前車矣。桂枝湯且攻表。況加桂乎。況更加桂乎。緣奔豚是陰寒之內攻。核起是標陽之外奪。若以武力直搗少腹。無標陽以帥之。徒令桂枝與陰寒格不相入。衹有反抗而已。惟趕回太陽之陽。拍合太陽之陰。一火雖微。駟馬莫當。交通太陽在乎灸。即爲驅寒之先聲者。亦在此一灸也。然則本方可緩與乎。又非也。

寒邪尚在膀胱。鼓盪其水。太陽猶在少腹。對壘其邪。苟氣化不行。風潮仍未盡息也。是桂枝爲大可用。獨是桂枝原方。則闔力多而開力少。桂枝去芍。又治標陽而遺本陰。二方均用不着。莫妙於桂枝加桂。卽增桂令汗出之義。必汗出而後氣化行。氣化行而後太陽出以衛外。太陽出而後餘邪從鍼處去也。本草稱牡桂能通神者此也。何以更加桂耶。亦卽加附參其間之義。參加附爲亡陽。更加桂欲通陽也。何以金匱條下有桂枝加桂湯。無更加桂二兩耶。金匱有發汗後三字。本證未有如彼證之虛。加桂已令汗出矣。更加則虛重傷其心液。金匱有上至字無上衝字。彼證未有如本證之劇。。加桂已達下焦矣。。更加又慮重擾其心陽。。故金匱無更加也。。本方提出牡桂二字者。。心爲牡臟。。特厚集牡桂之力以治心。。恐鍼汗之時。。汗射入心。。恐氣衝之時。。氣動其心。。故聲明更加桂。。與金匱示區別。。另提加牡桂。。與原湯示區別也。。脩園謂桂五兩已加二兩。。坊刻本牡桂二兩。。附諸傳疑之例。。姑錄存參。。元御則斷爲但桂五兩無牡桂。。執是二說。。原文更加桂二兩句。。有何着落乎。。

火逆。。下之。。因燒鍼。。煩躁者。。桂枝甘草龍骨牡蠣湯主之。。

上條先燒鍼。。後灸核。。是以火治火。。不可一而反可再也○○本條先火逆○○後燒鍼○○是火上加火○○一誤又犯再誤矣○○況於兩誤之中○○兼犯誤下乎○○書火逆○○卽上文邪無從出○○因火而盛之省文○○彼條從上逆於下○○故腰下重而痹○○本條從表逆於裏○○必胃裏似乎實○○而後毅然下之也○○其爲實以虛治○○在下之者眼光所未及矣○○下之非不可以攻下其邪也○○特邪下而火不下○○胃津愈竭○○則汗液愈無○○火勢因而愈動○○無奈其邪與火不能辨認○○祇知取汗○○復行燒鍼○○鍼之又非不可以强責其汗也○○特汗出而陽則入○○與上文以火迫亡陽同一慘劇○○彼條脫離火燄○○奔入心坎○○故驚狂○○本條不獨不能脫離火燄○○且火逆在前○○燒鍼在後○○交迫於兩火之間

。。內焉不克求救於心陽。。外焉不能出現於身表。。欲不亡而不得。。雖欲亡而不得。。煩莫煩於此矣。。況下之時其陰已傷。。不復從陽。。陰陽兩不相遇。。烏得不煩而且躁哉。。醫者於此。。將毋謂舍卻寒涼之劑。。火勢斷難撲滅矣乎。。夫與火宣戰。。而欲保全其陽。。恐其陽已灰矣。。惟救標陽於兩火之中。。使之冒火而出。。載以重鎮之品。。令火氣寂然而不能動。。乃爲精義入神之治法也。。

桂枝甘草龍骨牡蠣湯主之句。。詳註方後。。

桂枝甘草龍骨牡蠣湯方

桂枝一兩　甘草二兩　牡蠣二兩　龍骨二兩

右爲末。以水五升。煮取二升半。去滓。溫服八合。

日三服。

龍牡非清火也。能鎭火耳。本草並稱其治驚。二物俱得天地之靜機。乃陰陽之互根。不爲外物所撓。故能航海梯山。殊無障礙。用以鎭攝龍雷之火。以靜制動。舍龍牡無以易矣。被火亦與雷火同論。故火刦三方兩見龍牡。要其不離桂甘者。不獨潛消火燄。並保護太陽之陽。從險中出險。與上文桂枝甘草湯方同一手眼。彼條未經火刦。故獨主桂甘。本條兩重火刦。故佐以龍牡耳。亦與上條救逆湯方同一手眼。彼證火邪交迫。震動心陽。當行救逆。本證邪已先下。故去薑棗。心非不安。故去蜀漆。斟酌盡善而後立方

○○益見治火之難○○非可苟焉已也○○

太陽傷寒者○○加溫鍼○○必驚也○○

本條驟讀之○○不過諄諄垂戒之語耳○○何以不但曰傷寒○○而曰太陽傷寒耶○○且曰太陽傷寒者○○者字有何興味耶○○仲師正爲用鍼者僅注意在寒邪○○而不注意在太陽○○設認得太陽爲病主○○寒邪爲病客○○未有不先審太陽之何在○○而後下此辣手也○○大書曰太陽傷寒者○○亟欲舉太陽之眞相以示人○○無如昧昧者未之見也○○得毋言外亦曰太陽中風者耶○○又非也○○太陽中風庸可鍼○○獨太陽傷寒不可鍼○○下文婦人中風刺期門○○婦人傷寒不刺期門可知也○○桂枝證是中風○○麻黃證是傷寒○○上文

桂枝條下有刺風池風府。麻黃條下無刺風池風府又可知也。何以上文肝乘脾明是傷寒。肝乘肺明是傷寒。一則曰刺期門。再則曰刺期門耶。正惟肝募而後可以刺。故以上兩節爲前提。太陽傷寒不能刺。特以本節爲後戒也。醫者亦知傷寒中風之別乎。中風發於陽。外陽而内陰。鍼鋒從陽及陰。陰本氣於寒。與溫鍼尚無牴觸也。傷寒發於陰。表陰而裏陽。鍼鋒從陰及陽。陽受氣於熱。與溫鍼無不牴觸也。且傷寒其陽靜。靜者動之。故必驚也。上兩條不言驚者。因標陽方動耳。雖然。卽非傷寒。就令中風。亦豈以溫鍼爲常哉。初服桂枝湯節。婦人中風節。僅兩見而已。他如太陽與少陽併病。刺肺俞肝俞。亦僅兩見。欲作再經鍼足陽明。陽明病下血刺期門。又僅兩見。此外以灸核上爲創舉。未易以金鍼渡人也。夫陽明刺之僅少差。倘無柴胡證在其後。將奈何。少陽溫鍼爲壞病。若罷柴胡證在其先。更奈何。又如少陰可刺者一。而灸之者三。厥陰無可刺。而灸之亦三。太陰無刺又無灸也。蓋不得已而後用火。以三陰之陽氣尤微故也。上不云乎火氣雖微。內攻有力乎。不獨鍼灸爲然。彼凡誤汗誤下誤吐者。無非以驅邪爲目的。不知何物是太陽。不知何人是太陽傷寒者。其人之太陽且不認識。遑問識三陰三陽哉。舉太陽傷寒以爲例。固爲燒鍼家當頭一捧。。亦補以前之所未盡。。而特加以危詞。。為平脈辨證者示彀率也。。太陽為六經之統。。玩太陽傷寒者五字。。可以貫徹全章矣。。讀者其三復首句乎。。

太陽病。。當惡寒發熱。。今自汗出。。不惡寒發熱。。關上脈細數者。。以醫吐之過也。。一二日吐之者。。腹中饑。。口不能食。。三四日吐之者。。不喜糜粥。。欲食冷食。。朝食暮吐。。以醫吐之所致也。。此為小逆。。

太陽傷寒病。。必惡寒。。亦發熱。。為作汗不得故寒熱。。愈寒熱而仍不得汗者恒有之。。未有作汗已得而絕不惡寒發熱者也。。不寒不熱之汗。。是直自汗出而已。。非邪從汗解也。。然前非自汗而今始自汗。。又不得謂非其邪已去也。。殆從別路以出者歟。。如從表出。。陰陽脈必微。。胡爲關上脈獨細數乎。。以陰陽俱緊之脈。。陰變爲細。。陽變爲數。。而細不及尺。。數不及寸。。是全個太陽移入於胃上口。。太陽不在表。。烏得有寒熱。。固表無太陽。。烏得不自汗出乎。。正告之曰以醫吐之過也。。吐邪雖有微勞。。其化機已窒矣。。非過而何。。特吐亦有先後之殊。。苟一二日吐之者。。其邪猶在胸之上。。不過反動胃氣而腹中饑。。不利咽喉而口不能食耳。。若在三四日吐之者。。三日三陽爲盡。。三陰當受邪。。吐之雖不留邪。。而太陽祗剩一陽。。其應爲少陽。。太陽便變作少陽之嗜好。。與食氣互爲消長矣。。蓋少陽卽少火。。食氣卽壯火

○○不喜糜粥○○壯火之氣衰也○○欲食冷食○○少火之氣壯也○○畢竟陽盡而陰乘○○故朝食暮吐○○設非暮吐○○柴胡又中與矣○○惜其以醫吐之所致○○穀氣未充○○少陽無所禀承○○小柴亦未聽用○○此爲小逆○○必俟其進糜粥而不吐○○而後可轉樞外出也○○此又廻應上文之柴胡證○○隱示人以斟酌用柴胡也○○

太陽病○○吐之○○但太陽病○○當惡寒○○今反不惡寒○○不欲近衣者○○此爲吐之內煩也○○

一節兩書太陽病○○何太陽之病之多乎○○看似首句纔是太陽病○○但太陽病二句○○不過復述上句之詞○○特以吐後之惡寒不惡寒○○定太陽之病不病耳○○非病之又病也

○○夫使不惡寒○○又非不欲近衣○○則太陽誠不病○○否則不欲近衣○○間有惡寒○○亦與未吐以前之太陽病無甚異○○無如其祇有不惡寒○○不欲近衣○○是與無病之太陽異○○與有病之太陽亦異○○緣太陽有陰亦有陽○○太陽無病則知熱知寒○○有病則惡寒發熱○○熱乃太陽之陽之本色○○寒乃太陽之陰之本色也○○今反不惡寒○○雖有寒亦不惡○○是無本陰之知覺○○不欲近衣○○雖有熱亦不發○○仍無標陽之勢力○○太陽病乎○○抑不病乎○○復書太陽病者○○恐人認作同是未吐之太陽病○○以爲不惡寒爲邪將化熱○○或重吐之○○或且汗之下之也○○又恐人以爲邪從吐出○○便無太陽病○○而自詡其功也○○玩但字○○蓋云但太

陽有病當如是。。但太陽無病又不當如是。。一字含有兩義。。乃釋之曰以吐之內煩也。。非單指心煩。。指太陽被吐藥牽率入內。。不能出以衞外。。太陽內鬱之煩也。。內煩便是太陽煩。。卽上條小逆無非太陽逆。。兩條同是未吐一太陽病。。既吐又一太陽病。。病在不惡寒發熱也。。不然。。柴胡證曷嘗非喜嘔心煩。。所異者往來寒熱耳。。是誤吐後僅有柴胡證之影子。。未有柴胡證之實際。。久之由煩而熱。。庸有用柴之一日。。此仲師所以不出方乎。。

病人脈數爲熱。。當消穀引食。。而反吐者。。此以發汗。。令陽氣微。。膈氣虛。。脈乃數也。。數爲客熱。。不能消穀。。以胃中虛冷。。故吐也。。

書病人。。無太陽之足稱矣。。書脈數爲熱。。脈法固自如是。。曰當消穀引食。。有是脈當有是證也。。而反吐者。。非吐之而反吐。。則數脈便有疑點。。與上條關上脈細數之數有別矣。。彼證脈數是主熱。。此證脈數是客熱。。彼證陽氣入於胃膈。。故欲食冷食。。此證陽氣散於皮毛。。則無欲食冷食。。彼以誤吐令陽氣鬱。。此以發汗令陽氣微。。陽氣與膈氣有相因之關係。。陽氣通於膈。。膈氣長於陽。。陽氣微則膈氣虛。。理固然也。。非不現微虛之脈。。特爲數脈所掩。。其知者謂之乃微虛之數。。不知者謂之不微虛也。。乃數脈而已。。蓋惟熱而後數。。不過其熱非在地之火。。不能生溼土。。而爲溼土所生。。如燐火之旋聚而旋散。。如石火之旋光而旋滅。。自無而之有。。祇可謂之客熱。。不同鼎釜之下之薪火。。有熟腐水穀之能力也。。直是胃中虛冷之熱。。井烟無異耳。。與食入不相投。。烏得而勿吐乎。。文面是解釋反吐之所以然。。實示人以辨熱之標準。。識熱而後識陽氣。。識陽氣而後識太陽之標陽。。與金匱詞同而意異。。金匱爲嘔吐而發。。故多出其方以治吐。。本條爲客熱而發。。特留其方以治熱。。金匱嘔而發熱主小柴。。發熱與客熱懸絕天淵。。又可爲本條對勘耳。。

太陽病。。過經十餘日。。心下温温欲吐。。而胸中痛。。大便反溏。腹微滿。鬱鬱微煩。先此若自極吐下者。可與調胃承氣湯。若不爾者。不可與。但欲嘔。胸中痛。微溏。此非柴胡證。以嘔。故知極吐下也。

太陽病過經十餘日。上文大小柴胡湯條下。已揭明矣。外邪過去太陽之境界。將入陽明之境界。太陽業已歸經。當然不受邪。特未知陽明受邪抑不受邪耳。邪到心下與胸中。正陽明所轄之部屬也。心下溫溫欲吐。是餘邪蒸動胃中之水穀。顯與陽明爭地利矣。畢竟陽明有拒邪之勢力。令外邪退出胸中。激刺其胸而胸中痛。無如水穀被動之後。不能久留。大便反溏。亦少受損失之一端。且估染多少餘邪。移入於腹而微滿

○○致令陽明怫鬱○○而莫奈之何○○鬱鬱微煩○○不受邪而不得○○欲受邪而不甘○○是又以愛惜陽明爲要義○○寧勿愛惜水穀○○惟有抑强以扶弱○○訴諸承氣湯而已○○雖然

○○凡用承氣○○不能以現在論也○○先此若自極吐下者○○在温温欲吐之後○○鬱鬱微煩之前○○自動其水穀之悍氣○○爲極端之搏擊○○不得於汗○○毋寧吐○○不得於吐○○毋寧下○○欲卻邪於無聲無臭之中○○是陽明非眞薄弱○○當時就與調胃承氣湯○○餘邪以不調調之○○可無後患○○若不爾者○○先此未實驗陽明之何若○○勿造次與藥也○○彼但欲嘔○○安知非邪盛難制乎○○彼胸中痛○○安知非嘔傷胸氣乎○○彼微溏○○安知非邪陷中氣乎○○曰此非柴胡證

○○以其先無正邪分爭之消息○○雖欲嘔與欲吐同○○胸痛同○○微溏同○○異在無充分證據也○○果是柴胡證○○即嘔不止且與大柴胡○○况其但欲嘔乎○○獨是纔說與承氣也○○就令柴胡證仍在○○亦過去矣○○何以不曰此非承氣證耶○○不知舉柴胡以例承氣○○柴胡證實上下文之關鍵○○不獨本節爲然也○○上文多是先此非柴胡證○○後此乃是柴胡證○○下文多是先此是柴胡證○○後此始非柴胡證○○凡應攻應下之證○○多半藏過柴胡證在前○○而後攻邪而不傷正也○○陽明篇得病二三日脈弱○○無太陽柴胡證句○○又再露真詮矣○○欲得柴胡之實際○○最簡單者莫如一極字○○蓋從溫溫字鬱鬱字曲繪而出○○嘔而非極○○雖嘔

亦非柴胡證。。自極而吐。。即不下亦是柴胡證。。補下字。。因上文言吐不言下。。曰極吐下。。針對但欲嘔。。末二句是兩相比較之詞。。以嘔則不由其不欲嘔。。與喜嘔有異同。。與欲吐有異同。。然無論嘔也吐也。。苟胃脘之陽先自餒。。便非由吐下之極思所迫而形。。故知極吐下云者。。非不由自主之但吐但下。。乃自極吐自極下之柴胡證始然也。。先此之柴胡證是。。則後此承氣證亦是。。若泥看其嘔。。以爲但見一證爲已足。。豈知一證不是。。又餘證皆非乎。。

太陽六七日。。表證仍在。。脈微而沉。。反不結胸。。其人發狂者。。以熱在下焦。。小腹當鞕滿。。小便自利者。。下血乃愈。。所以然者。。以太陽隨經。。瘀熱在裏故也。。抵當湯主之。。

書太陽。。闕病字。。與上真武湯證書法同。。彼條太陽病狀陡然變。。本條太陽病勢倏然沈。。無殊以假相受病也。。彼證不具論。。本證六七日則太陽已輕棄其一身之表而不顧。。曰表證仍在者。。不過太陽遺落之表證。。非表邪遺落之表病也。。緣脈沈非病在表。。假令沈而微。。邪氣沈。。宜陽氣微。。若微而沈。。是陽氣先微而後沈。。表邪則沈而不微。。太陽不沈亦沈矣。。卽沈或獨見於關上。。就使寸未浮。。關沈而欲作結胸者庸有之。。奈何其反不結胸。。顯見其人之脈與人殊。。必其人之病爲特異。。

書其人發狂○○其病非狂其人狂○○狂病下虛上實○○非上實下虛胡以狂○○以熱在下焦○○脈神苦濁○○故不狂其病而狂其人○○毋亦熱結膀胱之如狂者耶○○下焦屬膀胱耳○○非膀胱即下焦也○○膀胱結未有云鞕滿者○○亦未有膀胱不鞕滿而小腹鞕滿者○○然則熱在小腹耶○○小腹熱亦滿而已○○何至於鞕○○結胸證明明曰陽氣內陷○○心下因鞕矣○○鞕不在心下而在小腹○○吾得而斷之曰表邪在下焦○○太陽在小腹○○尚有遁情哉○○獨是鞕可矣○○胡鞕滿耶○○又非鞕而滿也○○鞕而滿是鞕與滿不相得○○其滿在瘀○○鞕滿是鞕與滿不相失○○其滿在血○○有血以保障其鞕○○雖不當鞕滿○○亦作當鞕滿論○○特未知有礙其小便

否耳。。假令小便不利。。又有瘀無血矣。。血與溺皆其人所自有。。如其小便自利者。。爲有血也。。亦有瘀也。。瘀在後而血在前。。不同熱結膀胱爲血在後部。。能血自下也。。彼證曰下者愈。。本證曰下血乃愈。。胡不愛惜其血若是。。彼證先解其外始言攻。。本證不解其表先言下。。胡急圖其下焦又若是。。金匱熱在下焦則尿血。。瘀熱非不趨於前。。胡不因勢以利導其小便耶。。本證又無尿血之虞也。。蓋有所以然者在。。以太陽爲熱邪所窮追。。遂脫離故步。。隨經血爲漂流。。與營衛隨行無以異。。其護送太陽之血則不熱。。相隨而至於小腹。。其尾追太陽之血則瘀熱。。相迫而至於胞門。。直揭之曰瘀熱在裏。。下焦小腹未爲裏之盡也○○殆指胞裏而言○○小腹位居下焦○○胞門亦位居下焦也○○熱邪兼併下焦○○僅有小腹爲太陽之末路○○故以小腹下焦爲界限也○○萬不能放鬆者○○恐胞移熱於膀胱則癃溺血○○小便利乎哉○○一旦津液亡而氣化窒○○太陽不可問矣○○安得不極力抵禦乎○○抵當湯主之句○○詳註方後○○

抵當湯方

水蛭三十箇熬　蝱蟲三十箇熬去翅　桃仁二十箇去皮尖　大黃三兩酒浸

右四味○剉如麻豆○以水五升○煑取三升○去滓○溫服一升○不下○再服○

桃核承氣○○則幾經審愼而後行○○主用本方○○何果決若

是。且以抵當命方。已聞而生怖矣。况四味純是破瘀藥乎。蓋抵當云者。非服後有一場劇戰也。劇戰則其血玄黃矣。太陽正賴有經血爲衛從。無如熱徵幾相迫而來。經血莫之能禦者。特嚴陣以禦之。而寓守於攻。令瘀熱不能入膀胱一步。故曰抵當也。緣太陽避邪遠引。隨經所至。不啻爲逐浪之魚。表邪又從而尾之。太陽則以水府爲依歸。到膀胱而後止。表邪則以血海爲依歸。未到膀胱而先止。故已注小腹之血不受邪。未注小腹之血已受邪。經血均無兩全之地。寧犧牲其血以下之。未爲失也。稍緩須臾。將小腹失陷矣。何以不借用桃核承氣耶。彼方志在破結。本方正欲其結。恐瘀熱氾濫。不能網盡。特用水蛭蝱蟲以聚血。水蛭聚血底之瘀。蝱蟲聚血面之瘀。復假手於桃仁大黃。以爲之將。觀其剉如麻豆。斷續其瘀與血。如珠顆相逐。又何物不可以抵當乎。不曰下瘀乃愈者。必下血其瘀始盡耳。方下無先食二字又何居。本方無甘草。入胃則過而不留。非条用承氣之比。何取食氣以爲之梗乎。

太陽病。身黃。脈沉結。少腹鞕。小便不利者。爲無血也。小便自利。其人如狂者。血證諦也。抵當湯主之。

上條少腹不鞕小腹鞕。抵當湯不牽動太陽也。本證小腹不鞕少腹鞕。明明太陽在少腹。如之何其亦主抵當耶○○且鞕而非滿○○血不滿固無血可下○○瘀不滿豈非枉下其血耶○○吾謂少腹滿勿信爲經血之有餘○○少腹不滿勿疑爲瘀熱之有限○○以太陽非隨經○○經血不爲其後盾○○有血不滿者亦其常○○熱邪則隨經○○經血必爲之斷梗○○有瘀不滿者亦其常○○假令身不黃○○更茫無端倪矣○○書身黃○○又書脉沈結○○不曰沈而結○○合兩脉爲一脉○○看似太陽之沈○○與熱邪之結○○滾作一團○○則半爲陽氣鞕○○半爲邪氣鞕○○未可知也○○金匱諸黃無少腹鞕三字○○惟小便不利皆發黃○○則黃家之通例也○○獨不可以例本證也○○黃家小便不利爲有瘀○○後部之血無問題○○本證小便不利爲無血○○後部之瘀無問題○○黃家得小便利

則黃去滿亦減○○前部之瘀無存在○○本證小便自利又黃不去而鞕亦不減○○後部之瘀猶存在○○誠以其人非眞發黃○○乃如發狂○○卻與熱結膀胱相髣髴○○彼證血自下○○血不敵瘀固如狂○○本證血不下○○血與瘀敵亦如狂○○故雖小便利似非大有造於其人○○豈知血與瘀先分其涇渭○○而後其人不類熱流膀胱之發黃○○亦不類熱結膀胱之不黃○○則其小便自利也○○不啻其人善自爲計○○始不中熱邪之計也○○勿謂有血不見血○○無血證以示人○○蓋有血證之諦以示人○○一若箇中確有血神在○○留守於胞門之畔界○○呵護其太陽○○特以州都之官爲通諜○○小便遂從少腹內帶信息而出○○此其所以謂之諦也○○抵當湯主

之。。以其人前部之血。。抵當後部之瘀。。又黃從大便去。。不復從小便去。。遂舉一身之表還諸太陽。。用藥之神固莫測。。其不戕及少腹之鞕是眞詮。。吾又謂諦字直點抵當湯之睛矣。。

傷寒。。有熱。。少腹滿。。應小便不利。。今反利者。。爲有血也。。當下之。。不可餘藥。。宜抵當丸。。

上條少腹鞕且不滿。。況不鞕乎。。小腹鞕滿少腹且不滿。。況小腹非鞕滿乎。。除卻傷寒有熱。。少腹未易突然滿也。。就令傷寒有熱。。熱邪非必滿少腹也。。惟小便不利爲瘀熱在裏之明徵。。血海滿故少腹滿。。小腹遂爲少腹所包圍。。壓膀胱之境。。氣化必予奪。。小便應難望其利

○○今反利者○○豈非瘀證諦翻成血證諦哉○○上條血證諦
又無滿狀也○○本條瘀證諦又非脈沈結也○○且其人非狂
○○與無熱等○○其身不黃○○與無瘀等○○是本證之諦尤茫
昧○○得毋少腹不鞕則下藥無瞻顧○○可不問其血之有無
耶○○曰爲有血也○○認有熱爲有血○○分明血釀成熱○○然
則血海盡人可以蠡測耶○○吾謂滿處非盡熱○○有熱有不
熱○○熱處纔是瘀○○有瘀有不瘀○○一部分作兩邊看○○一
邊有瘀爲無血○○一邊有血爲無瘀○○瘀與血并○○故迫而
爲滿○○膀胱則近血不近瘀○○乃能轉移不應利之小便反
得利也○○何以不曰反小便自利耶○○瘀熱在前非在後○○
前部實無自利之權○○幸而小便反利者○○賴有少數未熱

之血。。間隔其瘀耳。。假令血自下。。小便又反不利矣。。勿亟亟以犧牲其血。。與不甚愛惜之血不同論也。。曰當下之。。下法窮而後法愈工。。當立法外之法以下瘀。。不可令藥氣之有餘。。恐餘於瘀熱界綫之外也。。蓋餘藥則瘀未下而血先下故也。。惟變湯爲丸。。庶幾藥無旁濫矣。。末句詳註於後。。

抵當丸方

水蛭二十箇熬　䗪蟲二十五箇熬去翅　桃仁二十箇去皮尖　大黃二兩酒浸

右四味杵。分爲四丸。以水一升。煑一丸。取七合。服之。晬時當下血。若不下者更服。

上兩條何以主湯不主丸耶。。一則太陽隨六經繞折而盡於小腹○○一則太陽由本經旁落而陷於少腹○○保障太陽者血○○壅遏太陽者亦血○○雖非經血沉太陽○○經血究難升太陽也○○故寧割愛其血○○曰下血乃愈○○方下又曰不下再服○○移時即再服矣○○本方則曰若不下者更服○○晬時纔更服也○○彼方三升服一升○○僅餘二升○○本方四丸煑一丸○○則餘三丸矣○○註家誤會不可餘藥句○○謂盡數服之而不遺○○何以不仿大陷胸丸法○○取如彈丸一枚乎○○可知餘藥云者○○乃湯與丸之比較○○藥氣多餘便無餘○○不若留有餘於未盡○○故易爲丸之緩○○不行湯之蕩耳○○晬時當下裏瘀之血而出○○與丸藥滾作一團○○良由推愛惜太陽之心以愛血○○非愛少腹也○○緣少腹之爲地無

多○○不過小腹兩旁之夾輔○○小腹不滿少腹滿○○血有限可知○○敢餘藥以奪血乎○○此與金匱產婦下瘀血湯同一手眼○○彼證祇頓服一丸無更服○○對於新血尤加意○○以產後未聞有小便自利○○亦無反利二字○○則一丸已足也○○獨是經水不利下主抵當○○又從何尋出血證諦耶○○彼非經水不來也○○血不排瘀耳○○猶乎陽明兩見抵當證○○都以大便爲前提○○與少腹小腹皆無涉○○吾又知上條諦字從鞕字滿字生出○○先示人以鞕之諦○○滿之諦○○起下文結胸痞證諸鞕字○○諸滿字也○○

太陽病○○小便利者○○以飲水多○○必心下悸○○小便少者○○必苦裏急也○○

讀至此節。句句卻是閒文。不過飲水多者然耳。飲水多亦謂之太陽病耶。如曰有病。欲得飲水而小便不利者有之。五苓散條下是也。心下悸小便不利者有之。柴胡湯條下是也。小便既利。飲水何傷。多飲亦不見其多。心悸亦刻期不悸矣。若小便少而裏急。不過少些耳。依然利也。多飲以利之。何裏急之有耶。且條下無消渴字。何得為飲水多耶。無必喘字。於何見得其飲水多耶。是本節之太陽病為特異。當會通其言外之旨矣。彼飲多非從升斗上較量。視夫其人之消水不消水。苟運輸停滯。則飲入無非領病之媒。雖飲少亦作多飲論也。曰小便利者。非水能利之。乃寒邪逐水

○○下趨而利○○曰必心下悸○○非水能悸之○○乃水氣抗邪○○反動而悸耳○○不然○○苟因水而利○○愈飲水則愈利矣○○何至有小便少乎○○利不利權在小便而不在氣化○○非膀胱之自利也○○假令自利○○必今日小便不加多○○明日小便不加少也○○若忽而小便少○○是多水不能爲小便之續○○又從何道以去水乎○○曰必苦裏急也○○小便未及半○○而氣化已頹○○宜其苦在氣化○○而急在膀胱○○覺膀胱之旁○○少腹未嘗急○○膀胱之前○○小腹亦不急○○獨急牀印八胞門之裏○○故不曰膀胱急曰裏急○○膀胱者胞之室也○○何以熱結膀胱反少腹急結耶○○寒水之腑○○頗能任熱○○且彼證未明言小便少也○○本證直是水結膀胱耳○○

此其所以異於熱結也。水結胡又不滿耶。裏急當然滿。特滿在裏。不在外。乃水證諦。不同血證諦也。豈非無血耶。此又水與血分清其涇渭。後部有血旣無水。則前部有水便無血。有血故小便不利今反利。前部因而滿。有水則小便雖利畢竟少。前部不至滿。血沈則陽氣沈。不獨滿而且鞕。水浮則諸氣浮。不獨浮而且急。要之有水無損於太陽。病欲解則小便自然多。悸與急不須治。有血祇能護太陽。病未解縱小便日以利。滿與鞕必須治也。舉水以襯血。意不在水也。欲人考鏡抵當證。並考鏡桃核承氣證也。

讀過傷寒論卷五太陽篇豁解終

張仲景傷寒論原文

讀過傷寒論卷六

太陽篇豁解

新會陳伯壇英畦著
男萬駒
受業鄧義琴 林清珊 仝校

問曰。病有結胸臟結。其狀何如。答曰。按之痛。寸脈浮。關脈沉。名結胸也。

問結胸臟結。問詞似分兩證也。乃先答結胸。未答臟結。何必俟其再問而後答之耶。彼非問結胸結臟也。問結胸連帶臟亦結也。未嘗曰有結胸有臟結。曰病有結胸臟結。是結胸則臟無不結。結胸證所爲劇且大也。曰其狀何如。問其狀在胸抑不在胸也。答曰按之痛。不曰胸中痛。非按胸而痛。按痛處痛也。結在胸而狀不在胸。卽上文邪高痛下之謂也。設不結胸則嘔矣。不嘔則結胸矣。何以寸脈不沈耶。陽微結而後脈沈。純陰結亦脈沈。答詞非所論於陽結陰結。陽浮故寸浮。特因結胸之故。截斷其下膈之陽。上膈之陰。陽別陰亦別。故寸浮異於沈。關沈異於浮。何以尺不沈耶。又是脈沈不得爲少陰。乃陽氣內陷之沈。三陽惟太陽獨陷。陽明少陽不與之俱陷。故寸脈僅存陽明少陽之浮。顯出太陽之沈也。如是則胸不通氣於臟。關以上爲獨陽。臟不通氣於胸。關以下爲孤陰。臟結不過如結胸狀。結胸直是有臟結狀矣。臟結無陽證。結胸不能無陰證矣。不名曰結胸臟結者。別乎眞臟結而言。故名曰結胸也。言外則曰非止結胸云爾也。

何謂臟結。答曰。如結胸狀。飲食如故。時時下利。寸脈浮。關脈小細沉緊。名曰臟結。舌上白胎滑者難治。

臟結無陽證。不往來寒熱。其人反靜。舌上胎滑者。不可攻也。

問何謂臟結。是單問臟結。欲尋結胸之陪客也。答曰如結胸狀。豈非將臟結之狀。印入結胸乎。上條是結胸臟結。本條是臟結結胸矣。認結胸作臟結。必因循不敢攻。是禍結胸。認臟結作結胸。必造次敢攻。是死臟結。如之何能無千里之謬哉。申言之曰飲食如故。臟結習爲故常。飲食亦習爲故常。非新得結狀可知

○○曰時時下利○○下文明言不大便五六日主陷胸○○且利止纔作結胸耳○○無下利之結胸證也○○時時似不結○○而結狀如故○○其臟之倖生者在此○○其臟可立死者亦在此矣○○以彼非從結胸而來○○尚有一線之通路○○飲食上得幾分之水穀○○以養臟氣○○與氣口未至斷絕○○蓋氣口獨爲五臟主也○○下利時亦出幾分之腐穢○○以泄濁陰○○與魄門未至斷絕○○蓋魄門亦爲五臟使也○○且寸脈浮○○看似陽氣猶存在○○無如關脈小細沈緊○○少陽之小脈上不至於寸○○則陽樞無從轉○○少陰之細脈下不及於尺○○則陰樞無從轉○○雖沈緊不得爲少陰○○抑亦陽不成陽○○陰不成陰矣○○是與結胸證之臟結○○僅差毫釐○○名曰臟結

不曰臟結結胸。亦分別言之耳。獨是臟結下利。水穀過於不留。畢竟凶兆。緣六腑之傳化也易。則五臟之存精也難。如其舌上白胎滑者。白則無穀色。滑則無精豔。粒食悉化爲寒烱。即上工亦云難治。經所謂治五臟者。半生半死是也。倘斤斤以求治。豈一切柴桂之屬可中與乎。棘手處在臟結無陽證。不往來寒熱故也。就令得三陽之病。亦無中見之化。可悟其寸浮非浮爲在外之比。乃陽不往而陰不來。故寸脈獨浮。其得三陰病無陽化。更不待言矣。曰其人反靜。純陰無陽。法當躁。反靜者。非陽入之陰者靜也。其入陰臟結無他病。特靜而幾於寂。臟陰餒而無力者在此。

臟陰延而未盡者又在此也。彼舌上仍足以惑人。勿謂舌上未白爲非寒。勿謂舌上胎滑爲有熱。戒之曰不可攻也。恐人以結胸例臟結。則攻之罪。言外以臟結例結胸。又不攻之罪。上條引起本條。本條引起以下各條也。

病發於陽。而反下之。熱入。因作結胸。病發於陰。而反下之。因作痞。所以成結胸者。以下之太早故也。結胸者項亦强。如柔痓狀。下之則和。宜大陷胸丸方。

病有本非結胸而反結胸者。則作結胸之原因。告在誤下。例如病發於太陽之標陽。得中風之外證。當然胸不結。乃舍桂枝不與而反下之。牽邪入胸。邪入卽熱入。并於陽則熱也。因而結胸證具。非邪正互結也。熱邪不陷因而結。陽氣內陷因而鞕。攻其結毋犯其鞕。此陷胸與瀉心。所爲界限嚴明也。申辨猶在下文。姑與痞證並舉。例如病發於太陽之本陰。得傷寒之表證。當然不作痞。乃舍麻黃不與而反下之。同是熱入。特并於陰則寒。往往寒入而後熱。化熱仍帶寒。省寒字熱字。則邪入在言外。曰因作痞。陰邪親下。故痞在心下。痞亦結也。無如廣明之地。變爲晦盲之宇。形容陽氣之閉塞故曰痞。沒收太陽於心下曰痞鞕。條分亦在下文。大抵痞有痞之所以然。不盡關於發於陰。外證未除亦有痞。結胸有結胸之所以然。不盡關於發於陽。表證未解亦有結。惟速成其痞狀結狀者。除反下之故無別故。若徒咎痞證之誤下。而對於結胸。轉恨下之之不早。是又未知所以成結胸者。以下之太早故也。恐結胸久之。反游移不敢下者多矣。單揭之曰結胸者項亦強。非指凡結胸者皆項強。緣本條來勢太驟。突將太陽之標陽。折斷而入。陽折陰亦折。故項強如柔痙狀。柔痙屬陽。故不曰剛痙也。亟語之曰下之則和。既責其下之早。轉慮夫下之遲。前此之下則不和。後此之下則和。其何以服醫者心理乎。不知結胸舍下法無二法。不同痞證僅一證之可下。特為繫鈴解鈴之舉。正保全病人之生命。與醫者之命名也

○○宜大陷胸丸方句○○詳註方後○○

大陷胸丸方

大黃半斤　葶藶熬半升　芒硝半升　杏仁半升去皮尖熬黑

右四味○擣篩二味○納杏仁芒硝○合研如脂○和散○取如彈丸一枚○別擣甘遂末一錢七○白蜜二合○水二升○煑取一升○温頓服之○一宿乃下○如不下○更服○取下爲效○禁如藥法○

本丸方單爲卒然結胸○○如柔痓狀而設○○故寓丸於湯○○取緩以制急耳○○異在不仿抵當丸法○○將原湯爲丸○○加入葶杏○○則大有深義○○緣柔痓項背反張○○肺葉必隨之而反張○○肺被胸邪所偪○○且爲項背所持○○其無覆下之

能力。已可想見。故借重葶藶之瀉。杏仁之利。撥轉其肺。必肺轉而後柔痙轉。肺降而後胸邪降也。妙將大黃葶藶聯同一氣。搗篩成散。取散布之義。內杏仁芒硝。復聯爲一氣。合研如脂。取團聚之義。先熬葶杏以去其滑。別搗甘遂以盡其長。水蜜合煑以止其沸。一丸而湯散兼施。溫頓服之。猶且一宿乃下。何陷胸之難平。設不陷胸。是謂地氣不雲。天氣不雨。陰陽斷梗。六腑從何受五臟之濁氣乎。曰不下更服。取下爲效。恐過此欲下而不能。豈眞戕賊其胸哉。陷胸者其名。開胸者其實也。

結胸證。其脈浮大者。不可下。下之則死。

書結胸證。以其非結胸臟結也。設兼臟結。脈必寸浮關沉。乃其脈浮大。不知者或方喜其非小細沉緊。與臟結相去懸絕。下之可無顧慮矣。孰意下後尤慘不忍言乎。蓋臟結非不可攻。單臟結而狀如結胸。則不可攻。結胸當然可下。單結胸而狀非臟結。又不可下也。下者下其邪耳。非下其正也。下其邪之浮。即升其正之沉。寸關之所以一浮一沉者。壓力與拒力。悉敵使然耳。邪在上而正在下。外邪之標熱。以胸上爲根據。太陽之標熱。以心下爲憑依。上壓下拒。胸臟俱結。胸能任邪。臟能護正。而後可用倒壁推墻之猛劑也。若非然者。浮則爲風。大則爲虛。邪浮正亦浮。

臟虛胸必虛。。下之勢必正邪並陷。。臟腑亦與之俱陷。。草木寧非白刃乎。。警告之曰下之則死。。當下而下則和。。不當下而下則死。。可勿慎歟。。

結胸證悉具。。煩躁者亦死。。

結胸證悉具。。不曰脈證悉具。。非寸浮關沉可知。。特結胸證多端。。安有證證悉具耶。。蓋謂其既有大陷胸丸之一證。。復有大陷胸湯之一證。。丸湯介於兩可。。故曰悉具也。。況其有結胸之病情乎。。夫陽入之陰者靜。。彼熱入非陽入乎。。陽入非陷於無何有之鄉。。心下正太陰之部分。。太陰維繫太陽。。宜乎其靜。。奈何不靜而躁。。不止躁而煩。。是陰陽相遇如不相遇。。不獨結胸臟結。。直是結胸臟絶矣。陽絶死陰故煩。死陰絶陽故躁也。設非結胸。誰死之乎。不能不痛恨於下之太早也。下條煩躁在陽氣未陷之前。結胸生則煩躁未死。本證煩躁在陽氣既陷之後。就令結胸不死。而煩躁亦死。畢竟結胸死煩躁。非煩躁死結胸也。

太陽病。脈浮而動數。浮則爲風。數則爲熱。動則爲痛。數則爲虚。頭痛。發熱。微盜汗出。而反惡寒者。表未解也。醫反下之。動數變遲。膈內拒痛。胃中空虚。客氣動膈。短氣。煩躁。心中懊憹。陽氣內陷。心下因鞕。則爲結胸。大陷胸湯主之。若不結胸。但頭汗出。餘處無汗。劑頸而還。小便不利。身必發黄也。

上言按之痛。脈寸浮關沉。不過結胸已成之脈證耳。彼未下以前之脈證爲何若。既下以後之脈證又何若。醫者曾討論及之乎。如太陽發於陽病。脈當陽浮而陰弱。乃陽脈見而陰脈不見。浮爲陽。動亦陽。數亦陽。浮則標陽之感觸在風。數則標陽之趨勢在熱。動則標陽之吃虧在痛。皆孤陽獨盛之象。盛者衰之機。必客勝主負而後已。勿徒訝其數則爲熱也。須知其數則爲虛也。設或非虛。必見發於陽之四證。胡爲頭痛發熱。外證有其二。不汗自出而微盜汗出。不惡風而反惡寒。外證又缺其二乎。顯係標陽之獨力不支。則開而反闔。而後開目無汗。合目有汗。汗前不惡寒。汗後始惡寒。明是中風之外證。無異傷寒之表證。故不曰外未解。曰表未解也。醫反下之。下邪乎哉。其邪僅落於胸部。尚在陽界。其陽則落在於膈部。幾及陰界矣。烏得不動數變遲。陽脈成陰乎。就令標陽不甘讓步。鼓其餘勇。從內拒邪。不過其痛在下耳。如壓力何。然使胃中有水穀之精氣爲保障。陽氣猶未至於陷也。乃下藥空虛其倉廩。致自無而之有之客氣。主持其胃。一旦動膈而上。勢必與結胸之邪。出同一氣。下文從心下至少腹鞕滿而痛者。客氣引之也。客氣間斷其呼吸則短氣。客氣隔絕其陰陽則煩躁。客氣沈其痛於膈內。則心中隱忍而懊憹。看似不言痛。無如內拒之力已疲。上言按之痛者此也。吾無以名之。名之曰陽氣內陷。不下陷而內陷。陷落於方寸之隙而已。孰意其陽氣欲殭乎。於是一變其短氣煩躁懊憹之狀態。爲寂然不動之獃相。而心下因鞕。不曰胸中因鞕。轉曰則爲結胸。鞕在此而結在彼。明乎賊巢在胸。胸可攻。而心下萬不可攻也。大陷胸湯主之。何至戕及陽氣乎。然亦間有陽氣旋陷而旋舉者。則結胸不成。特書曰若不結胸。必胃中不虛。無客氣以爲之梗。其標陽得領水穀之悍氣。衝鋒而出。故但頭汗出。手太陽從手走頭也。曷爲餘處無汗。劑頸而還耶。此又與陽明發黃相彷彿。蓋汗生於穀。穀氣護送太陽者半。。追逐餘邪者亦半。。穀與邪相薄。。則熱流膀胱而應在毫毛。。徵諸小便不利。。若非黃從小便去。。將邪無去路矣。。斷曰身必發黃。。精氣幾一發而無餘。。一身又非太陽所有。。安得不布滿穀色乎。。本論自有治黃之法。。與結胸無涉。。以彼胸陽初布。。苟與陷胸。。又立斃矣。。此非撇開結胸。。特借作陪筆。。以反襯結胸也。。方旨另詳於後。。

大陷胸湯方

大黃六兩去皮　芒硝一升　甘遂一錢七分

右三味。以水六升。先煑大黃。取二升。去滓。納芒硝。煑一兩沸。內甘遂末。溫服一升。得快利。止後服。

本方不過以甘遂嚮導硝黃。其傾倒胸中之邪。直如水銀瀉地。於胸膈無絲毫損傷。玩得快利三字。大有平原走馬之觀。方意何等興會。顧以陷胸名方者。指實外邪之所在地耳。非欲墟其胸也。言外便見胸可陷而陽不可陷。寧以胸次爲戰線。徹開其胸。乃能透出太陽之標陽。不獨太陽然。卽三陽往復之機。亦下胸貫膈以溝通其消息。而後從手走頭。從頭走足也。不獨三陽然。卽三陰之從足走腹。從臟走手。膈內爲周行之路。胸際卽停驛之場。是結胸則三陰三陽俱中斷。結胸臟亦結。上文故有結胸臟結之問也。獨是辨證之難。。若以爲胸脇心下。。皆布滿外邪。。則誤矣。。須三復陽氣內陷四字。。以邪高痛下爲標準。。結處是邪。。而鞕處是正。。陷其結實和柔其鞕。。明夫此。。而後可抵掌而談聖道爾。。

傷寒六七日。。結胸。。熱實。。脈沉而緊。。心下痛。。按之石鞕者。。大陷胸湯主之。。

病發於陽。。設非誤下。。何至結胸。。病發於陰。。即非誤下。。仍有結胸也。。傷寒即發於陰也。。陰進而陽退。。特陰短於陽。。六日當愈。。若不愈而至七日。。陽氣愈退而愈縮。。邪氣必一步逼緊一步。。釀成結胸者有之。。然使寒實結胸。。則實力尚柔。。儘有拒邪之餘地也。。乃不爲寒實爲熱實。是脫化其陰而成陽。以方盛之陽邪。壓抑就衰之陽氣。何待客氣動膈而上。客熱始貫膈而下乎。惟望脈不沈。拒力稍爲活動。卽沈而非緊。壓力略爲放鬆。就令心下痛亦微痛耳。奈何脈沈而緊。變見熱實若寒實。熱不浮而反沈。轉移陽脈爲陰脈。陽不緩而反緊。宜其無拒痛之能力。轉從隱曲中逼出其痛。故但曰心下痛。不曰胸中痛。痛不可移矣。豈敢按之乎。特不能不按之者。緣鞕處匪石而石鞕。一若捫之有棱者然。亟欲手援陽氣者。矜其溺而未拯也。何以本證獨劇耶。爲無因而結胸者加倍寫法。大抵陽氣不攻而自陷。必餘邪之構陷日以深。按之以體察其病形○○何異墜諸淵而加之石○○縱諸壑而繫以磻乎○○即石鞕可徵明實邪之强鞕○○則太陽之無告○○大可悲矣○○大陷胸湯主之○○先此能免下之早○○過此又難免下之遲矣○○醫者其注意在傷寒六七日之頃乎○○

傷寒十餘日○○熱結在裏○○復往來寒熱者○○與大柴胡湯○○但結胸○○無大熱者○○此爲水結在胸脇也○○但頭微汗出者○○大陷胸湯主之○○

傷寒十餘日○○未經發汗○○致寒邪化熱○○表證入裏者○○所在多有矣○○書熱結在裏○○渴證諦也○○或如下條舌上燥而渴○○欲飲水者亦其常○○水不勝熱○○則熱結水亦結○○熱不勝水○○就令熱不寒○○而水仍寒○○以其寒熱既罷

○○復往來寒熱者○○髣髴有裏復有表○○未始非藉水氣爲
轉移也○○得毋不結胸○○但結脇○○如柴胡證之正邪分爭
耶○○胡不與小柴胡湯以解外○○祇與大柴湯以解裏耶○○
吾疑大柴胡徒與水氣爭功○○反爲結胸之助也○○書但結
胸○○湯藥結之耶○○抑枉行大柴○○於結胸無加損耶○○玩
但字○○吾始悟熱邪在胸非在脇○○柴胡不中與之○○曰無
大熱者○○吾益悟熱結應熱反無熱○○水結雖熱無大熱○○
在胸之水○○受氣於熱○○在脇之水○○本氣於寒○○寒水與
熱水相激戰○○故明明柴胡證不復作○○猶復往來寒熱○○
特申言之曰○○此爲水結在胸脇也○○言外則曰此非柴胡
證○○寒熱不過水氣露其端倪○○結胸不露端倪也○○不與

大柴胡湯果何若。。心下有陽氣在。。有注水之心渦在。。苟遽行大陷胸以決其水。。勢必溺其陽。。緣結胸證無頭汗出。。沒收微陽於心下故也。。若但頭微汗又何若。。金匱病水汗出自當愈。。上文明言頭汗不結胸。。豈非柴胡已竟全功哉。。曰大陷胸湯主之。。主陷胸固出人意外。。先與大柴尤不可思議功德。。邪在上則柴胡抑之使下。。令在胸之水不能揚。。正在下則柴胡提之使上。。令在脇之水爲之引。。轉運一番。。當頭纔有陽微之覲也。。不書心下鞕三字。。陽氣在上不在下可見矣。。何所顧忌行陷胸乎。。立方與上文恰相對。。上文邪高於正固陷胸。。本條正高於邪亦陷胸。。上文頭汗不復行陷胸。。本條頭汗正宜主陷胸。。上文但陷胸中之邪。。本條兼陷胸脇之水。。不獨陷胸證具。。柴胡證不具之具。。因熱一口道破其結胸。。小柴胡卻用不着。。因結胸一眼看破其水結。。大陷胸仍未用得着。。吾謂仲聖不曾從胸脇裏面剖驗過來。。

太陽病。。重發汗。。而復下之。。不大便五六日。。舌上燥而渴。。日晡所小有潮熱。。從心下至少腹鞕滿而痛。。不可近者。。大陷胸湯主之。。

上文有結胸證纔行陷胸耳。。本條無結胸二字。。何以亦主陷胸耶。。不知不結之結。。惑人尤甚也。。如太陽發於陰病。。固當發汗。。無如其不以輕手發汗。。而以重手發汗。汗出無裨於太陽。且不利於陽明。穀氣不足以供也。乃復蹈誤下覆轍。既陷太陽於心下。更傾覆陽明於心下之下。從心下落於少腹之旁。與夕陽西下無以異。觀其不大便五六日。化物不傳。則中土不治。陽明非大居正可知。蓋汗下倒亂陽明之標本。其本燥僅薄於舌上。直接胸中之熱。故燥而渴。其標陽僅王於日晡所。間接胸中之熱。故小有潮熱。看似陽明病證之小。孰意其太陽病證之大乎。看似陽明病當然不結胸。孰意其太陽病則爲結胸乎。誠以陽明篇內有心下鞕無結胸。即心中懊憹。亦明言不結胸也。若借陽明證鏡出太陽病。其結狀更莫可端倪矣。不書結胸者。

欲人對於不結胸證其信其結胸。自能對於結胸證不疑其不結胸也。緣結胸非畢露其真形。大都從下互勘而始見。乃曰從心下至少腹鞕滿而痛。顯屬太陽陽明相連之苦狀。足陽明支脈起於胃口。下循腹裏至氣街。氣街鞕則少腹滿。鞕痛滿亦痛。遂覺從心下一路至少腹。渾是鞕而痛。滿而痛。勿謂與大陷胸湯證無涉也。當以柴胡證爲張本。痛下必邪高使之然。言痛不言嘔。必邪結使之然。認定心下有形之鞕。對觀胸中無形之結。結處勝故實而不痛。鞕處負故滿而且痛耳。況下後尤有客氣加之厲乎。不可近又何以故。此殆陽明惡人之狀態。且兩陽相依是并於陽。近之非陽明所樂受。。與按之痛情異而病同。。並未說明其近之則痛劇也。。其結狀究何若。。燥甚則裂。。破碎其邪。。燥結膚或碎而不圜。。熱結當是圜而不碎。。要其壓抑陽氣則一也。。大陷胸湯主之。。提升陽明固效大。。拯救太陽尤效大。。至此始盡陷胸之長。。名爲陷也。。大而和者也。。

小結胸病。。正在心下。。按之則痛。。脈浮滑者。。小陷胸湯主之。。

首二句似相矛盾也。。既結胸矣。。胡在心下耶。。且在心下矣。。尚結胸耶。。結胸明曰病。。心下明曰在。。不過心下不結耳。。其自胸至膈。。則大有邪在也。。何得謂小耶。。吾謂結胸而胸不言滿。。非結盡其胸也。。在心下而心下亦不言滿。非盡在心下也。小結胸不必問其正不正。不結之處。儘多餘地也。在心下當問其正不正。邪在之旁。恐無隙地也。玩小字。差幸邪氣之留餘。玩正字。可見陽氣之旁落矣。夫以小邪而居正以自大。如入主心下者然。就令結狀不爲已甚。而上焉陽氣不敢出其右。下焉邪氣未嘗虛其左。徒令陽氣僅厠於其旁。得見容於方寸之側。豈邪正可兩立哉。邪氣半結半不結。故陽氣半陷半不陷耳。非毫無痛苦也。曰按之則痛。按不著不痛。按心下之邊旁則痛。比諸按之「渾是痛者。略有間也。脈浮滑者。浮爲陽脈。滑爲實脈。半浮半滑。無非延長邪氣者半。挾制陽氣者亦半也。。去其滑自摶而勿浮矣。。小陷胸湯主之句。。詳註方後。。

小陷胸湯方

黃連一兩　半夏半升洗　栝蔞實大者一個

右三味。以水六升。先煑栝蔞。取三升。去滓。納諸藥。煑取二升。去滓。分温三服。

本湯似適用於心下結也。。下文五瀉心湯皆有連。。連夏並用者三。。不過栝蔞實是胸中藥。。非心下藥耳。。乃先煑之以尾連夏之後。。令藥力趨勢在下不在上。。又烏足盡栝蔞之長耶。。豈知三物合煑。。連夏必聽命於栝蔞。。是解結胸非陷結胸。。胸未陷而心下之餘邪又蠢動。。諸瀉心湯未必中與也。不觀大陷胸煑藥之次第乎。後納甘遂。先陷之而後下之也。假令三味同行。硝黃反爲甘遂之阻力。安有得快利之望乎。本方陷之而不下。陷力取其小。連夏足以當之。獨是大陷則藥力從心胸之後直奔大腸。與心下無牴觸。小陷則藥力從胸際之前直達心下。又豈可聚而殲之於咫尺之地耶。三味藥非四面網也。降邪氣以夏。開淸道以連。神機一轉。升散餘邪爲烏有也。佐用栝蔞一枚者。防其散而復結耳。詎藉以步武硝黃乎。上文立小建中主心中悸而煩。不解表而表自解。爲汗法之窮出其方。本證立小陷胸主心下按則痛。不去邪而邪自無。爲下法之窮出其方。藥味看似平易。實開下文無數法門。所有瀉心諸法。皆本此意以立方矣。

太陽病。二三日。不能臥。但欲起。心下必結。脈微弱者。此本有寒分也。反下之。若利止。必作結胸。未止者。四日復下之。此作協熱利也。

上言結胸諸證。已無賸義。然亦有胸未必結。而心下必結者。其爲太陽病未罷。續得太陽病者乎。病過二日至三日。兩邪交迫。不外出則入裏矣。前此之邪。必入於心下。後此之邪。將入於胸中。各分道而入者。以太陽爲可欺耳。無如起時不入臥時入。轉令太陽有安枕之憂。雖得臥亦不能臥。防潛入之邪相接踵也

○○不獨卧忙起亦忙○○其力疾而起也○○思以振作其陽○○欲令先入之邪出而去○○不欲令未入之邪入而來○○故但寫其意於欲起也○○實指之曰心下必結○○比結胸尤進入一部分○○胸未結庸可及防○○心下結必不及防也○○豈眞疏虞於一卧哉○○脈微弱者○○陽氣業已退化○○遺邪不入將何待○○特或爲寒結非熱結○○因而起卧不安者未可知○○曰此本有寒分也○○正惟并於陽不熱○○入裏而後變其本○○受氣於心下○○便脫化其寒○○寒分反作熱分觀也○○然則不結胸耶○○又有寒分在○○未受氣於胸○○卻駸駸乎有結胸之勢也○○乃誤認兩分之邪爲一分○○徒討好心下而反下之○○若利止者當有別情○○勿喜其心下不結也○○

先入之邪雖作了。。後入之邪未作了也。。必作結胸。。皆下藥爲厲階也。。未止者亦有別情。。更勿喜其不結胸也。。已移胸邪於心下之下矣。。苟以爲心下之餘邪未盡。。四日復下之以盡其邪。。此又陷未成利之邪於下利之中。。不啻合冰炭爲一鑪。。緣未止之利。。熱盡則寒。。復下之利。。寒纔化熱。。縱不作熱利。。亦作協熱之寒利也。。幸而利止以脈弱脈微弱爲多數耳。。不然。。一再誤下者有何法以挽救太陽乎。。

太陽病。。下之。。其脈促。。不結胸者。。此爲欲解也。。脈浮者。。必結胸也。。脈緊者。。必咽痛。。脈弦者。。必兩脇拘急。。脈細數者。。頭痛未止。。脈沉緊者。。必欲嘔。。脈沉滑者協熱利。脈浮滑者。必下血。

本條推言誤下之弊。類舉脈證以窮其變。結胸則太陽陷。卽不結胸亦太陽忙。如之何其動以下藥激刺太陽乎。甞其脈促。脈頻動之中。倏然一靜。非止而不能自還也。太陽拒邪之蓄勢則如此。若停以待汗者然。因下藥遲其汗也。幸而不結胸者爲欲解。未始不便宜於太陽。胸滿則難免矣。若下後脈浮。度非陽浮可知。邪則浮而陽則沉又可知。邪臨高位。必結胸也。逼能汗解乎。脈緊者是壓力稍遜於拒力。其邪略有鬆勁之機。轉爲陽氣所反射。必上干於咽而痛。假令緊反入裏。非痞卽結矣。脈弦者與緊相類。特緊爲拒象。

弦爲搏象。。邪正相持。。必兩脇拘急。。庶與胸膈無涉。。脈細數者陽病而陰脈。。看似太陽脫離其頭部。。實則餘邪高壓其頭部。。頭如結狀。。故頭痛當止未止。。痛上不痛下。。與心下痛不同論。。脈沉緊者又過於膈內之部分。。外邪欲乘勢下趨。。特被陽氣所噴翻。。必動膈而欲嘔。。不嘔必有客氣爲之助。。太陽之陷何待言。。脈沉滑者沈則留藥氣之寒。。滑則留邪氣之熱。。寒熱去不盡。。則作協熱之寒利。。利之止不止猶其後。。已重墜太陽於利中。。脈浮滑者縱非協熱利。。而熱邪與太陽相追逐。。必俟陽升而熱始降。。其下血也。。奪太陽之經血者也。。凡數者字。。皆結胸證之陪客。。放鬆結字。。即是擒緊結字

○○再起下文種種結證也○○

病在陽○○應以汗解之○○反以冷水潠之○○若灌之○○其熱被卻不得去○○彌更益煩○○肉上粟起○○意欲飲水○○反不渴者○○服文蛤散○○若不差者○○與五苓散○○寒實結胸○○無熱證者○○與三物小陷胸湯○○白散亦可服○○

發於陽謂之病在陽○○而邪不在陽也○○在汗孔耳○○惟邪奪汗○○惟汗解邪○○其汗出而兼發熱者○○正見標陽拒邪之勢力○○祇有去熱無留熱也○○應行桂枝○○以微似汗解之○○何至變熱邪爲其熱乎○○乃反以冷水噴其毛竅而潠之○○又澆其身而灌之○○豈徒熱邪被卻已哉○○直是改換太陽之標陽○○化作寒邪之標熱○○無其熱而有其熱○○謂

之正熱邪不熱焉耳。其熱被鬱不得去。餘邪仍有去路也。獨惜太陽無去路。以其不能行使其熱走頭走足故也。餘邪所脫卸者熱。未脫卸者寒。故其去也。不帶熱入帶寒入。不與水敵與汗敵。緣冷水不但鬱邪並鬱汗。寒邪不能御水遂鬱汗也。無汗解當然煩。無如其汗勢難解其熱。則益煩。其陽不復有其陰。則更煩。凡太陽病無此煩狀。愈覺益煩更煩煩有加。則彌更益煩。於是見煩不見熱。肉上粟起處。點點是熱如其熱。點點是水非其水。宜其零星之熱粟相若。凸起之粟肉相若也。煩中帶熱故意欲飲水。熱中帶冷故反不渴。欲治煩。當解熱。欲解熱。當散水。文蛤乃水中之介質○○能吸水又能噓水○○服文蛤散則散開其水矣○○若不差者○○因文蛤未能化汗○○惟五苓則散水爲汗○○得汗則其粟自平○○兩方皆取以水治水之義耳○○然餘邪猶未汗解也○○醫者能偵知其所在地乎○○彼水卻時○○已中寒邪之計矣○○冷水驅之入○○小汗能逐之出乎○○抑其胸別有抵抗力乎○○曰寒實結胸○○不曰熱實結胸○○熱薄內上久矣○○曰無熱證者○○不曰有寒證者○○寒證之變相卽是熱○○熱證之本相卽是寒○○寒既實矣○○固無寒相○○亦無熱相也○○得毋小結胸耶○○小結胸有熱脈○○何得云無熱證○○胡不與大陷胸耶○○大陷胸是大三物○○爲陽氣內陷而設○○不犯心下也○○小陷胸雖小三物○○爲正在心下而

設。。不犯陽氣也。。本證陽氣非脫離其內上。。以小物代行大物足矣。。雖然。。間亦有病不在胸而在膈者。。又以吐利爲捷效。。則寧先治其寒。。寒去熱自出。。皮粟以不了了之。。白散亦可服也。。方旨另詳於後。。

文蛤散方

文蛤 五兩

右一味。爲散。以沸湯和一錢七服。湯用五合。

文蛤浸淫水中。。能開能合。。金匱取其闔陽明。。治渴飲不止。。從納水之義也。。本條取其開太陽。。治欲飲不渴。。從噀水之義也。。已是一方兩用。。且鹹寒滑澤。。於粟起處尤爲針對。。又用五兩以厚集其味。。沸湯和服一錢七。。以減輕其質。。慮其過沉耳。。湯用五合。。與五苓同意。。可謂精矣。。

白散方

桔梗三分　巴豆一分去皮心熬黑研如脂　貝母三分

右二味爲散。納巴豆。更於臼中杵之。以白飲和服。強人半錢七。羸者減之。病在膈上必吐。在膈下必利。不利進熱粥一杯。過利不止。進冷粥一杯。身冷皮粟不解。欲引衣自覆者。若水以潠之洗之。益令熱卻不得出。當汗而不汗則煩。假令汗出已。腹中痛。與芍藥三兩。如上法。

巴豆溫而下。。爲除實猛將。。佐以桔貝。。提高巴豆。。以爲節制。。防其徹下不徹上也。。觀方下在膈上必吐在膈膈下必利數句。。自無太過不及之弊矣。。身冷皮粟不解奈何。。寒解熱未解。。熱傷冷水無幾時。。故身冷如昨耳。。此服白散後之病形。。未嘗先服文蛤也。。觀其欲引衣自覆以待汗。。亦未與五苓可知。。不久必汗出又可知。。若急於取汗。。以水再潠之。。加以洗之。。初時不過熱卻不得去。。熱無所謂入。。現時益令熱卻不得出。。熱無有不入。。就令不出不入。。亦不足盡白散之長。。白散當汗者也。。匪惟吐利也。。當汗而不汗則煩。。愈以見白散證初非彌更益煩。。故舍文蛤五苓而不與。。卽煩亦毋庸尾以文蛤五苓也。。以其非煩而不汗。。乃不汗之煩。。畢竟得汗。曰假令汗出已。已者止也。汗止熱不止。是留汗不留熱。熱不留則去而入於腹。不爲寒實結胸者。又爲熱實結腹矣。痛矣。腹中痛有加芍藥之例。曰與不曰加。三兩當然作湯服。何以芍藥不聲明一物。白散不聲明三物耶。正與小陷胸湯示區別。恐人將白散納入小陷胸。則三物變爲六物。將芍藥加入小陷胸。則三物變爲四物。若三方合用。更七物矣。限用三物者。物物有法在也。曰如上法。非如服文蛤散。立一法更進一法也。如服白散法。進粥一杯留一杯也。芍藥與白散利法同。自與諸法異。不然。不差與五苓。何嘗曰不差與白散乎。多立白散法。芍藥尤法外之法云爾。。

太陽與少陽併病。。頭項强痛。。或眩冒。。時如結胸。。心下痞鞕者。。當刺大椎第一間。。肺俞。。肝俞。。愼不可發汗。。發汗則譫語。。脈弦。。五六日。。譫語不止。。當刺期門。。

凡併病必主動在陽明。。陽明主闔。。闔力攝之而後併。。病有太陽陽明。。少陽陽明者。。乃陽明幻作太少。。非太少幻作陽明也。。有二陽併病。。無太陽陽明併病者。。陽明能併太陽。。太陽不能併陽明也。。有陽明少陽合病。。無陽明少陽併病者。。少陽祇可合陽明。。更不能併陽明也。。本篇三見太少併病。。而見證不在脇下而在心下。。心下爲中土。。顯見併病已隸入陽明矣。。獨是下文併病句無與字。。本條多一與字。。又何別耶。。二陽併病者其常。。太少併病者其變。。少陽有汗吐下三禁。。恐人祇知二陽併病。。茫然其與少陽併病而不知禁也。。書頭項强痛。。太陽病有端倪。。曰或眩冒。。少陽或露端倪耳。。指明之曰與。。太少尚有遁情哉。。曰時如結胸。。何似結胸之多耶。。上下文有曰如結胸狀。。卻非限以時。。有時如是。。有時不如是者。。少陽轉樞不以時。。必下胸貫膈不以時。。故時與胸中有影響耳。。最難堪者心下痞鞕。。邪氣變爲痞。。正氣變爲鞕。。鞕狀因痞狀爲轉移。。則凡下文諸痞證。。當以本證爲前提。。以其與結胸若離合也。。治之奈何。。當刺大椎第一間。。大椎穴貼脊脈而會三陽

○○鍼從陰助下手○○左右其鍼口○○以排解太少○○次及肺俞肝俞○○一引太陽之邪達皮毛○○一引少陽之邪出筋膜○○直以針法代行汗法耳○○戒曰愼不可發汗○○發汗則譫語○○少陽篇內亦云然○○蓋發汗則邪逐少陽以亂竄○○彼證曰少陽不可發汗○○本證就令太陽可發汗○○而汗其半而遺其半○○其爲譫語則一也○○况復脈弦○○弦是少陽之獨脈○○豈非太陽之病已交鄰○○責少陽以獨病乎○○彼誤發少陽汗○○少陽猶幸減半病○○尚有胃和之望○○若僅發太陽汗○○少陽不啻加倍病○○安有胃和之望乎○○宜其五六日少陽不復回其本位○○病形悉印入陽明之中○○而譫語不止○○比屬胃之譫語有異訪○○恐少陽與太陽○○從茲

斷絕矣○○惟有假道去邪之一法○○刺肝募之期門○○合木火交通○○一面安放少陽○○一面調和三陽斯已耳○○

婦人中風○○發熱惡寒○○經水適來○○得之七八日○○熱除而脈遲○○身涼○○胸脇下滿○○如結胸狀○○譫語者○○此爲熱入血室也○○當刺期門○○隨其實而瀉之○○

婦人中風○○發熱惡寒○○與男子無異○○異在寒熱未罷○○而經水適來○○計自經前得病○○現已七八日矣○○發於陽者七日愈○○胡八日尚未愈耶○○熱除便是病除○○胡脈遲若是○○外證已解○○何至脈遲○○外證未解○○何止脈遲耶○○身涼又豈但熱除○○直血弱氣盡之候耳○○觀其胸脇下滿○○如結胸狀○○非與柴胡證髣髴相似耶○○特非往來寒

熱。。休作有時。。則柴胡證罷可知。。所難掩者經來而譫語。。與陽明下血譫語同。。顯見經血爲召邪之捷徑。。血來則熱往。。血下則熱上。。逆其血中之神。。故神亂而譫語。。此爲熱入血室也。。尚有遁情哉。。血室即衝任二脈。。起胞中而循胸脇。。其不能循胸脇而上者。。以經血新虛。。熱邪橫亘於胸脇之下。。塡滿衝任之道路也。。與抵當湯證適相反。。彼證熱在下焦而不在胸脇。。此證熱在胸脇而不在下焦。。彼證下血乃愈。。則脈微而沈。。又脈沈結。。此證經來所致。。則脈遲。。遲爲血少。。血去故少也。。血少則熱肉充膚澹滲皮毛之血。。亦減薄其勢力。。風邪無所附麗。。遂借血徑而入。。宜其熱燄殺其半。。一若熱除寒未除也。豈知其藏寒熱而不露。所露者其實。故身涼而譫語也。胸脇下滿是徵明其實。滿實似乎結。特如寒實結胸又如熱。如熱實結胸又如寒。且狀如結胸卻如脇。狀非結脇卻如胸。既有兩處滿。大都兩處實。料無兩處結也。小柴胡治滿治結非長於治實。即凡攻實之劑。未易兩實兼顧也。法當刺肝募之期門。衝任爲肝臟所主故也。上文刺期門者三。此獨隨其實而瀉之。示針術之不同。蓋針有逆隨。隨其經脈之方去。順針以濟其氣。謂之隨。是補虛法。朝其經脈之方來。逆針以奪其氣。謂之逆。是瀉實法也。瀉而曰隨。得毋隨瀉隨補耶。非也。脇下之實甚。則引胸邪隨脇瀉。胸下之實甚。則引脇邪隨胸瀉也。要其已實與未實。不外隨其證以下鍼。則上文並非瀉實可悟矣。合上條皆如結胸。返照上文種種結胸也。兩條均用鍼而不用方。又反襯上條之一證出數方也。

婦人中風。七八日。續得寒熱。發作有時。經水適斷者。此爲熱入血室。其血必結。故使如瘧狀。發作有時。小柴胡湯主之。

婦人中風七八日。與上條同。異在寒熱已罷。續得寒熱。比往來寒熱又不同。彼非正邪分爭。故寒熱並見。渾無先後。不過旋發旋止。發作有時而已。緣七八日以前。經水適斷。斷寒熱者經水爲之。續寒熱者新血未續。而寒熱續之。餘邪逐斷血而行。觸動衝任則發作。非觸動時不發作也。與上條恰相對。上條先中風而後經來。一自經來。一自熱入。入而不出。故見證由外而轉內。本條先經來而後中風。一自經斷。一自熱入。入而復出。故見證由內而向外。要其熱入血室。又與上條同。特彼爲邪實狀如結。此爲血結狀如瘧。是必其血爲餘邪所操縱。餘邪又爲其血所稽留。血結汗亦結。故使外邪髣髴在結不結之間。如瘧狀。亦因血分有結有不結。斯熱邪纔得藕斷而絲連也。血未結時。寒熱斷續其新血。發作以寒熱爲主動。血已結時。新血斷續其寒熱。發作又寒熱爲被動也。一再曰發作有時。。初次之寒熱有已時。。後此之寒熱無已時。。以其使如瘧狀以延長時日故也。。則將刺之乎。。其血未充。。烏乎刺。。其熱非結。。又焉用刺乎。。小柴胡湯解熱者也。。又解結也。。主之便雙方縮照矣。。何刺為。。

婦人傷寒。。發熱。。經水適來。。晝日明了。。暮則譫語。。如見鬼狀者。。此為熱入血室。。無犯胃氣。。及上二焦。。必自愈。。

婦人傷寒。。發於陰也。。何以不現惡寒而但現發熱耶。。是寒邪顯有適情。。若詢其經水。。與得病時不先不後而適來者。。則露其隱矣。。經水為陰血。。傷寒為陰邪。。晝日得陽神以燭其陰。。當然明了。。暮則邪逆其血中之神

○○神舍於心○○心亂則譫語○○血注於目○○目迷則見鬼○○鬼亦陰物○○脈神之幻相○○即入目中也○○此爲熱入血室○○與中風同○○特無結胸狀○○寒邪親下不親上也○○無如瘧狀○○熱發旋作而旋止也○○且熱不除而發熱○○正見其陰不淨而陽淨○○衛外之陽尚在○○則居中之陽亦在○○大有拒邪之勢力○○其未得汗解者○○水穀稍爲經血所奪○○未暇接濟汗源耳○○無犯胃氣○○則汗生於穀矣○○云及上二焦者○○上焦出胃上口○○中焦並胃中○○與胃氣有連帶之關係○○所爲衛出上焦○○營出中焦也○○得胃氣爲營衛之續○○營衛自爲經血之續○○何至續得寒熱乎○○立戒不立法○○非屏棄小柴也○○恐人以他藥易柴胡○○則孚守汗

吐下三戒。。爲血與汗留無盡之藏。。聽其經盡自愈之爲得也。。期諸昏暮愈似不可必。。期諸晝日愈則可必矣。。合上兩條與金匱僅差一二字。。金匱注意在婦人之血。。本條注意在病情之結之不結。。眼光不同。。故編次稍易也。。

傷寒六七日。。發熱。。微惡寒。。支節疼痛。。微嘔。。心下支結。。外證未去者。。柴胡桂枝湯主之。。

傷寒六七日。。未經發汗。。殆結胸矣乎。。結胸節有熱實字無發熱字。。本條有發熱字無熱實字。。則髣髴而迢遙矣。。熱實是寒邪壓制標陽。。表證成爲內證也。。發熱是標陽衝開寒邪。。表證翻出外證也。。陽浮而後帶熱而出

○○外證從此去者○○熱爲之兆也○○乃發熱卻非帶惡寒而出○○顯著者熱○○而微露者寒○○是有外復有表○○分明一層熱○○掩映一層寒也○○寒微痛亦微○○支節疼痛○○與體痛有間也○○痛微嘔亦微○○微嘔與嘔逆有間也○○表證不在毫毛在支節○○非外亦非裏矣○○孰意其有表復有外○○外證反在表證之裏乎○○夫使外證去於外○○則表證無存在○○發熱惡寒爲外欲解○○單行桂枝足矣○○何庸藉柴胡以解外乎○○無如心下支結○○桂枝證未之前聞也○○下文心下痞惡寒者表未解○○則曰解表宜桂枝○○桂枝寧非長於解外耶○○胡彼證指爲表○○獨本證目爲外耶○○彼證無發熱○○沒收其陽故曰表○○本證有發熱○○呈現其陽故曰

外。彼證表解便無外。本證外解仍有表。皆由表證未去。故明言外證未去也。何以謂之支結耶。得毋非正在心下。支結在正中之兩旁耶。此又與結於脇下無以異。法當主柴胡。桂枝嫌贅矣。吾謂支者直之訓。如支厦之本者然。陽氣之動也直。外邪之動也亦直。直與直相牽引。宜其愈結而愈直。愈直而愈小。支結作小結論可矣。獨不可行小陷胸也。結胸之邪。心下即其去路。支結之邪。胸上纔有去路。柴胡桂枝湯主之。令外邪尋來路而去。由膈而胸而皮毛。乃不斷其路也。何柴桂之變用不窮乎。方旨另詳於後。

柴胡桂枝湯方

柴胡四兩　桂枝　黃芩　人參各一兩半　甘草一兩炙

半夏二合半洗　芍藥一兩半　大棗六枚擘　生薑一兩半切

右九味。以水七升。煑取三升。去滓温服。

心下結而脇下不結。亦主小柴耶。胸脇心下。其間不能以寸。要其窒礙少陽之轉樞則一也。心下即上二焦之部分。手少陽非出現三焦乎。蓋凡結而有出路。則解之。應主柴胡。結而無出路。則陷之。不得已而行陷胸耳。本條發熱諸見證。其路幾非隱隱可尋乎。何以兼用桂枝也。得毋柴胡解結非長於解外。桂枝解外非長於解結耶。固也。吾尤謂桂枝得柴胡。而後打入一層作用。將以解外法去外。柴胡得桂枝。而後退出一層作用。。如以解表法解外。。桂枝先聽命於柴胡。。柴胡復聽命於桂枝。。故不曰桂枝柴胡湯。。命曰柴胡桂枝湯也。。柴桂合力又分力。。兩方與有其功而不有其功。。此操縱柴桂之所以莫名其妙也。。

傷寒五六日。。已發汗。。而復下之。。胸脇滿。。微結。。小便不利。。渴而不嘔。。但頭汗出。。往來寒熱。。心煩者。。此爲未解也。。柴胡桂枝乾薑湯主之。。

傷寒五六日。。先已發汗。。表解可知。。卽有餘邪。。六日亦愈矣。。乃不聽其自愈。。而復下之。。致餘邪移入胸脇而滿。。原不至於結也。。無如先汗復下。。不陷太陽之標陽。。轉陷太陽之本陰。。依然正被邪壓。。不過壓力較輕。。拒力亦弱。。與上文種種結證不同。。且胸脇俱有結意。。謂之微結可矣。。何以心下絕不微鞕耶。。陽陷始落在心下耳。。陰陷則墜落膀胱。。觀其小便不利。。氣化之窒而不出可知。。渴而不嘔。。津液之窒而不行。。寒水之窒而不動又可知。。非陰陷而何。。獨標陽衝出於胸脇之上。。但頭汗出。。設非發汗在前。。並頭汗亦無矣。。尚有往來寒熱乎。。正邪分爭。。始有寒熱。。孤陽不能戰勝餘邪。。故往來寒熱。。緣本陰與標陽。。被邪隔斷。。陽部之汗則出。。而陰部之汗不來。。愈戰汗而胸以下愈無汗。。安得不心煩乎。。曰此爲未解也。。上解下未解。。就令頭汗日出無當也。。結處雖微。。而影響則大。。如之何而後結除耶。。若行陷胸。。正邪正在酣戰。。陷胸卽陷陽矣。。陷云乎哉。。柴胡桂枝乾薑湯主之。。又一解結法也。。方旨詳註於後。。

柴胡桂枝乾薑湯方

柴胡半斤　桂枝三兩　乾薑二兩　括蔞根四兩

黃芩三兩　牡蠣二兩　甘草二兩炙

右七味。以水一斗二升。煮取六升。去滓再煎。取三升。温服一升。日三服。初服微煩。復服。汗出便愈。

本方直是小柴加減耳。。去參夏薑棗。。加桂枝乾薑蔞根牡蠣。。仍不出柴胡範圍。。何必另立湯名耶。。不知去夏加薑。。去棗加蠣。。無非爲避渴避滿起見。。尙與小柴同例。。惟其不因微熱而加桂。。不因或欬而加薑。。似薑桂還用不着。。鮮不曰不應加而加矣。。恐人不明薑桂之作用。。特提其要以命方。。無柴胡則結不解而諸恙不除。。無桂枝則陽不收而頭汗不止。。無乾薑則寒不動而陰汗不至。。君柴桂薑三味。。始面面俱到。。餘藥祇供使令而已。。觀其不加苓以利小便。。而專注在汗出。。初服曰微煩。。待汗可知。。復服曰汗出便愈。。不期汗愈汗便愈。。便與發汗同論。。變柴胡於不變之中。。半柴半非柴矣。。尙得以小柴胡湯目之乎。。獨是胸脇微結。。似得柴胡證者半。。得小陷胸證者亦半也。。胡不參用三物耶。。此正與小結胸愈即而愈離。。彼證有痛狀無渴狀。。本條有渴字無痛字。。可悟連夏之適用不適用矣。。

傷寒五六日。。頭汗出。。微惡寒。。手足冷。。心下滿。。口不欲食。。大便鞕。。脈細者。。此爲陽微結。。必有表。。復有裏也。。脈沉。。亦在裏也。。汗出爲陽微。。假令純陰結。。不得復有外證。。悉入在裏。。此爲半在裏。。半在外也。。脈雖沉緊。。不得爲少陰。。所以然者。。陰不得有汗。。今頭汗出。。故知非少陰也。。可與小柴胡湯。。設不了了者。。得屎而解。。

傷寒五六日。。未經誤治。。從無不愈。。況標陽剛剛出現。。有頭汗出之愈兆乎。。乃不發熱而微惡寒。。身外之陽安在。。手足冷。。四肢之陽又安在。。卽居中之陽。。亦自閉其胃脘。。上脘不通則心下滿。。中脘不通則口不欲食。。下脘不通則大便鞕。。頭以下一表一裏皆非陽氣用事。。何不可收拾至是。。且脈細。。細脈迥非陽脈。。指爲布滿陰邪。。不是過矣。。殆陽氣微矣乎。。此非微而欲絕也。。乃不顯而微。。勿認爲陽微弱。。當認爲陽微結也。。與種種結證相逕庭者。。以上但言邪結。。無論成結胸如結胸。。與夫水結血結。。無非與陽氣爲難。。未嘗言及陽結。。此爲陽微邪亦微。。邪結陽亦結。。乃本條之特證也。。表邪結之耶。。抑外邪結之耶。。表邪非趨勢在陽。。所結非陽。。外邪又聽命於陽。。不結其陽。。必有表邪不在裏

○○復有裏邪不在表○○表裏分作兩面看○○裏邪仍作半面看○○始曉然於表邪外邪非結陽○○惟裏邪獨結陽也○○不然○○裏病亦何常之有○○少陰篇脈沈曰病爲在裏○○陽明篇曰沈爲在裏○○本證脈不沈則已○○脈沈亦在裏也○○特非在少陰陽明之裏○○卻在太陽署之裏○○致有別耳○○少陰陽明脈沈有汗禁○○本證無汗禁○○汗出在彼爲陽虛○○在此爲陽微故也○○假令表邪純然入裏又何若○○表而裏○○在太陽則無表證○○在少陰亦無裏證矣○○祇謂之純陰結而已○○表證裏證且不得○○遑得復有外證○○與表證悉入在裏乎○○既不得有入裏之外證○○遑得復有出裏之外證乎○○此獨留其半於表○○入其半於裏○○爲半在裏○○復

留其半於裏。。出其半於外。。爲半在外。。在外則陽氣不久出。。表證必爲外證所轉移。。毋庸泥看其脈也。。脈雖沈緊。。看似不象陽明象少陰。。不得目爲少陰也。。蓋有所以然者在。。表證無汗者也。。爲其陰也。。表受氣於陽。。陽得有汗。。表舍氣於陰。。陰不得有汗。。今頭汗出又爲少陰篇所無。。故知非少陰也。。抑亦太陽露其半。。瞎背少陽者也。。少陽初起於地面。。大有扶桑浴日之觀。。一想像其汗出陽微之所以然。。覺未來之太陽。。可坐而致也。。脈細沈緊奈何。。此又陽結無陽脈之所以然。。正好與小柴胡湯。。轉微陽爲太陽。。其餘陰證陰脈之假相。。可以以不了了之。。胡不行柴胡桂枝湯耶。。外證已去

○○何取於桂○○設不了了奈何○○非徒以柴胡取汗也○○表邪未嘗結○○或得汗而解○○裏邪既已結○○自得屎而解○○不兩解之兩解○○柴胡湯莫之致而致也○○喻黃不得爲少陰句下加病字非○○

傷寒五六日○○嘔而發熱者○○柴胡湯證具○○而以他藥下之○○柴胡證仍在者○○復與柴胡湯○○此雖已下之○○不爲逆○○必蒸蒸而振○○卻發熱汗出而解○○若心下滿而鞕痛者○○此爲結胸也○○大陷胸湯主之○○但滿而不痛者○○此爲痞○○柴胡不中與之○○宜半夏瀉心湯○○

傷寒五六日○○無惡寒體痛○○祇有嘔有發熱○○顯係寒邪侵入一層○○設發熱而嘔○○是正浮於邪○○正被邪卻則嘔

有勢力。惟嘔而發熱。是邪浮於正。邪被正卻則熱有勢力。一證便是太陽柴胡證矣。陽明少陽篇無嘔而發熱故也。曰柴胡湯證具者。非另具餘證之謂。即不必悉具之詞。見本證具有柴胡湯之實據也。厥陰嘔而發熱主柴胡。金匱嘔而發熱亦主柴胡。曷嘗有別證乎。奈何舍柴胡不用。而以他藥下之。差幸與本證無牴觸。柴胡證仍在者。復與柴胡猶未晚。此雖已下之。其藥未有如承氣之甚。非明陷太陽之陽。逆亦不爲逆。獨惜下後津液已耗。中氣亦餒。必轉運一番。蒸蒸而振。卻發熱汗出而解。爲效稍遲耳。若柴胡證罷。則下藥不能恕矣。胸脇不滿獨心下滿。滿而且鞕痛者。

則他藥甚於承氣。雖非下之早。亦爲逆。醫者亦知此犯何逆乎。此爲結胸也。大陷胸湯主之。無別法矣。但滿而不痛者又何耶。胸上不通故心下痛。結胸則如彼。胸上稍通故心下不痛。痞證又如此也。况晦盲之狀。必無應物之靈。其滿而非鞕也。心下如茅之塞。其滿而且鞕也。心下如石之頑。陽氣祇有內閉無內拒。雖鞕亦作但滿論。以其不按之固不痛。按之亦不痛。陽神茫昧無感覺故也。曰此爲痞。別處縱不痞。而此處獨痞。柴胡證一變至此。柴胡不中與之。非撤開柴胡也。言外見立方不外從柴胡脫胎而出。迴應大小結胸又與柴胡證相参錯。覺夾縫中自有承上起下之柴

胡證具。。一轉瞬而痞狀成。。一翻手而諸瀉心湯又揭矣
。。宜半夏瀉心湯句。。詳註方後。。

半夏瀉心湯方

半夏半升洗　黃芩　乾薑　甘草炙　人參以上各三兩
黃連一兩　大棗十二枚擘

右七味。以水一斗。煮取六升。去滓。再煎。取三升
。溫服一升。日三服。

瀉心非攻心也。。亦非瀉之欲其下也。。一洗心下之邪而
空之。。如以滄瀉水之瀉。。瞬息便滌蕩無遺也。。妙與心
下之下無牴觸。。上文懸無犯胃氣及上二焦之禁。。早為
瀉心諸法示準繩。。故五方中三見草棗乾薑為中堅。。而

以湯漬者二。漬之而不煑。以水煑者三。煑之猶再煎。豈有大黃則味取其薄。無大黃則味求其厚哉。蓋煑藥所以沸騰其藥氣。恐餘邪爲藥氣所迫。有竄入中土之處。不如滯漸以襲之。於是立餌邪之法。一取沸湯不沸藥而絞藥。一取沸藥不沸湯而煎湯。柔木柴胡之意以立方。本方不過以連易柴。黃連白掩入心下。與胸脇無涉。要非以戰鬪力勝邪。乃出其不意以滅邪。不離乎柴胡湯製作之精也。小陷胸獨無連耶。此正與陷胸湯若逕庭。大陷胸之甘遂。小陷胸之括蔞。爲本證禁藥。恐陽氣不在心下在胸際也。下文心下痞鞕。非指陽氣內陷耶。痞證陽氣無定在。無論陷與不陷。

必爲餘邪所操縱。太陽之開而未開則一也。然則本方非接太陽耶。此又與柴胡湯異曲而同工。得柴胡則少陽樞。少陽以轉力開太陽。柴胡不必有其功。得瀉心則陽明闔。陽明以闔力開太陽。瀉心不必有其德也。何以命曰半夏瀉心耶。非爲其嘔也。君半夏以直接其胸。就令胸有遺邪。有半夏在。毋庸議及小陷胸湯也。

太陽少陽併病。而反下之。成結胸。心下鞕。下利不止。水漿不下。其人心煩。

太陽少陽併病。當然是發於陽。太少同時中風也。與合病有別者。太陽少陽分任其病。謂之合。太陽少陽不能分任其病○○謂之併○○蓋由陽明闔力搌之使然○○而後併而不能開也○○乃反以下藥陷之○○陽明未嘗陷也○○所陷者太陽少陽耳○○如太少直落心下○○是邪在胸上○○成大結胸○○如太少旁落心下○○是正在心下○○成小結胸○○獨是大結胸心下鞕而且痛○○小結胸心下痛而非鞕○○若指心下鞕爲證據○○痞證心下何嘗無鞕狀乎○○是結胸雖成○○大小陷胸證未盡成○○如結胸與成結胸固有差○○成結胸與成結胸仍有差○○結胸多一結胸爲陪客○○無行陷胸之必要也○○矧心下之下○○下利不止○○心下之上○○水漿不下○○猶爲大小結胸證所無○○遑敢以陷胸嘗試哉○○蓋必陽明逼近心下○○太少則落在陽明之下○○而後無

拒痛狀。無按之痛狀也。太少不能主持其中土。中土不治。而後下利不止。水漿不下也。三陽無一當其位。皆下藥顛倒陽氣使之然。不得於氣。當求諸心。吾爲陽氣計。毋庸求救於藥也。惟有叩閽於咫尺之地。訴諸君主之官而已。特書曰其人心煩。其人存。則其政舉。以其人之心。布其人之令。就以其心之煩。解其胸之結。天威一震而見離。陽氣盡當陽以啟泰。此殆心坎中怒發之煩者歟。始或不解而煩。畢竟煩而自解。非其人之胸部與人殊。乃陽氣相得不相失。心陽又從而振作之。心部於表。表裏皆受神明之賜。其人纔有勿藥之占也。夫成結胸且不言陷胸。況如結胸乎。。況種種結狀非結胸乎。。結與結異。。從心下體認胸上難。。結與痞尤異。。從心下體認心下亦不易也。。

脈浮而緊。。而復下之。。緊反入裏。。則作痞。。按之自濡。。但氣痞耳。。

書脈浮而緊。。不曰陰陽俱緊。。非浮緊也。。浮之底面緊。。緊之上面浮。。太陽不浮邪獨浮。。陽氣因而緊。。是僅見陽之氣。。不見氣之陽。。太陽不能走一身之表。。故太陽二字闕不書。。假令書太陽病脈浮緊。。無下法尚有汗法也。。浮而緊則汗法且未有。。況復下之乎。。下其緊必兼下其浮。。浮脈尾追緊脈。。浮縱不入裏。。緊反入裏矣。。緊欲出表。。而浮不出表。。遂堵塞其人裏之脈路。。令陽氣不知從何道出。勢必迷其陽於心下。則作痞矣。顧同是痞也。下文則曰按之濡。濡字大都形容邪氣之陰柔善入耳。苟痞中有陽氣在。則曰心下痞鞕。鞕字非指陽氣之剛强不屈乎。乃不但曰濡曰自濡。關於人爲故曰自。顯見心下自爲其收放。不按之將自鞕。按之纔自濡。陽氣之先餒者在此。陽氣之尚活者亦在此也。申言之曰但氣痞耳。非邪痞也。邪氣之濡。非其所自有故也。胡不曰陽氣痞耶。其陽不前。故其詞若有憾也。本證當以瀉心爲禁劑。尤嚴於上條之不行陷胸。蓋緊脈未去。端賴胃氣爲援助。瀉心卽瀉氣矣。必俟表邪將罷。得續浮之脈去浮脈。而後不浮亦不緊。。其氣庶有還原之一日也。。久之亦能占勿藥。。上條反結上文諸陷胸。。本條反起下文諸瀉心也。。

太陽中風。。下利。。嘔逆。。表解者乃可攻之。。其人漐漐汗出。。發作有時。。頭痛。。心下痞鞕滿。。引脅下痛。。乾嘔。。短氣。。汗出不惡寒者。。此表解。。裏未和也。。十棗湯主之。。

太陽中風。。發於陽也。。非下之熱未易入。。陽未易陷也。。即下之亦成結胸耳。。不至於痞。。風邪親上不親下也。。胡超勢在心下之下。。一下利。。一嘔逆。。竟翻動水穀之海耶。。此有外復有裏也明甚。。宜未解外先救裏矣。。敢攻裏乎。。乃曰表解乃可攻之。。外證認作表。。攻之而不救。何氀覵其人若是。豈知其人有其人之病狀。以其脇下與人殊。能令太陽不能開。能令外證不能外。始則引外證在半表裏。特留未解之表證。繼則引外證入在裏。特留未和之裏證也。書其人漐漐汗出。非外證乎哉。無如與表證相掩映。曰發作有時。時而外證仍在者。時而表證仍在也。外證介於表裏之間者也。其時則頭痛。太陽猶未脫離頭部也。殆心下痞鞕滿。則沒收太陽入心下矣。雖痞而且鞕。亦但滿而不痛矣。何居乎引脇下痛耶。金匱水在脇下。引痛爲懸飲。又膈間支飲曰心下痞。膈間有水亦曰心下痞。本證膈間非積水。祇與脇下相牽引而已。水引風入而風先入

○○故心下之痞成○○風引水入而水不入○○故脇下之痛作○○風勁水亦勁也○○不然○○下文心下痞鞕○○何嘗非脇下有水氣○○特彼證之痞水爲虐○○而後雷鳴者腹○○本證之痞風爲虐○○而後引痛者脇也○○曷爲乾嘔短氣耶○○乾嘔亦中風所應爾○○短氣亦飲家所應爾也○○二證相交迫○○正見其風自風而水自水也○○病形由下利嘔逆後生出○○當和其裏不待言○○就令惡寒表未解○○下文解表有桂枝在○○胡計不出此耶○○彼證心下未嘗鞕○○太陽在裏可出表○○與桂則相得○○本證心下顯然鞕○○太陽在裏未出外○○與桂反相失也○○彼證宜以桂取汗○○本證可以汗續汗○○因其人漐漐之汗○○得自中風來也○○久之汗出不惡寒

者意中事。不惡寒、尚有表證哉。曰此表解。何解表之捷耶。此不過水氣沖破其風氣。外證翻作表裏證耳。表則微而裏則甚。故解表易而和裏難。曰裏未和也。不曰痞不解也。不攻其痞在言外。法當和裏以和痞。心下當和則和之。脇下可攻乃攻之。攻之不指實其痞。和之則指實其裏。和與攻。間不容髮。攻而和。不溢一絲也。十棗湯主之。治痞先治水。功不在禹下矣。方旨詳註於後。

十棗湯方

芫花熬　甘遂　大戟　大棗十枚擘

右上三味等分。各別搗爲散。以水一升半。先煮大棗肥者十枚。取八合。去滓。納藥末。强人服一錢七。羸人服半錢。温服之。平旦服。若下少。病不除者。明日更服。加半錢。得快下利後。糜粥自養。

肥大棗取用十枚。十數居中。和中補中定中也。有敷土之義焉。棗愈肥則愈厚其腸胃。且有飴質。取其涵接水氣。名十棗湯者。塡虛重於攻實也。觀其先煑大棗。以厚集其味。另行藥末。別擣爲散。以各盡其長。芫花散之。大戟運之。甘遂行之。大棗從中左右之。合藥末專走兩旁。限脇下爲界綫。獨逐懸飲。從夾縫中旋螺而下。當然快利。蓋引懸瀑爲曲流。而蓄以瀉泉之石磴。則流而不轉者十棗也。其由三焦繞折以入迴腸者。。水道尤有孔道在也。。故特平旦溫服。。使藥奉陽令而行。。下少病不除者明日更服。。總不欲其浸淫入胃。。復酌用於强人羸人。。極量亦錢七半錢七之間。。利後仍糜粥自養。。急進水穀。。其愛惜中州爲何若。。在滌飲方中。。實精義入神之極軌。。惟對於心下痞鞕滿。。似渾不爲意。。尚疑其略。。豈知其人之心下與脇下。。長沙已一眼看破。。不啻置身於洪荒以前之宇內。。而知水患乃晦盲痞塞之根源。。故立十棗湯證爲先例。。從脇下打通其表裏。。則引邪而入者水。。引邪以出者汗。。明日遂以太陽還諸其人而不覺。。尤本方之神妙莫測耳。。是亦匡柴胡之不逮。。爲諸瀉心湯露眞詮。。攻字作和字讀

○○迴應上文下之則和之陷胸○○雖下文瀉心曰攻不曰和○○作和字之沒字碑看可矣○○

太陽病○○醫發汗○○遂發熱惡寒○○因復下之○○心下痞○○表裏俱虛○○陰陽氣並竭○○無陽則陰獨○○復加燒鍼○○因胸煩○○面色青黃○○膚瞤者○○難治○○今色微黃○○手足溫者○○易愈○○

太陽病發於陰○○發汗不為逆○○無如庸醫汗劑○○往往無相當之治法○○不特不為汗衰也○○遂發熱惡寒○○太陽遂為寒熱所掩○○醫者因其寒熱在汗解之後○○以為有表復有裏也○○復下之思以盡其邪○○孰意邪正一齊下○○餘邪僅及心下而止○○太陽則落在心下之下○○若無底止乎○○

書心下痞。。痞而不鞕。。無陽氣在烏乎鞕。。痞而非滿。。有陰氣在烏乎滿。。不曰按之自濡。。與但氣痞不同論。。不曰按之濡。。與但邪痞不同論。。皆由汗虛其表。。下虛其裏。。表裏俱虛之中。。有閉塞之餘地。。故痞也。。夫表者太陽之屏藩也。。用以維繫太陽之枝葉。。裏者太陽之倉廩也。。用以長養太陽之根本。。枝葉卽太陽之陰陽。。謂之化。。根本卽太陽寒熱。。謂之氣。。表虛則化竭。。裏虛則氣竭。。陰陽化竭氣並竭。。謂之無太陽可也。。太陰乃太陽之對耦。。特書曰無陽則陰獨。。惜其獨陰不能守。。必與陽邪相得而相從。。則其痞也。。乃邪氣陰氣偶合而成之雜氣。。無所謂之滿。。亦無所謂鞕與濡也。。醫者汗下已窮。。復加燒鍼。。心下爲火氣所觸。。因上炎於胸而煩。。此之謂內攻之火。。不能生土。。反助木尅土。。而面色青黃。。是土氣幾成灰燼。。陽氣更無所附。。甚且膚瞤者。。則眞無陽矣。。膚表欲開不開如目動故曰瞤。。無太陽以爲之開。。令其膚自開。。從何續出太陽乎。。爲難治。。今色微黃而不青。。不過中土畧被其影響。。幸而手足温者。。可知乾陽猶根於坤內。。即太陽繫在太陰之明徵。。於法易愈。。其難易懸殊者。。有兩因在。。一因復下之故。。沈埋太陽於太陰之下。。與寒熱離爲二。。有陽等於無陽。。一因燒鍼之故。。提升太陽於太陰之上。。與寒熱合爲一。。無陽畢竟有陽也。。假令難治以終。。豈能以一鍼瞋汗下之愆乎○○不如開始勿藥之爲得也○○焉用醫乎○○合上兩條○○皆無所用瀉心湯○○本條尤着眼在陰獨○○先從心下劃淸界綫○○緣太陰支脈從胃別○○上膈注心中○○瀉心湯縱與太陽無牴觸○○恐與太陰有牴觸○○胃氣弱則陰易動故也○○

心下痞○○按之濡○○其脈關上浮者○○大黃黃連瀉心湯主之○○

書心下痞○○說到瀉心湯證矣○○結胸滿而鞕痛○○痞證滿而不痛○○上文已分別言之○○結胸脈寸浮關沉○○未嘗言及痞脈也○○本條明言關上浮○○可知結胸關沉○痞證關浮○○脈亦有別也○○脈浮而緊○○緊反入裏節○○又氣痞與

痞證之脈之別也。。按之自濡。。與按之濡又何別耶。。自濡是病人自覺其濡。。按之者不覺也。。陽氣應手而自濡。。喜按者也。。本證病人不自覺其濡。。按之者覺之也。。手摩邪氣令其濡。。無取乎按不按也。。然則凡痞皆濡耶。。何以下文有鞕字無濡字耶。。心下不過餘邪假定之部位。。非按之而不移。。雖鞕不離乎濡。。浮而鞕。。就令鞕不濡而痞濡。。無痼邪以壓之。。故痞證有濡狀無痛狀。。沈而鞕。。就令滿不痛而鞕痛。。有胸邪以壓之。。故結胸有痛狀無濡狀也。。中言之曰其脈關上浮。。足徵其痞浮。。其陽浮。。何以多一上字耶。。得毋痞脈皆關上浮耶。。非也。。心下痞鞕。。則陽在痞中。。關浮而已。。卽非痞鞕

○○非陽浮痞上○○亦不得爲關上浮○○治關浮之痞難○○治關上浮之痞尤不易○○大黃黃連瀉心湯主之○○方旨詳註於後○○

大黃黃連瀉心湯方

大黃二兩　黃連一兩

右二味○以麻沸湯二升漬之○須臾○絞去滓○分溫再服○

金匱吐血衄血瀉心湯有黃芩○○諸瀉心湯亦有芩○○本方何獨去芩耶○○黃芩徹熱兼徹其熱○○除熱兼除其熱○○其熱在○○斯其陽在○○苟陽氣非受熱○○於芩無所取○○柴胡故有去芩之例○○以其疏理中空○○苦寒中之輕浮品○○藥

力未免縱橫也○○本證陽浮於熱○○攻其痞勿攻其陽○○藥氣不浮固不得○○浮上加浮尤不得○○陽氣上浮故也○○去芩則不陵上矣○○且有麻沸湯在○○湯浮而不過於浮○○用以漬藥以薄取其氣○○又須臾其浮略定○○絞去滓而味亦與焉○○豈獨不濫與黃芩哉○○特立漬藥法以宣示其德意○○命其方曰大黃黃連瀉心湯○○實未盡二味之長○○但使痞氣一泄○○而心下自通○○瀉而不存謂之瀉○○非傾倒之不遺餘力也○○假令以水二升煮之○○則氣浮於味而味沈於氣○○陽氣反隨藥為升沈○○而邪已遁矣○○是驅魚之網也○○瀉心云乎哉○○

心下痞○○而復惡寒○○汗出者○○附子瀉心湯主之○○

心下不痞則已。。痞則太陽不能開也。。必表解而後太陽有開機。。上文表解主十棗。。下文解表宜桂枝。。一則指明汗出不惡寒曰此表解。。一則指明發汗惡寒曰表未解。。着眼不在汗出在惡寒。。惡寒無可攻之例。。如之何其遽主瀉心耶。。特不曰惡寒曰復惡寒。。不如是而復如是者。。表解在言中。。惡寒出意外也。。虛故惡寒則有之。。安有表解而復不解之表證乎。。且惡寒汗出耳。。非汗出惡寒也。。表證安得有汗出。。汗出顯然是外證。。又足徵太陽已開之惡寒。。非太陽未開之惡寒。。表未解亦解矣。。獨是陽浮不發熱。。太陽雖開如未開。。既非發熱汗出。。將長此惡寒汗出矣。。何時始見陽微出現耶。。此其所以謂之痞也。。痞邪牽掣陽氣不得越。。縱太陽猶存在。。
知不在外仍在裏。。五瀉心證無一書太陽病者。。走一身
之表無太陽故也。。虛有其表而已。。就令惡寒表已解。。
何嘗密布清陽乎。。反不如上條除心下以外無餘證。。不
至疏腠理而漏皮毛。。聊勝於惡寒汗出也。。上條太陽活
動在心下。。則浮而未開。。本條太陽依稀在皮裏。。卻開
而未浮。。痞證異而同。。斯攻痞同而異。。長沙又以麻沸
湯進矣。。易其方曰附子瀉心湯。。對於本證。。有微尚焉
。。方旨詳註於後

附子瀉心湯方

大黃二兩　黃連　黃芩各一兩　附子一枚炮去皮破別煮取汁

右四味。切三味。以麻沸湯二升漬之。須臾。絞去滓。内附子汁。分温再服。

同是瀉心湯。。前方去芩不加附。。本方加附不去芩。。同是分温再服。。前方初服痞先解。。再服開太陽。。本方再服痞乃解。。初服浮太陽。。以其以附子命方。。且煑附非漬附。。煑力先於漬力也。。附子温經者也。。主亡陽。。附子又純陽也。。主亡汗。。不取湯而取汁。。非以汁救汗。。特以汁代汗。。不事增桂令汗出。。不叅入桂枝止漏汗。。第覺汁與汗合化爲氤氳。。現出似汗非汗之陽微。。温皮毛而固腠理。。令太陽受附子之賜而不知。。令心下被三黄之攻而不覺。。皆由以濃厚之汁。。和淡薄之湯。。掩八心下○○而收效於無形○○附子殆功在三黃之上也○○於芩又何取耶○○黃芩用以除太陽之熱○○太陽未解脫○○與陽氣活潑在關上者不同論○○不去大黃又何故○○痞而不鞕○○陽氣未嘗陷也○○儘可與大黃○○況漬之而不煮○○絞之而始服○○絕不侵及心下之下乎○○何以金匱煮三味耶○○彼證主血○○本證主氣○○煮之正欲血下行○○漬之無虞氣下陷也○○

本以下之○○故心下痞○○與瀉心湯○○痞不解○○其人渴而口燥煩○○小便不利者○○五苓散主之○○

太陽病下之○○因作痞者亦其常○○除卻瀉心證無別故也○○若與瀉心湯痞不解○○則有別故矣○○況痞證不渴而其

人獨渴乎。彼轉屬陽明但心下痞。病人纔但渴耳。乃非但陽明病之痞。又非但太陽病之痞。本有太陽病而若無。本無陽明病而似有。是未變其本者半。瀉心湯故尚可行。已變其本者半。瀉心湯故未中與也。卽與之無如痞不解何也。不寧唯是。下藥陷太陽於陽明之下。陽明反居太陽之上。太陽必爲燥氣所不容。於是其人燥。陽氣入則胃不和也。胃不和則陽愈鬱。於是其人煩。燥渴煩亦渴。其人方引水自救之不暇。何暇聽命於瀉心乎。特一水不能和二氣。覺與飲不獨胃燥煩。而口燥煩。徵諸小便不利。水精不行可知。救法窮斯五苓出。陽明但渴且曰宜五苓。况非但見一證乎

○○五苓散主之○○此以水更新兩陽之捷法○○服五苓有多飲煖水之例○○本證患水少○○不同患水多之十棗證○○與生薑瀉心證也○○然則不以五苓爲後盾○○豈非瀉心湯與下藥分謗耶○○其人非痞益甚也○○湯藥猶留於心下○○將爲其人効靈而未已也○○得小便利則痞解矣○○何以心下不鞕耶○○又足徵陽明輙禁在心下○○太陽沈埋在心下之下○○太陽且不鞕○○陽明鞕乎哉○○無太陽柴胡證○○太陽不鞕而後陽明鞕○○有太陽瀉心證○○陽明雖痞無非太陽痞○○陽明本非鞕○○本非痞故也○○

傷寒○○汗出○○解之後○○胃中不和○○心下痞鞕○○乾噫○○食臭○○脅下有水氣○○腹中雷鳴下利者○○生薑瀉心湯主之○○

傷寒發汗纔汗出。表解病亦解。解後無所遺。若非發汗而能以汗解者。豈眞便宜其傷寒哉。解之後必甚於未解之前。以其表解病未解。汗出則邪入。汗從胃中出。邪從胃中入。大都胃中不和所致。況陽氣入則胃不和。尤爲太陽入裏之明徵。度亦胃中有水氣者歟。邪氣陽氣與水氣混爲一。則旋渦在胃。胡心下猶劇於心下之下耶。書心下痞鞕。心下之不和不待言。隔絶胃中不待言。觀其食氣入胃可知矣。食入而濁氣不能歸於心。遂上走心爲噫。其噫氣不載津液而出則乾噫。較諸善噫有微甚。亦上焦竭之見端也。能噫便不能消穀。其食穀不偕氣味而入則食臭。與惡聞食臭有異同。。亦胃無氣之見端也。。究有何物以為之梗耶。。得毋心下有水氣耶。。夫使水在心下。。則現小青龍湯證矣。。欬喘嘔噎則有之。。未有乾噫食臭也。。少腹滿則有之。。未有心下痞鞕也。。曰脇下有水氣。。殆異稱十棗湯證歟。。特彼條是中風。。當汗偏未汗。。先下利而後汗出。。裏未和先於表解也。。本條是傷寒。。無汗反得汗。。先汗出而後下利。。表解先於胃不和也。。彼條邪乘水入。。水氣還於脇。。故引痛續汗出。。未嘗波及於腹也。。本條水牽邪入。。水氣及於腹。。故雷鳴而下利。。未嘗洄還於脇也。。獨是水無有不下。。假令脇水一傾如奔泉。。從水穀之海。。運尾閭而去。。寧非快事。。胡心下痞鞕如故耶。。玩雷鳴二字。。正形容兩水激射之濤聲。。胃水且未竭。。遑欲罄脇下之水乎。。且雷聲不在胃而在腹。。腹者地氣所從上也。。地氣提挈脇下之懸飲。。轉而懸諸心下膈。。一若陰霾之懸於碧落。。水在半空者然。。金匱謂心下痞膈間有水氣者。。類如斯也。。經謂陽氣者閉塞。。地氣者冒明。。亦如是也。。蓋脇下之水自有而之無。。膈間之水遂自無而之有。。故雖脇下不言痛。。比十棗證尤爲茫昧。。異在心下不言滿。。比十棗證略爲從容。。半夏瀉心湯似中與而未盡中與也。。計惟變通半夏瀉心乎。。生薑瀉心湯主之句。。詳註方後。。

生薑瀉心湯方

生薑四兩切 甘草三兩炙 人參三兩 乾薑一兩 黃芩三兩
半夏半升洗 黃連一兩 大棗十二枚擘

右八味。以水一斗。煑取六升。去滓。再煎。取三升。溫服一升。日三服。

上下文瀉心湯無生薑。。可見凡瀉心無取生薑矣。。有生薑恐心下之邪聚而復散也。。柴胡有生薑而主解。。上文以瀉心易柴胡。。柴與薑皆脫離心下也。。十棗無生薑而主攻。。彼方設以生薑佐十棗。。薑與棗便放鬆脇下也。。本方又何取耶。。生薑去穢惡者也。。乾噫食臭則清道濁。。非穢惡未去而何。。生薑通神明者也。。雷鳴下利則陽道晦。。非神明不通而何。。一味薑便打通心下之下。。方克盡半夏瀉心之長。生薑宜功在半夏之上。去水乃其餘事耳。尤妙以芩連瀉心。以諸藥和胃。脫胎柴胡湯方以和胃。仿行柴胡煎法以瀉心。十棗則指明水氣之去路曰得快利。本方不明言水氣之去路但日三服。服五苓不患其水多。服本方似患其水少。緣金匱有小半夏加茯苓湯在。為心下痞膈間有水氣而設。吾初以為茯苓較為勝任也。吾三復胃中不和四字。始悟四飲五水。無非不受氣於胃。為水穀之海所不容。胃和則水而精矣。痰飲門無水在胃三字。水氣門無水在胃三字者。胃中自有游溢精氣之餘地也。豈所論於氾濫無歸之水乎。小青龍二證皆曰心下有水氣。曷嘗濫與茯苓

乎○○

傷寒○○中風○○醫反下之○○其人下利日數十行○○穀不化○○腹中雷鳴○○心下痞鞕而滿○○乾嘔○○心煩○○不得安○○醫見心下痞○○謂病不盡○○復下之○○其痞益甚○○此非熱結○○但以胃中虛○○客氣上逆○○故使鞕也○○甘草瀉心湯主之○○

書傷寒○○忽書中風○○非風寒兩感也○○乃陰陽俱發也○○以其人陽氣勝○○倘有反闔爲開之勢力○○寧受風○○不受寒○○寧爲陽○○不爲陰○○就令表證外證不明瞭○○陰陽自和者必自愈○○奈何醫反下之○○其人雖爲下藥所操縱○○其太陽不爲下藥所操縱○○傷寒中風如故也○○其人必吃虧在下利○○或日數行○○或日十行○○頻頻傾下胃中之水○○

爲可惜耳。。然下利則亦已矣。。何來穀不化之怪狀耶。。本論下利清穀則數見。。惟穀不化則本條僅一見。。下至三陰篇及霍亂門俱未之見也。。不知下利清穀是水穀不別。。爲土氣不固之明徵。。穀不化則水穀仍別。。爲土氣尚固之明徵也。。且腹中雷鳴。。又爲全論所無。。本條與上條所獨具也。。上條雷鳴利未畢。。是地氣轉移其水氣。。本條利畢始雷鳴。。又地氣轉移其邪氣。。要皆地氣上之發聲故曰雷。。地氣上則有陰翳而無陽光。。氣門未閉亦閉矣。。太陰開轉令太陽闔。。晝日一變爲晦冥。。於是乎心下痞。。痞可也。。乃曰痞鞕而滿。。何又多一而字耶。。鞕字非從痞字生出。。當從滿字看出。。必太陽仍在表入裏者邪氣而已。書乾嘔。邪僅在心下。與穀相拒故乾嘔。書心煩。邪獨在心下。無陽守衛故心煩。書不得安。心與胃不相得。心不得胃和。胃不得心安也。此醫家共見之心下痞。僉謂病不盡。誠如其不盡也。惟恐不及復下之。彼以爲下痞兼下滿也。孰意其滿雖微。其痞益甚。滿爲假相。痞乃眞相。即鞕亦非眞相也。明辨之曰此非熱結。不曰此非邪結。彼邪結即熱結者。邪并於陽則熱。痞中有陽也。彼則是而此則非。非并於陽。宜其邪結非熱結也。不然。此證曷嘗是寒結。但以胃中虛。客氣上逆。客氣之熱是客熱。不同陽氣之熱是主熱。虛有之熱能久長乎。正惟其中虛也○○胃中不滿胃上滿○○正惟其上逆也○○滿處不鞕痞處鞕○○痞本非滿○○非鞕氣使之滿○○滿本非鞕○○非痞氣使之鞕○○當求其故於太陽○○並求其故於下藥○○下藥不能陷其人之陽氣○○祇能逆其人之客氣○○故不使陽氣鞕○○徒使客氣鞕也○○如欲主勝而客負○○將下逐客之令乎○○毋寧柔和其鞕也○○甘草瀉心湯主之○○方旨詳註於後○○

甘草瀉心湯方

甘草四兩　黃芩三兩　乾薑三兩　半夏半升洗

大棗十二枚擘　黃連一兩

右六味○以水一斗○煑取六升○去滓○再煎○取三升

○温服一升○日三服○

金匱嘔而腸鳴○○心下痞者主半夏瀉心○○與腹鳴乾嘔有異同○○要以半夏命方爲最當○○蓋病所在心下○○適當心膈之半故也○○本方不過去人參耳○○不若半夏君甘草○○胡奚落半夏耶○○吾謂君甘草非不足盡半夏之長○○君半夏反愈形甘草之短○○三兩甘草鍼對痞非鍼對鞕○○四兩甘草鍼對鞕亦鍼對痞也○○諸藥受氣於甘○○能使客氣之鞕從滿處消○○能使邪氣之痞從結處除○○一若服半夏瀉心如前法○○未嘗專服甘草瀉心也○○甘草代行稼穡者也○○甘味回則穀氣將無而復有○○客氣遂自有而之無○○其人病不盡而淨盡○○五瀉心湯甘草凡三見也○○設十棗湯

易用甘草。則藥末又從甘而犯中。設大黃黃連瀉心附子瀉心有甘草。則藥味又過厚而留中矣。甘草氣味甘平。且不輕用。況在別藥。所異者本方無參。胃虛胡不用參耶。不知重甘則參爲贅疣。且客氣已反客爲主矣。不慮人參之反主爲客乎。邪氣方以客氣爲傀儡。人參又爲客氣之傀儡。恐謂病不盡者更接踵而來。復以他藥下之者。在所不免也。

傷寒。服湯藥。下利不止。心下痞鞕。服瀉心湯已。復以他藥下之。利不止。醫以理中與之。利益甚。理中者。理中焦。此利在下焦。赤石脂禹餘糧湯主之。復利不止者。當利其小便。

生薑瀉心證○○利在上焦也○○觀乾噫可知○○金匱上焦竭善噫是也○○甘草瀉心證○○利在中焦也○○觀穀不化可知○○金匱中焦未和不消穀是也○○本條則利在下焦矣○○金匱下焦竭失便不能自禁制○○何難下利不止乎○○况傷寒妄服不經之湯藥○○湯者蕩也○○流蕩無停○○故下利不止○○獨是上文中風下利無不止二字○○傷寒下利無不止二字○○就如傷寒中風下利日數十行○○未嘗曰利不止也○○不止必有邪在○○湯藥已將邪氣打成兩橛○○在下焦者半○○在心下者半○○宜其心下痞○○痞而鞕○○且將陽氣衞氣滚作一團○○半爲陽氣鞕○○半爲衞氣鞕○○衞氣出上焦○○與陽氣相得故合爲鞕○○不同客氣出胃中○○與陽氣不相

并故獨爲鞕。。甘草瀉心不中與。。殆服半夏瀉心湯。。庶與陽氣無枘鑿。。略與衛氣有差池。。觀其服湯已。。已者止也。。藥氣衛氣俱止而不行。。痞卽欲解。。鞕必未解。。緣衛氣卻邪。。藥氣瀉邪。。兩氣相左。。遲遲未效者有之。。乃曾不稍緩須臾。。復以他藥下之。。同是利不止。。他藥顯爲湯藥之續。。醫以爲前此之利不暇顧也。。轉以理中與之。。其亦知所變計者歟。。豈知中焦之水。。壑下焦則有餘。。償下焦則不足。。利未畢必利益甚。。理中反爲他藥任咎也。。一爲顧名思義。。理中者理中焦。。不能兼顧下焦也。。此雖利在中焦。。無非趨勢在下焦。。中焦以不理理之可也。。然則反對理中以立方耶。。假令復以他藥易理中。。不理則亂。。下利寧有底止乎。。赤石脂禹餘糧湯主之。。補理中之短。。以盡瀉心之長。。非徒以土止水也。。從卑下以塞其流。。翻作上界之霖雨。。心下且藉水氣爲轉移。。二味藥有神禹之遺澤存焉也。。顧利止而復利不止者又何耶。。得毋又蹈理中覆轍。。令他藥更得以辯謗耶。。正惟誤下之藥。。一再利其大便。。非利其小便。。致趨下之邪。。不利其小便。。復利其大便。。大便無餘力以去邪。。小便有餘力以去邪。。則不當重利其大便。。當利其小便。。五苓差勝於他藥。。卽凡利小便之藥。。儘可以代五苓。。蓋下焦升則上焦降。。下焦之邪固從小便去。。心下之邪亦從小便去也。。

赤石脂禹餘糧湯方

赤石脂一斤碎　禹餘糧一斤碎

右二味。以水六升。煑取二升。去滓。分三服。

二味純是土質。。皆大禹敷土之遺。。一蘊土中取其脂。。一生池澤稱爲糧。。本草經相提並論。。曰不飢輕身延年。。殆治水功成之後。。特留此以餉饋人間者也。。獨是本方明爲利在下焦而設。。塞其下之通。。果通其上之塞耶。。土氣無竅而不塞。。水氣則無竅而不通。。九竅爲水注之氣也。。況二便顯分爲二竅。。用能別迴腸而分清濁者。。下焦之前竅有去路故耳。。既堵塡其後竅。。則前部如經隔水之沙。。小便從無不利之理。。禹餘糧且可鍊餌服。。可悟其息息相通矣。。其復利不止之原因。。豈防堵之未固哉。。乃下趨之邪不知止。。非大便不知止也。。設不圖其大便而圖其小便。。決瀆之令行。。自邪從前部去。。就以尋常利水之湯藥。。得與有其功也。。不然。。五苓散具在。。長沙不復與他藥較短長。。但聽之曰當利其小便。。利小便又何難之有。。誤下者大有補過之餘地也。。予人以自新之路。。而出以寬假之詞。。吾欲感深而涕出矣。。

傷寒。。吐下後。。發汗。。虛煩。。脈甚微。。八九日。。心下痞鞕。。脇下痛。。氣上衝咽喉。。眩冒。。經脈動惕者。。久而成痿。。

傷寒若先發汗。。治不爲逆。。乃吐下後始發汗。。爲逆著矣。。吐後則邪從胸入。。下後則邪從膈入。。勢必以心下爲宅窟。。況發汗則心液不足以供。。卽心不煩亦虛有其煩。。營血不足以供。。卽脈不微而幾甚於微。。心之煩。。煩在脈。。故曰虛。。脈之微。。微在心。。故曰甚。。宜其八九日過七日經盡之期。。太陽尚不出以衞外。。其經氣不輔脈氣而行可概見。。故同是心下痞鞕也。。上條陽氣衞氣合爲鞕。。本條又陽氣營氣合爲鞕矣。。書脇下痛。。有飮則脇下引痛。。無飮以爲之引。。必陽樞不轉故氣傷痛。。書氣上衝咽喉。。咽喉乃水穀之道路。。三焦亦水穀之道路。。衞氣從上焦衝出。。而中止於咽喉。。營不隨衞行

○○故衞氣脫離行○○書眩冒○○水飲有眩有冒有冒眩○○若無飲而眩冒○○是宗脈不聚於目發爲眩○○地氣又從而冒之○○所具各證○○固爲五瀉心證所無○○尤非痞證應有之脈○○醫者又從何下手乎○○抑置餘證於不問○○聊服瀉心乎○○能瀉心焉能瀉脈○○其十二經中之動脈○○皆斷梗於心下而不行○○以一部分之藥力○○能打通各部之經脈乎○○惟望再過七日○○脈氣流經○○庶經氣流脈○○庸有勿藥之占○○若經自經而脈自脈○○脈動則經惕○○經惕則脈動○○經脈似合而實離○○八九日尚如此○○久則可知○○其何以榮陰陽○○濡筋骨○○利關節乎○○久而成痿○○無待蓍龜矣○○

傷寒。。發汗。。若吐。。若下。。解後。。心下痞鞕。。噫氣不除者。。旋覆代赭石湯主之。。

傷寒與上條同。。惟汗吐下先後不同。。後發汗則奪其營血。。先發汗未嘗奪營血也。。不過發水穀之悍氣而已。。若吐若下。。徒多此二舉。。以掃蕩餘邪。。解後又惹出風潮矣。。書心下痞鞕。。非明明邪氣陽氣俱未解哉。。未解以前病在表。。既竭上焦之衛氣以解表。。發汗非無裨於太陽。。若吐下轉牽入其病形。。宜乎痞鞕不在表解之前。。轉在表解之後。。上文下利不止是衛氣不能出。。鞕中有衛氣在。。本證解後不愈是衛氣不能續。。鞕中無衛氣在。。祇有噫氣而已。。噫字从音咟。。噫而不乾。。噯氣之密者也。。金匱謂上焦竭善噫。。衛出上焦。。衛氣除故噫氣不除。。不除則着。。着則鞕。。非止陽氣鞕也。。上條營氣變爲痿。。本條衛氣變爲噫。。猶乎胃氣變爲客。。水氣變爲雷。。諸氣皆迷離於若隱若現之中。。此其所以謂之痞也。。痞證不明言陽氣內陷。。心下因鞕者。。其鞕因非一氣所能盡。。與結胸之鞕有異同。。且或鞕或不鞕之內容。。非予人以共見也。。醫者除汗吐下三法外。。追敢以他藥嘗試乎。。就以本證論。。即服瀉心湯。。尚有遺也。。上條長沙不主治。。人將束手以待其痿。。脫令本條不出方。。吾欲掩卷矣。。旋覆代赭石湯主之句。。詳註方後。。

旋覆代赭石湯方

旋覆花三兩　人參二兩　生薑五兩切　代赭石一兩
大棗十二枚擘　甘草三兩炙　半夏半升洗
右七味。以水一斗。煮取六升。去滓。再煎。取三升。溫服一升。日三服。

噫氣不能除也。。除噫則除中矣。。不除云者。。指噫氣與陽氣相束縛。。不能化除其鞕氣。。便無餘氣還入胃中耳。。非當剗除之謂也。。內經曰上走心爲噫。。又曰心爲噫。。是心下正噫氣鬱而欲宣之隙。。仲景方愛惜其噫之不暇。。擴而充之。。化噫氣爲衛氣。。纔是本方眞詮也。。觀其君用旋覆赭石。。覆花入肺。。赭石入腎。。已具通天手眼。。蓋肺爲氣口。。腎爲胃關。。肺腎通而後胃氣有出納

○○肺者氣之本○○腎者精之處○○精氣勝而後水穀有羨餘○○况旋覆鹹而有濁味○○赭石黃而有穀色○○水穀之濁者爲衛○○二味又適肖衛氣乎○○其餘人參薑夏甘棗○○悉本内經消息噫氣之旨○○補足太陰陽明○○調和眉本而已○○去芩連而重生薑者○○正恐苦寒傷胃○○特以辛散助行衛氣耳○○看似對於心下渾不加意○○吾謂七味變通瀉心湯○○却不離乎瀉心法○○瀉心湯順取心下之邪○○藥力不侵入心下之下○○本方逆取心下之邪○○藥力先轉移心下之下○○說者徒以鎮逆二字爲方下註脚○○不知長沙正取地氣之上○○涵接天氣之降○○爲更新衛氣之餘地也○○蓋以大塊之噫氣視噫氣○○從無破除大塊之理○○攻痞且有間

下後。不可更行桂枝湯。若汗出而喘。無大熱者。可與麻黃杏子甘草石膏湯。

除噫云乎哉。

汗後不可更行桂枝。已非正軌。下後不可更行桂枝。尤屬不經。此亦倒裝文體。語氣從下二句生出。與發汗後節同。首易發汗二字。末無主之二字。其餘字句同。宜諸本疑爲錯簡矣。不知汗後下後。病因不同。見證則同而異。主治又異而同。而後見兩證可作一證看。一方可作兩方用也。纔下筆便撇開桂枝者。彼條反承上文汗後更行桂枝。本條反起下文下後更行桂枝也。何以不曰不可行葛根芩連耶。彼條喘而汗出。是汗迫爲喘○○着眼汗字○○本條汗出而喘○○是喘迫爲汗○○着眼喘字○○兩證仍不相涉○○其與汗後相髣髴者○○彼條太陽夾在皮之裏○○肺之外○○喘證之變態也○○本條太陽夾在心之後○○肺之前○○又痞證之變態也○○上文痞狀在東南○○地之痞連於天○○本條痞狀在西北○○天之痞連於地○○言喘不言痞者○○心下之後則痞○○心下之前○○非共見其痞也○○書無大熱○○皮毛不熱○○皮毛之裏則熱○○汗後汗浮其熱○○而收其熱者喘○○下後喘浮其熱○○而裹其熱者汗○○故二證均以無大熱三字點熱字○○要其汗爲喘所持○○皮爲肺所合○○旋開而旋闔之病形則一也○○喘家無單行桂枝之例○○加樸杏又遺其熱○○曰可與麻黃杏子

甘草石膏湯。。遑有兩可之湯乎。。此爲借治法。。故不曰主之也。。

太陽病。。外證未除。。而數下之。。遂協熱而利。。利下不止。。心下痞鞕。。表裏不解者。。桂枝人參湯主之。。

太陽發於陽病。。外證非表證。。尙待言耶。。書外證。。正見其趨勢向外。。始終必從外解也。。書未除。。正見其在外爲固。。藥石不能盡移也。。奈何下之不已而數下之。。不除其外除其熱。。外證如故而熱邪不如故。。遂協熱而利。。利下不止。。縱熱盡邪未盡。。不遺熱燄於身外。。必遺寒分於太陽。。緣寒下之藥牽入太陽。。陽氣不能帶熱而入者。。不能不冒寒而入。。寒入心下便爲表。。則有外

復有表也明甚。熱不入心下已爲裏。則有表復有裏也
又明甚。深入者表。而橫肆者裏。是心下一層表。間
隔一層裏。宜其脫離一層外。病形愈縮而愈窄。殆痞
鞕之最窘者歟。申言之曰表裏不解。非淺識者所能解
也。法當不解表之解表。不解裏之解裏。以解外之法
正解表。以温裏之法反解裏也。獨外證非藥力所能除
。惟太陽能除之。還太陽以出外。開外卽除外矣。此
雖瀉心證具。不可更行瀉心湯。奚事叮嚀乎。上條熱
未除而喘未罷。無形之痞爲獨殊。本證熱已除而利不
止。有形之痞爲特異。上文寒實結胸有小陷胸湯在。
本證寒入成痞無小瀉心湯在也。桂枝人參湯主之。何

其與瀉心湯似相懸絶乎○○方旨詳註於後○○

桂枝人參湯方

桂枝四兩　甘草四兩炙　白朮三兩　人參三兩　乾薑三兩

右五味○以水九升○先煮四味○取五升○納桂枝更煮○取三升○温服一升○日再服○夜一服○

本方是理中加桂耳○○上文明明醫與理中利益甚○○彼非作熱利也○○若下利由協熱而來○○就令利在中焦○○與理中無牴觸耶○○理中逆治寒○○大可從治熱○○中焦藥不能移作下焦用○○儘可移作上焦用○○善用之不獨以理中焦見長○○不名理中加桂者○○活看理中者也○○且以理中佐桂枝○○非以桂枝佐理中○○觀其先煮後納○○桂枝顯先四

味而行。。必先解表而後解裏可知。。異在非解表之表。。乃解裏之表。。逆取心下。。不瀉心之瀉心也。。非解表之裏。。乃解外之裏。。反針熱利。。不理中之理中也。。方名但提桂參者。。桂枝能護送心下之陽。。復回在外。。人參能追逐心下之邪。。同歸於裏。。餘藥不過進入一層則解表。。退出一層又解裏焉已。。病形分三截。。故服藥分三次。。日服以解表。。夜服自除外。。日服解遺寒。。夜服盡餘熱。。此變通桂枝湯也。。與上條變通麻黃湯。。同一手眼也。。

傷寒。。大下後。。復發汗。。心下痞。。惡寒者。。表未解也。。不可攻痞。。當先解表。。表解乃可攻其痞。。解表宜桂枝湯

○○攻痞宜大黃黃連瀉心湯○○

本條看似凡瀉心湯皆攻痞湯也○○換言之則曰表解乃可瀉其心○○何以五瀉心證獨一條曰解之後○○不曰表解之後耶○○太陽不開謂之表○○陽氣閉塞謂之痞○○是表未解足徵明其痞○○上條初非外證未除哉○○且有不解之表在○○況傷寒爲病在表○○顯非外證乎○○如謂表未解以惡寒故○○附子瀉心湯證寧非復惡寒○○本證胡叮嚀若是○○吾謂長沙非爲瀉心示禁○○爲攻痞二字示禁○○瀉心湯中獨大黃一味是攻藥○○此外非攻藥也○○與十棗之禁同一例○○其他禁不勝禁之湯藥及他藥○○當以大黃爲殷鑒也○○何以本證獨可攻痞耶○○痞非可攻○○其痞乃可攻○○攻痞

或置陽氣於不顧。攻其痞方不攻其陽。曷不行半夏瀉心耶。大下後復發汗。柴胡證罷已久。病形之積重亦深。必不得已而攻。半夏非大黃之比也。胡尚惡寒耶。太陽不能走一身之表。汗後故惡寒。非惡寒邪也。惡其表未解。因生外寒也。假令表欲解。卻發熱汗出而解矣。卽不發熱。亦不惡寒矣。曰不可攻痞。痞而不鞕。攻之何傷。不知大下後已罄其所有。復發汗則心下之虛如空谷。陽氣反覺其從容。雖陷不爲鞕。若認爲攻痞不攻鞕則誤矣。曰當先解表。表不自解也。其陽不鞕。太陽無反闔爲開之能力。勿袖手以待其解也。表解矣。其表其陽無恙在。其痞乃純然是表邪。

可攻也○○就令復惡寒汗出○○有附子瀉心湯在○○不復惡寒汗出○○有大黃黃連瀉心湯在○○獨本證汗後不可更行麻黃湯○○大可更行桂枝湯○○桂枝不能解麻黃證之表○○卻能解桂枝證之表○○蓋無外證之可解○○故不曰解外曰解表○○亦非實有表證之當解○○解表無非解外○○惟桂枝爲能解太陽出表以衞外焉已○○何以不曰發汗宜桂枝耶○○以桂治惡寒○○非以桂更發汗也○○不曰救表宜桂枝又何如○○解表救太陽○○非救表解太陽也○○不曰攻表宜桂枝又何如○○因太陽未開故表未解○○非因表未攻故太陽未解也○○曰攻痞宜大黃黃連瀉心湯○○四瀉心湯又不宜矣○○獨是以麻沸湯漬之未嘗煮○○欲緩其攻耳○○尚不免

有攻力之存。。何以結胸證明明表未解。。行陷胸又毫無顧忌耶。。陷胸與心下之鞕無牴觸。。攻痞則不惟明知有形之鞕。。尤恐暗犯無形之鞕也。。能陷胸未必能瀉心。。能瀉心庶可與言陷胸。。大黃黃連特其例耳。。

傷寒。。發熱。。汗出。。不解。。心中痞鞕。。嘔吐而下利者。。大柴胡湯主之。。

痞證亦發熱耶。。上文無大熱且不明言其痞。。就如結胸。。但小有潮熱。。及無大熱耳。。非發熱也。。先發熱而後作結胸作痞則有之。。安有陽氣已鞕。。尚有發熱之能力乎。。痞證縱非盡鞕。。亦無發熱之隙也。。況痞鞕乎。。惟柴胡證卻發熱汗出而解耳。。即不解度亦柴胡證仍在。。

瀉心湯又不中與之。吾獨疑柴胡證是脇下痞鞕。與心下痞鞕有異同。上文痞狀故有禁柴之例。吾又疑心中與心下。其間不能以寸。柴胡瀉心若兩岐。兩中與而不盡中與也。且嘔吐而利名霍亂。理中湯具在。醫者胡又計不出此耶。書傷寒。非本是霍亂也。無頭痛狀。無惡寒狀。不獨與霍亂異。與傷寒亦異。尤異在傷寒是發於陰。發熱汗出卻不解於陽。顯分太陽爲兩截。手太陽不痞不鞕半在外。足太陽且痞且鞕半在裏。上條表解則太陽開。本證太陽半開仍不解。不解則亦已矣。非反下之。因何痞耶。因傷寒不惡寒。明是表邪入裏之確證。非必其心下素有痞也。邪逆衛氣而入於上焦。則病形先在心下膈。陽氣復從衞氣而出於上焦。由膈而胸而膚表。必經心部之前。手太陽之脈絡心故也。無如足太陽獨斷梗於心部之中。反移心下之病形。印入其包絡。轉覺心中痞鞕。而心下不痞鞕。此固足太陽之末路。是亦寒邪望心中而不敢逞。不復窮追其太陽。遂趨勢在心下之下。如初得霍亂者然。曰嘔吐而下利。多下字。形容其下注特甚也。何以尚作痞耶。痞狀不過表邪蓋上之翳氣耳。非邪客心中也。自心以下顯非柴胡證。心以上尚髣髴有小柴胡證在。以其衞氣開發。猶有發熱汗出之外容。亟須小柴胡湯以解外也。意者無所用大柴胡湯下之矣乎。曰大柴胡湯主之。。聽其下之盡。。痞解鞕自解。。並發熱汗出而胥無。。痞證無下法而有下湯。。補行大柴。。迴應十棗。。反結瀉心也。。嘉言元御中字易下字非。。

病如桂枝證。。頭不痛。。項不强。。寸脈微浮。。胸中痞鞕。。氣上衝咽喉。。不得息者。。此爲胸有寒也。。當吐之。。宜瓜蔕散。。

病如桂枝證。。同是桂枝病。。證不如桂枝病。。異在桂枝證。。不相如於相如。。作一如桂枝證論可也。。頭不痛又非如平日之頭。。項不强亦非如平日之項。。不上太陽之頭項。。必有墜低桂枝證之痛强。。寸脈微浮。。如不浮之浮。。關尺又不如寸脈之微浮。。僅見一綫桂枝脈。。桂枝證非遁乎哉。。書胸中痞鞕。。尤爲桂枝證所無。。得毋結胸痞證。。二者必居其一耶。。非也。。不書關沉。。是無結胸之脈。。不書關浮。。是無痞證之脈。。且結胸心下鞕而胸不鞕。。痞證心下痞而胸不痞。。上條心中痞鞕且不行瀉心。。上文時如結胸。。心下痞鞕且不與陷胸。。若認胸中痞鞕爲結胸證具。。痞證亦具。。瀉心患猶小。。陷胸則患大矣。。曰氣上衝咽喉。。出喉嚨者胸中之宗氣也。。積其氣以行呼吸。。若舍喉嚨不上。。而上衝咽喉。。是封喉嚨之呼吸。。必無定息之足言。。其不得息也。。可知其胸之所有矣。。曰此爲胸有寒。。非些小本有寒分。。胸有桂枝證之寒。。其寒陽。。不同胸有麻黃證之寒。。其寒陰。。

上條心中變痞鞕。是柴胡證之變相。本條胸中變痞鞕。乃桂枝證之變相。前路痞鞕無吐法。惟親上之寒曰當吐之。不當汗之下之。吐出桂枝證。自無桂枝病也。曰宜瓜蒂散。非撇開桂枝也。如藏桂枝證於痞鞕之中。爲瓜蒂證之標準。猶如藏柴胡證於痞鞕之中。爲陷胸瀉心證之標準。柴桂證產出種種痞鞕證。非痞鞕證產出柴桂證也。方旨詳註於後。

瓜蒂散方

瓜蒂一分 熬黃　赤小豆一分

右二味。各別擣篩爲散。已。合治之。取一錢匕。以香豉一合。用熱湯七合。煑作稀糜。去滓。取汁。和散頓服之。不吐者。少少加。得快吐乃止。諸亡血虛家。不可與瓜蒂散。

瓜蒂非快吐品也。。金匱太陽中暍一物瓜蒂湯無吐字。。況一分瓜蒂。。與二七個之相去耶。。本篇梔子豉湯有得吐二字。。而梔子厚樸梔子乾薑無香豉。。亦曰一服吐。。是吐在梔子湯。。非吐在香豉也。。赤小豆之不吐。。更不待言矣。。何以化而裁之。。取汁和散。。便成吐劑耶。。本方不獨宜於太陽。。且宜於厥陰。。彼條曰病在胸中。。當須吐之。。長沙獨一無二之方旨。。不可得而聞矣。。大抵瓜取象於胃。。蒂取象於喉。。瓜受氣於其所生。。必還其氣於所生。。不斷其生氣者蒂爲之也。。赤小豆不過調和穀氣。。香豉不過更新衞氣耳。。用能噴翻胃中之悍氣。。逆卻胸中之邪氣。。是又稀糜之反動力。。莫之致而致。。非入口卽吐也。。曰不吐者少少加。。乃迎機而導之詞。。曰得快吐乃止。。非續得藥力之功也。。得太陽之開機一動。。爲水穀之精力所轉移。。快吐則邪盡。。藥卽未盡。。亦止乎其不得不止者。。乃病機使之然也。。曰諸亡血虛家不可與瓜蒂散。。亡血虛家安得有桂枝證。。舉不如桂枝證者作陪客。。爲吐法示機宜。。蓋非逆取不能吐。。語氣是愛惜胃氣之逆。。豈因瓜蒂之峻而加慎。。欲人以他藥濫充乎。。

病。。脇下素有痞。。連在臍傍。。痛引少腹入陰筋者。。此名

臟結死○○

書病字○○不冠太陽字○○臟結無陽證○○雖得太陽病○○亦無太陽證○○故不目之爲太陽○○無論傷寒中風○○皆作劇病論矣○○彼臟結證不過如結胸狀耳○○未嘗有痞狀也○○臟與胸雖閡隔○○兩脇猶有交通之餘地○○藉厥陰爲獨使○○默運其中見之陽○○庶亦苟延殘喘也○○奈何其脇下素有痞○○則厥陰之使路絕○○少陽之生機盡矣○○且連在臍傍○○直接天樞之位○○天樞一窒○○豈獨不往來寒熱已哉○○並往來寒熱之樞紐○○亦廢而無用○○一任其痞之日甚一日○○而安之若素而已○○夫心下痞則不痛○○脇下痞則容易痛○○以脇下爲厥陰肝脈○○經曰邪在肝則兩脇中痛

○○又曰脇肋與少腹相引而痛○○痛非盡於少腹也○○陰筋纔是少腹之盡頭○○痛固入陰筋○○並收引少腹入陰筋○○一若陰筋之痛○○倍於少腹者然○○厥陰之脈絡陰器○○非痛絕陰器不止也○○特無病則痛未作耳○○病則動其久客之寒○○寒氣多故痛○○卒然痛死不知人者有之○○況兩陰交盡而盡於厥陰○○氣不復反○○有不立斃乎○○不死於病而死於痞○○不死於痞而死於結○○此名臟結死○○非傷寒死臟結○○乃臟結死傷寒也○○

傷寒病○○若吐○○若下後○○七八日不解○○熱結在裏○○表裏俱熱○○時時惡風○○大渴○○舌上乾燥而煩○○欲飲水數升者○○白虎加人參湯主之○○

傷寒病。表證也。其表不解者不可與白虎湯。下文已叮嚀矣。況不發汗而吐之下之乎。書若吐若下後。表不解可知。又況明明七八日不解乎。不知七八日寒邪之勢力已減。即不減亦化寒爲熱。書熱結在裏。無裏證之裏證。表而裏也。表在裏不解者也。書表裏俱熱。裏熱透出表熱。無表證之表證。裏而表也。裏在表不解者也。且時時惡風。不曰惡寒。表狀又可作外狀論。以其時時覺有襲其表之外風。非時時覺有閉其表之表寒。故第惡風以煽其熱。未嘗惡寒以困其熱也。書大渴。大熱故大渴。但熱結則莫測其熱。大渴可以形容其熱。書舌上乾燥而煩。聚熱於舌。一層乾燥一層煩。看似舌熱甚於表裏熱。此所以合表裏而言曰俱熱。兩熱非一水所能救。大渴不過聊慰其舌上。無如愈渴愈有飲水之大欲者存。若視數升水與一杯水無異也。夫既飲多不獨不解熱。並不解渴。又何取於水乎。必極其量而以數升償者。殆亦不得於穀而求於水。惟水精生穀。惟穀精生汗。引水以續其汗。欲熱從汗解也。設非霹靂其熱。從何得汗乎。白虎加人參湯主之。上文大汗出後飾。以本方止汗。從外徹入裏。本條未經汗出。以此方發汗。從裏徹出表。是一方而兩用也。解熱而不用柴。此又匡柴胡之不逮矣。

傷寒。無大熱。口燥渴。心煩。背微惡寒者。白虎加人參湯主之。

惡風主白虎。已奇。惡寒主白虎。尤奇。惡風即惡虎也。風從虎者也。况惡寒哉。惡風惡寒。誠與白虎有抵觸。然使非格拒白虎。則虎威不振矣。不寧惟是。其熱由傷寒所致。設並寒邪之本相。無一隙之呈露。以何者爲熱化之證據乎。同是傷寒。一則表裏俱熱。其熱顯。一則無大熱。其熱微。一則七八日後纔見熱。其熱漸。一則七八日前先見熱。其熱驟。一則大渴舌上乾燥而煩。煩在舌無津。一則口燥渴心煩。煩在心無液。觀於彼。絕不同於此。又以何者爲白虎證之標準乎。書惡風。邪從太陽之陽化熱也。陽動風亦動〇〇時時則動多於靜〇〇故惡風以煽其熱〇〇非汗出惡風之比也〇〇書微惡寒〇〇邪從太陽之陰化熱也〇〇陰靜寒亦靜〇〇背爲人身之最靜〇〇故惡寒以閉其熱〇〇非通體惡寒之比也〇〇假令上條惡寒不惡風〇〇傷寒日久尙惡寒〇〇何得爲熱〇〇假令本條惡風不惡寒〇〇傷寒未久便惡風〇〇何從化熱乎〇〇況惡風是太陽之陽之知覺〇〇惡寒是太陽之陰之知覺〇〇假令太陽之知覺胥無〇〇是無太陽以禦熱〇〇就令白虎可以除熱〇〇其太陽或轉瞬而亡〇〇恐白虎不能負此重咎也〇〇然則不惡寒反惡熱〇〇可行白虎耶〇〇本論無反惡熱之白虎證也〇〇白虎動物之最動者也〇〇必其熱靜〇〇即動仍是靜〇〇白虎始中與也〇〇不然〇〇發熱而渴不惡

寒爲溫病。以薄弱之太陽。爲浮亢之溫熱。熱有動而無靜。能保其必任受白虎哉。縱加人參。不過爲解渴計耳。豈有裨補於太陽乎。敢曰白虎加人參湯主之乎。

傷寒。脈浮。發熱。無汗。其表不解者。不可與白虎湯。渴欲飲水。無表證者。白虎加人參湯主之。

本條驟讀之。一若首數句卽其表不解之明徵。亦卽無表證句之反徵也。一若渴欲飲水無表證二句。纔是白虎證。餘證不是白虎證也。夫白虎何嘗解裏不解表乎。上文表裏俱熱。下文表有熱裏有寒。表裏不能兼顧之候。正行白虎。斤斤於表解胡爲者。吾謂白虎證多半是傷寒。。多半是裏病表亦病。。表未解正好行白虎。。表盡解反無所用白虎。。其表不解而後禁白虎。。緣脈浮發熱無汗。。其表已解者當如是。。其表不解者亦如是也。。其表維何。。乃本來之表證仍在。。指寒邪未化熱之表。。非所論於寒邪已化熱之表也。。且曰不解不曰未解。。度非背微惡寒之比。。如之何其竟行白虎哉。。特解不解仍足以惑人。。欲知其表。。進觀其裏。。如其渴欲飲水。。是裏證已成。。則表證當罷。。曰無表證。。非無表熱也。。乃無表寒也。。不過翻其熱於表者半。。留其熱於裏者亦半。。熱非外熱。。亦證非外證也。。本論白虎證凡三見。。白虎加人參證凡五見。。無一是外證。。大煩渴不解節。。

太陽之外證已罷。若渴欲飲水節。陽明之外證亦無。其餘更非外證也。設本條易無汗爲有汗。顯然表證轉外證。白虎又不中與矣。獨三陽合病自汗行白虎。否則陽氣外浮。熱邪外泄。愼勿嗾使白虎噬人也。蓋表熱愈厚愈不能困白虎。表寒則不容白虎。猶夫表寒愈厚愈不能困大靑龍也。

太陽少陽併病。心下鞕。頸項强而眩者。當刺大椎。肺兪。肝兪。愼勿下之。

上三條忽插入白虎加人參證。本條又複衍太少併病。看似編次不聯屬。淺識者又聲討叔和矣。曾亦知上文書傷寒病。何以多一病字乎。夫非另提心下之下病。

條分縷析以至篇末乎○○從心下痞引出舌上燥○○燥氣已涉入陽明○○寧主白虎以解熱○○不行下藥以攻熱○○本證又寧以鍼法代下法○○猶乎以鍼法代汗法○○故同是併病也○○太陽與少陽併病○○是祇有太少病○○與陽明無與也○○太陽少陽併病○○是不獨太與少病○○與陽明有與也○○且心下鞕而不痞○○固無成結胸之證據○○亦無時如結胸之端倪○○邪在心下之下可知○○不特太少因而顛○○陽明亦極梏於心下又可知○○緣手足陽明病皆主頸腫○○項强連於頸○○非陽明爲併病所持乎○○言項不言頭者○○頸已强故頭不强○○言眩不言冒者○○無痞狀故無冒狀耳○○病形雖同而異○○刺法卻異而同○○當刺大椎第一間○○合三陽

若離合。次腑俞肝俞。一開太陰腑以啟太陽。一開厥陰肝以轉少陽。如其當汗不汗也。行補虛法。鍼口上則邪從上解。如其當下不下也。行瀉實法。鍼口下則邪從下解。既警告之曰慎不可發汗。爲彼證示禁。又曰慎勿下之。爲本證示禁。兩慎字殆長沙之福音耆歟。夫發汗曰不可。尚有可汗之時。下之曰慎勿。難窮反下之弊矣。不然。太陽篇無主大承氣之例。安可與麻桂並提哉。

太陽與少陽合病。自下利者。與黃芩湯。若嘔者。黃芩加半夏生薑湯主之。

太少併病無下利。下之始利。太少合病自下利。不下亦利。其故何耶。併病則呈現太少病。不現陽明證。陽明之闔力如故。故無下利也。合病則不現太少病。轉現陽明證。陽明之闔力不如故。故自下利也。夫太陽陽明合病不下利。有必自下利。陽明少陽合病必下利。又非自下利。下利不下利固難必。自下利非自下利更難必。從何見得是太少合病耶。況不下利三字闕不書。又不能下一必字。以決其自下利耶。卽還而問諸自下利者。未必太陽證具。顯有頭項强痛惡寒之感覺。未必少陽證亦具。且有口苦咽乾目眩之感覺也。莫可言狀之病卽病狀。此其所以謂之合也。下利於病勢無所增。不下利於病勢無所減。此所以謂之自下利

苦白根证

○○非病在下利也○○本論惟三陽合病有病形而無下利○○本篇麻黃證之合病有病形而無下利○○其餘葛根證之合病○○除下利與但嘔外無餘證○○大承氣證之合病○○除其脈與下利外無餘證○○承氣姑勿論○○葛根黃芩二證則恍惚渾相若○○主治將何擇耶○○彼兩條是分兩人病○○必下利非嘔者一○○但嘔不下利者一○○當從陽明應闔不闔上討消息○○本條一人可作兩人病○○下利非必嘔○○非必不嘔○○若嘔非必下利○○非必不下利○○當從少陽應轉不轉上討消息○○吾尤謂知陽者知陰○○知陰者知陽○○不患合病不明瞭○○特患三陰三陽未分曉○○三陰下利○○無一非三陽下利之陪客○○昧乎彼必不明乎此也○○蓋太少之本

相猶存在。。不過沒收其病於心下之下耳。。必欲曲繪其病形。。則長沙往矣。。方旨另詳於後。。

黃芩湯方

黃芩三兩　甘草二兩炙　芍藥二兩　大棗十二枚擘

右四味。以水一斗。煑取三升。去滓。温服一升。日再。夜一服。若嘔者加半夏半升。生薑三兩。

卒然下利無陰證。。要不出合病之一途。。非主葛根湯。。卽主黃芩湯矣。。夫太陽病與陽明少陽何與。。必陽明少陽越俎以受病。。强合太陽。。太陽纔與之合病也。。假令病端實始於太陽。。何以陽明少陽篇獨有三陽合病乎。。可知葛根黃芩方旨之所在。。不在太陽而在陽明少陽矣

○○葛根已詳於上文○○而本方四味○○又太陽柴胡湯所自有○○陽明亦有與柴之例○○少陽篇且未有以黃芩湯聞也○○況去柴又何稗於少陽耶○○少陽乃熱化之火也○○合病卽合熱○○黃芩又主諸熱○○厥陰病徹其熱者芩○○除其熱者亦芩○○其熱卽厥陰中見之少陽○○宜與黃芩有柢觸○○善用之則去熱而已○○無所害於其熱也○○芍藥棗草又何取耶○○熱傷氣者也○○草棗保障中土之陽氣○○芍藥保障中土之陰氣○○三味非治熱卻能避熱○○正以專黃芩之功也○○然則非主下利耶○○無論下利不下利○○一湯可作兩湯用○○若嘔不過加半夏生薑耳○○不換湯也○○且曰主之也○○得毋下利必自止耶○○少陽熱勝則陽明負○○初非移

熱於陽明也。。儘有互相尅賊之端倪。。利雖欲自止。。無如少陽不轉何也。。與柴胡湯將何若。。强轉少陽之熱。。熱下竄適以重其利。。陽明之不闔如故也。。與葛根湯又何若。。强奪少陽之熱。。熱上竄適以重其嘔。。太陽之不開如故也。。曷若徐以俟其轉乎。。少陽證罷。。庶不開者轉爲開。。不闔者轉爲闔耳。。本證又得自幼齡爲多數。。黄芩湯可與菽粟同試也。。藐爾孩提。。何幸生於仲聖之世乎。。

傷寒。。胸中有熱。。胃中有邪氣。。腹中痛。。欲嘔者。。黄連湯主之。。

傷寒非有邪耶。。有邪非有熱耶。。有熱有邪何以異。。上文未分別言之也○○書胸中有熱○○對上胸有寒○○書胃中有邪氣○○對上胃中之客氣○○書腹中痛○○對上心下痛○○胸中胃中腹中○○皆非心下之部分○○故從心下之上心下之下覓太陽○○其消息在胸中有熱無痞鞕○○太陽不在胸中不待言○○胃中有邪無怫鬱○○太陽不在胃中不待言○○惟腹中痛即上文內拒痛之痛○○言痛不言拒者○○中與中相拒○○拒狀不形於外也○○然而太陽已託庇太陰矣○○獨是邪屬於胃○○陽明病始然○○豈非胃中自陽明病乎哉○○陽明篇無有邪氣三字○○彼有形之燥屎○○尚非共見其有○○況無形之邪氣耶○○從何看破胃中有太陽病之邪氣○○無陽明病之邪氣耶○○陽明篇又無胸中有熱四字也○○不

結胸焉耳。亦無腹中痛三字也。腹滿痛焉耳。既無陽明病之確證。餘邪必爲胃氣所不容。作無邪氣論可也。蓋有水穀之正氣爲後盾。邪不勝正則尋大便去矣。豈胃家實之比。今日有邪氣。留爲異日有燥屎乎。夫腹與胃不過咫尺間耳。不曰腹中有邪氣。可知太陽之脫離邪氣也。有陽明爲護送。太陽之反拒邪氣也。有太陰爲內援。陽明支脈循腹裏。太陰脈入腹屬脾絡胃。通陽氣者脈。卻邪氣者亦脈也。未幾則太陽隨太陰以上膈矣。詎老於腹中乎。書欲嘔者。邪高痛下故使嘔。胃中有邪尤易嘔。乃嘔亦不能償其欲。餘邪必未干休也。以有胸中之熱在。熱有熱叵測。邪有邪叵測

○○太陽已下膈○○邪佔一部分○○太陽欲出胸○○熱佔一部分○○封鎖在陷阱之兩頭○○結胸諸邪○○無此狡計也○○兩有字○○熱邪不啻自首於仲聖之前○○一欲字○○太陽之私願如見矣○○方旨詳註於後○○

黃連湯方

黃連　甘草炙　乾薑　桂枝各三兩　人參二兩　半夏半升洗

大棗十二枚擘

右七味○以水一斗○煑取六升○去滓○温服一升○日三服○夜二服○

黃連是瀉心湯中之健者也○○既立黃芩湯仿瀉心而行○○應有黃連湯繼黃芩而起○○要以柴胡湯爲張本○○去柴主

芩。四味不爲少。易柴主連。七味不爲多。一則三升服一升。日再夜一服。開太陽不容緩也。一則六升服一升。日一夜二服。出太陽毋寧緩也。開太陽無須薑桂之溫升。出太陽無事芩芍之潛移。且下利無加參之條。腹痛有去芩之例。配藥所以有異同。獨是無芍藥對於腹痛則從畧。無生薑對於欲嘔又從輕。半夏果何取耶。本方非欲分其力以治痛治嘔也。半夏不過領黃連以入胃。降之欲其升耳。連夏一過。邪氣已化爲烏有。於是由胃而腹而胸。紆徐曲折以盡諸藥之長。人參草棗正缺一不可也。蓋熱傷氣而後氣傷痛。人參續脈氣。草棗倍胃氣。以助行太陰奉上之地氣。黃連始克逆取胸中之熱。。薑桂自能捧出腹中之陽。。與桂枝人參湯祇加減三數味。。彼方縮短其藥力。。打入心下作用。。本方放長其藥力。。直從心下之上下作用也。。

傷寒八九日。。風溼相搏。。身體疼煩。。不能自轉側。。不嘔不渴。。脈浮虛而濇者。。桂枝附子湯主之。。若其人大便鞕。。小便自利者。。去桂枝加白朮湯主之。。

上文一路說邪氣。。實一路說陽氣。。自陽氣內陷句至陽微結。。自心下因鞕句至腹中痛。。若隱若現。。無非曲繪其在裏之陽耳。。獨陽氣明明不在裏仍在表。。又不能走一身之表者。。其惟風溼相搏乎。。此與陽氣內陷又不同。。直謂之陽氣外陷可矣。。何以書傷寒不書中風耶。。風溼病祇有傷寒無中風也。蓋陽受風氣。有溼則風亦從乎陰。陰受溼氣。有風則溼愈壓其陽。安得有發於陽之中風證乎。往往八九日傷寒仍在。不能如柴胡證之由傷寒而轉中風者多矣。彼獨非中溼亦中風耶。金匱謂汗出當風。或久傷取冷所致者。爲其寒耳。送寒而至者風。與寒相得者溼。就令風溼同時得病。不離乎論末所云傷寒所致也。舉風溼相搏以爲例。金匱注意在風溼。本論注意在陽氣。故多身體疼煩四字。形容溼氣着於四體。溼與寒并。故痛甚而疼。形容陽氣不走於一身。陽被溼壓。故疼甚而煩。曰不能自轉側。身體本非能自轉側也。陽氣轉側之也。陽氣不能活動其身體。焉能自轉側乎。不嘔不渴何以故。溼與風搏。非與寒搏故不嘔。風與溼搏。無殊與寒搏故不渴也。蓋寒溼混爲一家。風溼反成爲對敵。宜其不見傷寒之俱緊脈。中溼之沈細脈。但見太陽中風之浮脈。太陰中風之濇脈。特風脈浮非陽脈浮。乃浮虛之浮。陰脈濇亦陽脈濇。乃浮虛而濇。此又太陽太陰不合病之合病。合溼著風之寒。不合溼者寒之風也。寒溼法當汗。風溼又當善發其汗。微微似欲汗出者。金匱之明訓也。桂枝附子湯主之。則風溼俱去矣。若其人大便鞕。是溼土不前之大便鞕。必有水氣在皮內。流散固有之溼。召引本無之溼。溼痺水亦痺。皮水狀如周痺也。。溼痺之候。。其人小便不利。。倏然小便自利者。。因復感於寒。。寒利其水。。非關小便利故大便鞕。。亦非關下之小便利。。乃土不制水。。水自利也。。欲復回其二便。。惟有一面補土以還其本來之溼。。一面逐水以除其後起之溼。。去桂枝加白朮湯主之。。勿令其爲心腹之患而已。。方旨詳註於後。。

桂枝附子湯方

桂枝四兩　附子三枚去皮炮破八片　生薑三兩切　甘草二兩炙

大棗十二枚擘

右五味。以水六升。煑取二升。去滓。分溫三服。

桂枝附子去桂加白朮湯方

白朮四兩　甘草二兩炙　附子二枚炮　大棗十二枚　生薑二兩

右五味。以水七升。煑取三升。去滓。分温三服。初服其人身如痹。半日許。復服之。三服盡。其人如冒狀。勿怪。此以附子朮幷走皮內。逐水氣。未得除。故使之爾。當加桂枝四兩。此本一方二法也。

桂枝附子湯。非桂枝去芍藥方中加附子湯耶。彼方是變通桂枝。故明言去芍。本方是主用桂附。故不言去芍。彼方單治中風。是正用桂枝。本方兼治寒溼。是反用桂枝。實則提升太陽於寒溼之中。合寒從溼去。溼從風去。仍是正用桂枝。故立方似非爲風寒溼而設。但曰桂枝附子湯也。乃忽而主桂。忽而去桂又何耶。。去桂乃留爲後盾。。非避桂枝也。。方下云當加桂枝四兩。。再進朮附則加桂矣。。何以去桂反有如痹如冒之現狀耶。。同是其人。。始則如痹不言冒。。再則如冒不言痹。。一人前後若兩人。。寧非其人不怪其藥怪耶。。豈知初服其痹已不着。。一身如痹猶勝於着在一處痹也。。未走一身者太陽。。先走一身者溼痹也。。至半日許果身無恙。。止後服可矣。。胡復服之。。三服盡乃止。。又惹起其人之冒狀耶。。此又地氣冒明之冒。。太陰開則地氣上。。蒸浮溼中之水則冒矣。。支飲者法當冒。。水氣與支飲無甚異。。故曰如冒狀耳。。勿怪其人爲溼家所無也。。申言之曰此以附子朮并走皮內。。去桂則未走皮外。。皮內有水以護寒○○逐水氣即逐寒氣○○此外留風氣以去溼○○風氣未除○○宜乎溼氣未得除○○故使太陽如在冒狀中爾○○語氣非爲朮附辯護○○襯起桂枝之大有造於太陽○○去溼去風猶餘事○○未得除三字○○特爲桂枝附子湯加倍寫法也○○曰當加桂枝四兩○○有水氣在○○寧去桂但加朮○○無水氣在○○即加朮仍加桂○○得病有兩因○○故治病分兩層○○曰此本一方○○主桂枝附子湯○○本一方已足○○特去桂半其方○○法外之法一○○加桂倍其方○○法中之法二○○法爲其人立○○非爲人人立也○○

風溼相搏○○骨節煩疼○○掣痛○○不得屈伸○○近之則痛劇○○汗出○○氣短○○小便不利○○惡風○○不欲去衣○○或身微腫者

甘草附子湯主之。

風溼相搏。不在太陽之面。純在太陽之底者。又有骨節煩疼之見證。煩字是形容陽氣之字樣。疼字是形容邪氣之字樣。上條陽被邪壓。則陽在底。故曰疼煩。本條陽被邪牽。則邪在底。故曰煩疼。既曰疼。又曰痛。痛亦形容陽氣之字樣。疼上加痛。顯屬牽掣其陽。故曰掣痛。且間隔其陽。無柔軟之化以調和骨節。故風勝則不得屈。溼勝則不得伸。近之牴觸其痛。便激刺其陽。陽與邪貼。痛與疼貼。故不曰疼劇曰痛劇。然猶未形容陽氣之孤也。徵諸於汗。陽不密則汗不固。汗出是陽氣無開闔。徵諸於氣。氣傷痛則氣不長氣短是陽氣無終始。徵諸小便。氣化窒則小便難。不利又陽氣無升降。於是視風氣如外侮。則惡風。恃衣被爲護符。則不欲去衣。或身微腫者。乃陽氣不能周一身之腫。非風溼腫之也。風溼在骨節而不在身體。故不曰浮腫曰微腫。此又太陽少陰不合病之合病。少陰病骨節痛由於身體痛。痛略異而實同。欲去衣亦由於不去衣。欲不同而仍同。欲去衣被固可治。不欲去衣亦可治。惟仿行附子湯以治痛。恐寒去而溼不去也。即仿行上兩方治風治溼兼治水。又恐風去溼不去水去寒不去也。設長沙不立方。此證其桎梏以終矣。甘草附子湯主之句。詳註方後。

甘草附子湯方

甘草二兩炙　附子二枚炮去皮破　白朮二兩　桂枝四兩

右四味。以水六升。煑取三升。去滓。温服一升。日三服。初服得微汗則解。能食。汗止。復煩者。服五合。恐一升多者。宜服六七合爲始。

本方比上兩方尤妙想天開。桂枝附子湯神通在桂枝。桂枝提升標陽。緣風寒溼無去路。料其不侵入骨節也。故以桂枝爲前驅。附子爲後盾。去桂加朮湯神通在白朮。白朮保全溼土。防風寒溼有去路。恐其侵入中土也。故以朮附爲前驅。桂枝爲後盾。本方神通在甘草。甘草引誘風溼。正爲風溼謀去路。不謀出路。欲其投入中土也。故以甘附爲前驅。桂朮爲後盾。方內不過無薑棗。便能操縱四味。不走皮內而走骨節。並脫離骨節而歸於中土。故初服一升得微汗則解。非謂風溼已痊也。謂藥力一到。則煩疼掣痛諸苦狀。自然鬆勁。其骨節已得大解脫也。微汗非風溼之出路。乃甘桂二味。辛甘化陽。陽氣微露端倪也。觀其能食。卽陽明能食名中風之互詞。觀其汗止。卽陽明發汗已寒溼在裏之互詞。具此兩端。顯見風寒溼已受治於陽明。其不復疼而復煩者。燥勝溼也。風寒爲燥化所轉移者也。次服五合。五居中。再厚集其藥於中央土。是又以溼勝溼。溼去邪自去。得小便利則三氣俱盡矣以其汗止非復微汗解。小便利則意中事。就令以一升藥尾其後。不是過也。一升亦合十以居中也。特盡一升未顯出更始陰陽之妙用。陽數七。陰數六。宜服六七合。令太陽資始於七。少陰資始於六。而後資生於中五。則盡服之可也。其始有限量。其繼無限量。故但曰爲始耳。不然。初服一升不爲多。後復一升獨多乎。且三服尚餘一服。何嘗曰止後服乎。上條一方分二法。本方三升奚止分三服。吾謂其一方不止作三方用也。

傷寒。脈浮滑。此表有熱。裏有寒。白虎湯主之。

素問熱論曰今夫熱病者。皆傷寒之類也。又曰人之傷於寒也○○則為熱病○○是現在之熱○○即過去之寒○○現在之寒○○即未來之熱○○有熱云者○○寒邪脫化淨盡之詞○○有寒云者○○寒邪脫化未盡之詞○○原無足異○○異在書表有熱○○復書裏有寒○○一證翻出兩層○○且為上文所未言及○○上文表裏二字見之熟○○寒熱二證亦辨之明○○特書胸中有熱者一○○胸有寒者一○○非兼而有之之寒熱也○○惟熱結在裏則立白虎加人參湯主表裏俱熱○○再則無大熱主白虎○○惡寒非指背有寒○○三則無表證主白虎○○發熱（以陽）顯見裏有熱○○大抵白虎證度非有寒在○○若歧而視之曰有熱曰有寒○○分讀之○○字句卻分明○○串讀之○○文義殊深晦也○○得毋脈浮滑三字○○便算鐵證耶○○夫浮為陽

脈。。滑爲熱脈。。與陰寒固自不同。。特上文浮滑之脈凡兩見。。一爲小結胸。。一爲必下血。。則診脈未爲詳盡可知。。卽援上文爲註脚以脈浮發熱無汗屬表有熱。。似亦相近。。又執何說爲裏有寒註脚耶。。況脈熱入不熱。。與無熱等。。入寒脈不寒。。與無寒等。。兩有字不過懸揣得來。。一此字直類欺人聲口耳。。又況厲行白虎。。吾恐表面之熱。。不足盡白虎之長。。裏面之寒。。適足重白虎之咎也。。不知本條要領。。全在傷寒。。而不涉中風。。緣傷寒之本相。。寒掩其熱。。故脈俱緊。。傷寒之變相。。熱掩其寒。。故脈浮滑。。不獨熱掩寒。。表亦掩其熱。。不獨表掩熱。。裏亦掩其寒。。於重重互掩之中。。從表看入裏。。而後見其藩籬之固。。從熱看到寒。。而後見其蓋藏之厚也。。不然。。表裏薄弱。。寒熱暴露。。設妄投白虎。。寧勿噬臍乎。。此又太陽厥陰不合病之合病。。蓋始於太陽而終於厥陰者。。六經之次也。。始於厥陰而終於太陽者。。六氣之周也。。太陽有厥陰爲之始。。寒者熱之始。。厥陰有太陽爲之終。。熱者厥之終。。故在厥陰爲裏有熱。。不復浮而寒。。在太陽爲裏有寒。。不至沈而熱。。寒字熱字是正比例。。非反比例也。。厥陰一有字。。殆熱氣之有餘。。言終不言始。。本條兩有字。。乃脈氣之有餘。。有終復有始耳。。若必求其熱度幾何。。寒度幾何。。始信而有徵。。則大匠恒爲拙工所窮。。不可與言有。。亦不可與言無也。。白虎湯主之句。。詳註方後。。

白虎湯方

知母六兩　石膏一觔碎　甘草二兩　粳米六合

右四味。以水一斗。煑。米熟湯成。去滓。温服一升。日三服。

石膏紋如肌理。。本屬表藥。。越婢大青龍麻杏甘石。。皆取其暢達皮毛。。非爲裏用也。。惟佐以粳米。。斯稟中氣而行。。可表亦可裏矣。。其不離甘草者。。制其悍也。。或綿裹或無綿裹者。。一則防其沉。。一則取其重也。。本方與竹葉石膏湯同調。。而猛進過之。。蓋得知母下行清肅。。以三焦膀胱爲白虎去路。。比諸腠理毫毛爲青龍去路者。絶對不同。故表有寒可行青龍。表有寒不可行白虎。上文其表不解者不可與白虎句已揭明矣。裏有寒行白虎。猶夫裏有熱行白虎。厥陰脈滑而厥者裏有熱句又揭明矣。何以不曰表有熱裏有熱乎。果爾。則表裏異其熱。非表裏俱熱。白虎又豈能兼顧乎。然則表熱裏寒又何若。在陽明則四逆證矣。遑云白虎乎。裏寒外熱又何若。少陰厥陰俱主通脈四逆。表熱且不行白虎。況外熱乎。内寒外熱霍亂主四逆。更無表裏之足言。凡此皆下利清穀之見證。省卻兩有字。言外便有兩無字。謂其有邪無正也。可知表不患其熱。有太陽以爲之表。則熱無所容。裏不患其寒。有陽明以爲之裏。則寒無所容。白虎證無大熱。祇有大煩者。以有陽氣在。不爲邪奪故也。白虎湯對於熱爲正治。是逆取法。熱者寒之之義也。對於寒爲反治。是從取法。假者反之之義也。白虎治熱反治寒。無異四逆治寒反治熱。氣寒氣凉。治以寒凉者白虎也。氣溫氣熱。治以溫熱者四逆也。四逆證熱字可作寒字讀。卻不必作寒字讀。重寒則熱也。白虎證寒字可作熱字讀。卻不必作熱字讀。重熱則寒也。豎表有熱三字。結太陽篇之變相。豎裏有寒三字。起陽明篇之變相。又開下無數法門矣。

傷寒。脉結代。心動悸。炙甘草湯主之。

太陽何以有陰脈陽脈乎。。緣有太陽之陽在。。而後從手走頭脈之陽。。有太陽之陰在。。而後從頭走足脈之陰。。故太陽病曰發於陽。。未嘗曰發於衛。。曰發於陰。。未嘗曰發於營也。。苟太陽之陽不充分。。衛氣代行其陽。。與風邪相直接。。則陽斷衛亦斷。。衛氣不能續陽也。。太陽之陰不充分。。營氣代行其陰。。與寒邪相直接。。則陰斷營亦斷。。營氣更不能續陰也。。奈何註家動曰傷衛傷營乎。。病機取決於陰陽。。脈不知經則血無所用。。且無發熱嘔逆之勢力。無惡寒體痛之知覺。。以太陽業已退化。。不能行使其脈神故也。。於是變緊脈爲結代。。非脈法所謂陽結陰結也。。乃結陰代陰也。。承上文種種結證。。

生出結脈。。承上文陽結陰結四字。。生出結陰代陰也。。脈象詳見下條。。而形容畢肖處。。曰心動悸。。蓋十二經中皆有動脈。。陽陰生生不已之玄機也。。特有往有還之動。。則不覺其動。。有往無還之動。。則動而已。。此陰陽互根與不互根之別也。。心爲百脈之長。。有不應念而動乎。。設動而不悸。。並太陽之陽。。亦不知其何往。。恐轉瞬俱寂矣。。惟且動且悸。。顯見標陽依附心宮。。爲經血之邪所威逼故悸耳。。况陰脈在存亡絕續之交。。其陽能無喪耦之懼乎。。在病體則有陽無陰。。在病勢則有陰無陽。。脈法所謂陰盛則結者。。邪乘陰位也。。法當汗。。而營氣不足者不可發汗。。醫者從何下手乎。。夫太陽根起於至陰。。結於命門。。陽明少陽不結。。而太陽獨結者。。
所以留未盡之陽。。生未來之陰也。。所謂脈合陰陽者。。
惟太陽能結合之。。故脈不自太陽始。。當不自太陽止。。
結代乃中止之脈。。殆太陽不結使之然。。舉脈結代以爲
例。。則三陰三陽可以賅。。以三陰名陰中之陰。。三陽名
陰中之陽也。。舉心動悸以爲例。。則五臟六腑可以賅。。
以通五臟系者心。。連六腑絡者臟也。。熱論謂三陰三陽
五臟六腑皆受病。。營衛不行。。五臟不通則死者。。與本
證相去幾何耶。。此又三陰三陽不合病之合病。。結代動
悸四字。。爲六經病所無。。度非獨太陽病所有。。自傷寒
一日太陽受之句。。至篇末爲極變。。其表面則看似尋常

○○非以淺而知深○○察近而知遠者○○烏足以語此○○證異方亦異○○長沙有奪命之功歟○○炙甘草湯主之句詳註方後○○

炙甘草湯方

甘草炙四兩　生薑切三兩　桂枝三兩　人參二兩

生地黃一觔　阿膠二兩　麥門冬半升　麻子仁半升

大棗擘三十枚

右九味○以清酒七升○水八升○先煑八味○取三升○去滓○納膠烊消盡○溫服一升○日三服○一名復脈湯○

本方似君地黃也○○何以不曰生地黃湯耶○○地黃爲治傷

寒之創舉。不過破格錄用耳。又曰一名復脈湯。何以另稱炙甘草湯耶。傷寒方類多復脈。本方不能專美。存其名。免失其實耳。九味藥中藏有桂枝甘草湯在其內。彼治心下悸。此治心悸。而等分不同。藏有桂枝去芍藥湯在其內。彼治脈促。此治脈結。而方針不同。又藏有桂枝人參新加湯在其內。彼治太陽之本陰。補救脈沉遲。此亦治太陽之本陰。補救脈結代。而加減不同。其命方不與桂枝同稱者。甘重於桂也。去桂可乎。桂枝能通神者也。無桂焉能復脈乎。心悸不能不用桂。正惟心悸而後可用桂。以太陽之陽猶存在。一種彷徨無措之狀態。印入心中。庶桂枝尚可為也。

重用地黃者。蓋欲化湯液爲赤血。以涵濡其脈耳。又有麥冬以泌其血之清者。麻仁以別其血之濁者。阿膠助行其脈中之清者。清酒兼行其脈外之濁者。於是合九味爲一味。續陰陽於無形。化寒邪爲烏有。諸藥皆與有其功也。獨是湯明爲十二經脈之長。其氣盡則死。氣不盡則不死。留土氣於未盡者。炙甘草也。炙甘草湯立其名。又存其義也。

脈按之來緩。而時一止。復來者。名曰結。又脈來動而中止。更來。小數中有還者反動。名曰結陰也。脈來動而中止。不能自還。因而復動者。名曰代陰也。得此脈者必難治。

合營衞陰陽爲一氣謂之脈。。有來有去者營衞之流行。。有往有還者陰陽之互根也。。來去無動靜。。往還有動靜。。動而往。。自靜而還。。特往還渾化其動靜。。來去渾化其往還。。不獨動脈非一按而得。。卽脈來亦非一按而遇。。則一十六丈二尺之脈。。祇可以行字括之。。反是則止而已。。例如脈按之來緩。。一若不接去脈者然。。假令來而不止。。則來緩去緩未可知。。無何而時一止。。止而不來。。便見止而未去。。況來而復來。。是不去復不去。。來去有間。。其血必結。。名曰結。。乃營氣之缺點。。一絲不續之偶然。。猶可望其更新也。。奈何又有劇脈出現耶。。初按之來而不動者又動矣。。夫脈資始於腎間動氣。。而資生於胃中穀氣者○○所以調和其動靜○○令動者靜而靜者動○○息息歸於無動靜也○○若來動而不靜○○動者止之機○○動機未止○○靜機已中止矣○○書吏來○○顯非來動之來○○卻非來靜之來○○蓋靜必不數○○小數中仍有小動之機存○○不過爲來脈所掩耳○○來脈並非還脈○○無還而有還○○來脈爲之還○○還脈究非靜脈○○當靜而反動○○陰脈變爲動○○名曰結陰也○○陰不自結○○而血結之○○故陰不自動○○而血反動之也○○若同是脈來動而中止○○無復更來○○祇有復動○○除卻自還○○無有還矣○○曰不能自還○○無自往安得有自還哉○○其來脈不知其何去○○卽反動亦無自而來○○因還無可還而復動者○○不得謂之代還○○姑

目之爲代動。。名曰代陰也。。陰不動而陽代之動。。非所
論於陽不動而陰代之動。。陰可代。。陽不可代也。。得此
脈者不曰不治曰難治。。非治之而欲委咎於脈也。。欲人
共知一綫之陽爲可貴。。與其易視其脈而忽諸。。毋寧信
任炙甘草湯也。。

讀過傷寒論卷十六太陽篇豁解終

張仲景傷寒論原文

讀過傷寒論卷七

新會陳伯壇英畦著

陽明篇豁解

男萬騶　受業鄧羲琴　林清珊　仝校

問曰。病有太陽陽明。有正陽陽明。有少陽陽明。何謂也。答曰。太陽陽明者。脾約是也。正陽陽明者。胃家實是也。少陽陽明者。發汗。利小便。胃中燥。煩。實大便難是也。

以太陽之稱稱陽明。謂之太陽陽明。以正陽之稱稱陽明。謂之正陽陽明。以少陽之稱稱陽明。謂之少陽陽明。何以指陽明曰太陽。非謂太陽病傳入陽明也。謂合明之陽。與日中最隴之陽相髣髴。儼於二陽之上加一陽。其象如巨陽。陽明而王於巳午未。故名其病曰太陽陽明。何以指陽明曰正陽。非謂陽明病另有正陽也。謂當正之陽。與日西將落之陽相髣髴。儼若正陽返照之斜陽。其象爲衰陽。陽明僅王於申酉戌。故名其病曰正陽陽明。何以指陽明曰少陽。非謂少陽病復傳陽明也。謂廣明之陽。與日東甫出之陽相髣髴。儼於二陽之下見一陽。其象如初陽。陽明而王於寅卯辰。故名其病曰少陽陽明。看似三種陽明病。實則舉太少陽明爲陪客。卽下文多數陽明病。類皆正陽陽明之陪客。仲師先清種種陽明之眉目。設爲問答。解釋陽明之不安於其位。無非爲裏邪所操縱。覺三病形中復有三病形也○○觀問詞曰何謂也云云○○答詞曰是也云云○○所問者陽明○○所答者脾胃耳○○脾與胃與太陽少陽何涉○○卽陽明病亦非可以胃家二字括之也○○下文言屬陽明者屢矣○○非卽不屬胃之互詞乎○○蓋陽明者胃脈也○○可分亦可合者也○○問答分爲二○○欲人聞一以知二○○問答分爲三○○示人舉一以反三也○○形容胃氣之外肆○○邪乘其脾曰脾約○○以麻仁丸爲主方○○下文不明言太陽陽明者是○○形容胃氣之旁落○○邪客其家曰胃家實○○以大承氣爲主方○○下文不明言正陽陽明者是○○形容胃氣之中餒○○邪奪其燥曰胃中燥○○以未可與承氣湯爲定法○○下文不明言少陽陽明者比比皆是也○○夫少陽陽明病何

嘗胃不實。。例如發汗利小便。。致胃中燥。。燥而至於煩。。則呈露其實。。且大便難以徵明其實。。凡此雖習見於下文。。總不離乎實邪入胃者近是。。與大承氣證相去幾何耶。。吾謂半燥半實之端倪則如是。。由燥而實之實際不如是也。。似是而非之大承氣證最足以惑人。。末數句已伏通篇之疑案。。故答少陽陽明之問獨詳也。。嘉言元御

小便利句下加已字非。。

陽明之爲病。。胃家實也。。

胃家實三字。。非複上文耶。。不知一胃家實。。便生出下文無數實字。。並含卻無數虛字。。上文不過舉一以爲例耳。。然則通篇作胃家病論可矣。。胡獨注意在陽明乎。。

陽明居中土也○○乃守土之神○○保存水穀○○胃掌倉廩者○○皆託庇於陽明○○經所謂二陽爲衞也○○非必陽明自開其隙○○而實邪已襲入於胃中○○蓋有胃脈爲導線○○往往胃先受邪○○令陽明無郤邪之餘地○○初非入寇於陽明○○而作祟於陽明○○陽明之爲病爲獨殊也○○夫以燥本之陽明○○與寒邪原不相入○○且陽明爲闔○○則藩籬無恙在○○度非客感所能乘○○特無如中土爲萬物所歸○○餘邪遂直抵於無所復傳之地○○幻爲演劇之場○○此豈陽明所樂受○○猝不及防故耳○○雖然○○陽明不能自爲計○○反中實邪之計○○而虛左以讓邪○○是縱邪入胃○○若甘爲胃邪之傀儡者然○○未始非陽明之變也○○陽明之變相猶向外○○惟

變相中不可捉摸之內容。。悉爲陽明所包孕。。又不啻陽明犧牲其胃家之珍。。供羣醫之刀俎也。。謂非陽明釀成其病而不得。。申言之曰胃家實也。。揭二陽之黑幕。。破中土之疑案。。懸一實字爲萬世師。。可與大承氣湯者胃家實。。未可與大承氣湯者亦胃家實。。下文窮形盡相以曲繪其已實與未實。。覺陽明之爲病層出而不窮。。陽明因胃家之變端爲變端。。能愼用承氣者福。。濫用承氣者禍也。。

問曰。。何緣得陽明病。。答曰。。太陽病。。若發汗。。若下。。若利小便。。此亡津液。。胃中乾燥。。因轉屬陽明。。不更衣。。內實。。大便難者。。此名陽明也。。

問詞儼爲陽明惜。。謂明明病在太陽。。陽明不應得病而得病。。想必有來因也。。答詞亦指實其太陽病。。無如咎不在病而在醫。。蓋發太陽之汗則可。。若發陽明之汗。。汗藥先透入一層。。太陽病如故也。。若一面汗一面下。。陽明尤被其影響。。外邪亦進入一步。。太陽病不如故矣。。其未屬陽明者。。津液尚可爲耳。。寧稍緩須臾。。勿治之以顧全其小便。。猶冀得一當也。。若不俟小便之利而利之。。外邪更有機可乘。。水從下去。。勢必邪從中入矣。。三若字。。責其治此不治彼。。宜乎彼不病而此病。。曰此亡津液。。在太陽得小便利不患津液之亡。。在陽明利小便轉速津液之亡。。徵諸胃中乾而且燥。。陽明之燥本。。已爲之一變。。陽明有溼以制燥則溼而燥。。胃中燥則不特燥勝溼。。溼亦化燥。。要皆外邪利用其溼土之乾。。爲未來之實。。故有現在之燥。。其胃中固有之溼之燥又一變也。。夫太陽病雖切近於陽明。。究非切近於胃也。。苟如法以汗下利其小便。。與陽明固無涉。。與胃家更無涉。。乃因移轉太陽之邪屬諸胃。。因而又轉胃中之邪屬陽明。。相因而致故曰因也。。非必其見陽明之病形。。但從傳化上討消息。。則更衣與大便無遁情。。一日一大便曰更衣。。不更衣是大便失其常。。今日不更衣或大便。。大便難則非不更衣無所苦。。於是不更衣證具。。大便難證亦具。。緣有內實爲中梗。。有諸內者形諸外。。三證原是一證也。陽明病何爲若此。曰此名陽明也。言外則曰其實非指陽明病。陽明間接受邪。卻直接受病。故易其稱耳。陽明得病之緣由固當問。陽明非必有得病之實。而不能免得病之名。尤當問也。

問曰。陽明病外證云何。答曰。身熱。汗自出。不惡寒。反惡熱也。

承上內實二字問外證。不問內證矣乎。非也。陽明外證邪在內。不同太陽外證邪在外。如欲借鏡陽明之外面。顯出陽明之內容。須借鏡太陽之外面。顯出陽明淺一層之外。深一層之內。問詞意謂有諸內必形諸外。答詞並指出外形之外。曰身熱。假太陽之身。現陽明之熱。熱同而比諸陽浮之熱略不同。曰汗自出。出陽明之汗。變太陽之汗。汗同而比諸陰弱之汗亦不同。且分別在不惡寒。非喜寒也。寒邪不在外而在內。故脫化其寒。特惡熱又似乎半在內半在外。或疑其反惡在外之熱。不惡在內之寒。不知陽明對外無所用其惡。遂反顧而惡在內之熱。故不曰正惡熱。曰反惡熱。獨是陽明爲闔也。外證則不爲其闔而爲其開也。實邪既闔其內。胡復開其外耶。此其所以謂之反也。邪與正反。故外與內反。實狀反逼陽明之藩籬。陽明雖欲不開而不得。是陽明外證卽內證所迫而形。又不能援太陽以爲例。太陽外解則外證無存在。陽明外解則外證仍存在。。答詞是答外未解之外證。。非答外已解之外證也。。

問曰。。病有得之一日。。不發熱而惡寒者何也。。答曰。。雖得之一日。。惡寒將自罷。。即自汗出而惡熱也。。

問詞追遡陽明得病之前一日。。一若疑陽明無故惡寒也者。。不知陽明非見寒而不惡。。特寒罷則無寒可惡耳。。曰不發熱而惡寒。。已將太陽陽明雙方之知覺。。一口道破。。蓋太陽惡寒當然有發熱。。即已發未發。。仍躍躍欲發也。。不發熱則太陽之陽絕不浮可知。。俟陽明證見而後發熱可知。。不過臓有太陽惡寒之知覺焉已。。陽明方且與太陽相得不相失。。勢必從太陽之惡以爲惡。。太陽之惡寒者半○○陽明之惡寒者亦半也○○問詞不解陽明之用情○○答詞則謂陽明非不惡寒○○特惡寒當未罷○○陽明與太陽同感觸○○非關太陽強之同○○惡寒將自罷○○陽明不與太陽同感觸○○非關太陽使之獨○○乃陽明不爲寒熱所蒙蔽○○惟其自明○○是以自罷也○○於將罷未罷之時○○正好爲陽明綢繆及之○○雖得之一日○○可爲二日定方針○○以不發熱而惡寒○○與自汗出而惡熱○○有反比例之理存焉也○○如鼎烹然○○初亦寒水爲湯耳○○久之則鼎沸而熱○○非自汗出而惡熱之現象乎○○設汗出熱退○○又太陽愈兆○○豈所論於陽明乎○○

問曰○○惡寒何故自罷○○答曰○○陽明居中土也○○萬物所歸

無所復傳。始雖惡寒。二日自止。此爲陽明病也。問詞猶有傷寒傳經之見存。以爲邪氣藉陽明爲過渡。苟由陽明而少陽而三陰。則惡寒雖罷亦復作。緣少陽篇以下無數寒字。少陰篇無數惡寒字。安有餘邪未肯干休。此後無復有惡寒之一日耶。他經非陽明之比。豈經經惡寒亦作罷論耶。此第臆度餘邪之去路。未識餘邪之歸路。遂誤會邪從太陽陽明少陽一路去也。孰意中土尤捷徑乎。曰陽明居中土也。萬物所歸。如歸市謂之歸。經云胃之爲市者。容萬物之稱也。歸中土便是歸陽明。受陽明之治者正。逆陽明之治者邪也。斷言之曰無所復傳。中土雖陽明爲統轄。而外邪已習爲生長之鄉。既非傳自陽明來。當然不自陽明去。况無復傳之處所乎。彼泥看傳經者。或謂經傳而不盡傳於腑。或謂正傳而不盡傳其邪。皆騎牆之論。爲邪祟所竊笑者也。舉傳字答罷字。則不必問其罷不罷也。問傳不傳可矣。其將罷也。惡寒不自陽明始。其不傳也。惡寒卻自陽明止。雖惡寒不過前一日事。止惡寒乃後二日事。止字又爲罷字删後路。已說到寒邪之盡頭。問答之詞亦畢。胡曰此爲陽明病也。毋乃贅耶。答詞謂止而不惡寒耳。非謂止而不惡熱也。二日正外邪强派陽明受病之日。欲不爲病機所轉移而不得。惡寒則止此。爲病不止此也。且陽明病始如此。非陽明病不如此也。他經病邪從歧路去。與中土無涉。彼爲彼病。此爲此病也。

本太陽病。初得病時。發其汗。汗先出不徹。因轉屬陽明也。傷寒。發熱。無汗。嘔。不能食。而反汗出濈濈然者。是轉屬陽明也。

本條轉屬陽明。何快捷乃爾。未經若下若利小便。省卻幾層波折矣。太陽病三字上加一本字。有何意義耶。不知太陽病屬陽明。交代已清者也。本太陽病屬陽明。交代未清者也。以太陽之本病仍在故也。初得病明明太陽受病無幾時。正好發汗以徹其病。乃發汗不如法。不發出其邪。僅發出其汗。汗先出便不能追逐餘邪。焉能徹邪。徒耗其汗而已。彼汗出邪亦出。太陽有病轉無病。若汗出邪不出。陽明無病轉有病。皆因無不先不後之汗以御邪故耳。假令續得精氣爲後勁。大可將太陽本病還諸太陽也。無如其汗一發而無餘。不曾爲外邪開道路。於是太陽翻作陽明病。陽明代表太陽病。張冠李戴無異也。其與併病有間者。彼證陽明分任太陽病。太陽猶未息肩也。本證陽明獨任太陽病。太陽得以卸肩也。此雖便宜於太陽。究非外邪趨勢在陽明。可以不忘本之邪目之也。下文陽明病中具有太陽病狀者。可類推也。舉一端以爲例。因轉屬陽明者此其一。又舉一端以爲例。同是傷寒。苟但發太陽之熱。沒收太陽之寒。既已發熱。又無太陽之汗。但作太陽之嘔。顯見寒邪有遁情。故懸太陽處。正逼緊陽明處。異在陽明爲闔。未嘗發汗以洞開其闔。二陽之自衞尙固耳。孰意其有聲有物之嘔。已爲通敵之響應乎。下文食穀欲嘔者屬陽明。猶未至於不能食。不能食則穀氣不足以供其嘔。胃中無容穀之餘地可知。陽明雖自若。而倉廩之官。非其統治矣。初非屬陽明。殆屬胃而後轉屬陽明。往往胃先受邪。陽明猶未及覺也。曷以知其轉與未轉耶。無汗轉爲汗。可徵明其胃氣之轉。特濈然之汗。乃胃氣因和之汗。邪未解而反汗出。烏在其濈濈然耶。濈者和也。汗出少者爲自和。胃氣不敢與邪戰。則表和卽裏未和之反證。汗不勝邪。而反避邪。陽明無精氣爲保障。餘邪勢必與陽明爲難。是轉屬陽明者又其一。易因字爲是字。看似此是而彼非也。夫因轉屬陽明何嘗不是陽明病。是轉屬陽明何嘗非因太陽病。因之云者言其偶。是之云者道其常也。

傷寒三日。陽明脈大。

上文既於二日定陽明之證。本條復於三日定陽明之脈。非證證未見而脈先呈也。設三日未屬陽明。則脈未必大矣。既屬陽明。過此又未必大矣。書傷寒三日。非少陽受病之日哉。不涉少陽曰陽明。可知三日非少陽獨有之日。。乃傷寒公共之日。。泥看少陽受病者非。。泥看陽明受病者亦非也。。假令三日少陽證見。。當然脈小。。假令三日陽明證見。。當然脈大。。又非大脈便算陽明病也。。太陽篇三見脈大。。詎獨陽明始有大脈乎。。在太陽大則爲虛。。在陽明非虛象卽實象之端倪乎。。徒執脈以求其大。。則末矣。。吾謂不識何者是陽明脈。。必不識何者是陽明之大脈。。陽明者胃脈也。。胃脈之變見卽陽明。。非單指趺陽言。。兩手寸關尺皆作陽明看。。認定陽明證以體會陽明脈。。則大與小之比較。。可想像而得也。。蓋三日陽明之闔力稍鬆。。餘邪又從而張大之。。內拒陽明之闔。。正邪交迫故大也。。行將闢開陽明矣。。脈象不過裏邪先露其一斑。出三日之脈不具論。下文大脈僅一見。豈長此其大無外之脈乎。

傷寒。脈浮而緩。手足自溫。是爲繫在太陰。太陰者身當發黃。若小便自利者。不能發黃。至七八日。大便鞕者。爲陽明也。

書傷寒。紀太陽傷寒也。固非屬陽明。尤非屬太陰。乃脈浮之中有緩象。儼於太陽病中有太陰象。以脾脈主緩。浮而緩與浮緩不同也。徵諸手足。手足爲太陰標陰所主。以涵接諸陽。陽和故不至於厥。陰和亦不至於溫也。書自溫。顯見太陽之標陽。太陰之標陰。俱不到於四末。反被寒邪之標熱。注射使之然。病所不在手足。而影響於手足。故曰自溫也。非心通造化之仲景。焉能揭出其病情乎。曰是爲繫在太陰。取以繩繫物之義。太陰牽繫太陽之邪。令其在太陽不得逞。在太陰亦不得逞也。繫在陰當然解在陰。無事解於陽。繫鈴解鈴同綫索也。蓋太陰爲開。與太陽之開若離合。太陰能開太陽者其常。不能開太陽者其偶。觀其身之黃不黃。便知太陰之開未開矣。以陽邪沾染太陰之溼色。則鬱蒸爲黃。發黃可徵明足太陰之開。手太陰之開不待言。若手太陰先開。必水道通調。小便自然而利者。非黃從小便去也。尿無皂角汁狀。不特黃無去路。小便適以止截其黃。緣手太陰之開力僅及於膀胱。祇能利小便。足太陰之開力不及於毫毛。不能發黃也。清肅之令行。正溼土秋收之候。其轉移小便者。得自上而下之天氣。埋沒身黃者。無自內而外之地氣也。殆脾家實矣乎。獨是至七八日非暴煩下利日十餘行。則脾家無消息。而於胃家有關係矣。此又太陰之縱邪。一任其製造陽明之大便。特以腐穢爲之贐也。如其大便鞕者。雖未純然胃家實。陽明不能行使其大便可知。曰爲陽明也。實邪爲所欲爲於太陰之前。陽明受病從此始。勿謂八日陽明病衰也。何以不曰陽明病耶。轉屬陽明則陽明病。轉繫陽明則陽明不病。故關病字以觀其後也。

傷寒。。轉繫陽明者。。其人濈然微汗出也。。

本條亦書傷寒耶。。得毋未嘗繫在太陰耶。。必太陰解其繫。。然後曰轉繫。。繫解則寒邪得復回其原狀。。故亦曰傷寒。。傷寒轉屬不勝書。。假令轉屬陽明。。餘邪一番作用。。有死灰復燃之處矣。。差幸其始終不能狡脫。。不啻自縛於陽明。。陽明轉執之以歸。。亦繫之而已。。何以不從太陽轉繫陽明耶。。得之一日。。陽明即自汗出。。方且卻邪之不暇。。遑暇繫邪乎。。惟太陰之前曰陽明。。陽明又從乎中見。。其轉繫髣髴私相授受者然。。非其人能操縱餘邪也。。餘邪無如其人何。。其人亦無如餘邪何。。其寒雖罷不爲熱。。其人惡寒雖罷不惡熱。。實無汗出之足言。。乃曰其人濈然微汗出。。得毋欲以汗解耶。。下文一則曰濈然汗出而解。。一則曰濈然汗出則愈。。又曰身濈然而汗出解。。獨本句無解字。。汗微解亦微。。仍作未解論。。不觀二陽併病續自微汗出。。猶曰當解之乎。。微汗可徵明其轉繫。。非徵明其欲解也。。特陽明病法多汗。。汗出無損於其人。。且見其人之精氣爲足恃耳。。殆不解之解者歟。。陽明轉闔而爲開。。則且開且解矣。。豈同大便已鞕之濈然汗出乎。。又豈同轉屬陽明之反汗出濈濈然乎。。

陽明中風。。口苦咽乾。。腹滿微喘。。發熱惡寒。。脈浮而緊。。若下之。。則腹滿。。小便難也。。

上文不書陽明傷寒。。本條特書陽明中風。。傷寒來自太陽。。太陽爲主動。。中風出自陽明。。陽明爲主動也。。陽明直接中風者其偶。。直接中寒者亦偶。。獨傷寒必藉太陽爲化始。。不能窮邪祟之變。。中風中寒不藉太陽爲化始。。可以窮邪祟之變。。下文中風證具曰無餘證可知也。。且病過十日非中風之常。。來勢驟者去亦驟也。。況太陽先免卻中風一層。。必爲陽明之援助。。又有少陽太陰爲後盾。。殺其勢而風自熄。。下文中風不治者尤偶也。。觀其陽明證不悉具。。而口苦咽乾似涉於少陽。。非病少陽也。。少陽爲之轉。。陽明翻作少陽證。。故口苦證陽明有其一。。口苦咽乾證少陽有其二也。。腹滿微喘又連於太陰。。非病太陰也。。太陰不能開。。陽明中見太陰證。。故腹滿微喘證陽明有其二。。腹滿證太陰有其一也。。發熱惡寒尤類於太陽。。非病太陽也。。太陽亦不能開。。陽明假託太陽證。。故發熱證陽明有其一。。發熱惡寒證太陽有其二也。。大抵陽明中風不得汗。。傷寒纔得多汗。。以其氣不通。。不同傷寒氣尚通也。。假令脈弦浮大。。仍是中風脈。。無汗解之望矣。。惟脈浮而緊。。是中風變傷寒而去。。儼以傷寒之脈還諸太陽。。在太陽浮緊脈當發汗。。在陽明當從容以出汗。。下文脈浮而緊。。明曰汗出不惡寒矣。。矧汗出而解者。。又曰脈緊則愈乎。。就令無汗亦有病衰之日。。勿治之可也。。而最反對者莫如下。。

若下之必陷邪入腹。。太陽緊反入裏則作痞。。本證浮不在外則腹滿矣。。豈徒微喘已哉。。恐有加噦之虞。。曰小便難。。尤有不尿之慮也。。欲求大便鞕而不可得。。可勿慎歟。。

陽明病。。若能食。。名中風。。不能食。。名中寒。。

竪若能食三字。。看似補點陽明中風之食量也。。竪不能食三字。。看似帶點陽明中寒之食量也。。又似能食卽胃家實之根由。。下文凡可下之證。。可作中風觀也。。不能食卽胃家不實之根由。。下文凡不可下之證。。可作中寒觀也。。然試問陽明中風。。果能食否乎。。上條則腹滿。。下條則時時噦。。安有滿噦而能食之理。。况陽明中風凡兩見。。均無能食字樣乎。。可知中風與陽明中風。。名同而實異也。。又可悟中寒與傷寒。。名異仍非實同也。。書陽明病。。病太陽轉屬之傷寒。。非陽明中風也。。從病字生出中風字中寒字。。以其能食。。則寒入胃爲陽。。陽能消穀。。風主消。。故名中風。。寒邪脫化之代詞也。。不能食則寒入胃爲陰。。陰不能消穀。。寒主凝。。故名中寒。。寒邪不脫化之代詞也。。不能食固非實。。若能食仍非實。。能食初關於胃氣之强。。不能食不盡關於胃氣之弱也。。下文可下證。。何嘗條條能食。。不可下證。。何嘗條條不能食乎。。且得病二三日節。。一則曰雖能食。。再則曰雖不能食。。兩雖字何等活潑。。能食與否。。何庸泥看乎本條二義。皆胃家實之陪客。非爲大承氣證辨眞僞也。蓋胃家受邪之始。儘有好惡之異同。中風中寒者其名。則能食不能食者其例。而變證之遲速。與見證之微甚。未始無因耳。

陽明病。若中寒。不能食。小便不利。手足濈然汗出。此欲作固瘕。必大便初鞕後溏。所以然者。以胃中冷。水穀不別故也。

陽明病就令非中寒。且能食。猶有愼下之條也。若中寒。不能食。其不可下也。更不待言。此行文以淺形深之法。舉中寒以爲例。欲人先從食穀上討消息也。獨是中寒二字下文不再見。而上條僅一見。吾知若字是轉語。謂若果中寒。則非特名中寒。若字又異詞。謂若是中寒。則不得爲傷寒。緣不能食不過與中寒同其名。未嘗與傷寒同其實。非可一例看也。且但曰不能食。則廢食未嘗廢飲可知。宜其後陰不消穀。前陰猶消水也。何居乎小便不利若是。夫寒邪入胃。必藉糟粕爲護符。水穀無兩全之地。小便可以驗其水。汗出可以驗其穀。胃中積穀富於水。故陽明病法多汗。未有曰陽明病法多溺也。假令身濈然而汗出解。雖小便不利庸何傷。無如手足有汗而不及其身。顯見穀氣之旁落。匪但穀不勝邪。抑亦穀不勝水矣。此亦有大便已鞕之端倪。特下文言鞕不言固。固之中非純然鞕。鞕之中是純然固。鞕而且固則如彼。固而似鞕則如此也。此欲作大瘕泄之固者歟。縱非大泄。而偶爾便鞕。初鞕必後溏之變相。後溏乃不鞕之本色。溏多於鞕。故第曰初鞕不曰初頭鞕。溏鞕非作兩概看也。所以然者。其故有三。以胃中過去之寒。變爲現在之冷。冷如冰結。此固瘕證具之所以然。水穀俱冷則冰不消。穀冷不足以敵寒。水冷適足以召寒。此因水穀不別。爲中寒之的之所以然。寒無有不沈。則瘕無不泄。欲作固瘕伏於中寒之前。速成固瘕卽在中寒之後。此因小便可必其大便之所以然也。

陽明病。欲食。小便反不利。大便自調。其人骨節疼。

翕翕如有熱狀。。奄然發狂。。濈然汗出而解者。。此水不勝穀氣。。與汗共并。。脈緊則愈。。

上條中寒水穀不別。。本條非中寒則水穀當然別。。上條水穀共并之陽明病。。本條水穀不共并之陽明病也。。書欲食。。則能食且饕矣。。非欲飲必富於水。。宜乎小便利。。徒欲食必貪於穀。。未易大便調。。乃前部反不利。。反字有疑竇。。後部卻自調。。自字有遁情矣。。吾不疑其大便之水穀不別。。吾獨疑其水穀已別。。大便有出路。。反小便無出路。。胃中之水。。不知其何往也。。得毋腎主二便。。腎又主骨。。其水不下輸於膀胱。。而蟄封於腎耶。。不然。。胡爲乎骨節疼也。。書其人骨節疼。。與其人之骨節無涉可知。則不當求其故於骨節。當求其故於肌肉。假如病情不在肌肉。何至翕翕然有發出太陽之熱狀。又有不能遽出太陽之熱狀。曰如有熱狀乎。顯見其肌肉有水有汗有餘邪。壓制骨節故疼也。吾又不患其水之無出路。轉患其穀氣之堆積。且餘邪昏亂其穀神。大便雖調。仍有不調者在也。書奄然發狂。奄者精氣閉藏之貌。穀生於精。精氣無所泄。則悍極而狂。奄字从大从申。大有激昂欲申之概。不知者方訝其病進矣。孰意濈然汗出而解者。其病情乃大白乎。不曰譫語曰發狂。譫語是受邪之狀態。無力以解邪。發狂是不受邪之狀態。有威以解邪也。特汗出較遲者。看似穀氣之不前。值水氣之太過。穀不勝水氣也。乃曰水不勝穀氣。汗生於穀。胡不卽自汗出耶。蓋有水以梗其汗。始則邪水共并。邪藉水爲護符。繼則水與汗共并。水藉汗爲護符。緣穀氣卻邪兼卻水。水氣戀汗不戀邪。汗以解邪。非以解水也。水不能共并汗以解邪。不啻共并汗以留邪。邪氣水氣交迫於分肉之際。病雖解而未信其愈者。未盡穀氣之長故也。曰脈緊則愈。邪與汗相搏。水與邪又相搏。當然脈緊。假令脈緩。脈愈證未愈也。惟證解脈未解。留未盡之汗。逼取未盡之邪。脈由緊而不緊則愈也。嘉言元御欲食句上加初字非。嘉言翕翕然刪翕字尤謬。

陽明病欲解時○○從申至戌上○○

下文不云有潮熱者外欲解○○可攻裏乎○○其時外解裏未解可知○○裏解時尚有潮熱否乎○○從申至戌上○○卽日晡所之謂也○○假令其熱不潮○○似無以見陽明之王也○○胡本條無潮熱二字耶○○吾謂有潮熱不過陽明之衰而反王○○無潮熱纔是陽明之王而不衰○○陽明乃居中之正陽○○與太陽不相失○○故有兩陽合明之稱○○西下時其陽已夕矣○○況三陽之離合○○以摶而勿浮爲一氣○○試觀少陽之王於寅卯辰○○太陽之王於巳午未○○曷嘗現出不可向邇之浮陽乎○○若必衆目共見其當王○○則少陽必厥陽獨行而後可○○太陽亦證象陽旦而後可也○○詎獨陽明之潮熱

不可掩乎○○夫潮熱者實也○○非實邪之炎熱○○乃正陽衰落○○返照入裏之時○○陽明之末路則可悲○○在實邪非以酉日爲可畏也○○惟欲解時○○庶幾復廣明之正位○○三陽會歸於一陽○○餘邪遂不知其何往○○然必於從申至戌上占勿藥者○○紀陽明之更始耳○○豈眞邪祟能擇時而去哉○○

陽明病○○不能食○○攻其熱○○必噦○○所以然者○○胃中虛冷故也○○以其人本虛○○故攻其熱必噦○○

陽明病不能食○○非中寒而何○○胡爲不書中寒○○反添出個熱字來○○仲景又翻前說矣○○乃不但曰熱曰其熱○○非指熱邪之熱○○明指其人之熱可知○○又曰胃中虛冷○○虛

則非實○○無所用其攻○○冷則非熱○○更無其熱之可攻○○胃中既不成問題○○則其熱二字無來歷○○再則曰其人本虛○○似指虛熱而言○○又與胃氣生熱無以異○○反觀一冷字卽熱字○○且夾入兩虛字○○攻一而冷連攻兩箇虛○○何止於噦耶○○徒爲攻藥減輕其罪狀○○能保其人非加噦者不治耶○○此茫無端倪之所以然○○欲一求其故而不可得○○况其故有二哉○○吾謂其人之本氣虛○○故其人之標氣熱○○本虛處非不熱○○受邪者其虛○○標熱處未嘗虛○○不受邪者其熱○○緣熱邪入胃○○與虛冷不相得○○而與虛燥轉相投○○遂舍胃中而入大腸者意中事○○經謂胃寒腸熱者此也○○大腸視陽明燥本爲盛衰○○標陽亦因本氣爲轉

移○○本熱故其標熱○○特本熱爲其熱所掩○○攻藥不及於大腸○○則但攻其熱而已○○夫攻熱且不可○○況攻其熱哉○○其熱一落○○攻藥轉爲鑿冰之斧○○與虛冷相入○○必反響爲噦○○此胃中無熱○○腸間有熱之所以然○○當明其故者一也○○然則其熱安往耶○○彼攻則其熱必趨歸於其本○標本互根○○熱邪自消滅於無形○○攻藥反得以微罪免○○是又不啻借其熱以去熱○○非便宜於其人○○實便宜於誤攻者也○○攻之不至利遂不止者○○胃虛無燥屎○○腸虛無鞕便○○以不能食之虛人○○無續下之資料○○故攻藥幸而落空耳○○且虛冷之冷冷亦微○○其得湯反噦者○○微其人有反抗之熱力○○不足以當之○○此別證不具○○惟噦證

獨具之所以然○○當明其故者二也○○

陽明病○○脈遲○○食難用飽○○飽則微煩○○頭眩○○必小便難○○此欲作穀癉○○雖下之○○腹滿如故○○所以然者○○脈遲故也○○

上條胃寒腸熱○○本條又穀熱精寒矣○○穀受邪之熱○○金匱謂熱則消穀○○精受邪之寒○○金匱謂陰被其寒○○又曰穀氣不消○○氣者穀之精也○○穀熱故消穀○○精寒不消精○○此穀癉病之大凡○○不離乎半寒半熱○○所謂寒熱不食○○食卽頭眩○○穀癉證類如斯矣○○本條亦承上文食字推類而言○○與金匱僅易一字○○彼條曰發煩○○穀癉之已成者也○○本條曰微煩○○穀癉之將成者也○○又不離乎似能

食似不能食○○其脈髣髴中寒而莫名其中寒○○其證髣髴中風而莫名其中風○○殆即風寒相搏之陽明病者歟○○書脈遲○○明明遲則爲寒矣○○彼非不能食也○○特食難用飽耳○○不盡寒也○○又非眞能食也○○飽則微煩○○煩爲熱象○○且頭眩○○眩爲風象○○乃飽後之狀態○○非未飽之狀態也○○是其消息不在穀而在精○○穀生於精○○穀與精不相食○○飢雖易而飽則難○○即飽亦穀氣無所加○○而穀熱有加○○加熱則煩○○微煩而不劇者○○有寒分故也○○況其頭眩○○頭者精明之府也○○精氣不上注於目而爲精○○故目眩而及於頭○○精氣流散○○將瀉而不存○○大便庸或易○○必小便難○○金匱指小便不通○○未暇計其大便也○○告之

曰此欲作穀癉。戒之曰雖下之。腹滿如故。何其層折之多乎。欲知其所以然。恐非一言一字所能盡。曰脈遲故也。一遲字道破矣。雖然。下文脈遲腹滿。明明有可攻裏三字也。則本證禁下之所以然。當求其故於金匱矣。金匱謂胃中苦濁。濁氣下流。其倉廩不實可知。下之則濁氣還入於胃。腹滿復腹滿。故曰如故。蓋受穀者濁。寒氣又生濁。合兩濁爲濁流。不流歸大腸。而流入膀胱。穀氣之行固遲。寒氣之行尤遲。流而不走。是脈遲之所以然。寒流膀胱未必黃。惟熱流膀胱。遂醞釀出寒中之熱黃。熱中之寒黃。是脈遲可徵明其欲作穀癉之所以然也。

陽明病。法多汗。反無汗。其身如蟲行皮中狀者。此以久虛故也。

陽明病狀不一端。莫不以汗出爲病信。毋庸以法取汗。自然如法以出汗。胃家富於汗。故曰法多汗。歸其法於陽明。有形之汗法。則共見其汗。無形之汗法。卽不見其汗。仍可偵知其將出未出之汗。緣邪氣必排泄胃中之穀氣。惡熱汗出。而後陽明之病始成也。書反無汗。明明自有而之無故曰反。蓋顯見其汗已越出肌肉。而未出毫毛。皮中有汗。皮外無汗。形容其汗線不續之變態。曰其身如蟲行皮中狀者。一語繪盡無形之汗矣。夫汗生於穀。得毋新虛不能勝穀氣。穀不充故汗不布耶。然既有作汗之端倪。則其故又不在食量上矣。醫者亦知汗出之機關乎。陽明一闔。所以別汗。太陽一開。所以布汗。開闔之機無虛隙。陽道實而後太陽直接陽明出其汗。虛則兩陽愈久而愈離。無病時其汗已不用命矣。況多汗之秋乎。特指之曰此以久虛故也。外邪乘虛而入。必重虛其虛。劃斷兩陽之畔界者以此。間斷兩陽畔界之汗者亦以此也。此非徒解釋無汗之所以然。欲入即無汗之故。從反面上勘出其虛。便能即有汗之故。從正面上進求其實。而有汗反虛。無汗反實者。又不在此例。法字之中有活法者存。長沙將與守法者言法也。

陽明病。反無汗。而小便利。二三日。嘔而欬。手足厥者。必苦頭痛。若不欬不嘔。手足不厥者。頭不痛。

書陽明病。注意在陽明之外證也。上條尚有外證之端倪。本條無有矣。書反無汗。即反無外證之詞。悉索皮中之汗信而不得。故無法多汗三字。曰而小便利。顯見胃中之水不受邪而穀護邪。小便下滲。可確定其無汗矣。是陽明署之表已闔。特未知陽明署之裏果闔否也。乃二三日三陽盡而陽明之闔力亦盡。寒邪遂逞其害穀之威。衝開陽明署之裏。從嘔逆而出。嘔之不盡而欬以張其聲勢。嘔欬不已。並牽引手足之陽。沒收入陽明署之表。不厥亦厥矣。手足之陽不伸。其邪必侮及頭部之陽。。不痛亦痛矣。。况諸陽俱痛。。有不吃苦乎。。此陽明外闔而內開。。寒邪亦非久留。。下文食穀欲嘔節。。吳茰湯可通用矣。。郎朱經與藥。。若前狀不再見者。。又當别論。。欬而不欬。。是寒邪之尾聲已過去。。欬罷嘔亦罷。。胃家自復回其原狀。。手足亦復回其原狀。。則元首諸陽必自若。。蓋餘邪爲天氣所轉移。。當從小便去。。便宜處是頭不痛。。倘二三日不見證無所苦。。法當如是卻不如是者。。餘邪恐未干休。。縱便宜於其頭。。未必便宜於其胃也。。以其諸證不具。。與無汗又相反故也。。

陽明病。。但頭眩。。不惡寒。。故能食而欬。。其人必咽痛。。

若不欬者。。咽不痛。。

不書汗字小便字。。祗迴應上文能食字。。得毋其人欲以穀勝邪耶。。既取償於穀。。並無缺於水。。謂其人有恙則可。。指爲陽明病則强矣。。且頭眩二字上文僅一見。。若但頭眩則病在頭。。夫非諸陽公共之頭哉。。胡獨於陽明有干礙耶。。以何者徵明其人之頭。。爲陽明病頭耶。。曰不惡寒。。寒邪已入陽明之界矣。。曰故能食而欬。。顯因食惹起其欬。。故字又另一原因。。不能以名中風三字括之也。。當求其故於頭眩。。尤當求其故於但頭眩。。頭不苦痛但苦眩。。邪氣尚未犯其頭。。既能食必不嘔食。。邪氣亦非阻其食。。是陽明寧不顧其頭而專顧其胃。。合餘邪不克屬胃。而但屬上焦可知。上焦出胃上。納穀而進諸胃。爲水穀之道路。陽明欲保障其胃上。必爭回上焦又可知。獨惜其精陽氣不上走於頭。頭者精明之府也。無正陽以爲之宰。就令食能用飽。轉與穀癉之頭眩異而同。能食亦難食等耳。況旋食旋欬乎。又顯見邪氣與燥氣爭食氣。燥勝邪負。則應聲而欬。上條之欬其聲寒。本條之欬其聲燥。不待言矣。何以又咽痛耶。咽喉亦水穀之道也。倘因痛廢食。豈非咽痛甚於頭痛耶。吾謂無論痛與不痛。欬與不欬。皆視其人之食氣爲轉移。食以助燥。則欬聲出於喉。食以卻邪。則痛狀形諸咽。喉主天氣。咽主地氣。未有天氣升而地氣不降之理。若不欬者。又地氣升而天氣降。轉運一番。其病若失。斯其人自若。何咽痛之有。若反是則但能食而喉不欬。但頭眩而咽不痛。喉嚨者氣之所以上下也。不欬則天氣無響應。衞氣必爲邪氣所持。衞出上焦。邪壓上焦矣。陽明但闔則閉塞甚。欲求咽痛而不可必。遑問其頭哉。仲景留未盡之詞。徐俟其人之反抗力爲何如耳。

陽明病。無汗。小便不利。心中懊憹者。身必發黃。

上兩條頭痛咽痛。尚非以實證惑人。承氣湯未必嘗試。若發黃則議下者多矣。彼穀癉頭眩且下之。況無頭眩乎。故立發黃二證。爲誤下者告也。書陽明病。病在穀○○穀氣實○○故穀色實也○○水氣爲穀氣所轉移○○驗其水○○益信穀氣之實○○太陽爲陽明所改變○○觀其身○○益信陽明之實也○○書無汗○○穀氣實其表○○遑有汗乎○○書小便不利○○水氣停其裏○○遑小便利乎○○書心中懊憹○○食氣忤其心○○有不懊憹乎○○下文大承氣證多半不言汗○○小便不利亦一見○○心中懊憹而煩亦一見○○金匱黃癉病又多數不言汗○○小便不利凡三見○○心中懊憹之酒癉則兩見○○惟陽明病三字○○穀癉條下僅一見○○且復見於上文○○則本條之陽明病○○似說入承氣湯證爲近○○乃曰身必發黃○○得毋胃家實亦發黃耶○○非也○○胃家之實是堅質實○○黃家之實乃流質實○○不觀金匱兩點流字乎

○○一則曰濁氣下流○○再則曰熱流膀胱○○試思胃中有燥屎○○能流歸別處否乎○○又曰小便不利皆發黃○○發黃必先問小便可知○○下文小便利屎定鞕者有矣○○未聞小便自利能發黃也○○汗出大便已鞕者又有矣○○未聞但汗出能發黃也○○既必發黃○○必非胃實○○若以身黃爲大承氣證之標準○○則色莊胃家實者多矣○○然則汗出亦有黃汗耶○○又非也○○黃汗從浴水得之○○衣色正黃如蘗汁○○水黃穀不黃○○黃家從溼得之○○屎色正赤如皂角汁○○穀黃水亦黃○○黃汗卽黃癉之陪客○○黃癉又胃實之陪客○○本條非爲黃辨○○爲黃與實辨○○爲水穀之精華與糟粕辨○○蓋恐人誤認精華之微○○爲糟粕之實○○將爲黃癉病所紿

耳○○

陽明病○○被火○○額上微汗出○○小便不利者○○必發黃○○

本條議下者更有藉口矣○○金匱火劫其汗爲熱在裏○○非明明有當下之條乎○○黃癉且當下○○況陽明病乎○○吾謂在金匱則當下○○在傷寒則不當下○○彼條其汗被火○○火從汗孔入○○入其肚○○非僅及其額○○肚有兩熱○○故當下○○本證陽明被火○○火從陽道入○○及其額○○非專入其肚○○肚無兩熱○○故不當下也○○然則火劫額上耶○○抑劫髮際耶○○不必計其着火於何部○○而陽明因惡火發之故○○不敢自至於額顱○○證據在汗出○○足陽明脈盡於額而起於頞○○額上之陽退○○不能與頞中相終始○○脈微汗亦微

也。陽明者胃脈也。陽明散入於胃中。穀氣必散出於胃外。蓋邪氣藉穀氣爲護符。火邪遂殃及其穀。穀氣賴水氣爲救薪。穀熱亦波及其水。小便不利者。水被無形之劫。必發黃者。穀被有形之劫也。獨是上條發黃有身字。治法具見於下文。本條發黃無身字。治法不見於下文。度亦淺淡之黃。尚非纏染其一身。尤無議下之必要。久之額汗止則陽明續。火邪熄而黃亦去。萬無釀成大承氣證也。凡承氣證無發黃二字也。

陽明病。脈浮而緊者。必潮熱。發作有時。但浮者。必盜汗出。

上文一路立證不立方。醫者其躍躍欲試乎。彼不過亟於驅邪耳。亦知其邪有不攻而自破乎。再立陽明三證。歷指無形之去路。如明入暗出者然。恐入賊過而後興兵也。書陽明病。指全個太陽病印入陽明。全個陽明病影出太陽。即上言本太陽病屬陽明。病情無甚變遷也。稍爲異樣者。太陽之陽浮。浮於陽明。陽明之陽浮。畧沉於太陽。故太陽脈緊。浮緊在言外。陽明脈大。浮大在言外。若分言之曰浮而緊。在太陽得之爲入裏之漸。在陽明得之爲出表之漸。一脈可作兩面觀。雖謂陽明病即太陽病可也。究以何方爲病所耶。吾謂餘邪夾在兩陽合明之縫中。爲陽明所闔。固不能入陽明署之裏。亦不能出太陽署之表。非兩陽合病。

乃病合兩陽也○○曰必潮熱○○合明變爲合熱○○潮熱是陽明爲政○○非太陽爲政○○特陽明以熱爭時則作○○末以熱爭時則休○○發作之時多○○陽明病纔還諸太陽耳○○陽明潮熱不勝書○○往往熱愈潮而邪愈實○○獨合明之熱○○未始無感○○餘邪畢竟畏陽明而不敢與并○○而并於太陽○○果緊脈去而脈但浮者○○浮爲在外○○乃太陽脈象○○餘邪顯爲潮熱所不容○○所急需者汗而已○○汗之可乎○○本證無汗出二字○○其汗未至○○無汗解之餘地○○桂枝不中與○○兩陽交迫○○無發汗之餘地○○麻黃更不中與也○○縱邪尋去路○○敢公然衝出重陽乎○○必俟夜穌行陰之候○○偷闢而出○○盜其汗以偕行○○其解病差爲詭秘耳○○上文脈

緊則得汗。水汗共并其汗易。本條脈浮則盜汗。兩陽共并其汗難。勿認盜汗爲表未解。裏未和也。上文汗下。猶得以驅邪爲藉口。若邪已去而不知。則毫釐千里矣。

陽明病。口燥。但欲漱水。不欲嚥者。此必衄。

邪盜陽明之汗。因陽明新與其汗耳。汗可盜。血亦可盜乎。陽明寧犧牲其血以遣邪。尤出人意外也。夫因病致衄何足異。異在未衄而無必衄之端倪。不同太陽目瞑而後衄。頭痛而後衄也。就如下文口乾鼻燥則衄。猶謂陽明之脈起於鼻。而後衄出於鼻也。金匱目睛暈黃衄未止矣。本證何嘗指出目睛乎。就如漱口不欲嚥。金匱謂爲有瘀血耳。未明言必衄也。且陽明有瘀則善忘而屎黑。本證胡爲主衄耶。玩此必衄三字。一若他證不衄。而此證獨衄也者。則口燥二字。句中有眼矣。書口燥不書咽乾。可知陽明之勢力。僅到咽中而止。咽以下則無恙。咽以上如口如鼻如額顱。悉爲餘邪所布散。非陽明所有地也明甚。陽明既不到頭。則餘邪與陽明之經血相容與。是爲以燥易燥。宜其鼻頞額顱無知覺。但口中有知覺。故特以口燥二字括之也。何以但欲漱水不欲嚥耶。水爲領氣之神。欲領陽明之陽以上升。爲拒邪作用。非徒爲滌燥作用也。嚥則陽明愈趨愈下。故不欲也。此陽明乞靈於水之用情

○○能轉移病人之吐納○○在病人無作意於其間也○○孰意水花噴翻○○陽明自爾游溢○○而餘邪亦從衂以去○○不知者方以衂爲可駭○○吾謂微漱水之力不及此也○○蓋陽明之衂其陽伏○○金匱從秋至冬衂者陽明○○閉藏之義也○○太陽之衂其陽起○○從春至夏衂者太陽○○宣泄之義也○○吾故曰陽明祇闘於咽之下○○正升邪自去○○特如其人之所欲○○絕不費力而驅邪○○爲議下者所未夢見焉已○○

陽明病○○本自汗出○○醫更重發汗○○病已差○○尙微煩○○不了了者○○此大便必鞕故也○○以亡津液○○胃中乾燥○○故令大便鞕○○當問其小便日幾行○○若本小便日三四行○○今日再行○○故知大便不久出○○今爲小便數少○○以津液當還入

胃中。故知不久必大便也。

一則曰大便必鞕。再則曰大便鞕。殆胃家實之謂乎。吾謂胃家實必然大便鞕。大便鞕又未必胃家實也。蓋關於胃家實之大便。因邪以實其鞕。則大便無從出。不關於胃家實之大便。邪未嘗實其鞕。大便仍有出也。不觀陽明病之汗與小便乎。曰本自汗出。精氣何等洋溢。汗源本自不窮也。醫更發汗。是發汗不止一次。且不獨微汗可知。差幸微汗亦可以殺餘邪。其胃又本有拒邪之能力耳。書病已差。謂邪氣無能爲。大有去志也。書尚微煩。謂穀氣留邪以自擾。與飽則微煩渾相若。穀不耐邪。邪亦不耐穀也。書不了了者。謂穀氣窮於對待。。既留之而不能去之。。欲求助於水而不得也。。說明其故在大便鞕。。謂必因大便之故留滯其餘邪。。非因餘邪留滯其大便。。餘邪無出路者在此。。胃家無實象者亦在此也。。夫既不實矣。。大便胡以鞕耶。。以亡津液。。胃中乾燥。。其故在更重發汗。。醫藥令其鞕。。餘邪未嘗令其實也。。則不必亟亟以圖其大便。。當問其小便日幾行。。非問小便之利不利也。。小便不利下文有大承氣證在。。小便利亦有大承氣證在。。與本證無涉也。。又非問小便之數不數也。。小便數有麻仁丸證在。。兼有小承氣證在。。亦與本證無涉也。。問詞從本自汗出句生出。。見其汗液有本原。。可知其小便有本原。。故有日幾行之問。。若本小便日三四行。。汗後之小便尚如此。。足徵其本來之氣化。。過人遠甚矣。。今日再行者。。正留無盡之藏。。爲大便蓄勢。。故知大便不久出。。便出邪亦出。。不了了者盡了矣。。本節語氣已完。。復申言之以堅人之信。。曰今爲小便數少。。言外謂單指今日之證爲然。。下文小便少爲未定成鞕者。。不在此論。。曰津液當還入胃中。。補出所以不攻自下之理由。。又重言其不久必大便。。玩兩必字。。先必其鞕。。復必其出。。即不必其實之詞。。合上文自頭痛至鞕。。六條六必字。。無非反襯個實字。。行文隨舉隨撤。。隨撤隨起。。豎津液還入胃中六字。。括盡承氣諸證。。緣凡承氣證無渴字。。必津液未竭

○○乃可言攻○○觀下文導法條下○○小便自利爲津液內竭○○雖鞕不可攻○○可悟本證就令小便自利○○仍當俟其津液之還○○非可造次從事矣○○

傷寒、○○嘔多○○雖有陽明證○○不可攻之○○

書傷寒○○不冠陽明病三字○○非無陽也○○爲陽明悲也○○悲其効死中土而不去○○宰犧牲其水穀之羨餘以供嘔○○嘔多則水穀之精氣盡○○而邪仍未盡○○腑有胃中之糟粕○○又適足以護邪○○不釀成大承氣證不止矣○○承氣證具○○想亦陽明證具之代詞○○不離乎胃家實者近是○○上文胃家實三字○○已爲下文可攻裏三字示其鵠○○不曉用承氣湯者○○殆不識陽明證者也○○可攻二字前路縱未言及

○○何妨竊取長沙之意以處方乎○○雖然○○攻胃實可也○○攻陽明則不可○○攻陽明病之實可也○○攻陽明證之實則不可○○胃家實分明曰陽明之爲病○○未有曰陽明之爲證也○○蓋陽明主病○○而胃家主證○○有潮熱者○○下文所以立可攻裏之條○○若陽明主證○○而胃家主病○○其熱不潮者○○下文所以無與承氣之例也○○大抵陽明不當其正位○○不爲內實所持○○雖有陽明病○○攻藥不戕及其陽明○○陽明尚當其正位○○反爲內實所持○○雖有陽明證○○攻藥必戕及其陽明○○舉可攻而不可攻者以爲例○○凡上文無一可攻之證不待言○○吾獨疑其置胃家於不問○○爲太忽耳○○吾又信其嘔多則胃中之物質無幾何○○就令大便鞕

亦鞕而少。且嘔後當求救於食。但鞕料無缺於食。能食有加。則熟腐之水穀。排泄少數之鞕便而有餘。陽明無恙在。故傳化無恙在也。

陽明病。心下鞕滿者。不可攻之。攻之。利遂不止者死。利止者愈。

本證何以無痞字耶。因表有太陽在。自有兩陽合明露其隙。雖鞕滿不爲痞。此陽明病所以異於太陽也。形容陽明極措於心下因而鞕。形容邪氣充塞於心下因而滿。鞕則無氣化之柔。滿亦非物質之實。特非攻不能除其滿。不同下文心下鞕可少少與小承氣湯微和之也。攻之又與陽明有牴觸。陽明誠可憫。抑亦仲聖之難也。。乃曰不可攻之。。何縱邪若是。。不但曰不可攻之。。轉輕許之曰攻之。。何從衆又若是。。復痛恨之曰死。。欣慰之曰愈。。死字寒攻之者之膽。。愈字快攻之者之心。。功罪兩岐。。吾恐不可攻三字之空言。。百世下無折衷矣。。夫誤攻何以死。。利遂不止。。則心下之陽。。一落千丈。。烏乎不死。。不死何遽愈。。利止則氣承。。承陽明而不傾。。烏乎不愈。。是一死一愈關於陽明之幸不幸。。似於攻藥無恩怨也。。何必嚴不可攻之禁耶。。豈非坐視其長此鞕滿耶。。鞕滿不過正邪之變相耳。。柔者變爲鞕。。邪衰則鞕復柔。。虛者變爲滿。。正勝則滿自虛。。渾不加意而占勿藥。。畢竟不攻者有好生之德。。主攻者殆一夫之

流歟○○

陽明病○○面合赤色○○不可攻之○○攻之○○必發熱○○色黃○○小便不利也○○

本條一望而知陽明病矣○○堅人之信在面色○○陽明不困於心下○○而升於面上○○攻藥與面無牴觸○○可攻矣乎○○况面合赤色○○陽氣何等蓬勃○○想必爲實邪所蒸動○○始有如是之壯色也○○所謂正陽陽明者非耶○○吾非謂其陽之不正也○○吾細玩面合二字○○竊謂正氣邪氣○○皆無改易其面之權○○惟面合赤色以揭破其內幕○○覺不變者其病○○善變者其面也○○夫使面赤可據爲攻邪之標準○○下文大便已鞕者○○何必指有潮熱爲先例乎○○且凡潮熱證

具○○何嘗有面赤二字乎○○是蓋其色赤也○○非面上有熱色○○亦非緣緣正赤色○○乃不赤令其赤○○從假相看入其眞相○○方可借鏡於面也○○吾得而斷之曰○○陽明不克獨居其中土○○邪氣并居其中土○○并於陽則熱○○兩熱不相得則爭熱○○就令裏熱不形於色○○而表面卽裏面之符○○能令鏡中之形○○遁無可遁者○○面上居然有威信也○○不啻喻人以不可攻者也○○若實狀與熱狀未分曉○○竟悍然而攻之○○必將正氣邪氣一齊逐出○○一熱則兩熱俱發○○故不見色之熱○○但蔽以色之黃○○是又拍合兩熱爲一片○○不同身黃發熱○○可行梔子蘗皮也○○因而小便不利者○○豈發黃所應爾哉○○色黃而後小便不利○○恐此後難期

水道之通。。黄固無去路。。陽明亦無歸路矣。。縱濫與茵陳蒿湯無當也。。醫者亦知其何以小便不利乎。。攻藥一下。。陽明雖冒邪以脫險。。而中土已無承氣之足言。。地氣墜而不升。。小便從何稟天氣以下輸乎。。主攻而悖承氣之旨。。不死亦云幸矣。。即愈亦非旦夕間事也。。倘陽明以出走易。。迎陽明以歸舍難。。長沙不出方。。誤攻者將何以自贖乎。。

陽明病。。不吐不下。。心煩者。。可與調胃承氣湯。。

書陽明病。。邪氣病其左。。胃氣病其右也。。胃氣在右。。不能加於左。。邪氣在左。。不能過於右者。。陽明無從左右之。。以其爲中立之調停。。無所用其調停也。。曷以知其然耶。。曰不吐不下。。胃家實當然無吐下。。下文所有承氣證。。無且吐且下者。。胃實則不吐不下四字無消說。。若胃未實則吐下不吐下亦其常。。乃不注意其吐下。。獨注意其不吐不下。。可悟長沙之眼光矣。。蓋左方之邪。。非不欲吐下其胃。。特穀氣不予奪。。無如胃氣不吐不下何。。右方之胃。。非不欲吐下其邪。。特穀氣無乘勝。。無如邪氣不吐不下何。。此雙方欲戰不戰之病情。。就令陽明病法多汗。。亦無汗出之足言。。汗生於穀。。穀雖豐而胃不和。。是亦飽食發煩之一端。。非必吐下後始煩也。。不吐不下之煩。。爲本證所獨具。。則不關於汗不出之煩。。亦本證所獨具。。胃絡上通於心。。故曰心煩。。心宮非被實邪之激刺。所難耐者舍吐舍下無汗解。煩莫煩於邪無去路也。何以不曰不可攻耶。上文歷言不可攻者。正與邪并耳。本證邪正相并而不并。不可攻者半。可攻者亦半。儼具兩可之承氣證。當然不可與者半。可與者亦半。自有兩可之承氣湯也。兩可非所論於大承氣。且可與未可與猶在下文。即小承氣猶嫌邪正合治也。惟調胃承氣對於未可與三字無反背。尚有可與之餘地。長沙籌之熟。纔初出一承氣湯於袖中也。勿執不可攻三字忌硝黃。有甘草則寓調於攻。勿執可攻二字疑甘草。有硝黃則寓攻於調。胃調斯胃氣載藥氣而行。胃氣所到之處。餘邪以不調調之。無殊以不

攻攻之。。邪祟縱不聽命於胃氣。。不能不受治於藥氣也
。。

讀過傷寒論卷七陽明篇豁解終

讀過傷寒論卷八

新會陳伯壇英畦著
男萬駒
受業鄧義琴 林清珊 仝校

陽明篇豁解

陽明病。脈遲。雖汗出不惡寒者。其身必重。短氣。腹滿而喘。有潮熱者。此外欲解。可攻裏也。手足濈然而汗出者。此大便已鞕也。大承氣湯主之。若汗多。微發熱惡寒者。外未解也。其熱不潮。未可與承氣湯。若腹大滿不通者。可與小承氣湯。微和胃氣。勿令大泄下。

書陽明病。說到胃家實矣。何以可攻裏三字隨點隨撤。大承氣三字隨點隨撤耶。看似行承氣湯殊多顧忌也。語氣則外欲解外未解二句若矛盾。要以有潮熱熱不潮二證爲定衡。則陽明圈外之病形。可借鏡陽明之圈內。從外勘入圈內之中心與畔界。吾知實邪在中不在邊。陽明在邊不在中之病形。昭然若揭也。例如脈遲。非太陽病可知。熱除而脈遲身涼。太陽病除。故陽明病作。況汗出不惡寒。明是陽明之外證乎。非如太陽外已解之不惡寒也。雖汗出不惡寒。仍作外證論。勿作外解論。徵諸身重。邪實必重墜其身。輕清之陽不舉也。且上下二氣不能相終始。上氣不下則下氣不上。必縮短其氣也。上即通下而下不通上。縱非喘而胸滿。亦腹滿而喘也。諸證散見於下文。獨於本條爲悉具。就令不悉具亦其常。惟有潮熱三字。則點大承氣證之睛矣。如其有潮熱者。豈實邪之熱不能掩哉。乃陽明與當中之太陽同其軌。故與入裏之外邪異其趨。其日晡所發潮熱者。二陽之外觀無遮蓋耳。曰此外欲解。外邪不欲在外欲在裏。遂解開外面一層之黑幕。放光陽明者以此。據實胃家者亦以此也。陽明不啻爲與藥者示機宜。特以潮熱堅羣醫之信。代裏邪寫照者又以此。此外證悉入在裏。故曰可攻裏也。非攻中土也。陽明居中而後土在中。中土因陽明爲定位也。然則可攻則攻耶。未也。恐有穀氣在。穀亡卽土亡。土爰稼穡也。惟手足濈然而汗出者。纔是穀氣與邪氣不兩立。汗生於穀也。何以不言頭汗身汗耶。陽明落邊際。。故汗從四末出。。何以得濈然之汗耶。。濈者和也。。不與邪戰故汗和。。不與邪和故汗出。。此雖穀氣之旁落。。無非物質與氣化不相承。。曰此大便已鞕也。。大便脫盡柔和之氣者也。。大承氣湯主之。。夫何疑義。。若汗多則陽明無衞汗之能力。。必爲實邪所包圍。。其微露發熱惡寒者。。非實邪突出陽明之圈外。。乃陽明不能衝出實邪之圈外。。外未解也。。外圍解始有外熱。。其熱不潮。。其陽無信息矣。。直囊括其熱其陽於實邪之中而已。。設攻裏則邪正無兩全之地。。未可與承氣湯也。。然則小承氣亦不中與耶。。若水穀之道路未斷絕。。則胃氣猶足恃也。。胃氣與實邪相失則相搏。。搏極而至於腹大滿不通者。。無形之內閧可想也。。可與小承氣微和胃氣。。胃氣勝當然有泄下。。有泄下當然腹氣通。。緣實邪鼠竄而去。。縱不下亦泄下。。特大泄下則胃氣不無損失耳。。曰勿令大泄下。。皆不在小承氣也。。二服先令其初服。。飲盡不飲盡。。更衣不更衣。。有分寸也。。方旨詳註於後。。

大承氣湯方

大黃四兩酒洗　厚樸半斤炙去皮　枳實五枚炙　芒硝三合

右四味。以水一斗。先煑二物。取五升。去滓。納大黃。煑取二升。納芒硝。更上火微煑一兩沸。分溫再服。得下。餘勿服。

承氣名者。。功也而德寓焉。。所承者非他。。承陽明而已。足陽明胃之溼氣。承陽明之中氣。手陽明大腸之燥氣。承陽明之本氣。此最現成之註脚。何庸求諸別解乎。陽明合燥溼二氣而居中土。二氣相反不相失。故一氣相得而相承。燥承溼則溼制燥。溼承燥則燥制溼。亢則害。承乃制也。蓋燥者天氣也。氣之清者也。溼者地氣也。氣之濁者也。以覆載言。則順而承。地氣承天氣。而後存而不瀉者地。大便所以無太過。以升降言。則逆而承。天氣承地氣。而後瀉而不存者天。大便所以無不前也。雖然。當其位則正。非其位則邪。正陽陽明當其位。則生物者正。萬物承之而不傾。大便不濇者常也。正陽陽明不當其位。則害物者邪

○○蓋物承之無不傾○○大便已鞕者○○失其常也○○本方傾之令其承○○非僅爲便鞕而設○○特傾邪不傾正○○承正不承邪○○其間不能以寸也○○緣實邪往往間斷陽明之本氣○○斷而未斷者陽明之中氣○○陽明之本氣歸大腸○○陽明之中氣即胃氣○○苟邪氣與胃氣相混淆○○方且調和胃氣之不暇○○遑敢戕及胃氣乎○○恐邪氣勝胃氣○○有調胃承氣在○○令胃氣勝邪氣○○有小承氣在○○而不能輕心以掉之大承氣湯○○必恰可至當而後行之者○○恐邪正之涇渭未分○○則有毫釐千里之謬耳○○不特此也○○本方明是小承氣湯加芒硝○○而煮藥次第○○則先煮二物○○後納二物○○非如小承氣三物合煮也○○邪與正合則合煮○○樸枳同

行。以樸枳助胃氣。邪與正分則分煑。樸枳後行。以樸枳助藥氣也。假令小承氣先煑樸枳。則先行之大黃。干犯胃氣矣。假令大承氣先煑硝黃。則先行之樸枳。又牽動胃氣矣。凡先煑後行。後納先行故也。夫煑藥不如法。且有千鈞一髮之殊。況誤服承氣哉。戒曰得下餘勿服。其氣既承。便無餘事。再服則功敗垂成矣。陷硝黃於不義。誰尸其咎乎。

小承氣湯方

大黃四兩　厚樸二兩炙去皮　枳實三枚大者炙

右三味。以水四升。煑取一升二合。去滓。分温二服。初服湯。當更衣。不爾者盡飲之。若更衣者。勿服之。

先攻邪氣。。後承正氣者。。大承氣湯也。。一面卻邪。。一面承正者。。小承氣湯也。。大承氣煮藥分先後。。二物與二物次第行。。本方煮藥無先後。。則三物並行。。豈非大承氣之故小。。小承氣之故大耶。。分別在加減芒硝耳。。二方胡大相逕庭耶。。不知有芒硝則與輭質相入。。而與輭氣不相投。。將聽命於大黃。。不聽命於胃氣也。。調胃承氣不去芒硝者。。物質未輭。。則藥力自柔。。聽命於甘草。。故聽命於胃氣也。。曰調不曰和。。但調一方面。。實邪以不調調之。。曰和不曰調。。兼和兩方面。。實邪以微和和之。。和而且轉。。矢氣出焉。。小承氣不止以和胃見長也。下文服湯往往曰轉矢氣。無更衣字樣。獨對於本證。則云初服當更衣。且更衣勿服。何叮嚀至是耶。不知腹大滿不通而後與藥。藥不旁行。必從中轉。其鉅力遠遜大承氣者。其潛力不亞大承氣。縱無芒硝爲嚮導。大黃亦通利品也。何又云大泄下耶。一次大便曰更衣。一日一更衣者其常。數更衣纔失日日大便之常。少陰篇末僅一見。不言大便言更衣者。已無大下之慮。泄下而曰大。非泄而復泄之謂。以泄物之多寡分大小也。又曰不爾。一更衣亦計較耶。當更衣尚有不更衣之時。可知不當更衣庸有更衣之候。下文少少與承氣湯者。誠恐更衣爲意料所不及。故寧取微效

○○毋獲重告耳○○小承氣且載小心而出○○況大承氣乎○○
陽明病○○潮熱○○大便微鞕者○○可與大承氣湯○○不鞕者○○
不與之○○若不大便六七日○○恐有燥屎○○欲知之法○○少與
小承氣湯○○湯入腹中○○轉矢氣者○○此有燥屎○○乃可攻之
○○若不轉者○○此但初頭鞕○○後必溏○○不可攻之○○攻之必
脹滿○○不能食也○○欲飲水者○○與水則噦○○其後發熱者○○
必大便復鞕而少也○○以小承氣湯和之○○不轉矢氣者○○慎
不可攻○○

書陽明病○○不書手足濈然而汗出○○則大便已鞕無慮證
○○大承氣湯殆毋庸置議乎○○仲景又着眼在潮熱○○仍示
可攻裏之意○○大承氣在所必用○○惟嚴加限制○○另立微鞕

不鞕二證。並立可與不與二法。吾疑其朝令而夕改也。孰微鞕與不鞕之比較。何難入大承氣之罪乎。若不大便六七日。微鞕亦意中事。復遲疑未決。曰恐有燥屎。又立欲知之法。則虎尾春冰之懼如繪矣。胡毫無顧忌。少與小承氣爲嘗試。是猶剖驗人腹者。以匕首不以劍焉已。豈大小承氣有天淵之別乎。書湯入腹中。轉矢氣者。玩轉矢氣三字。吾始悟仲景之手眼。非故作疑陣。自詡其操縱承氣湯以爲奇也。小承氣和胃氣者也。矢氣乃由胃氣追逐而來。緣實邪固結於燥屎之中。湯藥雖欲旁敲側擊其邪而不得。必合胃氣環集其旁。轉運一番。矢氣出焉。報信實邪者在此。報信胃氣者在此。曰此有燥屎。句中有眼矣。胃氣如彼。實邪如此。攻邪與胃氣無涉。故曰乃可攻之也。若不轉者。是邪轉正不轉。非正轉邪不轉。邪氣不肯放鬆胃氣。胃氣從何放鬆矢氣乎。曰此但初頭鞕。後必溏。言外則曰頭鞕是邪。後鞕是胃氣也。以其含有胃中之軟化。仍是熟腐水穀之羨餘。而後近胃則溏。遠胃則鞕也。不然。溏與鞕亦何常之有。胡爲瑣瑣於大便較量乎。曰不可攻之。爲胃氣惜耳。不曰攻之必溏者。以有大承氣之消息在前。未必盡溏而不鞕。特患攻之脹滿非大滿。胃氣不通則大滿。胃氣不行必脹滿也。徵諸不能食。豈有欲食之想乎。欲飲水者陽明猶有自救之私耳○○無如與水則噦○○引水者陽明○○噦水者其胃○○雖其熱尚在○○如胃氣之衰落何哉○○惟望其一綫之潮熱○○能轉移胃氣與否○○徐徐以觀其後斯已耳○○假令其後潮熱如前狀○○手足縱無汗○○亦作大便已鞕論○○若其後發熱者○○是其熱不潮之變態○○未可與承氣湯句○○何待復申前說乎○○異在非微發熱○○則熱形諸外○○且無惡寒○○爲寒實於裏○○無潮熱卻有外解之端倪○○大便已鞕而多未可必○○大便復鞕而少則可必也○○鞕狀如前曰復鞕○○不復溏故但曰復鞕○○鞕復鞕者半○○溏變鞕者半○○是半爲胃氣鞕○○半爲邪氣鞕○○合言之則鞕多○○分言之則鞕少也○○此可想而知之鞕質○○無事小承氣爲試驗

也。。惟以小承氣和之而已。。胡與之不曰少。。和之不曰微耶。。胃氣柔而不鞕。。和藥取其微。。胃氣鞕而不柔。。和藥不容少也。。和之當然矢氣轉。。又非有燥屎之明徵。。矢氣轉則實邪無不轉。。攻之可。。不攻之亦無不可。。以少許之鞕便。。不難爲胃氣所推移也。。若不轉矢氣者。。豈徒初鞕後溏已哉。。復鞕處純是後溏之變質。。未脫離胃氣之柔。。遂鑄成胃氣之鞕。。安得有矢氣乎。。觀其潮熱轉爲發熱。。陽明之轉機已鈍矣。。戒曰慎不可攻。。凡不可攻證以本證爲加慎。。無再攻之餘地可知矣。。然則坐視其不轉耶。。前此胃氣柔。。故轉機捷。。後此胃氣鞕。。故轉機遲。。其後不發熱。。則陽明治矣。。寧復有湯入腹中之速效乎。。矢氣註家作失氣。。失氣二字見本論霍亂門。。見金匱水氣門。。從讀作失。。義同。。

夫實則譫語。。虛則鄭聲。。鄭聲重語也。。直視譫語。。喘滿者死。。下利者亦死。。

書譫語。。爲死於譫語者書。。實爲死於胃氣者書也。。死於胃氣何以有譫語。。胃氣實則譫語矣。。胃氣何以實。。胃中之物質不實故胃氣實。。實胃質則庶幾不死。。實胃氣則難免於死也。。上條言愼不可攻者。。正恐其胃氣愈虛而愈實。。愈實愈譫語。。緣實則譫語。。凡金匱傷寒譫語證。。皆主實不主虛。。獨本證明是實。。卻明是虛也。。吾無以名之。。名之爲譫語中之鄭聲而已。。鄭聲爲何。。

其聲不應音。其陰陽不應律。例如在音木爲宮。無何變爲角。無何變爲羽。髣髴木音尅土音。土音尅水音。殆變徵之音者非歟。獨是辨音之難。庸有闇會。形容之曰鄭聲重語也。則盡人可以耳得之矣。譫語其聲陽。鄭聲其聲陰。如隔重門以自語。故曰重。金匱謂語聲喑喑然不徹者心膈間病。非聲不在喉而在膈乎。內經謂聲如從室中言是中氣溼。非聲不在上而在中乎。無胃氣以揚其聲而宜其語。直是無氣之聲。無聲之語耳。此之謂更虛更實。胃虛更爲實。則臟實更爲虛。臟氣與胃氣互爲盈虛者也。於是實者氣入。不爲臟氣所不容。虛者氣出。必爲胃氣所難收。是又更臟氣之實爲胃實。。更胃氣之虛爲臟虛。。宜其語出於喉而聲出於臟。。幾莫辨其鄭聲似譫語。。抑譫語似鄭聲也。。虛實不明瞭。。則施治無標準。。豈非八死之一憾事乎。。死於虛不離乎死於實。。死於鄭聲不離乎死於譫語。。陽明譫語最足以惑人。。復形容之曰直視譫語。。顯見實邪非焦枯其糟粕。。實劫奪其精華。。水穀精華注於目。。直視則目先死矣。。何以喘滿下利均主死耶。。五臟存精氣而不瀉者也。。實氣反逼其臟氣。。則從吸門而上脫。。虛故脫也。。實氣排泄其臟精。。則從魄門而下陷。。虛故陷也。。夫宗氣衛氣營氣。。凡三隊之胃氣。。舉不足以禦邪。。必變全體之氣爲實氣。。金匱謂實氣相搏。。血氣入臟卽死者○○氣死之也○○素問陽明喘死曰連臟則死者○○臟死之也○○大抵實而不移者實在質○○實而可移者實在氣○○氣不虛而質實者陽明病之常○○質不實而氣實者陽明病之變○○譫語亦陽明病之常○○譫語而死又陽明病之變○○三陰病死未嘗有譫語○○獨陽明以譫語死○○三陰尚有胃氣爲心神之保障○○雖將死而陽神猶未亂○○陽明無胃氣爲心神之保障○○即不死而陽神已先亂○○實邪直接心宮故譫語耳○○譫語是實邪○○又常也○○非變矣○○

發汗多○○若重發汗者○○亡其陽○○譫語○○脈短者死○○脈自和者不死○○

上條譫語有兩死○○欲誤攻者鬪而生畏也○○本條譫語一

死一不死。。欲誤汗者望而生畏也。。上條胃氣先死。。其陽之亡不亡無問題。。本條胃氣後死。。其陽之亡不亡有關係也。。書發汗多。。發開陽明之闔。。難乎其爲陽矣。。不冠陽明病三字。。汗多反令陽明不能支。。名屬陽明。。實無陽明之可屬。。若重發汗者。。則邪正易位矣。。書亡其陽。。三陽雖僅亡其一。。而廣明之地。。已無守土之官。。其邪必僭居陽明之簿署。。代其陽以爲政。。不亦昏乎。。書譫語。。無兩陽合明以白其語。。則語無倫次。。非必有鄭聲直視之駭人耳目也。。其氣未亡。。或其聲無恙。。其精未亡。。或其視無恙。。特陽亡則神亡。殆亡神之語者歟。。神亡故脈象不靈通。。而心陽無知覺。。心者神明之主也。合脈者也。陽明又胃脈也。更新陽明者脈。日新君德者亦脈。凡一十六丈二尺之脈。有五十度之循環。終而復始者。胃氣終始之也。長則氣治。胃氣未告終。庶胃脘之陽又從此始耳。若脈短豈徒短則氣病乎哉。其脈有終而無始。其陽亦有終而無始矣。死矣。然則脈長者不死耶。固也。無如重發汗則穀氣已損失過半。不能淫精於脈。脈不長者十之九。惟脈自和則短脈纔可以寸。寸之積續得脈之長。以不死之胃氣償其死。非不死於生也。不死於死而已。亡陽又安得脈和耶。陽明者十二經脈之長。亡其居中土之陽。未亡其與十二經脈相得不相失之陽。其不能受氣於胃之陽。自有其陽之不和。其尚有受氣於陽之脈。自有其脈之和也。蓋汗出裏未和而表和。可希冀其胃雖未和而脈自和故也。脈和究不離乎胃氣和。不死之生機根於胃。與小承氣可乎。發汗後邪氣胃氣已分而爲二。和之反牽之合爲一。不特無所用其和。且干胃氣之和也。夫既自和矣。何勞乞靈於小承氣乎。

傷寒。若吐。若下後。不解。不大便五六日。上至十餘日。日晡所發潮熱。不惡寒。獨語。如見鬼狀。若劇者。發則不識人。循衣摸牀。惕而不安。微喘。直視。脈弦者生。濇者死。微者。但發熱譫語者。大承氣湯主之。若一服利。止後服。

書傷寒。可發汗也。若吐若下後無汗字。其不解必矣。雖非亡其陽。適以亡其陰。不明言其陰者。陽明假合中見之陰爲其陰。水穀之海。自有間接之陰氣存也。奈何不大便五六日。上至十餘日。其津液不內竭者幾希矣。書日晡所發潮熱。不惡寒。止外欲解可攻裏之時。大承氣在所必用。無如其獨語而非譫語。儼有人焉。與之問語者。其實則獨語也。彼獨陽者也。惟其獨則陰象環生。所接語者皆陽神幻成之病魔耳。曰如見鬼狀。其心神離而爲二者有之。其隨神往來之魂。並精出入之魄。若即若離者有之。非鬼狀亦如鬼狀。經謂重陽必陰者此也。此猶就其未劇者而言。若劇者。發則不識人。視人如鬼者又有之。對於人無知覺。對於物更無知覺矣。循衣摸牀。兩手亦爲獨陽所主使。欲求救於兩足之陰而不得。而後索及於衣。索及於牀也。又欲安放其兩手之陽而不得。而後與邪相觸則惕。不堪邪擾則不安也。最駭人是微喘。何難喘滿乎。不過其氣燥而未脫耳。且直視。何難重語乎。不過其精蔽而非奪耳。時發時止則可望其生。有發無止則死矣。意者脈大不死乎。又非也。亡陰脈大。則陽盛無制。惟弦脈乃陰陽未和之脈。於陽脈之中。覺有一線之陰以搏其陽。始有弦象。此陽極生陰。陰生於陽則生矣。脈濇者是陰陽不續。燥甚則裂。胃氣變爲散沙。。烏乎不死。。然則脈弦者主大承氣可乎。。又未也。。大承氣證無如是之浮動。。大承氣脈亦不宜於浮動也。。如其脈由弦而微者。。則獨象劇象一齊斂抑。。靜而不動。。實而不浮。。即動亦微動。。浮亦微浮。。但發熱。。非如前狀之潮熱。。但譫語。。非如前狀之獨語者。。大承氣湯主之。。攻實邪之不備。。一服可以盪平矣。。何以不少與小承氣。。試驗矢氣耶。。彼條無譫語。。本證有譫語。。則大便已鞕可知。。又安知其非鞕而少耶。。以小承氣和之何害。。彼證患在鞕而溏。。邪正混爲一。。發熱是其後之變。。本證並非溏復鞕。。邪正分爲二。。發熱乃其後之常。。且但發熱譫語無劇證。。則胃氣由不和而幾於和可知。獨不慮其津液內竭。雖鞕不可攻耶。本證非自汗出。非小便自利。與津液自亡者不同。且脈微則水穀之精微尚在。一服利則可。若利而再服。則津液又不可問矣。故戒之曰止後服。

陽明病。其人多汗。以津液外出。胃中燥。大便必鞕。鞕則譫語。小承氣湯主之。若一服譫語止。更莫復服。

陽明病法多汗。上言手足濈濈然汗出者。因病得汗耳。未有以汗得病也。若未經發汗而多汗。雖謂其人非病於病。實病於汗可也。蓋汗外出則邪內入。不啻讓道於邪。邪入則津液被其影响。恐津液不亡於汗。亦亡於邪。何以不曰津液外亡耶。匪因發汗而多汗。乃其人不耐陽明受病迫爲汗○○一若不自愛惜其汗者○○以其人本富於津液○○故避邪而外出○○非餘邪逐出其津液○○尚不至於亡○○亡津液則胃中乾燥○○津液尚存○○故不覺其乾○○第覺其燥○○加以譫語○○又不但露其燥○○儼露其實○○孰意其非有燥屎之燥○○乃大便鞕之燥○○津液外出多而還入少○○必有鞕便以徵明其燥○○必無燥屎以徵明其實也○○譫語又何自來耶○○上文兩見胃中乾燥無譫語○○下文一見胃中燥無譫語○○實則譫語耳○○燥亦譫語耶○○曰鞕則譫語○○實使之鞕○○則譫語形其實○○燥使之鞕○○則譫語形其燥○○故雖別人不實不譫語○○其人不實則譫語○○是其人之燥狀爲獨異○○吾恐其又有亡陽之信

也。不亡於誤汗而亡於多汗。不亡於陽氣之外出。而亡於邪氣之內入。吾尤爲其人惜。惜其胃脘之陽無勢力。轉落陽明之本氣於胃中。坐令邪奪陽明之燥爍其胃。不還陽明之陽陽其人。叛陽明者津液。喪陽明者譫語也。吾爲其人計。津液不須治。止譫語足矣。下之可乎。發熱譫語非其人。汗出譫語非其人。不見其陽之盛。但聞其語之衰。大承氣不中與也。小承氣湯主之。不患不大便也。胡不與調胃承氣止譫語耶。其人非太陽病胃不和而譫語。殆如下條陽明裏虛。矢氣不轉之譫語。下條與湯一升更一升。非僅爲譫語而設。本證湯分二服與一服。純爲譫語而設。曰若一服譫語止。。顯見大便之鞕是燥爲之。。非實爲之。。實則初服當更衣矣。。詎獨止譫語乎。。苟援一再與承氣之例。。欲竟泄下鞕便之全功。。則犯陽已虛復不可下之禁。。微論一服莫復服。。卽少與之不及一服莫復服。。若盡飲之不止一服。。更莫復服也。。譫語止時。。其故顯矣。。

陽明病。。譫語。。發潮熱。。脈滑而疾者。。小承氣湯主之。。因與承氣湯一升。。腹中轉矢氣者。。更服一升。。若不轉矢氣。。勿更與之。。明日不大便。。脈反微濇者。。裏虛也。。爲難治。。不可更與承氣湯也。。

書陽明病。。謂其得大承氣之證。。不象大承氣之脈也。。書譫語。。實邪在中。。擾亂神明。。實證一。。書發潮熱。。

陽明在旁。。發動陽氣。。實證二。。假令脈但滑。。脈法滑爲實。。可攻裏矣。。無如滑而且疾。。來疾則上實。。去疾則下實。。實邪無定位。。恐非胃氣所能制。。殆如胃氣走避不及之疾脈。。陽明縱有王時。。胃氣則憊甚矣。。大承氣不中與。。小承氣主之。。取其和胃而有鋤强扶弱之功也。。得毋疾者徐之耶。。非也。。因邪氣追逐胃氣。。故以藥氣還逐邪氣。。與一升不爲多者。。欲藥氣尤疾於邪氣也。。邪氣轉於是矢氣轉。。但轉在腹中而不入腹下。。又非有燥屎之明徵。。不過藥氣轉移矢氣。。腹中之氣鳴。。非同胃氣轉移矢氣。。䰟門之氣出也。。胃氣又胡肯干休耶。。胃氣虛則轉之無影響。。藥力方且安頓其虛機。。非疾馳胃氣也。。邪氣實則轉之有影響。。藥力方且疾馳其實質。。非安頓邪氣也。。一升藥分作各半用。。燥屎之有無寧暇計乎。。上文有燥屎則欲其無。。不得已而與大承氣。。本證無燥屎更勿令其有。。不容已於與小承氣。。二合不足論。。當更加服一升。。希冀其轉而復轉。。矢氣出焉。。非候信燥屎也。。乃候信無燥屎也。。蓋邪氣大轉則實者化爲虛。。胃氣大轉則虛者歸於實。。實邪脫離大便。。故不實。。胃氣行使大便。。故不虛也。。若不轉矢氣者。。顯見邪氣胃氣已滾作一團。。墜落傳道之中。。欲泄不泄。。欲下不下。。阻礙其變化。。今日當然不大便。。倘與小承氣。。就令少與亦大泄下矣。。豈敢更與一升乎。。寧勿造次。。聽之可也。。明日庸或有大便。。胃氣多一日之積。。邪氣便少一日之留。。滑氣內轉。。未可知也。。不大便則實矣。。設疾脈不如故。。而滑脈則如故。。猶易治也。。奈何脈反微濇。。經謂其氣來不實而微。。此謂不及。。微脈顯屬氣虛脈。。與疾脈不相反之相反。。而滑則從。。濇則逆。。滑則生。。濇則死。。濇與滑尤相反。。裏實之脈反爲虛。。是裏虛之證反爲實。。塡其虛者實。。掩其虛者亦實。。不曰胃虛曰裏虛者。。攻裏有禁也。。攻裏則虛虛。。温裏又實實。。難乎其虛實兼顧也。。苟援小承氣爲先例。。以爲舍承氣無二法門。。恐難治立變爲不治也。。曰不可更與承氣湯。。不獨大小承氣在必禁。。即調胃承氣亦在禁例矣。

陽明病。譫語。有潮熱。反不能食者。胃中必有燥屎五六枚也。若能食者。但鞕爾。宜大承氣湯下之。

首三句非複衍上條耶。上條明明不行大承氣。且曰不可更與承氣湯。止截承氣之後路。誰敢過問譫語潮熱二證耶。吾恐提起正陽陽明四字。不復記憶者多矣。書陽明病。寧有熟視無覩之正陽陽明病哉。蓋實邪既奪居陽明之正位。亂陽明之政。遂假傳陽明之令。於是乎有譫語。陽明不甘居正陽之末位。藉陽明之王。遂振興陽明之衰。於是乎有潮熱。舉譫語潮熱爲胃家實之表面觀。則燥屎鞕便無遁形。必非脈滑而疾可想見。獨是能食不能食之疑竇未破。醫者必斤斤於胃氣上較量。承氣湯亦附諸模棱之手耳。況上文先有攻之脹滿不能食之警告乎。豈知本證能食於胃氣無所加。不能食於胃氣無所損。緣胃實則陽明無居中之餘地。胃氣亦無在中之餘地。不能與強食之邪爭食故也。邪能劫食。反不能食者。邪欲已變爲燥質。便無奪食之靈。胃中必有笨重之燥屎五六枚。與精鑿之粒食不相投者也。若能食者。豈胃中能容穀哉。邪欲未殺。則食入徒供灰燼之遺。未嘗受氣於胃也。以毫無英華之朽腐。竄入大便之中。但續成其鞕爾。非煆煉成枚也。抑亦具有五六枚之質胚也。得毋燥屎是中寒之變相

○○輙便是中風之變相耶○○非也○○名風名寒○○不過胃氣受邪之始○○邪氣爲主動○○胃氣爲被動耳○○下文雖能食雖不能食二語○○何等活看○○矧本證全與胃氣無涉乎○○能食不能食五字是釋胃實○○非釋胃氣也○○胃氣雖在而無所用○○簡直是中氣之不承○○承氣湯之名所由立也○○曰宜大承氣湯下之○○至此始樂觀其下○○結束上文愼下之微旨也○○舍大承氣無兩宜之妙藥○○凡市上種種泄下品○○悉屏諸言外也○○

陽明病○○下血○○譫語者○○此爲熱入血室○○但頭汗出者○○刺期門○○隨其實而瀉之○○濈然汗出則愈○○

譫語有潮熱之陽明病○○則與胃家實相符○○乃正陽陽明

病之的證。。譫語無潮熱之陽明病。。是與胃家實不相符。。又正陽陽明病之反證矣。。蓋實邪居正。。陽明不得其正。。正外邪內則熱潮。。可徵明邪氣之入胃。。陽明居正。。實邪不得其正。。正內邪外則熱入。。可徵明邪氣不入胃也。。不入水穀之海。。卽入榮血之經。。胃家主生榮血。。觀其下血。。是主血所生病者歟。。血熱旁流於胃外。。熱邪必與胃家爲鄰。。陽明雖當中。。無長十二經脈之權。。直尸位而已。。譫語者。。陽神昏闇不得自。。陽明不安於其位可知。。曰此爲熱入血室。。與經水適來之婦病將毋同。。彼證有血結無下血。。血斷則結。。血散則下耳。。彼證無汗此有汗。。但頭汗出者。。仍與奪血無汗同。。緣陽明病法多汗。。就令不但頭有汗。。大都陽明外證之汗。。非如太陽外解之汗也。。況但頭汗顯屬外證之假相乎。。又可見陽明之脈不循頭。。不能爲頭汗之保障。。血下則陽氣不能上故也。。何以下血不愈耶。。血室之血肝所主。。血移熱於肝。。則實其募。。期門爲肝募。。當以治婦人之法刺期門。。隨其實而瀉之。。其實不瀉。。雖滲漏多血無當也。。下血未止又何若。。汗出則血止。。汗爲血液也。。豈非奪汗耶。。正惟不可發汗。。故以鍼化血而爲汗。。同是平瀉法。。彼證但鍼血。。本證兼取汗。。停鍼之久暫有分寸也。。曰濈然汗出則愈。。此眞陽明外解之汗。。與轉屬陽明之汗不同論。。亦卽胃氣因和之汗。。與大便已鞕之汗不同論。。舉不藥而愈之汗法。。反接上條非藥不愈之下法。。殆顧全胃氣之法外法乎。。太陽篇懸毋犯胃氣之禁久矣。。矧陽明病乎。。矧大承氣對於胃氣之犯不犯。。尤間不容髮乎。。

汗出。。譫語者。。以有燥屎在胃中。。此胃風也。。須下之。。過經乃可下之。。下之若早。。語言必亂。。以表虛裏實故也。。下之則愈。。宜大承氣湯。。

汗出譫語。。非小承氣證耶。。縱多汗亦大便鞕焉耳。。安有燥屎耶。。曰以有燥屎在胃中。。又非鞕則譫語矣。。乃實則譫語矣。。吾獨疑其燥屎之來歷。。不自太陽傷寒來也。。夫使由太陽而陽明。。則醞釀寒邪而化實。。雖實仍不離乎寒。寒主閉藏。往往有譫語無汗出。上文譫語有潮熱之大承氣證是。有汗出無譫語。上文潮熱兼汗出之大承氣證是。乃實邪之掩著則然。吾得而追原之曰。此胃寒也。陽明病有來歷者也。若無端而汗出而譫語。是陽明病無根據。故不冠陽明病三字。特書曰此胃風也。夫風亦寒之風耳。本非異於寒。特入類有陰陽開闔之殊。邪氣亦因之以為虐。苟兩陽大開其門戶。寒邪遂得逞其迅疾之標氣。入胃而益肆。故曰胃風也。不啻風從胃起。忘乎其自中風來也。風氣散亂其胃氣。直害穀而已。汗生於穀。穀氣奪則燥屎成。風能乾物故也。下之與胃氣無牴觸。曰須下之。行大承氣不是過也。。雖然。。承胃氣則可。。承胃風則傾矣。。何殊以他藥下之乎。。惟徐俟過七日行經已盡之期。。風氣平而胃氣治。。可下乃下之。。就令尋常下藥。。料無虛陷之虞。。長沙亦聽之而已。。蓋因於風之屎乾而燥。。下之容易下。。不同因於寒之屎堅而燥。。下之未易下也。。爭在下之若早。。則無論何等下法。。皆助風氣而竄胃氣。。胃氣亂故語言必亂。。玩亂字。。可知陽明譫語。。非雜亂無章之比。。不過言詞互有出入耳。。緣有太陽之陽在。。燭照陽明之內邪。。其在躬之淸明未喪也。。合上文重語獨語以形容其譫語。。重語如隔壁。。獨語如對人。。亂語無分寸。。惟譫語則無倫次也明甚。。申言之曰以表虛裏實故也。非謂其誤下致虛。謂其汗出爲表虛。譫語爲裏實。可徵明其胃氣之虛。既不固其表。亦不敵其裏也。夫陽明者胃脈也。經盡而後脈氣爲胃氣所轉移。表氣爲陽氣所轉移。庶表虛不作虛論也。下之則實者虛而虛者實矣。愈矣。他藥有如是之速效乎。下不如法。或當愈不愈。復過一經而始愈者有之。如欲其下之則愈也。凡不能上承胃氣諸下品。未有如大承氣之適宜者也。嘉言元御胃風作爲風非。

傷寒四五日。脈沉而喘滿。沉爲在裏。而反發其汗。津液越出。大便爲難。表虛裏實。久則譫語。

書傷寒。與上條胃風示區别也。邪在太陽耶。抑屬陽明耶。。四五日正介在太陽陽明兩方面。。當脈浮。。無如其脈沉。。謂爲太陽病不得。。謂爲陽明病亦不得也。。脈沉而喘滿。。喘滿乃兩陽之怫鬱。。謂全無太陽病不得。。謂全無陽明病又不得也。。得毋太陽陽明合病耶。。合病喘而胸滿耳。。未嘗脈沉也。。彼條太陽陽明均受邪。。邪在胸。。胸屬氣化之範圍。。乃兩陽公共地。。故曰合病。。本證太陽陽明不受邪。。邪在胃。。胃屬物質之範圍。。乃陽明私家地。。又無所謂合病也。。彼證不明言浮爲在表。。本證則明言沈爲在裏矣。。胃之中心乃爲裏。。胃之上則兩陽爲實邪所牽掣。。故喘滿與合病無稍異。。特有在裏不在裏之殊耳。。攻裏可乎。。喘而胸滿不可下。。又本論之大禁也。下之必陷其兩陽。烏乎下。然則汗之又何若。彼證明明主麻黃湯矣。雖發汗庸何傷。不知實邪正在排泄其津液。已無愛惜其汗之美意。乃不爲之保存。而反發其汗。是中實邪之計矣。助邪爲虐。安得不津液越出乎。津液出當然大便鞕。豈知愈喘滿愈動其大便。愈大便愈動其喘滿。覺大便之鞕不鞕猶其後。惟大便之難爲獨苦也。曰表虛裏實。豈同上條虛實之謂哉。上條太陽猶在表。過經則陽旺而表亦固矣。此則太陽爲實邪所持。陽在胸不在表也。表實無定期也。上條燥屎明在裏。過經則風靜而裏可下矣。此則燥氣爲喘滿所持。燥在上不在裏也。燥屎無實際也

○○如有燥屎○○胡以目前無譫語乎○○曰久則譫語○○未敢遠信其鞕則譫語也○○安知非兩陽無外主之能力○○曰久氣餒而神昏乎○○此陽明病脈沉而誤汗○○又在可危之列者也○○

三陽合病○○腹滿○○身重○○難以轉側○○口不仁而面垢○○譫語○○遺尿○○發汗則譫語○○下之則額上生汗○○手足逆冷○○若自汗出者○○白虎湯主之○○

表實裏實○○卻與大承氣證相反對者○○其惟三陽合病乎○○大承氣證邪氣實其裏○○陽氣實其表也○○本證則邪氣實其表○○陽氣實其裏也○○夫三陽合病○○當然是發於陽○○本中風之外證○○非傷寒之表證也○○胡爲其實表耶○○

蓋緣三陽之標陽。舉不足以禦邪。遂輕棄其外主之地。而退守於腹中。全仗陽明之闔力。爲閉關排外之謀。裏闔表亦闔。經所謂陽氣已虛。氣門乃閉者此也。閉則闔實其邪。皮毛腠理肌肉皆實矣。書腹滿。三陽全收入腹。烏得不滿乎。書身重。陽氣無從輕舉其身。烏得不重乎。曰難以轉側。陽氣非不內轉也。無如不能外轉何。故曰難也。然猶未足徵其實邪在表不在裏也。曰口不仁而面垢。不仁者木彊之狀。面垢者蒙塵之狀。可知實邪布滿一身。從皮毛而侵上。獨不敢明犯頭顱者。以元首諸陽。猶高照在上耳。書譫語。陽氣內結則譫語矣。非實邪入裏也。雙方合病則趨勢在裏。然祇有下利嘔逆無譫語。三方合病則趨勢不在裏。故本證無下利嘔逆字樣。而但言譫語也。書遺尿。陽氣內逼其水道。則決瀆不禁。非塞極反通之理乎。曰發汗則譫語。表有寒可發汗。表有熱不能發汗也。陽氣怫鬱在表。可發汗。陽氣怫鬱在裏。亦不可發汗也。發汗則洞開其腹以內之門戶。爲熱邪入裏之導綫。又加多一層譫語矣。前此之譫語。不關有胃家之邪。後此之譫語。又添入少數之實邪。設泥守譫語主大承氣之例。悍然而下之。則邪未去而水穀之悍氣先陷。謝絕其額上之陽。生汗則奪血。無開目行陽。合目行陰之望矣。向之手足不逆冷者。雖陽氣內歛。尚有衛氣之外行也。。誤下則衛氣不榮於四末。。烏得不逆冷乎。。誤下尤甚於誤汗。。愛惜其裏。。不能不霹靂其表。。惟有訴諸白虎湯而已。。獨是其表不解者不可與白虎也。。假令脈浮發熱無汗無表證。。則白虎中與矣。。本論凡合病又無發熱字樣也。。陽不浮則熱不發。。此其所以爲合也。。本證不獨陽不浮。。並中風之外證全不見。。如表寒束縛其身者然。。重陽必陰故也。。既不發熱。。又無汗出。。何者爲表解之蹤乎。。若自汗出者。。露出一線之外證。。庶白虎不爲表證所陷阱也。。承氣窮而後白虎出現。。從大承氣對面處立方。。白虎本爲無汗設。。轉爲有汗設。。又從白虎之對面處立法也。。

二陽併病。。太陽證罷。。但發潮熱。。手足漐漐汗出。。大便難而譫語者。。下之則愈。。宜大承氣湯。。

亦有表虛裏實宜大承氣者。。其惟二陽併病乎。。兼併太陽入陽明闔力之範圍。。故不曰太陽陽明併病。。曰二陽併病。。半併太陽。。則太陽病證不罷。。全併太陽。。則太陽證罷。。證罷卽轉屬之互詞。。直謂之陽明病可矣。。何爲尚兼併太陽耶。。蓋收受太陽之邪者胃家也。。胃家未嘗併太陽。。乃陽明併太陽也。。曷以見其證罷耶。。太陽篇二陽併病。。明指病證不罷而言。。則有陽氣怫鬱種種之見證。。無發潮熱。。本條但發潮熱。。無彼條種種見證也。。陽明病曷嘗無潮熱耶。。陽明潮熱自潮熱。。汗出自汗出○○潮熱便是外欲解○○不必以汗解也○○太陽則必發熱汗出而解○○故乘陽明欲解之時○○併力稍鬆○○太陽纔有汗解之路○○於是有太陽漐漐之汗○○不象陽明濈濈之汗○○無如手足有汗身無汗○○太陽仍爲併力所持○○欲脫離陽明而不得也○○邪解又何嘗非汗出耶○○實邪方煆煉胃中之燥屎○○殆懾於兩陽之勢力○○未敢公然擾亂其穀神○○故未嘗頻頻譫語耳○○一旦大便牽動其實邪○○實邪又牽掣其大便○○覺大便難而譫語之端倪始露○○胃家實之端倪亦露也○○曰下之則愈○○何以太少併病則愼勿下之○○本證又可下耶○○凡太少併病○○皆在陽明之正位○○故有心下鞕之見證○○下之則太少俱陷矣○○本證非併入

陽明之正位也。。不過陽明之標陽。。束縛太陽於肌肉之間。。去皮毛不能以寸也。。何以同是二陽併病。。一則下之爲逆。。一則下之則愈耶。。彼證邪無定在。。乍在腹中。。乍在四肢。。下之則傷胃。。本證則大便有邪在也。。何以不俟過經乃下耶。。太陽不在表。。設非下之。。則太陽不能復回本經矣。。豈非過經亦如故乎。。同是表虛。。上文過經後始宜大承氣。。本證未過經又宜大承氣矣。。

陽明病。。脈浮而緊。。咽燥口苦。。腹滿而喘。。發熱汗出。。不惡寒。。反惡熱。。身重。。若發汗。。則燥。。心憒憒。。反譫語。。若加燒鍼。。必怵惕。。煩躁不得眠。。若下之。。則胃中空虛。。客氣動膈。。心中懊憹。。舌上胎者。。宜梔子豉湯主之。。

本條又從合病併病對面立證。。從白虎大承氣對面立方矣。。書陽明病。。謂其表裏似實卻非實也。。書脈浮。。浮爲在外。。言浮不言大。。陽明非大居正。。不能鎮壓其邪可知。。書浮而緊。。言緊不言沉。。餘邪非沉在裏。。其反抗陽明又可知。。書咽燥口苦。。顯見陽明之本氣。。脫離中土。。在咽覺其燥。。在口化爲苦。。其燥苦幸未消滅者。。賴有舌上之陰液。。以維繫之耳。。書腹滿而喘。。陽明不能約束其腹。。則腹氣不收而滿。。腹氣不能約束其邪。。邪氣亦上衝而喘矣。。腹滿似乎實。。燥字苦字喘字。。皆非胃家實之惡證。。胡爲發熱汗出。。不惡寒。。反惡熱

○○其外證之悉具若是○○且身重○○得毋陽明之裏其邪少○○陽明之表其邪多○○如三陽合病之腹滿身重耶○○彼證腹滿無喘狀○○身重又難以轉側也○○設脈遲未發熱○○身重腹滿而喘亦其常○○無如其脈浮而緊○○是緊搏其浮○○顯見熱邪之反動力○○格陽明以外出○○稍越肌肉一步○○實偪太陽則身重矣○○若發汗則不獨咽燥○○胃亦燥○○非成燥屎也○○溼乾則燥矣○○書心憒憒○○汗傷心液○○其濁氣又不歸心○○則憒憒而亂○○書反譫語○○實則譫語耳○○鞕則譫語耳○○不實不鞕而譫語○○故曰反○○若加燒鍼則不獨汗傷衛○○鍼亦傷營○○脈惕必神惕○○故曰怵惕○○營衛不交通○○故曰煩躁不得眠○○若下之則胃中空虛○○客

氣動膈。。邪氣未嘗自有而之無。。客氣反自無而之有。。餘邪雖不敢明犯心宮。。已大爲君主之憂矣。。故曰心中懊憹。。凡此皆爲陽明之害。。惟舌上胎者。。庶燥本猶存在。。陽明纔有更始之根也。。大承氣固不中與。。卽白虎亦過關其陽。。勿以其汗出而嘗試也。。緣陽明反闔爲開。。非合病併病之比也。。其惟梔子豉湯乎。。陽明不治。。求治少陰。。少陰與陽明相對待。。有陰而後有陽。。梔豉能汲收散漫之陽以入陰。。復從坎水中吐出更新之陽。。陽和則諸恙自平。。誤治宜主之。。卽未經誤治。。但諸證具而舌上胎者。。微梔豉不能面面俱到也。。

若渴欲飲水。。口乾舌燥者。。白虎加人參湯主之。。

本條語氣○○看似合上條爲一條○○暗指諸證悉具而且渴○○故於渴欲飲水句上○○加一若字作轉語也○○果爾○○則口乾舌燥四字成贅疣矣○○與咽燥口苦句相去幾何耶○○吾謂若字單承燥字而言○○撇淸上條種種見證○○另提渴字○○恐人誤認渴飲爲胃家實證諦○○妄與大承氣也○○夫燥而至於渴○○雖較甚於前○○特前條喘則熱邪猶帶寒意○○故有喘無渴○○本證渴則熱邪已無寒分○○故有渴無喘耳○○書渴欲飲水○○焉有蓄水而能化實之理乎○○顯見熱邪化燥不化實○○以熱邪之燥○○抗陽明之燥○○由心達舌○○由舌達口○○上條之燥○○不過及於咽○○本證不止及於咽矣○○書口乾舌燥○○太息陽明所在地○○僅依口舌之官

以圖存。。咽以下則邪皴甚惡也。。何以上條陽明之外證不勝書。。而本條獨闕耶。。有外證當然有表證。。表證從喘字看出。。其表不解者無行白虎之例也。。無外證當然無表證。。表解從渴字看出。。無表證者有白虎加人參之例也。。獨是太陽脈浮發熱主白虎。。下文脈浮發熱主豬苓。。看似豬苓可代行白虎也。。不知太陽白虎證大都表裏俱熱。。陽明白虎證正宜裏熱表不熱。。假令口乾舌燥證具。。脈浮發熱證又具。。是太陽白虎證者半。。陽明白虎證者亦半。。豈白虎所能兼顧乎。。豬苓更不足論矣。。不然。。上條何嘗無脈浮發熱四字。。卻不止脈浮發熱四字。。可悟白虎證愈簡而愈明。。愈靜而愈專。。上條反接承氣證。。本條反接梔豉證。。若字實大翻前說也。。白虎證渴者加人參。。乃傷寒之通例。。妙在領陽明之燥氣以入胃。。與承陽明之燥氣以居中者。。異曲而同工。。承氣能存胃中之津液。。白虎能挈膀胱之津液。。以還入胃中。。謂白虎功兼承氣則可。。設二方調用。。又毫釐千里矣。。

若脈浮發熱。。渴欲飲水。。小便不利者。。猪苓湯主之。。

若字又翻前說矣。。設合上條爲一條。。何庸重複渴欲飲水句乎。。設合三條爲一條。。脈浮發熱四字。。仍嫌複上也。。脈浮二句。。既不刪去。。豈非若字又單承上兩條燥字而言。。另行提起哉。。書脈浮。。不曰浮而緊。。熱邪未嘗反抗陽明可知。。書發熱。。無汗出各字樣。。陽明外證不悉具又可知。。書渴欲飲水。。不曰口乾舌燥。。陽明標浮而本沉又可知。。熱邪化燥往往渴。。陽明之本燥則不渴。。燥溼相涵。。故不渴也。。正惟其渴。。是爲以燥易燥。。熱邪之燥有定在。。陽明之本燥必無定在矣。。書小便不利。。顯見陽明之燥本。。不堪邪擾。。隨水道以漂流。。反爲小便之阻力。。故不利也。。上條撮合陽明之標本。。本在舌而標在口。。本條攔截陽明之標本。。標在上而本在下。。要皆熱邪之爲害。。與實證無涉。。惟去其本無之燥。。存其固有之燥。。則雙方緒照矣。。豬苓湯主之句。。詳註方後。。

豬苓湯方

豬苓去皮　茯苓　阿膠　滑石碎　澤瀉各一兩

右五味。以水四升。先煮四味。取二升。去滓。內下阿膠。烊消。温服七合。日三服。

脈浮發熱。。渴欲飲水。。太陽篇明明主白虎加人參也。。不過彼證無汗。。本證小便不利耳。。既無汗主白虎。。豈小便不利獨不可主白虎耶。。太陽病尙且取白虎。。陽明病反斳與白虎耶。。上條渴欲飲水主白虎。。本條忽主豬苓。。尤出人意外也。。不知本論凡白虎證。。無小便不利字樣。。設非小便不利。。舉凡無汗之白虎證。。與夫不言有汗無汗之白虎證。。白虎皆中與。。卽三陽合病自汗出者亦中與也。惟小便不利。獨與白虎有異常之牴觸。緣白虎一往無前。稍阻碍其猛進。則其進愈猛。以霹靂肌肉之熱邪則可。若小便由寒水之氣化而出。苟白虎向寒水之經而用威。源泉一動。有滅頂之凶矣。白虎非不下行清肅。惟功成而後去。庶所過之處。行所無事耳。彼上二焦亢盛之時。正白虎見長之地。若下焦燥熱。長沙無避用白虎明文也。豬苓比白虎又何如。白虎爲少陰之畏藥。豬苓爲少陰陽明之通藥。豬澤苓石。純與水氣相投。無非借飲入之水。爲游溢精氣之資料。妙在阿膠爲嚮導。阿膠乃千里悠長之濟水。合黑驢皮所化成。自能引腎中之精氣。涵接胃中之精氣。液生於腎。液生則其渴自止矣。不獨此也。飲水多則陽明之燥本。隨水下流。尤為腎關之障礙。腎主二便。其小便不利者。燥乘腎也。得本方轉運一番。合胃中之積水。從腎之外關。領熱邪而下趨。陽明之燥本。從腎之內關。秉陰氣以上行。此以少陰續出陽明之手法。又與梔豉湯異曲而同工。能利小便者。乃其餘事。並非為利小便立方也。少陰篇豬苓湯條下。無小便不利字樣。本湯方下。亦無得小便利則愈字樣也。

陽明病。汗出多而渴者。不可與豬苓湯。以汗多。胃中燥。豬苓湯復利其小便故也。

豬苓湯非利小便也。如利小便。何以不曰小便利而渴者不可與豬苓湯乎。且利小便者尤患不利於渴而消渴。則凡以利小便見長者。便不對證矣。上條取豬苓以止小便不利之渴。非取豬苓以利渴欲飲水之小便也。豬苓湯不過與小便不利無牴觸。能令小便復其常。不利者亦歸於利焉已。其妙用全在運行胃中之水氣以止渴。豬爲水蓄。以藥名命方者。取其厥功在水也。假令陽明病。汗出多而渴者奈何。豬苓旣能轉移其小便。自能轉移其汗多。汗液與小便互爲消長者也。吾謂渴而汗出多。則可與豬苓。蓋飲入之水。立化爲汗。舍豬苓以何湯下輸其水乎。若因汗出多之故。引水自救而渴。。豬苓非神以止汗也。。救渴不救汗。。直與汗爭水而已。。不可與豬苓湯。。置汗多於不顧也。。獨是靳豬苓而不與。。豈非汗愈多而愈渴。。愈渴而小便愈不利耶。。曰以汗多。。非關小便少。。乃關於水少也。。汗生於穀。。穀氣不予奪。。而後取償於水。。以接濟其汗。。渴飲正精勝卻邪之兆也。。不觀太陽病欲得飲水者。。少少與飲之。。令胃氣和則愈乎。。水與穀和故胃和。。胃和斯汗和。。汗和未有小便不和之理。。是飲入自能占勿藥。。不特於汗源有裨益。。且爲引導小便之先河也。。何以上兩條飲水又無效耶。。白虎證之渴。。燥在胃上。。水精不能抑之使下也。。豬苓證之渴。。燥在胃下。。水精不能揚之使

上也○○本證則燥在胃中而已○○能敵入胃之水乎○○中言
之曰胃中燥○○水下則燥下○○必能曲盡水精之長○○無論
小便已利與未利○○可作小便必利論○○何取乎復利其小
便○○多此一舉乎○○非愛惜小便也○○可惜豬苓湯○○善用
之則利小便乃其餘事○○不善用之則利小便令其獲咎耳
○○蓋胃中之游溢未畢○○遽速水氣以下行○○咎不在虛耗
其小便也○○咎在留胃中之燥而不去○○反中熱邪之計故
也○○寧缺豬苓○○而讓功於水○○此最便宜之陽明病者乎
○○設與白虎又何若○○豈徒陷白虎於水穀之海哉○○必與
胃脘之陽有牴觸○○尤有汗多亡陽之憂也○○豬苓且不可
與○○白虎之禁不待言○○勒住豬苓○○即勒住白虎○○特起

下文之四逆證也。

脈浮而遲。表熱。裏寒。下利清穀者。四逆湯主之。

不書陽明病。傷無陽明也。書脈浮。浮爲熱脈。浮屬表。書浮而遲。遲爲寒脈。遲屬裏。書表熱。衆目共見其爲熱。書裏寒。衆目未見其爲寒。非指陽明署之表熱。陽明表之表。太陽部分純是熱。不獨陽明署之裏寒。陽明裏之裏。太陰部分尤爲寒。太陽何以但熱而無寒。手少陰之熱。紊亂手太陽之熱。是謂重熱。重熱則寒。熱不能掩盡其寒。太陰何以但寒而無溼。足少陰之寒。轉移足太陰之溼。是謂重寒。重寒則熱。寒不能掩盡其熱。得毋餘邪化熱者半。化寒者半。

遂瓜分二陽為半表熱。半裏寒耶。非也。陽明者胃脈也。為十二經脈之長。穀神為之範。失穀則胃脈不如經。陰陽離合失其常。陽與陽并斯陽氣絕於裏。故脈浮而為熱。陽勝則熱也。陰與陰并斯陰氣絕於表。故脈遲而為寒。陰勝則寒也。表熱不同表有熱。重陽故變熱。裏寒不同裏有寒。重陰故變寒。寒熱是下利使之然。下利又清穀使之然。緣穀氣受邪。則中堅先陷。遂劃然分出無穀氣之熱。無穀氣之寒也。清穀者何。清者除也。與圊同義。非完穀不化之謂。非見穀不見水之謂。辨別不在乎穢濁中之若何質點。當以脫離穀養之寒熱為眞相。少厥下利清穀曰裏寒外熱。霍亂下利清穀曰內寒外熱。。清穀有遁情。。寒熱無遁形也。。夫在體之脈。。本熱而非寒。。自破化於穀。。則不寒亦不熱。。若陽道露其熱。。必陰道露其寒。。不相從。。故相逆也。。四逆湯主之。。薑附貫澈其陰陽。。甘草補償其稼穡。。救裏寒。。即救表熱。。止清穀。。即止下利也。。陽明病亦有四逆證耶。。此與大承氣證反比例。。承氣證中實則四面實。。患在下氣與上氣不相承。。四逆證中空則四面空。。患在上下中邊之氣不相承。。承氣湯傾之而後承。。四逆湯承之始不傾也。。

若胃中虛冷。。不能食者。。飲水則噦。。

亦有不下利可行四逆輩者。。若胃中虛冷。。則不至下利矣。。溼土薄弱故曰虛。。燥氣薄弱故曰冷。。胃虛邪亦虛。。胃冷邪亦冷。。雖飽受餘邪而不覺也。。其證據不過拒食引飲耳。。不能食則中寒證仍在。。非譫語潮熱。。與有燥屎五六枚無涉矣。。且飲水則噦。。邪引飲而胃仍拒飲也。。無精氣之游溢。。不能上輸於脾。。安得不反拒爲噦乎。。未經誤攻。。而噦狀先呈。。此爲陽明病所無。。一若陽明不病。。而胃家獨病也。。緣無氣化以任病。。則無陽明以主病。。故不冠陽明病三字也。。首若字又反接上文語氣。。可悟四逆證就令能食能飲。。不能放過其下利清穀也。。本證就令無下利清穀。。亦可與四逆證並提也。。又可悟白虎豬苓證能食不能食猶其後。。萬無飲水則噦也。。虛冷何以不主治耶。。胃中不過不能多容水穀耳。。非絕水穀也。。期諸一候。。則胃氣復矣。。虛寒有變遷。。虛冷無變遷也。。

脈浮發熱。。口乾鼻燥。。能食者則衄。。

本條又燥而不渴矣。。何以胃不燥而鼻燥耶。。正惟胃中虛燥。。而後入胃之邪。。不化實而化虛也。。蓋溼土薄弱。。其燥無制。。則胃中之燥爲虛燥。。大承氣證化燥爲實。。白虎豬苓證化燥爲燥者。。無非利用其燥氣之不虛。。故燥合屎而成鞕。。燥合熱而爲渴耳。。本證則邪氣利用虛燥爲虛邪。。上走空竅。。由口達鼻。。故乾在口而燥在鼻。。手陽明脈挾鼻孔。。足陽明脈循鼻外也。。此雖於胃家無所害。。而乘陽明之虛已可見。。觀其脈浮發熱。。非居中之陽。。虛而無薄乎。。本燥虛故標陽亦虛。。熱邪又從而閉之。。立何法以接續陽明之標本乎。。差幸胃雖虛而未冷。。尚不至於不能食。。能食者未始無裨於胃中固有之燥。。以反抗其鼻上本無之燥。。食氣入胃。。悍氣上冲。。令熱邪經血。。同一道出。。因致衄者亦意中事。。手足陽明病皆主衄。。本證非病在衄。。殆即太陽病衄乃解者歟。。蓋未衄則陽明標本之氣不相承。。得衄斯陽明受氣於食。。本非承氣證。。轉收承氣之效。。承氣之爲義甚大也。。

陽明病。。下之。。其外有熱。。手足溫。。不結胸。。心中懊憹

○○飢不能食○○但頭汗出者○○梔子豉湯主之○○
書陽明病○○邪已入裏矣○○乃胃未實而下之○○邪又出外矣○○書其外有熱○○非表熱也○○熱邪非越出太陽之部分○○在陽明外主之部分○○故曰其外○○又非陽明之熱也○○不關陽明自發之熱○○乃邪氣化成之熱○○故曰有熱○○顯見熱邪避下藥之鋒○○從裏遁出外○○果從何道出耶○○書手足温○○手足乃陽明汗出之孔道○○汗可出○○邪亦可出○○邪不實則手足無汗出○○汗不出則邪從手足出矣○○獨是手足爲太陰標陰所主○○温則繫在太陰之明徵○○又顯見陽明之標陽○○不達於其外○○太陰之標陰○○不達於手足○○而後有熱且温也○○蓋下藥洞開其中土○○爲陽明太

陰所必爭。。勢必反開爲闔。。而闔力愈固。。更無容邪之餘地。。差幸餘邪出於手足耳。。設上膈出胸。。則變爲結胸。。心下因鞕矣。。甚且鞕滿而痛矣。。書不結胸。。明乎熱邪在外不在裏。。未嘗壓制其陽。。故心下無所苦也。。書心中懊憹。。明乎太陰陽明能闔不能開。。反障礙其心陽。。故心中殊不適也。。夫陽明之所以主闔者。。特爲胃家容納之機關。。太陰所以主開者。。爲脾家運化之機關耳。。非胃主闔。。脾尤不主闔也。。脾胃闔閉。。而中無穀養。。烏得不飢乎。。又烏得能食乎。。吾恐其胃虛則衛氣不榮於四末。。手足之温不能久持也。。但頭汗出者。。可知衛氣尚充。。不過與手足之邪有牴觸。。反逆於頭而汗出耳。手足不逆冷。非額上生汗之比也。且汗出爲陽微。更非純陰結又可知。陽明存在。開其闔可矣。欲借助太陽之開力乎。太陽爲外邪所間隔。恐開力不逮也。惟有啟少陰之水陰。以轉動其陰陽。則手足濈然汗出解矣。頭汗云乎哉。梔子豉湯主之。何以舌上胎者既主之以闔陽明之不能闔。頭汗出者又主之以開陽明之不能開乎。蓋坎中爲陰陽資始之元竅。梔豉有吐納坎陽之妙用。便有吐納三陰三陽之妙用。以少陰之主方。而不用諸少陰。固大有造於太陽。且有造於厥陰。況少陰與陽明相對待乎。

陽明病。發潮熱。大便溏。小便自可。胸脇滿不去者。

小柴胡湯主之。。

書陽明病。。指邪在陽明之部分者半。。越出陽明之部分者亦半也。。書發潮熱。。非外欲解。。可攻裏乎。。乃既無汗出。。亦無譫語。。又非大便已鞕之明徵。。顧不鞕可矣。。胡以溏耶。。大便純然有溼而無燥。。則陽明脫離中土可知。。何以小便自可耶。。可者自適之詞。。非自利也。。言外則曰大便不自可也。。可知實邪與大便無涉。。陽胃無實狀。。而胸脇有實狀也。。胸脇仍是陽明勢力之範圍。。尚能壓制其邪。。脇下非陽明勢力之範圍。。不能壓制其邪。。於是邪氣與陽明互相糾纏。。胸滿是陽明不肯鬆勁。。着實於胸而不去。。脇滿是邪氣不肯鬆勁。。着實於脇而不去。故雖大便溏。不能泄胸上之滿。何自可之有乎。小便則稍舒其脇下之滿。猶有自可之趣也。爲餘邪謀去路。從汗解乎。抑從小便解乎。陽樞一轉。則水道愈調。當從小便去矣。小柴胡湯主之。去胸脇之滿於無形。此柴胡因勢利導之另一法。比諸太陽篇先宜小柴胡湯以解外節。尤爲省力。彼條本柴胡證而誤下。則邪勢向內。本條非本柴胡證而未經誤下。則邪勢向外。毋庸尾以柴胡加芒硝也。

陽明病。脇下鞕滿。不大便而嘔。舌上白胎者。可與小柴胡湯。上焦得通。津液得下。胃氣因和。身濈然而汗出解也。

同是陽明病○○同是柴胡證○○何以上條發潮熱○○本證不發潮熱耶○○陽明不在胸而在脇○○則越出正陽之界矣○○烏得有潮熱乎○○夫脇下乃少陽之部分○○非陽明之部分也○○何以知陽明之出其位耶○○書脇下鞕滿○○本論凡鞕字○○皆非指邪鞕而言○○大便鞕者物質變爲鞕○○心下脇下鞕者氣化變爲鞕也○○在太陽則脇下痞鞕○○本證太陽無恙在○○尙非晦盲之候○○故言鞕不言痞耳○○陽明之閉塞實甚也○○何以胸不滿耶○○非便宜於其胸也○○滿狀橫亘於脇○○必連於膈○○上焦其治在心下膈○○脇滿可徵明其上焦之不通也○○且不大便而嘔○○下焦不能出○○縱有積穀而無所用○○此又關於津液之不下○○蓋大腸主津○○

傳道其大便。。變化出者津爲之。。小陽主液。。受盛而不嘔。。化物出者液爲之也。。然使陽明能行使其居中之職權。。雖欲不大便而不得。。更無欲嘔之理由。。誠以中州治則三焦無不治。。將津液與大小二便若往還。。自有如霧如漚如瀆之三焦爲終始也。。奈何其舌上白胎者。。豈胃中虛冷哉。。乃陽明之標陽在脇下。。陽明之本燥出胃中。。標氣脫離其本氣。。故頓失正陽之赤色。。僅現燥金之白色也。。燥氣又脫離其溼氣。。故全無胃中溼土之黃。。徒爲舌上燥金之白也。。曰可與小柴胡湯。。不曰主之曰可與。。得毋嫌其與舌白略有牴觸耶。。非也。。柴胡湯從脇下以轉動陽樞者也。。兩脇乃太陽陽明之隙地。。苟非關實其竅隙。則柴胡能從容往復於胸脇之間。而運實於虛也。無如不滿胸而滿脇。無轉樞之餘地。反不足盡柴胡之長。以其與脇下不相入。通上焦則力有餘。通脇下則力未逮也。不然。加減法具在。其不行去大棗加牡蠣者。柴胡不能直抵兩脇故耳。胡不與調胃承氣湯耶。胃可調。脇不可調也。計惟以小柴代行調胃承氣湯。寧使脇下忍痛須臾。先令上焦得通而嘔止。津液得下而大便行。則餘邪自然退聽。而胃氣遂矣。曰胃氣因和。非侈言柴胡之效用也。見得柴胡本非調胃。乃胃氣不獨調而且和。兼有小承氣之潛力。一若不盡因柴胡使之然。未始非因柴胡使之然也。彼小承氣之和。。令邪與正和。。柴胡湯之和。。令燥與溼和。。是亦和胃之一法。。特脇下未和。。非小柴所能爲役。。必俟水穀之悍氣。。鼓動而出。。不獨手足有汗。。周身濈然汗出者。。驅餘邪以出外。。迎陽明以歸舍。。皆藉魄汗爲轉移。。故曰解也。。柴胡本無所謂汗解。。上條亦無汗出字樣也。。彼復與小柴胡。。蒸蒸而振。。卻發熱汗出而解者有之。。何嘗有濈然汗出之行所無事乎。。是柴胡爲功於胃氣。。胃氣又爲功於柴胡。。而後克竟全功也。。若以末數句爲譽揚柴胡之得力。。則可與二字無着落。。本節之言詮盡晦矣。。

陽明中風。。脈弦浮大而短氣。。腹都滿。。脇下及心痛。。久按之。氣不通。鼻乾。不得汗。嗜臥。一身及面目悉黃。小便難。有潮熱。時時噦。耳前後腫。刺之少差。外不解。病過十日。脈續浮者。與小柴胡湯。脈但浮。無餘證者。與麻黃湯。若不尿。腹滿加噦者不治。

陽明中風無外證也。傷寒纔有外證耳。以其不得汗。不同太陽汗出名中風。太陽中風太陽開。陽明中風陽明闔也。無如中風風在外。陽明闔則外邪不能開。不同傷寒寒在裏。裏邪闔而陽明反能開也。形容風氣之牽動。曰脈弦浮大而短氣。少陽欲轉不轉之弦脈。太陽欲開不開之浮脈。為陽明之大脈所持。與陰脈不相接。是短氣之脈。比上文脈遲短氣尤甚也。不獨三陽氣短。太陰氣亦短。徵諸腹都滿。風邪環集其腹之外郭。關閉太陰。卽隔絕太陽。體雖不痛。而脇下在腹都之旁。心在廣明之上。宜其脇下及心氣傷而痛。然猶未徵明其陰道之不開也。久按之。滿痛不劇而短氣反劇者。地氣不通於上。天氣不通於下。則腹都以內悉成虛器矣。加以鼻乾。陽明之脈起於鼻。鼻脈乾則不衄亦其常。假令得汗。陽明翻作太陽中風之汗。或爲按摩之力所潛移。汗解庸有之。奈何不得汗。陽明之闔也如故。外邪之不外向也亦如故。且嗜卧。避陽邪而戀陰。嗜卧無非畏衞氣之行陽。非如太陽病嗜卧爲外已解也。況一身及面目悉黃。太陰太陽又間接受病乎。。太陰身當發黃。。皆由太陰不開。。鬱溼則熱流膀胱。。而應在毫毛。。故黃從身始耳。。觀其小便難。。顯爲小便自利之反證。。特惑人處異在有潮熱。。髣髴其外欲解也。。豈知外風不能掩蓋其潮熱。。與裏實之潮熱又不同。。裏實從無噦。。時時噦便無可攻之時。。裏實亦無腫。。耳前後腫更無受攻之處。。耳之前後連於頸。。陽明之脈循頰車上耳前。。病主頸腫。。經謂陽明之經脈爲病。殆風邪竄入經脈使之然。。非邪尋出路也。。刺法具在。。盛則瀉之。。熱則疾之。。少差而已。。如外不解何。。得毋刺之反其熱不潮耶。。非也。。傷寒之潮熱其熱浮。。中風之潮熱熱不浮。。浮爲在外。。不浮何外解之有。。如望其浮○○候病過十日○○經兩候胃氣之續○○脈續浮者○○續出之浮○○非復前此夾雜弦大之浮○○必外邪之壓力稍鬆○○陽明纔與太陽相直接也○○與其留餘病於陽明○○毋寧移餘病於太陽○○與小柴胡湯○○變通柴胡解外法○○太陽先宜小柴胡湯以解外○○本證先與柴胡以達外○○令陽明之浮○○翻作太陽浮○○脈浮者病在表○○但浮顯非陽明脈○○申言之曰無餘證○○陽明證解脫無餘矣○○作太陽病但脈浮者與麻黃湯論可矣○○獨是中風外證也○○宜桂不宜麻者也○○陽明不得汗之中風○○又可作太陽不得汗之傷寒論○○仿太陽與麻黃尾小柴之後○○得汗自不待言○○身和汗自出也○○雖然○○十日之久○○中氣之桎梏爲何若○○

苟脾不能爲胃行其津液。。不大便猶可。。若不尿則陰不生而陽不長。。脈沉則有之。。安得有續浮之脈乎。。書腹滿。。不獨腹都滿。。又加噦。。滿處不噦。。而滿上加噦。。前此之噦。。尚潛通於腹。。後加之噦。。若脫離其腹。。腹滿無轉移。。是陰陽開闔之機無轉移矣。。斷曰不治。。風氣散亂其陽氣。。就令再過十日。。亦無陽氣之可承。。血氣并走於上。。大厥立至矣。。治云乎哉。。

陽明病。。自汗出。。若發汗。。小便自利者。。此爲津液内竭。。雖鞕不可攻之。。當須自欲大便。。宜蜜煎導而通之。。若土瓜根。。及與大豬膽汁。。皆可爲導。。

書陽明病。。陽明大居正。。前路未提及久矣。。得毋正勝而邪負乎。。書自汗出。。不關實邪逼出其汗。。乃中立不倚之陽明。。行使其精勝卻邪之自汗。。陽明之强有力可想也。。若援汗出不徹之例。。補行汗劑。。爲之發汗。。令實邪不敢僭居其正位。。是亦扶正抑邪之一法。。卽非邪從汗解。。亦從小便去。。緣汗藥移轉餘邪屬上二焦。。必爲決瀆之官所不容。。一旦陽明下行其淸肅。。而小便自利者。。正汗藥予邪以出路也。。意者大有造於津液乎。。太陽小便不利亡津液。。且曰得小便利必自愈。。况津液未亡哉。。雖然。。篇內發汗則愈者僅一見。。可發汗宜發汗亦一見。。未嘗稱道其小便利也。。矧明明有津液越出及亡津液之汗禁乎。。汗多不可與豬苓。。又何嘗樂觀其復利小便乎。汗固不留。小便尤不約。是兩奪之道也。警告之曰。此爲津液內竭。勿謂小便利則津液藏也。乃津液不亡之亡。不出之出。漏巵於小便之中而不覺。故曰內竭也。汗藥似有功於陽明。實無德於陽明。倘執小便利屎定鞕爲可攻之憑證。以大承氣湯獲咎。非汗藥階之厲乎。嚴限之曰雖鞕不可攻之。寧恕其誤汗。不恕其誤攻。何提防若是。微鞕尚與大承氣。不鞕不與之耶。雖鞕亦不准倡與承氣湯耶。其熱不潮。非早蠲承氣之禁哉。熱不外呈。是陽明未退出其正位。凡攻藥必集矢於陽明。遺邪之多少猶其後。陽明之傾覆可立見也。不更衣又何若。陽明居中。則傳道之令猶行。斷無不自欲大便之理。大便欲出不出奈何。津液竭當然無津液還。宜其大便久不出。出大便非舍攻藥無利器也。有導法在。曰宜蜜煎導而通之。玩通字。注意在通不在下。即上文上焦得通之義。換言之則下焦得通。津液得上。陽氣因承矣。導法詳註於後。

蜜煎導方

蜜七合一味。納銅器中。微火煎之。稍凝似飴狀。攪之。勿令焦著。欲可丸。併手捻作梃。令頭銳。大如指。長二寸許。當熱時急作。冷則鞕。以納穀道中。以手急抱。欲大便時。乃去之。

豬膽汁方

大豬膽一枚。瀉汁。和醋少許。以灌穀道中。如一食頃。當大便出。

導法首推蜜煎。土瓜根次之。豬膽汁又次之。曰宜曰若。曰及與。曰皆可。蓋有輕重焉。吾謂大豬膽汁一枚。尤令人莫名其妙。玩瀉汁二字。可見其作用之精矣。六腑中獨膽爲奇恆之腑。存而不瀉。不同腸胃傳化之腑。瀉而不存。其所以不瀉者。膽衣包裹其汁也。瀉其汁則不存。仍有留存之義。不離乎慎下之微旨也。且膽汁乃與生俱來之原料。與後天之津液。有盈虛消長者不同。則一點膽汁。便化出無限津液可知。

少陰白通加豬膽汁湯。霍亂通脈四逆加豬膽汁湯。雖非純爲救津液而設。而下利下斷既賴其轉移。津液亦受其賜矣。彼方人尿和膽則膀胱之津液存。本條醋和膽汁則大小腸之津液生。大腸主津。小腸主液故也。膽與蜜之比較。石蜜甘潤。捻長如指。取象大便。化鞕爲柔耳。土瓜亦取象大便之形。其根尤爲柔鞕。與蜜煎同義。究不如膽導之精義入神也。胡膽汁反居第三法耶。長沙重在通大便以承陽氣。非重在通大便以以存津液。津液乃陰陽摩盪之質點。有氤氳當然有津液。未有一氣相承。而津液不生之理。苟偏重膽導。則人人第知津液之可貴。承氣之手眼盡掩矣。獨是土瓜根用法未詳。。外臺謂以土瓜根削如指狀。。蘸膽汁入穀道。。合兩法爲一法。。未免附會。。元御謂土瓜根汁入小水筒。。吹入肛門。。大便立通。。此說尙有經驗。。吾謂三項導法。。隨手拈來。。自成妙諦。。師其意以行其是。。不用膽汁也可。。但用膽汁也亦無不可矣。。

讀過傷寒論卷八陽明篇辭解終

張仲景傷寒論原文

讀過傷寒論卷九

新會陳伯壇英畦著
男 萬騶
受業 鄧義琴 林清珊 仝校

陽明篇豁解

陽明病。脈遲。汗出多。微惡寒者。表未解也。可發汗。宜桂枝湯。

本條看似與上文陽明病脈遲節。若汗多。微發熱惡寒者。外未解也數句。語意相類。得毋彼條未立桂枝湯。本條補立桂枝湯耶。非也。彼條表解外未解。開始不惡寒。明明表解矣。本條未嘗不惡寒。表且未解。遑問其外哉。夫既汗出多矣。何以表未解耶。陽明署之表未解耶。抑陽明表之表未解耶。又非也。陽明表之表。是太陽表未解。汗後惡寒者虛故也。方與芍藥甘草附子之不暇。何暇及桂枝乎。卽桂枝證在。微惡寒者亦宜桂枝去芍加附矣。况脈遲者在太陽無發汗之例乎。表字非指太陽病證未罷可知。若陽明闔實其表氣。則反無汗。安有汗出多而陽明署之表尙闔乎。然則表字從何處看出乎。吾謂從陽明之內裏看出。指寒邪帶表證以入陽明之腑。雖反逼其汗。未脫化其寒。遲爲寒。故脈遲。陽明病法多汗。故多汗。惡寒不在外而在內。故曰微惡寒。曰表未解也。言外則曰縱有汗出多之外證。仍有可發汗之表證也。曰可發汗。宜桂枝湯。不曰解表宜桂枝湯。又與太陽攻痞節不同。

彼條解太陽以達表。故無發汗字樣。本條解表邪以達外。故有發汗字樣也。陽明外未解反不宜桂枝。桂枝祇能解陽明之邪。不能解陽明之陽以達外也。暨表未解三字。見得陽明腑內非盡內證。尚有表證也。見得陽明內實。祇許有外證。不能夾雜絲毫之表證。方爲胃家實之的證也。

陽明病。脈浮。無汗而喘者。發汗則愈。宜麻黃湯。

本條明是從上條連類而及。麻桂同爲發汗而設。得毋桂枝宜於汗出多之表未解。麻黃宜於無汗之表未解耶。本證無微惡寒三字。不能作表未解論可知。太陽篇之表未解者多矣。在陽明則以上條爲僅見。此外未之見也○○汗出而外未解者有之○○凡汗出條下無表未解三字也○○不得汗而外不解者有之○○凡無汗條下又無表未解三字也○○陽明有內證外證○○無表證者也○○以其惡熱不惡寒○○表證之本色無存在故也○○上文外不解纔與麻黃○○謂麻黃治外不解則可○○謂爲治表未解○○則無明文矣○○然則本證亦外不解耶○○非也○○本條無中風二字○○多而喘二字○○明明邪氣在裏不在外○○與外不解無涉也○○抑或裏未解耶○○又非也○○陽明有攻裏法○○無解裏法○○上文自懸醫重發汗句爲殷鑒○○諄諄垂發汗之戒者○○篇內凡十見○○皆指在裏誤汗而言○○不觀脈沉而喘滿節○○沉爲在裏○○而反發其汗之流弊乎○○書脈浮○○就令不

在外。亦非在裏矣。書無汗而喘。但曰喘不曰滿。與胸胃無影響。則餘邪無化實之意可知。無乾燥狀。無渴飲狀。則餘邪非反抗陽明之燥又可知。脈浮當有汗。其所以無汗之原因。非陽明鞏固其汗。乃陽氣與邪氣相搏。高舉而親上。爲肺氣所合。手太陰與手陽明。有同氣之關切。無汗而喘。移病於肺矣。麻黄湯稟天氣而行。發汗而有徹邪之妙用。故曰發汗則愈也。與治太陽無汗而喘同一手眼。特太陽在表。喘則牽制其周身。故有身疼腰痛諸見證。陽明居中。則困苦在中。故無太陽種種見證也。不能目陽明病作太陽病也。

陽明病。發熱汗出。此爲熱越。不能發黄也。但頭汗出。身無汗。劑頸而還。小便不利。渴引水漿者。此爲瘀熱在裏。身必發黄。茵陳蒿湯主之。

本條文義。又多疑點矣。吾非疑陽明病之發黄。吾疑其既曰不能發黄。又曰身必發黄也。吾非疑發黄由於瘀熱。吾疑其既曰熱越。又曰瘀熱在裏也。如謂汗出所以不發黄。下文何以發汗已。身目爲黄。吾疑其汗出有別故也。如謂頭汗出所以必發黄。上文熱入血室但頭汗出。何以不發黄。飢不能食但頭汗出。何以不發黄。吾疑其頭汗又有別故也。發黄不發黄分兩證。則熱越不熱越分兩人。乃但頭汗出四字。上無一若字作轉語。吾又謂其非作兩人看也。以其形上之熱。以汗界爲界綫。僅有一層熱。形下之熱。以黃界爲界綫。卻分兩層熱。此非能發熱便能發黃。乃不能發黃便非能發熱。緣表面一層熱。是外越之熱。熱色淺於黃。裏面一層熱。是內越之熱。黃色又淺於熱也。底面熱夾出一層黃。就令身及面目黃。都非太陽能發陽明之黃。否則面目及身黃。亦非陽明能發太陽之黃。況頭以下能黃。頭以上不能黃乎。不能發黃則黃不盡。熱尤未盡。祇有汗盡而已。然使身有汗頭無汗。未必身不黃而頭黃。無如頭有汗身無汗。勢必頭不黃而身黃。上文身黃曰無汗。悉黃曰不得汗。可例看也。且頭汗劑頸而還。手陽明支脈從缺盆上頸。其汗出自陽明者還諸陽明。是陽明不特無能力以發黃。並無能力以出汗。更無能力以小便可知矣。彼小便自利。太陰不能發黃則不黃。若小便不利。陽明不能發黃仍有黃。金匱謂小便不利皆發黃者此也。又曰諸病黃家。但利其小便。殆卽小便不通。熱流膀胱之謂歟。膀胱熱必三焦熱。觀其渴引水漿。顯見決瀆之令不行。而後仰給於水。化赤之汁不足。而後取償於漿也。曰此爲瘀熱在裏。三焦膀胱裏熱則如此。胃家裏實不如此也。陽明胃實無發黃。陽明發黃非胃實。胃主肌肉。非應在腠理毫毛。惟胃移熱於三焦膀胱。則腠理毫毛其應。。徧體是腠理毫毛之黃。。故不必太陽能發黃。。而身必發黃。。承氣湯不中與。。茵陳蒿湯主之。。方旨詳註於後。。

茵陳蒿湯方

茵陳蒿六兩　梔子十四枚　大黃二兩去皮

右三味。以水一斗。先煑茵陳。減六升。納二味。煑取三升。去滓。分温三服。小便當利。尿如皂角汁狀。色正赤。一宿腹減。黃從小便去也。

發黃無有不熱越。。不過有形之熱越。。熱在黃外。。無形之熱越。。熱在黃裏而已。。下文本方主身黃如橘子色。。金匱本方主久久發黃之穀癉。。治發黃無非治熱越。。故不明言熱越耳○○揭熱越二字○○可悟發黃非胃家實之眞相○○揭不能發黃四字○○又可悟發黃非陽明病之本色○○方下曰黃從小便去○○不曰黃從大便去○○曰尿如皂角汁狀色正赤○○不曰尿如皂角汁狀色正赤○○是專指前部而言○○顯與燥屎鞕便無涉○○獨是金匱黃癉無禁下明文○○熱在裏曰當下之○○自汗出又曰當下之○○發黃旣當下○○大黃硝石湯與大承氣湯何擇乎○○不知黃家所得○○從溼得之○○雖被寒而溼主病○○溼旋熱而旋實○○故可下○○本證當於寒溼中求之○○雖協溼而寒主病○○寒化熱未化實○○則不可下也○○下文發汗已○○身目爲黃○○明曰不可下矣○○豈汗出爲表和裏實之比哉○○且大黃硝石已變通承

氣以下行其溼熱。。梔蘗爲之佐。。本湯復變通大黃硝石以利行其瘀熱。。大黃爲之使。。妙在先煮茵陳尾其後。。二味自受氣於茵陳。。三服小便當利。。一宿便爾腹減。。比較腹滿不減。。減不足言之大承氣證。。何啻霄壤耶。。篇内每引發黃爲陪客。。須從胃家裏面看出一層。。若攻入其中堅則誤矣。。

陽明證。。其人善忘者。。必有蓄血。。所以然者。。本有久瘀血。。故令善忘。。屎雖鞕。。大便反易。。其色必黑。。宜抵當湯下之。。

書陽明證。。不曰陽明病。。過去陽明病。。現在陽明證也。。過去瘀熱病。。因無瘀熱證。。現在瘀血證。。本有瘀血病也○○身黃小便不利爲無血○○上條儼若太陽證○○屎鞕大便反易爲有血○○本條卻是陽明證也○○太陽瘀熱血證諦○○其人非發狂則如狂○○陽明瘀血血證諦○○其人非善飢則善忘也○○書其人善忘○○善忘何止屬陽明○○蓋有所以然者在也○○不善忘之所以然○○則純是精神魂魄爲作用○○統一事物者精神也○○紀載事物者魂魄也○○隨神往來謂之魂○○並精而出入者謂之魄○○魂魄不嘗爲精神之錄事官○○而後魂知來○○魄藏往也○○其記憶之所以敏捷者○○賴有血脈之流通○○以觸其機耳○○血歸於肝而脈朝於肺○○非供魂魄之使令乎○○苟血神不爲魂魄用○○則魂魄必不爲精神用○○經所謂營衛留於下○○久之不以時上

○○故善忘者此也○○曰必有蓄血○○非諸血盡蓄也○○必有梗阻其新血之道路○○遂止截一處而不行○○則往復循環之機窒○○何者爲追囘往事之導綫乎○○是又有蓄血之所以然○○曰本有久瘀血○○指水穀之海○○本有瘀血之存○○未嘗輸瀉也○○水穀則傳化而出○○獨瘀血不傳化而出者○○胃中氣多血亦多○○其瘀血爲新血所包容○○若河海之不擇細流而已○○初不覺其蓄也○○積久則新血又爲瘀血之續○○腸胃長留舊染之污○○經所謂上氣不足○○下氣有餘○○腸胃實而心肺虛者○○是善忘之所以然○○今因瘀血之故而蓄血○○因蓄血之故而善忘○○又本證令善忘之所以然也○○何以不下血耶○○正惟蓄血○○故不下血○○正惟

有瘀血。不獨不下血。並沒收流注大腸之新血。大腸無血液以涵濡。屎必鞕。非屎定鞕之大承氣證也。承氣證之屎。是實邪所煅煉。雖未鞕而大便必難。非承氣證之屎。爲瘀血所排除。雖鞕而大便反易。蓋緣瘀血之實。不容大便之滿。實而不能滿。自傳化物而不存故也。異在其色必黑。下黑非下瘀乎哉。此特沾染瘀色變爲黑耳。尚有留而未去之瘀質。可想見其如豚肝然也。上條屎赤則瘀熱邇於前。與胃中燥屎有分寸。本條屎黑則瘀血歸於後。差胃中燥屎若毫釐。屎字屎字無非逼取胃家實三字。愈逼則愈眞也。曰宜抵當湯。破除瘀血。保存新血。乃抵當之長。承氣不能越俎也。。不曰主之曰下之。。下字直與大承氣湯抗衡矣。。

嘉言元御改善忘作喜忘非。。

陽明病。。下之。。心中懊憹而煩。。胃中有燥屎者可攻。。腹微滿。。初頭鞕。。後必溏。。不可攻之。。若有燥屎者。。宜大承氣湯。。

本條多半是衍文。。開句宜删矣。。有燥屎又曰有燥屎。。燥屎證二。。何以承氣證僅一耶。。下之又曰攻。。不可攻何又申言承氣證耶。。不知長沙非教人攻之又攻。。寔恐人下之又下。。一則恐其視攻與下無差等。。以爲可攻便可下。。特以下藥代承氣之攻。。徒多一次下。。再則恐其視攻與下若逕庭。。以爲不可攻未嘗不可下。。轉以下藥避承氣之攻。。更多一次下也。。書陽明病。。斥下藥也。。下其腸間不攻自下之屎。。不下其胃中非攻不下之屎。。則胃邪反動。。上通於心而煩。。且煩且惱。。懊憹而煩。。類篇釋懊憹爲痛悔。。若憾其下藥之不着癢者然。。其胃不和可知。。如其胃中無燥屎也。。上文有兩梔豉證爲陪客。。舌上胎之懊憹。。不能食之懊憹可例看。。如其胃中有燥屎也。。下文有兩承氣證爲同類。。如癉狀之煩熱。。不大便之仍煩可例看。。上文下後之梔豉證。。懊憹不曰煩。。煩是少陽陽明之本相。。卽正陽陽明之半相。。露胃家實者半。。露承氣證者亦半也。。可攻也。。言外則曰不可下。。下藥留燥屎。。攻藥去燥屎故也。。例如下文下後六七日不大便。煩仍不解。與承氣湯未爲遲也。何以腹不滿又宜承氣湯耶。假令腹微滿。豈非承氣證益顯耶。上文腹滿而喘曰可攻裏。下文腹滿痛者曰有燥屎。腹大滿則曰可與小承氣。腹微滿非可與大承氣耶。即正告之曰不可攻。未有曰不可下也。正告之曰初頭鞕。後必溏。攻之必溏耳。未聞下之必溏也。上下文不可攻三字則見之熟矣。僅一條曰以爲不可下。本證又誰復以爲不可下乎。醫者亦知其何以腹微滿乎。邪氣散亂則實而滿。正氣散亂則虛而滿。半實半未實。半虛半未虛。故微滿。攻之則實者去其半。故初頭鞕。虛者去其半。故後必溏。下之則鞕不去而溏去。精華已盡。灰燼猶存也。誤下尤烈於誤攻者也。彼二三下之者。非爲其有燥屎哉。已然之燥屎在胃中。未然之燥屎非必在胃中。以下藥移實邪於大腸。卽但鞕亦燥屎之變相。若無後溏者。可作燥屎論。始終不離乎宜大承氣湯也。承氣湯無兩可。可一不可再。下藥則無所施而可。不可行於未與承氣之先。不可行於既與承氣之後也。

病人不大便五六日。繞臍痛。煩躁。發作有時者。此有燥屎。故使不大便也。

燥屎何以適當胃中乎。實邪在中。正氣繞之。燥屎在中。矢氣繞之。正氣與矢氣相逐。故繞折而轉之。上文少與小承氣湯試驗其轉。實欲明其繞耳。揭繞字。長沙殆喚醒病人哉。特非正式陽明病之病人。又當別論。迹其不大便五六日。與下文六七日不大便。相去幾何。乃彼條腹滿痛曰此有燥屎。本條繞臍痛亦曰此有燥屎。此者不同於彼之謂也。曷爲此有此之痛處耶。得毋實邪繞出迴腸之外。繞腸痛故影响於臍耶。非也。實者氣入。實邪入胃而後燥屎成。虛者氣出。正氣出胃而後痛病作。邪氣入而繞其屎。屎不燥亦燥。正氣出而繞其臍。臍不痛亦痛也。毋亦縮小陽明之勢力圈。便縮小其臍之勢力圈。臍當心腎之中。天樞之端的。諸氣之旋螺也。地氣從此升。天氣由此受。所謂濁陰走五臟者。。臍爲之紐。。所謂濁陰歸六腑者。。臍爲之軸。。若臍旁爲陽明之卷力所持。。氣不通則痛矣。。陰陽斷梗。。煩躁證亦具矣。。幸在發作有時。。痛作之時。。其繞必結。。痛不作時。。繞而不結也。。緣陽明直脈挾臍入氣街中。。氣不直接。。則兩氣不相入。。非氣傷痛而何。。曰此有燥屎。。燥屎與繞臍痛何涉。。不應有而有。。與無燥屎等。。彼眞承氣證之燥屎。。實邪與燥屎合爲一。。此非承氣證之燥屎。。實邪與燥屎分爲二。。不過因實邪包圍其屎之故。。故使有燥屎。。因燥屎未脫離餘邪之故。。故使不大便焉已。。迨八日陽明病衰。。正氣還入胃中。。自無容邪之餘地。。屎去邪亦去。。從無以不大便終也。。無所用大承氣湯也。。上條坐實宜大承氣。。舍承氣湯無二法。。本條不提及大承氣。。操縱大承氣也。。

病人煩熱。。汗出則解。。又如瘧狀。。日晡所發熱者。。屬陽明也。。脈實者宜下之。。脈浮虛者宜發汗。。下之與大承氣湯。。發汗宜桂枝湯。。

本條看似病家又得陽明病也。。吾謂其既屬陽明。。仍是陽明病之陪客。。故但目之為病人。。上條病人正與邪不相得。。分道而繞臍。。本條病人邪與正不相失。。同條而繞脈。。以其未見發熱。。先見煩熱。。形容其脈熱。。故形容其心煩。。心為脈之長。。脈者心之合也。。形容其汗出。。即形容其解煩。。汗者心之液。。煩在汗之先也。。異在汗出曰則解。不曰已解。煩解熱不解可知。吾惜其汗出未過半。邪解故未過半也。經謂穀氣相薄。兩熱相合。故有所遺者非歟。觀其又如瘧狀。煩不如故而熱又如故。衞氣集而瘧狀又如故。有汗解煩。無汗解瘧。何得謂陽明病法多汗乎。得毋日晡所發潮熱。有燥屎庸無汗出乎。無如其發熱不曰發潮熱。熱信顯非從胃家深際而來。實指之曰屬陽明也。言外則曰非屬胃也。其熱不潮。卽上文未可與承氣湯之謂也。乃曰脈實者宜下之。夫存而不瀉者脈。豈同瀉而不存之屎哉。且陽明者胃脈也。下其脈則戕胃。下其胃則戕脈。長沙何至漠視病人若是。經謂脈實者病在中。又曰胃

脈實則脹○○本證非有中脹之病形○○大卒與中脹無大異
○○蓋脈不和必胃不和○○太陽篇曰下之則和○○胃和斯濈
然汗出解○○是下之正以汗之也○○脈浮虛者又何若○○非
謂其脈虛浮也○○虛浮是不實之脈○○浮虛則實邪爲脈氣
所不容○○若浮虛而無薄○○遂繞出陽明之外經○○欲假道
太陽以汗解也○○故曰宜發汗○○汗與下同一手眼○○立下
法代汗法○○曰下之與大承氣湯○○立汗法易下法○○曰發
汗宜桂枝湯○○勿訝其爲承氣也○○下之而後地氣上○○地
氣上則天氣雨○○不發汗之發汗○○承氣可作桂枝用○○勿
泥其爲桂枝也○○發汗而後精氣勝○○精氣勝斯邪氣卻○○
不除實之除實○○桂枝可作承氣用○○非適宜承氣偏與承

氣。故曰與不曰宜。不中與桂枝卻宜桂枝。故曰宜不曰與。無燥屎而與承氣。反襯上條有燥屎不與承氣。無惡寒而宜桂枝。反襯上文微惡寒之宜桂枝。操縱承氣湯。無殊操縱桂枝湯也。

大下後。六七日。不大便。煩仍不解。腹滿痛者。此有燥屎也。所以然者。本有宿食故也。宜大承氣湯。

書大下後。陽明病三字闕不書。邪去八九矣。書六七日不大便。何難不更衣十日無所苦乎。無如始終不離乎煩。大下久之仍不解。煩不因下後止。腹滿痛則由下後始。滿痛與微滿之比較。初鞕後溏則如彼。有燥屎則如此也。燥屎與燥屎之比較。上文不大便五六日曰此有燥屎。不曾示人曰此病人之屎。爲陽明燥屎之陪客。本條六七日不大便亦曰此有燥屎。不曾示人曰此非病人之屎。並爲病人燥屎之陪客。則不書病人之所以然。自有其故在。以其本無燥屎。與下後仍病燥屎者不同論。本有宿食。與下後纔病宿食者不同論。祇緣下藥之峻。不當下而下。傾瀉化物而不存。當下而不下。留存宿食而不瀉。致餘邪無化物之可戀。轉依戀其宿食。遂因宿食阻礙其大便之故。故使不大便。因大便充積其鞕屎之故。故使有燥屎。是直接受邪者宿食。不能自有而之無。傾仍不解其明徵。間接受邪者燥屎。反覺自無而之有。腹滿痛者其明徵。要皆不良之下藥使之然。非關强食遺邪使之然也。有宿食未必能食。彼多食而滋流弊者。大率本無宿食者也。若六七日之久。而宿食如故。莫謂大下後無攻法也。旣畢露其見證之所以然。便有治證之所當然。長沙本愛人之德。作驚人之語。曰宜大承氣湯。承氣固宜於下燥屎。又宜於下宿食。且宜於直接下宿食。間接下燥屎。本篇有宿食兩見大承氣。豈同下藥之毫無價値乎。

病人小便不利。大便乍難乍易。時有微熱。喘冒。不能臥者。有燥屎也。宜大承氣湯。

本條無一句是有燥屎之證據。胡爲又出大承氣湯以駁人耶。。書病人。。其陽明病仍在與否。。已不明瞭矣。。況小便不利。。明明非小便利屎定鞕之比。。且利小便有豬苓湯在。。有茵陳蒿湯在。。與大承氣證何涉耶。。夫使大便難而譫語。。大承氣猶中與也。。無如其乍難。。卽或大便反易。。抵當可以代承氣。。承氣不能代抵當也。。無如其乍易。。易也難也。。非不大便者也。。與大承氣證又何涉耶。。就令有潮熱。。不過時有微熱耳。。上文明言微發熱爲其熱不潮。。未可與承氣湯矣。。就如其喘也。。腹滿而喘者短氣則然。。庸或發生承氣證。。若喘而至於冒。。半似承氣證。。半非承氣證也。。就如其臥也。。臥不安者胃不和亦然。。庸或顯出承氣證。。若臥而至於不能。。雖涉承氣證。甚於承氣證也。曰有燥屎。殆無中生有之詞。信其有者少。疑其無者多矣。吾謂本條從上條生出。上條有宿食故。本條有留飲故也。何以不明言留飲耶。上條宿食受邪而燥屎不受邪。曰此有燥屎。語氣注重在宿食。本條燥屎受邪而宿飲不受邪。但曰有燥屎。語氣非注重在宿飲也。飲家雖無小便不利明文。而金匱一則曰當從小便去。再則曰小便難。則因水停而小便不利者。所在多有。且大便乍難乍易。顯見水走腸間。潤其大便則易。亦不走腸間。不潤其大便則難。又時有微熱。潮熱爲水氣所掩。故曰微。飲微熱亦微也。實據處尤在喘冒。及不能臥。金匱載支飲其人喘滿。支飲其人苦冒。曰支飲者法當冒也。又載支飲亦喘而不能臥。一再言倚息不得臥也。獨是金匱飲家無燥屎二字。無大承氣湯四字也。厚樸大黃湯尚避小承氣之名以命方。豈非有留飲便無燥屎。有燥屎便無留飲乎。仲景正爲金匱傷寒示區別。故亦避留飲二字而不言。緣大承氣置飲氣於不顧。祇攻其燥屎故也。蓋實邪煆煉其燥屎。令胃中無游溢精氣之餘地。致飲入之水。支結胸中。如飲家之病人者然。此實邪掩人耳目之一大機會。有燥屎等於無燥屎也。曰宜大承氣湯。以慎用大承氣之手腕。忽而施諸全無實狀之病人。比上條大下後與承氣。尤爲敢人所不敢。設非眼中有眼。有燥屎三字。從何處看出乎。

食穀欲嘔者。屬陽明也。吳茱萸湯主之。得湯反劇者。屬上焦也。

凡大承氣證。得湯則安者。屬下焦也。反劇則殆矣。燥屎不足惜。穀氣足惜也。與其下穀。毋寧嘔穀。與其欲嘔。毋寧劇嘔。緣嘔穀尚能食穀故也。書食穀欲嘔者。上文胃中虛冷。曰飲水則噦。得毋胃中寒冷。故食穀欲嘔耶。非也。胃中寒冷。不能食。水穀不別則有之。無嘔穀也。即嘔仍不能食。非嘔食穀可知也。就如表熱裏寒。祇有下利清穀。未嘗且嘔且清穀也。蓋能食穀便能容穀。可徵明其不屬胃。能容穀又欲嘔穀。可想見其無益於胃。殆間接屬胃之不屬胃。特揭之曰屬陽明也。邪襲陽明者也。又與嘔多雖有陽明證不同論。彼條陽明證具。本條陽明證不見。則胃中之變端猶其後。而陽明之色相已非。覩其不象種種陽明病。並不象種種病人病。顯屬更易陽明之燥氣爲寒氣。居中土者非淸陽爲政。濁氣爲政也。寒氣生濁者也。受穀者亦濁。穀氣被陽明之化。則穀濁不爲寒。不被陽明之化。則寒氣卽其濁。穀寒便與胃家不相得。有不欲嘔乎。吳茱萸湯主之。降濁莫妙於吳萸。是止嘔莫良於吳萸。雖劇必不劇。乃得湯不劇反爲劇。比諸少陰厥陰之服吳萸。適得其反。豈少厥獨樂受吳萸○○陽明反惡吳萸哉○○少厥是陰邪親下○○降濁卽降邪○○從下焦解○○無形解也○○本證是陽邪親上○○降濁反升邪○○從上焦解○○有形解也○○且少厥之穀不受寒○○寒去穀仍在○○本證之穀先受寒○○寒去穀亦去也○○何以忽屬上焦耶○○邪聚屬陽明○○邪散屬上焦○○上焦出胃上○○去陽明不能以寸○○况三焦爲水穀之道路乎○○方旨詳注於後○○

吳茱萸湯方

吳茱萸一升洗　人參三兩　生薑六兩切　大棗十二枚擘

右四味○以水七升○煑取二升○去滓○溫服七合○日三服○

本湯何以爲陽明主方乎。本草稱吳茰開腠理。腠理與本證何涉乎。發腠理者淸陽也。走五臟者濁陰也。寒氣生濁。熱氣生淸。淸陽受氣於熱。濁陰受氣於寒也。吳茰之特性熱而濁。與寒濁相逆從。當然熱勝而寒負。佐以人參薑棗。一則調和其稼穡。一則溫升其濁陰。濁陰又與寒濁相逆從。而後固有之濁氣勝。本無之濁氣負也。蓋食氣入胃。則濁氣歸心。必濁陰與淸陽相順接。斯食入於陰者長氣於陽。穀氣之寒則當去。穀氣之濁不能去也。其得湯反劇者。不啻淘汰而出耳。本方正留濁以去濁。還陰以還陽者也。少厥病亦乞靈於吳茰。無非徹除陰道陽道之翳障。而各還其原化。降濁是其專長。非可與白通四逆相調用也。大抵寒氣無不濁。特寒濁與濁陰混爲一。則見寒不見濁。故主薑附以溫寒。上文四逆湯證爲先例。寒濁與濁陰分爲二。則見濁不見寒。故主吳萸以遠濁。本條吳茱萸湯爲先例。獨惜吳萸一味。徒負辛溫之名。不知者遂合吳萸白通四逆爲鼎足。意以爲三方可同鼎而共烹也。粃糠吳萸矣。

太陽病。寸緩。關浮。尺弱。其人發熱。汗出。復惡寒。不嘔。但心下痞者。此以醫下之也。如其不下者。病人不惡寒而但渴者。此轉屬陽明也。小便數者。大便必鞕。不更衣十日。無所苦也。渴欲飲水。少少與之。但以法救之。渴者。宜五苓散。

以十日以上之傷寒。忽而脫離陽明。現太陽之本相。忽而脫離病人。現其人之本相。殆愈矣乎。書太陽病。可以不書陽明病乎。書其人。可以不書病人乎。無如其脈有異點。緩也而圓於寸。浮也而圓於關。弱也而圓於尺。關上浮者痞脈也。亦趺陽脈也。趺陽不浮於關上。而浮於關中。乃陽明短氣之脈。而後上不至於寸。下不及於尺也。其人乎。毋亦不甘爲病人。欲爭回太陽病。遂置陽明於不顧乎。豈知餘邪爲下藥所持。早已隔絕太陽之路。就令發熱汗出。不過其人之反抗力爲之。非如病人之汗出解也。夫使惡寒復汗出汗解當然不惡寒。若汗出復惡寒。有寒顯非從汗解。況惡寒不嘔寒。邪高方使嘔。邪下孰使嘔乎。凡此皆太陽似病非病之疑案。但心下痞者。在太陽則見慣。以醫下之爲多數。所異者太陽種種痞證則如彼。本條痞證獨如此耳。彼太陽病之痞。邪在心下。非無邪而但痞。此非太陽病之痞。邪在心下之下。只但痞而無邪。蓋同是誤下。如其下之則下。所未下者心下之邪。則瀉心湯證具。如其下之不下。祇未下者心下之下之邪。瀉心湯證不具也。且太陽痞證無渴字。與瀉心湯後始云渴。則但痞但渴者。爲太陽證所無。類似太陽證罷病未罷。作罷病之病論可矣。環顧病八。屈指計之○○不惡寒而但渴者○○十日於茲○○正告之曰○○此轉屬陽明也○○以最活潑之陽明轉爲痞○○邪屬陽明之下○○牽掣陽明者也○○抑亦束縛病人也○○易其人爲病人○○其人之初念不及此○○欲復病人爲其人○○病人之現狀已如此○○此上焦不通之病形○○津液還入胃中者罕矣○○未知小便日幾行○○問諸病人可矣○○小便數者○○從無不久必大便之理○○曰大便必鞕○○非胃家實之屎定成鞕也○○不更衣十日無所苦○○胃中無實邪者在此○○陽明之中餒者亦在此也○○徵諸飲食○○不嘔當能食○○亦未必眞欲食○○惟欲飲則引水自救之情不容已也○○莫善於倣太陽與飲法○○少少與之○○本篇亦有豬苓之法在○○惜與汗多而

渴有柢觸。與其兼以服湯法救渴。不如但以飲水法救渴。太陽篇渴者屬陽明。曰以法治之。本條曰以法救之者。衰落之邪不須治。陽明之待拯實殷也。與飲以洋溢其氣化。心下自有魚水之和。其人便行所無事。湯藥何取乎。然必欲飲水而後効靈者水。若但知有渴。而非奢求於水。必胃中無游溢精氣之足言。始渴水反淡忘乎水也。又當倣太陽散水爲精之法。行五苓散爲宜。太陽痞不解主五苓。其人渴而口燥煩者一。本證心下痞宜五苓。病人不惡寒而但渴者又一。因人而施。效頗捷於豬苓。金匱曰渴者與豬苓湯。餘皆倣此。豈所論於本證乎。

脈陽微。。而汗出少者。。爲自和也。。汗出多者。。爲太過。。陽脈實。。因發其汗。。出多者亦爲太過。。太過爲陽絕於裏。。亡液津。。大便因鞕也。。

上條心下痞是陽明之不前。。離太陽而不合。。陽絕於表也。。本條陽脈實又陽明之太過。。合太陽而不離。。陽絕於裏也。。卽太陽以驗陽明。。則太過不前如指掌。。例如脈陽微。。太陽脈微有汗禁。。而陽微則當然有汗出。。汗出爲陽微也。。無論汗多汗少。。皆非太陽當有之汗。。乃取給陽明之汗。。汗生於穀也。。陽明雖法多汗。。而汗出少者。。非陽明之吝也。。太陽不過於求汗。。陽明不過於供汗。。卻邪以和不以戰。。在微邪爲自解。。在微陽爲自和也。太陽受陽明之賜。不啻太陽之自和。陽明不必有其功也。若出汗有如水流漓之多。則汗浮於病。不除病勢必遺病。既多汗更無餘汗。曰爲太過。豈謂其汗出不止哉。謂其無續自微汗之望。汗出固過。汗止亦過。不能開太陽者。越汗之過。適以闔太陽者。收汗之過也。書陽脈實。非闔實太陽乎。不曰脈實。非趺陽不實乎。無屬陽明之脈。與上文汗下二證不同論。大承氣不中與。桂枝尤不中與也。乃不下之而汗之者。是何原因乎。非因多汗重發汗。蓋因無汗行發汗。以爲雖經陽明之多汗。未經太陽之小汗。汗藥似爲太陽而設。孰意不發太陽汗。而發其汗乎。其汗乃陽明之保障。縱出少亦作多汗論。況出多乎。曰亦爲太過。不獨汗出過而又過。卽氣化不前之陽明。不應過亦過也。以其陽隨汗越。突過太陽之範圍。與太陽則親切。與太陰則遠離。名爲陽絕於裏。太陰又不前矣。絕太陰卽絕脾。脾病不能爲胃行其津液。必立見津液之亡。津液不能爲胃行其大便。更速成大便之鞕。曰大便因鞕。因亡津液而大便鞕者意中事。津液還入胃中。不久必大便。因陽絕於裏而大便鞕者意外事。陽明不續太陰。何時始有大便乎。此不特爲正陽陽明之陪客。並爲太陽陽明之陪客。作陽明太陽觀可也。

二元御出多作多出刪太過二字非。

脈浮而芤。浮為陽。芤為陰。浮芤相搏。胃氣生熱。其陽則絕。

上條陽絕於裏。陽明猶存在。其陽未絕也。本條則為其陽悲矣。書脈浮而芤。不曰趺陽脈浮而芤。明是趺陽脈截分為二脈。而後浮狀薄於萍。芤狀空如葱也。浮與芤迥不相屬。浮在上為陽。上之下則無陰。芤在邊為陰。邊之中則無陽。設或浮而不芤。不過陽明標本之浮。尚有太陰隱為之繫。卽或芤而不浮。不過中見太陰之芤。亦有陽明隱為之繫。無如其獨陽與陰不相得。則浮搏其芤。孤陰與陽不相得。則芤搏其浮。顯見脫離胃氣之浮脈。故陽勝不發熱。脫離胃氣之芤脈。。故陰勝不惡寒。。胃氣又脫離陽明之燥氣。。於是不生燥而生熱。。熱氣乃餘邪之遺燼。。熱胃氣者。。灰胃氣者也。。厥陰食以素餅。。不發熱者知胃氣尚在。。反是則化胃氣爲烏有。。卽化陽明爲烏有矣。。陽明者胃脈也。。胃脘之陽。。一氣相生而成脈。。其氣其脈其陽。。異名而同類。。有兩死。。無兩生也。。曰其陽則絕。。非謂其胃未絕也。。兩死之端倪畢露矣。。何以生熱不生寒耶。。因於陽則熱。。因於陰則寒。。因不生陽故生熱。。因熱不絕故陽絕。。苟延一綫之熱。。替代一綫之陽。。此又少陽陽明之陪客。。燥煩實三證不具可見也。。勿認生熱爲陽明應有之病形。。上文攻其熱必噦。。非明言其人本虛乎。。篇內所有熱字○○大抵指陽明外證之熱而言○○未嘗云胃熱也○○就如瘀熱在裏且熱越○○病人煩熱仍發熱○○熱字是旁襯個實字○○胃氣生熱四字○○是反襯胃家實三字也○○

趺陽脈浮而濇○○浮則胃氣强○○濇則小便數○○浮濇相搏○○大便則難○○其脾爲約○○麻仁丸主之○○

書趺陽脈○○與上兩條示區別○○陽明存在○○故稱關上曰趺陽○○特不曰大而曰浮○○浮而且濇○○陽明翻作太陽之浮脈○○浮中又翻作太陰之濇脈○○一若太陽掩蔽太陰者然○○胡趺陽之變見若是○○陽明者胃脈也○○浮脈因胃氣爲轉移○○上條之浮浮在外○○非獨趺陽浮則胃氣弱○○本條之浮浮在中○○獨見趺陽浮則胃氣强○○胃氣强當然脾

氣弱。。脾弱必並澀脈而不見。。澀則脾氣雖强無所用。。不能爲胃行其津液則小便數。。又與二陽併病之澀脈不同論。。彼條非浮澀相搏。。取太陽之汗易。。本條浮澀相搏。。取陽明之大便難。。以病形趨勢在小便。。津液未還入胃中。。大便則難故也。。小便不約大便約。。非眞約大便也。。曰其脾爲約。。約訓束。。約束如腰纏。。約訓淖。。淖約若處子。。形容其脾氣之不弱亦爲弱。。愈形其太陰之當開亦不開。。無非極言太陽陽明之膨漲其勢力。。侵入太陰之範圍。。遂萎靡其脾而莫振。。篇首太陽陽明曰脾約。。卽此義也。。治之奈何。。愛惜其脾則抑强。。愛惜胃氣。。則不抑强之抑强。。麻仁丸主之。。方旨詳註於後。。

麻仁丸方

麻子仁二升　芍藥半斤　枳實半斤炙　大黃一斤去皮

厚樸一尺炙去皮　杏仁一斤去皮尖別作脂

右六味。爲末。煉蜜桐子大。每服十丸。日三服。漸加。以知爲度。

本方裁三方爲一方。。一倣太陰桂枝證加芍藥大黃。。一倣太陽桂枝證加厚樸杏子。。一倣陽明承氣證之小承氣。。藥味則求其備。。藥力仍取其峻。。不用桂枝者。。專責芍藥大黃也。。獨是鋤强可也。。戕及胃氣。。則慘矣。。甚或殃及其脾。。反助强陵弱。。尤慘矣。。豈知方內正厚集其藥以入脾。令諸藥受氣於脾。而不動脾。觀其變湯爲末。藏入煉蜜之中。變末爲丸。限制十丸。徐而漸加。留中久之。以知爲度。知者小便不數。大便不難之謂也。其脾氣之寬舒。胃氣之柔和。默化潛移於不自知者。亦作知論也。蓋有麻仁在。麻仁著土便生。根苗蓬勃。其細小可愛處。大有脾氣散精之妙用。且佐以和胃和邪之藥。轉運於毫不費力之丸。有不被麻仁之輭化乎。況澀脈少陰篇明有不可下之條乎。惟其脈澀。而後小便介於利不利之間而頻數。大便介於鞕不鞕之間而爲難。大便難雖有大承氣證。小便數祇有小承氣證耳。小承氣且嫌其疾趨。特以芍藥杏仁分其勢○○芍藥消息足太陰○○杏仁消息手太陰○○而融和諸藥者尤在麻仁○○散布藥末者亦麻仁○○以麻仁丸命方者○○緩詞也○○不亟亟以攻邪○○從容不迫以化邪○○此與太陰病同一手眼○○太陰當行大黃芍藥○○寧減之以曲就胃氣之弱○○本證當行大黃枳樸○○寧末之爲丸○○加味而變通之○○以曲就胃氣之强○○互觀之可以知長沙之大德矣○○

太陽病三日○○發汗不解○○蒸蒸發熱者○○屬胃也○○調胃承氣湯主之○○

本條爲上文所未言及○○異在屬胃而不屬陽明也○○陽明病未嘗明言其屬胃○○便有屬胃二字在言外○○以陽明受邪○○胃家亦受邪也○○本證但言屬胃○○則無屬陽明三字

在言外。以胃家受邪。而陽明不受邪也。故書太陽病三日。不曰傷寒三日。明示其陽明未嘗病也。况申言發汗不解。又顯屬太陽病不解乎。夫曰發汗。則證本無汗可知。三日而後發汗。則不獨寒邪醞釀成熱。卽胃中水穀之悍氣。亦鬱而不宣。一旦發動其悍氣。熱邪反有汗線之可乘。遂遺其未化熱之邪於太陽。翹其已化熱之邪於胃中。牽制太陽者。不過依稀之餘邪。憑藉胃氣者。乃蓬勃之熱度也。書蒸蒸發熱。比翕翕發熱者。顯有在外在裏之殊。蓋熱從中出。覺由肌肉而腠理而毫毛。旋休旋作。如釜上氣者。故曰蒸蒸也。設易蒸蒸之熱爲潮熱。則屬陽明矣。陽明主闔者也。。闔其邪。。當然節制其熱。。若不爲其闔而爲其開。。任令熱邪橫肆於兩陽之間。。尙得謂之屬陽明乎。。曰屬胃也。。不涉陽明病之問題。。卽不涉大承氣證之問題也。。認作陽明病固非。。認作太陽陽明亦非也。。上條熱邪挾胃氣之强。。實偪太陰。。本條餘邪挾胃氣之熱。。反偪太陽。。上條祇有和胃法。。且兼顧其太陰。。本證祇有調胃法。。不必兼顧其太陽。。兩證俱無攻胃法也。。調胃承氣湯主之。。胃調則熱邪自罷。。從胃上解太陽之病。。其病雖不隸陽明。。其法則隸陽明也。。

傷寒。。吐後。。腹脹滿者。。與調胃承氣湯。。

書傷寒。。明是太陽傷寒矣。。不書太陽病者。。以邪已入腹。太陽得以息肩。卸落其病於陽明。特無陽明之發熱汗出。陽明仍不受邪也。不屬陽明者也。然吐後顯然損失胃中之水穀。吐藥又移入其邪。而架禍於胃。邪塡胃空。而後腹脹滿也。此殆屬胃者歟。亦非也。無蒸蒸發熱。胃家仍不受邪也。大抵吐之則邪斂已殺。卽屬胃亦無能爲虐。不過藉中土爲枝棲之所而已。故無屬胃二字。且非脹滿不能食。及與水則噦。與下虛其胃者不同。可與承氣湯也。要不能與大承氣重戕其胃也。傷寒嘔多。雖有陽明證不可攻。況無陽明證乎。嘔不多則胃中不乾燥。又何至有陽明證乎。與調胃承氣湯。消息胃氣。餘邪以不了了之斯已矣。上條恐人不知用調胃承氣。故曰主之。本條恐人不止用調胃承氣。故但曰與。此特閒中檢點餘邪。行文之好整以暇處。正爲下文急下諸證蓄勢也。

太陽病。若吐。若下。若發汗。微煩。小便數。大便因鞕者。與小承氣湯和之愈。

書太陽病。病從陽明去。復從陽明來也。太陽病本與陽明無涉。乃違法逆施。不先發汗。若吐若下。牽邪入胃。令陽明不得不受邪。若發汗。又牽邪出胃。令陽明得以不受邪。於是陽明忽屬忽不屬。仍將陽明病還諸太陽。但吐下後雖發汗亦無效。餘邪究不能出太陽署之外。祇薄於太陽署之裏而已。名爲太陽病。去陽明不能以寸也。。書微煩。。形容餘邪之末路。。潛伏胸膈。。影响心宮。。則煩在隱曲。。故曰微煩也。。夫兩陽無容邪之餘地。。汗吐下又無去邪之餘地。。則舍小便邪無去路矣。。邪欲從水道出。。則小便不寧而數。。小便又影响其大便。。大便因之而鞕者。。非關實邪煅煉大便也。。因小便數之故而後鞕。。不因陽明病之故而小便數。。大便必鞕。。因太陽病未罷之故。。連累其小便數大便鞕也。。顯屬承氣湯不中與。意者陽明不須治。。治太陽病足乎。。夫非鬱鬱微煩之大柴胡證哉。。大柴胡下之則愈也。。既下不容再下。。曷若和之之爲得乎。。曰小承氣湯和之愈。。固遠勝於大柴。。尤差勝於調胃承氣也。。蓋調胃恰合胃中之範圍○○小承氣則力餘於範圍之外也○○此又對針上文以立方○○上文小便數明明屬陽明○○則從太陽之法救陽明○○不與承氣與五苓○○本條小便數明明不屬陽明屬太陽○○反從陽明之法愈太陽○○不與五苓與承氣○○上條有渴字○○本條無渴字故也○○

得病二三日○○脈弱○○無太陽柴胡證○○煩躁○○心下鞕○○至四五日○○雖能食○○以小承氣湯少少與○○微和之○○令小安○○至六日○○與承氣湯一升○○若不大便六七日○○小便少者○○雖不能食○○但初頭鞕○○後必溏○○未定成鞕○○攻之必溏○○須小便利○○屎定鞕○○乃可攻之○○宜大承氣湯○○

書得病二三日○○而受病無主名○○屬陽明病乎○○抑屬胃

病乎。。不冠陽明病者。。以脈弱故。。不明言屬胃者。。亦以脈弱故也。。夫使因太陽柴胡證。。轉爲陽明柴胡證。。又轉爲陽明承氣證。。脈弱尚有理由。。正邪分爭。。太陽不敵未必弱。。陽明不敵。。則怯而弱矣。。若無太陽柴胡證。。是邪正之界限不分明。。陽明必爲强食所併吞。。就令承氣證具。。亦與此非柴胡證等耳。。尚得曰此本柴胡證乎。。有柴胡證而後承氣證有比例。。苟無柴胡證之消息。。先淸承氣證之界限。。則與藥大費籌度也。。觀其煩躁證具。。不獨太陽柴胡證有煩字無躁字。。卽陽明柴胡證亦無煩躁二字也。。心下鞕證又具。。不獨太陽柴胡證祇有脇下痞鞕。。心中痞鞕。。無心下二字。。卽陽明柴胡證亦祇有脇下鞕滿。脇下及心痛。無心下鞕三字也。彼脈遲浮弱。不過脇下滿痛耳。太陽篇且曰柴胡湯不中與。況脈遲而心下鞕乎。心下滿而不痛。太陽篇又曰柴胡不中與。況且煩且躁且心下鞕乎。此非如上文屬陽明之心下痞也。渴者屬陽明。彼證能飲非能食。不渴當屬胃。本證能食非能飲。屬陽明故不更衣無所苦。五苓證已流露於十日之前。屬胃故不大便無小安。承氣證將流露於四五日之後也。與大承氣可乎。大承氣證究非以能食爲確據。雖能食何足異。胃氣求救於食者半。邪氣求助於食者亦半。正裏未和之能食。和之又不能食矣。攻藥固難望其和。卽和藥仍嫌涉於攻也。小承氣非明明有大泄下之禁乎。嚴限之曰少少與。寧令微和之。不敢微攻之。藥力不落心下之下。斯煩微躁微鞕亦微。小承氣本非爲煩躁心下鞕而設。縱不得大安。庶幾其小安也。小安則胃氣因和不待言。至六日復與承氣湯。飲一升。餘二合。驗其更衣與否。若更衣是邪從大便去。小承氣兼有大承氣之功也。若不大便六七日。是小承氣但收效於和。而無裨於攻。大承氣纔有下手處也。何以不問矢氣而問小便耶。陽明桎梏已久。清肅之令必未行。矢氣之轉不轉猶其後。小便則關於陽明之盛衰也。如其小便少者。豈同小便數少。不久必大便乎哉。不應少而少。作水穀

不別之小便不利論。。雖不能食亦非胃中有燥屎五六枚
。。作水穀不別之不能食論。。曰初頭鞕後必溏。。尤爲水
穀不別之明徵。。但彼證胃中冷。。勢難成鞕。。本證陽明
弱。。只未定成鞕耳。。曰攻之必溏。。上文小便數者大便
必鞕。。五苓散可行可不行。。本證小便少者大便必溏。。
大承氣又可行不可行也。。得毋小承氣反溏其大便耶。。
非也。。陽明不能行使其胃氣。。胃雖能食而無所用。。其
忽而不能食者。。可知積穀多於遺邪。。故後溏甚於頭鞕
也。。然則何時始屎定鞕耶。。胃氣和則陽明治。。轉運一
番。。從無涇渭不分之理。。大便當然有信息。。曰須小便
利。。以小便定大便。。前部利。。後部定不利也。。又非乍

利乍不利。。前部有定形。。則後部有定形也。。陽明小便不利不勝書。。而脈弱煩躁心下鞕之小便利。。尤出意外也。。本論煩躁小便利者僅一見。。脈弱心下鞕則無小便利明文也。。曰屎定鞕。。上文病人小便不利有燥屎。。本證又小便利始成鞕屎也。。曰乃可攻。。上文發汗小便自利雖鞕不可攻。。本證又小便利乃可攻也。。曰宜大承氣湯。。何其遲遲而未敢出乎。。以無太陽柴胡證之故。。而矜持若此。。可知凡大承氣證。。不離柴胡證之影子。。進入一步是大承氣。。退出一步是柴胡。。非必承氣證自柴胡證輾轉而來也。。第覺承氣證卽柴胡證之變態。。髣髴在情狀之表也。。柴胡證雖無而若有。。非似有而實無。。

纔是承氣證之正陪客。上文三見柴胡爲先例。印入三承氣證中。何等直捷。反是則承氣證無張本。經許多波折而後鞕屎成。則緩莫緩於承氣證也。明乎此。庶可與權緩急哉。

傷寒、六七日。目中不了了。睛不和。無表裏證。大便難。身微熱者。此爲實也。急下之。宜大承氣湯。

豎急下三條。無一條是急證也。既云急下矣。何以不曰大承氣湯主之耶。曰宜大承氣湯者。非刻不容緩可知。正惟其緩也。醫者必置大承氣證於不問。遲遲而不主下者十之八九矣。安得不喝令急下乎。書傷寒、。開始明是太陽表證也。六七日則表邪應罷。太陽之本相復其常○○面上當無熱色矣○○從何偵知其轉屬陽明乎○○蓋有其人之目之睛在○○陽氣上走於目而爲睛○○其視物有兩陽合明之外燭○○則了莫了於目○○其受氣有水穀精華之內涵○○則和莫和於睛也○○奈何其目中不了了○○如物蔽然○○非喪明也○○乃冒明之狀態○○髣髴其半醒也○○且睛不和○○如氣拘然○○非直視也○○乃收視之狀態○○髣髴其含怒也○○何一眸子之微○○而變見若是○○說者謂陽明悍氣上衝使之然○○豈知悍氣衞氣二而一○○走空竅而循眼系者其常○○安有衞氣上循○○而宜急下之理○○與無辜受伐何異乎○○夫開目行陽○○合目行陰者衞氣也○○正以了其目而和其睛○○反是必水穀之精奪○○而後兩目

無涵濡。其衛氣爲實邪所重壓。不能由上焦衝鋒而出可從理想上得之。則一官之呈露。不啻啟其牖以示人矣。仲聖點出胃家實之睛者在此。劃清陽明病之眉目者亦在此也。雖然。屬陽明而太陽病證不罷者有之繫陽明而繫在太陰者又有之。設或太陽證在。非有表證乎。太陰證在。非有裏證乎。表證不一端。面色緣緣正赤者。其顯著也。裏證不一端。身當發黃者。其大較也。書無表裏證。表裏又因實邪爲轉移。令太陽太陰無從發生他證爲陪客。顯見其堵塞之堅而且狹致表裏不克受氣於陽明。是亦陽絕於表。故無表證陽絕於裏。故無裏證也。何以不曰大便鞕耶。彼非自汗重發汗○○則津液未嘗亡○○胃中未嘗乾○○祇有大便難者意中事○○何以不曰有潮熱耶○○彼非自汗出而惡熱○○則外證未盡呈○○潮熱未盡顯○○祇有身微熱者亦意中事○○得毋有譫語耶○○潮熱纔譫語耳○○汗出纔譫語耳○○其熱不潮○○自汗不出○○則陽神猶堪其擾也○○無譫語者又意中事○○凡此皆近似之詞○○究未洞見其眞相○○以上文種種實證不如此○○本條實證獨如此○○此又爲胃家實之陪客○○吾得而斷之曰○○此之爲實○○乃胃關實○○胃家實中病形之幻○○莫此爲甚也○○本條上關實○○二條下關實○○三條中關實○○三關皆精氣之所聚○○留以藏諸腎○○實則立化水穀之精如糞土○○與煅煉燥屎不同論○○與少

陰三急下證則同病。觀其病形親上。上竅僅有一隙之潛通。而表裏則莫窺其底蘊。大便則微露其端倪。身微熱者。表裏斷絕其交通。故太陽無所附耳。非關實邪之流露也。實邪所在地。不佔胃家之半。而閉拒之力過之。不此之察。幾何不等閒視之乎。曰急下之。看似爲遲疑未決者進一著。孰意存亡絕續之交在眉睫乎。要非急無能擇之謂。曰宜大承氣湯。先審定其湯之宜不宜。則人忙我暇也可。遂決定其證之急不急。則人暇我忙也亦可。若急下之三字。偏偏作緩讀。豈特非大承氣之知已。抑亦侮仲聖之言矣。

陽明病。發熱汗多者。急下之。宜大承氣湯。

發熱二字。汗多二字。上文言之再三矣。胡下之惟恐不速耶。不曰不惡寒反惡熱。是陽明之外證不具。不曰小便利大便鞕。是陽明之內證不具。執發熱汗多四字爲證據。謂爲陽明病則可。謂陽明病即胃家實。則未敢遽信矣。吾謂惡寒固未實。惡熱仍未實。必無寒之可惡。無熱之可惡。乃爲實也。以實邪自固惟恐不密。未嘗反撲其皮毛也。小便利固未可下。大便鞕亦未可下。必小便不覺其利。大便不覺其鞕。乃可下也。以實邪退入惟恐不深。未嘗直逼其二便也。不然。上文脈浮而緊節。明明發熱汗出。不惡寒反惡熱矣。不云乎下之則胃中空虛。客氣動膈乎。上文自汗出若發汗節。明明小便自利矣。不云乎雖鞕不可攻之。當須自欲大便乎。可知多一證卽多一證之繁難。一證可下。未必餘證皆可下也。延一日卽延一日之變遷。今日可下。未必異日猶可下也。設也汗多微發熱。則惡寒矣。凡承氣湯不可與。況大承氣乎。設也汗出多無發熱。則渴矣。豬苓且不中與。況承氣乎。設也但發熱無汗出。又勢必譫語矣。發熱譫語主大承氣。發熱汗多獨不宜大承氣乎。一面汗出。一面譫語。則過經乃宜大承氣。一面發熱。一面汗多。何待過經乃宜大承氣乎。吾究疑其虛多而實少。非洞燭實邪所在地。不敢擲承氣於虛牝也。然而長沙已詔我矣。書發熱。

殆如厥陰出而復去之熱。。以其不爲汗衰。。則有去無回也。。書汗多。。汗盡熱必盡。。汗生於穀。。而穀生於精。。精與汗有兩死。。汗與熱無兩生也。。舉熱狀汗狀以極言其虛狀。。正極言其實狀。。極言胃家上關中關虛。。卽極言胃家下關實。。虛實以反觀而益顯。。下關反虛而爲實。。則氣不入腎。。熱出卽氣出。。精不存腎。。汗亡卽精亡。。上二關反實而爲虛。。則氣出不復入。。氣少熱愈多。。精亡不復存。。汗多精愈少。。絕胃陽者熱。。亡腎陰者汗也。。雖陽明病法多汗。。果有斗量不盡之精氣乎。。精不勝邪。。而反被邪卻。。皆下關之閉力大。。故拒力亦大耳。。曰急下之。。宜大承氣湯。。攻實固宜。。補虛亦宜。。妙能洞開下關之闔。。是實者虛之。。便能闔回上二關之開。。又虛者實之。。一大承氣而雙方斬斷其病藤。。仲聖殆以劍膽與人哉。。

發汗不解。。腹滿痛者。。急下之。。宜大承氣湯。。

本篇凡發汗後無下法也。。發汗後又無腹滿痛也。。獨大下後纔腹滿痛耳。。苟非本有宿食。。便無燥屎之可言。。自無行大承氣之必要。。下之云乎哉。。急下云乎哉。。夫既發汗不解。。而非蒸蒸發熱。。與胃又何關係耶。。即屬胃而無發熱。。中土大有容邪之餘地。。腹滿則有之。。何至於痛耶。。不冠陽明病三字。。已明示其無胃實證據矣。。太陰篇所謂腹滿時痛。。屬太陰者非耶。。太陰無潮熱譫語汗出諸見證。脾家實與胃家實之不同而同者此也。獨是太陰無下法。當行大黃芍藥者且減之。況大承氣乎。然則從何確定其是胃家實。非脾家實乎。即胃家實矣。而胃家之中有三部分。又何部實。何部不實乎。上言有燥屎在胃中。實邪正在燥屎中。當然是胃家實。若燥屎無問題。則胃中別有叢邪之府矣。蓋有受穀之脘在。胃脘即胃府之稱。胃對腎而言。上脘中脘下脘者其名。上關中關下關者其義。腎為胃之關也。臍上五寸為上脘。臍上四寸為中脘。臍上二寸為下脘。上下脘非正對其腹。滿痛處當是中脘處。中脘之關閉。則上下交通之路絕。病形中脘實。病機則中關實也。其滿而且痛者。邪聚故滿。氣傷故痛耳。獨是中脘爲胃之幕。精力彌滿莫如幕。度亦邪氣入而不能容。特因發汗之故。精氣隨汗出。因發汗不解之故。邪氣乘汗入。遂便宜者邪。而吃虧者腹。夫豈不能忍痛須臾哉。曰急下之。假令不急又何若。補救無及可想也。緣本證非徒胃家實。胃家實是邪正已混爲一家。下之有初鞕後溏之慮。大承氣不宜於急也。胃脘實則邪正顯分爲兩路。下之無初鞕後溏之慮。大承氣不宜於緩也。既緩無所用其急。既急無所用其緩。此進退羣醫之活法也。如謂陽明病祇有最急之三證。則前此之叮嚀爲無謂。餘條皆可玩視矣。豈誨人不倦之微旨乎。。

腹滿不減。。減不足言。。當下之。。宜大承氣湯。。

腹滿痛可下。。腹滿亦當下耶。。上文凡腹滿證無當下明文。。凡有滿狀無下法也。。獨陽明病脈遲節。。腹滿而喘主大承氣。。然必俟外欲解。。大便鞕而後可攻裏也。。非攻腹滿也。。其熱不潮。。腹大滿不通者。。非明明勿令大泄下乎。。此外腹滿微喘又一見。。腹滿而喘又一見。。下之顯有流弊矣。。又如腹都滿。。腹微滿。。與夫心下鞕滿。。脇下鞕滿。。胸脇滿不去。。凡滿在腹之上下四旁者。。一切與承氣證無涉。。況乎下之則腹滿。。下之腹微滿。。下之腹滿如故。。攻之脹滿不能食。。下藥不獨無裨於滿且轉增其滿耶。如之何其以攻下駭人耶。吾謂似實非實之滿。病在滿。實而又實之滿。病在實。緣傳化之府本自實。但傳化物而不存。故實而不能滿。滿則實上加實。非胃實腸虛。腸虛胃實之比。宜其除卻胃家實以外無餘證。遂不能以言語形容其內實。仲景故特以滿字形容之。又恐人凡遇滿狀作實狀。或蹈上文誤下覆轍者。在所不免。則雖欲形容其實。不得不形容其滿。書腹滿不減。減者少也。苟不先言其不減。則腹微滿者可混視矣。苟始終言其不減。則腹滿如故者又混視矣。不減必有加。則大滿脹滿鞕滿喘滿。無不可以混視矣。惟腹滿之中有不減者在。不減之中有減者在○○減滿不減實○○滿減足言○○實減不足言○○從減不減上比較○○然後撇清上文諸滿字○○托出本證之實字○○上文種種滿狀之惑人○○大都邪正混淆之滿○○本證則正氣爲邪氣所不容○○故不形實而形滿○○正氣之滿有盈虛○○邪氣之實有盈而無虛○○覺盈虛之相去若毫末○○遂欲言而不可以言傳也○○脫令長此腹滿又何若○○曰當下之○○滿不當下實當下○○無論急下緩下皆當也○○曰宜大承氣湯○○承氣宜於實○○卻亦宜於滿○○承氣證加倍寫○○承氣湯亦加倍寫也○○

陽明少陽合病○○必下利○○其脈不負者○○順也○○負者○○失也○○互相尅賊○○名爲負也○○脈滑而數者○○有宿食也○○當

下之。。宜大承氣湯。。

太陽少陽合病曰自下利。。邪不從下利去。。仍從太陽解。。祇聽其自下利。。陽明少陽合病曰必下利。。邪從下利去。。就從陽明解。。可決其必下利也。。欲知其去邪之盡不盡。。當憑諸脈。。傷寒三日陽明脈大。。傷寒三日少陽脈小。。合大脈小脈化爲其脈。。覺大脈之中。。小脈爲之始。。一陽爲始也。。小脈之中。。大脈爲之衞。。二陽爲衞也。。此相生之脈則然。。木生火。。火生土。。土生金。。非少陽木火之化。。與陽明金土之化。。相得不相失乎。。少陽不負陽明。。陽明不負少陽也明甚。。吾無以名之。。名爲其脈不負足矣。。有是脈當然有是證。。縱使必下利。。

不爲逆也。順也。如其脈負者。非必陽明之大脈勝小脈。少陽之小脈勝大脈也。從相得上反觀之。便知其失也。相尅故相失。以其互相尅賊。木尅土而火尅金。金又尅木。相尅則兩陽之化爲賊化。賊脈亦非脈法能名狀。則且名爲負也。形容其相失。庶幾形容其尅賊也。得毋滑數脈即負脈耶。非也。負脈乃陽明少陽暗鬭之脈。無非爲熱邪所操縱。就令負脈不明瞭。而數脈必明瞭。數則爲熱。數則爲虛。藏負脈於數脈之中。可悟陽明少陽之退化矣。何以又脈滑而數耶。脈法滑爲實。數爲胃脈不如經。既是不如經之胃實脈。非正式胃家實可知。無燥屎亦可知。上文本有宿食有燥屎。。燥屎可信其有。。本證卽無燥屎有宿食。。宿食尤信其有也。。多食則遺。。意中事也。。獨是脈法脈滑而數必屎膿。。屎膿似亦下利所常有。。詎必有宿食耶。。正惟相尅不相生。。然後不化食而奪食。。壯火食氣也。。仰給於胃者也。。少陽賊陽明。。則壯火應衰而反壯。。胃又仰給於少火也。。氣食少火者也。。陽明賊少陽。。則少火應生而反散。。烏得無宿食乎。。大抵合病反易留宿食。。宿食足以護餘邪。。餘邪適以成燥屎。。先欲杜絕其燥屎。。毋寧犧牲其宿食。。不當下亦當下也。。曰宜大承氣湯。。脈數無主承氣之例。。下條脈數不解。。何嘗見大承氣乎。。吾謂承氣正治宿食。。宜於脈滑。。從治下利。。宜於脈數。反接上條以立方。上條正治最實之實邪。本條從治未實之虛邪。愈以見大承氣之泛應不窮也。

病人無表裏證。發熱七八日。雖脈浮數者。可下之。假令已下。脈數不解。合熱則消穀善飢。至六七日。不大便者。有瘀血也。宜抵當湯。若脈數不解。而下不止。必協熱而便膿血也。

陽明署之裏病。陽明署之表亦病。表裏俱病。故曰病人。陽明表之表不病。陽明裏之裏不病。不涉太陽太陰。故曰病人無表裏證。書發熱不書汗出。非陽明表證而何。發熱七八日。非熱結在裏而何。但脈浮數。轉類太陽之表脈。倘有表證。是太陽之病未屬陽明。

下之爲逆。。苟有裏證。。恐太陽之陽脫離太陰。。下之尤逆。。旣無表裏證。。則脈可從略。。姑舍之曰雖脈浮數。。緩商之曰可下之。。立可下之條。。語氣似爲誤下者恕。。特可下而非當下。。顯非指與承氣而言。。指毫無價値之下藥。。毋庸絕之太甚也。。蓋下之固得下。。卽不下之亦下。。故曰假令已下。。下藥不過徒多此一舉。。作未嘗誤下論可也。。下後未始不足以去浮脈。。異在數脈如故耳。。書脈數不解。。不曰發熱不解。。無浮脈當然無浮熱。。書合熱。。發熱則其熱分。。不發熱則其熱合也。。金匱謂熱則消穀。。內經謂胃熱則消穀。。消穀故善飢。。書消穀善飢。。卽經所謂精氣并於脾。。熱氣留於胃者也。。脾不為胃行其津液。至六七日不大便者。固意中事。何以謂其有瘀血耶。奪血無汗。陽明病法多汗。言熱不言汗。血證諦矣。汗者血之液。血者穀之精。消穀則胃血不能取給於穀氣之精汁。徒取給於穀氣之熱汁。宜其無血液以化汗。有血熱以化瘀也。下其已瘀之血。存其未瘀之血。其惟抵當湯乎。何以未下以前不與抵當湯耶。豈非明知不可下。故陷入於誤下耶。不知脈浮發熱行抵當。試問散而不聚之熱邪。從何收拾。且瘀血留在中焦。抵當非中焦藥。能保其毋犯胃氣及上二焦乎。必熱在下焦。而後行抵當者。傷寒之通例也。是抵當之宜不宜。祇問其已下與未下。苟非以大承氣爲嘗試。則無論何等下藥。皆能引熱下降。移胃家之瘀以入大腸。合熱其明徵。不大便其明徵也。何以必俟六七日始行抵當耶。消穀則灰燼多而腐穢少。非六七日之積。胃中仍空虛也。何以不善忘耶。瘀血非其本有。且有發熱。營衞時上。故不善忘。何以不發黃耶。黃爲穀色。發黃穀氣不消。消穀故不黃。設無瘀血又何若。若脈數不解。而下不止。是熱邪非截留其已化赤之血。乃截留其未化血之汁。令所消之穀。脫離泌汁而不存。故下不止。久之熱汁亦無存在。必協熱而便膿血。膿血卽泌汁之變相也。何以不立方耶。金匱下利脈大者不止。脈微弱數者爲欲自止。雖發熱不死。。且脈數今自愈者凡兩見。。又曰圊膿血以有熱故。。可知熱盡必止矣。。焉用藥乎。。然則先不下之又何若。。可下時尚不爲病人計。。遑敢續行抵當湯乎。。將如上文本有久瘀血。。遑敢補行抵當湯乎。。況下不止則抵當且備而不用。。夫非下藥可告無罪乎。。長沙寧爲誤下者寬假其既往。。正欲覺悟其將來。。獨抵當承氣。。則絲毫不能寬假耳。。收回抵當湯。。無非收回承氣湯。。抵當濫用且不可。。況大承氣乎。。

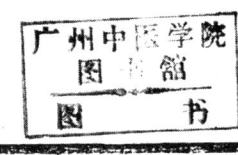

傷寒。。發汗已。。身目爲黃。。所以然者。。以寒溼在裏。。不解故也。。以爲不可下也。。於寒溼中求之。。

太陽傷寒可發汗。。若轉於陽明。。可發汗者上文僅三見而已。書發汗已。已者止也。汗止則邪止。咎誤汗也。書身目爲黃。本論太陰當發身黃。內經目黃爲黃癉。又曰熱中則目黃。凡改易其身目者黃爲之。不啻黃爲身目。非身目爲黃也。本證身目不應黃而黃。顯非黃色改易其本色。乃身目轉爲黃色也。蓋有所以然者在。已發黃之所以然。是瘀熱在裏。卽非發汗。亦必發黃。未發黃之所以然。是寒溼在裏。如或發黃。皆因發汗。緣汗藥能發現寒色帶溼色。太陽一開便爲黃。不能發動寒氣與溼氣。陽明一闔遂汗已。故雖在外之身目不如故。而在裏之寒溼則如故。非寒溼畢竟不爲黃也。寒溼相得之時是不解時。爲未來之瘀熱。尙不至於發黃。。寒溼合化之時是欲解時。。爲過去之寒溼。。亦不外乎發黃。。黃不黃非可以汗解。。未成黃之寒溼。。發汗固不解。。已成黃之瘀熱。。發汗仍不解故也。。下之可乎。。彼以爲可下者姑勿論。。如以爲不可下也。。吾取其無可下之見存。。又不患其誤下。。特患其以爲不可下猶可汗。。重發汗則徒重其黃。。而寒溼無少減。。且患其以爲不可下或可溫。。投溫劑又徒重其熱。。而發黃無少衰。。毋寧稍緩須臾。。於寒溼中求之。。先求寒溼之本相。。再求寒溼之變相。。便知無從汗解之所以然。。從太陽方面求解陽明之溼。。從陽明方面求解太陽之寒。。亦知一汗一下無兩解之所以然。。於無兩解之中求其解。。

則寒溼中自有不汗而解不下而解之所當然也。下文三方具在。異日行之。未爲晚也。

傷寒七八日。身黃如橘子色。小便不利。腹微滿者。茵陳蒿湯主之。

傷寒七八日。太陽病固衰。陽明病亦衰。卽不解當有欲解之病形。身黃則端倪畢露矣。異在黃如橘子色。一若有溼色無熱色者然。熱色纔是寒色之變相。得毋溼反在表。寒仍在裏耶。非也。表面之黃蓋掩其熱。必裏面之溼重壓其寒。致寒水之經。不能受氣於寒。而受制於溼。小便不利。其明徵也。小便不利皆發黃表黃裏亦黃可知。且也腹微滿。腹滿又腹寒之變相非如上文下之腹微滿也。膀胱滿即腹不滿亦微滿。
金匱謂陰被其寒。熱流膀胱。二語已指出寒溼所在地
矣。蓋寒從陽道來。合溼便從陰道去。無如小便不爲
之使。則欲去不去。而稽留於腹。腹者陰部也。身者
陽部也。上文茵陳蒿湯略身部而不言。曰一宿腹減。
經一宿而後陰令行。寒減腹乃減。又曰黃從小便去。
小便利而後陰氣行。寒去黃自去。黃去則裏溼無存在
身黃特其外焉者也。尿如皂角汁之赤色。固甚於身
如橘子之黃色也。當以茵陳蒿證爲張本。上文主熱越
熱色浮於黃。本證主身黃。黃色浮於熱。要其瘀熱
與寒溼之相去。名異而實同也。茵陳亦見於金匱。雖

爲穀癉而設。。無非針對寒溼中之間隙以立方。。如欲於寒溼中求病情。。進求茵陳之妙用。。則思過半矣。。

傷寒。。身黃發熱者。。梔子蘗皮湯主之。。

書傷寒不書惡寒。。但見發熱。。當然屬陽明。。特陽明發熱無身黃。。上文明言熱越不能發黃矣。。得毋無汗故發黃耶。。就令無汗能發黃。。要非發熱能發黃也。。特書曰身黃發熱。。不曰發熱身黃。。顯非因發熱而發黃。。不得目爲熱之黃。。亦非因發黃而發熱。。不得目爲黃之熱也。。夫使發熱身不黃。。則溼無變相。。身黃不發熱。。則寒無變相。。無如在裏之溼不外向。。但變溼色爲身黃。。在裏之寒則外向。。已變寒氣爲發熱。。其黃將以小便爲去路者。。其熱非以小便爲去路也。。其寒欲以汗解爲出路者。。其溼非以汗解爲出路也。。治本證與上條有分別。。上條著眼在尿色。。於皂角汁中收納其身黃。。黃去當然小便赤。。本條著眼在熱色。。從橘子色上收回其發熱。。熱除自然小便白也。。蓋身黃甚則去寒易於去溼。。君茵陳庶無未盡之溼。。發熱甚則去溼易於去寒。。主茵陳恐有未盡之寒。。勿徒泥小便不利爲黃家之通病。。但求黃從小便去。。此外無他求也。。梔子蘗皮湯主之。。又匡茵陳之不逮矣。。方旨詳註於後。。

梔子蘗皮湯方

梔子十五個擘　甘草一兩炙　黃蘗二兩

右三味。以水三升。煑取一升半。去滓。分温再服。

梔子黃蘗皆氣味苦寒。而色黃。宜其中病。特黃蘗曰皮而梔子不曰皮。似蘗皮專治皮之黃。皮之熱。且本草經黃蘗主黃癉。梔子未嘗主黃癉。是黃蘗又功在梔子之上。何以不名曰蘗皮梔子湯。而曰梔子蘗皮湯耶。梔子能進退黃蘗。黃蘗不能進退梔子。方內用黃蘗二兩而不但用皮。顯因梔子先領黃蘗出皮外。故曰蘗皮。復領黃蘗入胃中。故君梔子也。何以又佐甘草耶。寒溼在中不在下。欲梔蘗之留中。非甘以緩之不可。觀甘草一兩。合梔子十五枚。皆取五十居中之義。且甘草之色爲尤黃。中土受氣於甘。能保全固有之黃。

而還其原化之不黃。緣熱甚則溼土之氣奪。甘草與有潛移之力也。茵陳蒿湯無甘草者。以急求小便故。則寍缺毋濫耳。獨是金匱一身盡發熱而黃。則當下。何以本證不主下耶。金匱黃家。從溼得之。瘀熱醞釀已久。且有肚熱。故當下。本條身黃。從傷寒得之。瘀熱醞釀未久。且無肚熱。不獨本證不當下。凡陽明發黃無下法。故下法僅見於金匱。而本方獨見於傷寒也。

傷寒。瘀熱在裏。身必發黃。麻黃連軺赤小豆湯主之。

本證已見上文矣。何以不實指其小便不利耶。得毋小便利耶。小便自利又不能發黃也。陽明之黃。固非小便利。。亦不盡小便不利也。。明言小便不利之發黃。。是病形畢露。。就令不能發黃亦必黃。。不明言小便不利之發黃。。是病形未露。。就令不即發黃亦必黃。。大抵膀胱發出毫毛之黃。。黃在色。。尿色一變便爲黃。。陽明發出太陽之黃。。黃在氣。。衞氣未發未爲黃也。。衞氣改換太陽之色相。。斯身及面目如兩人耳。。何以不發熱耶。。假令身未黃而發熱。。當然有汗出。。得汗何至於發黃。。無如傷寒不書七八日。。邪無去志。。則病無愈期。。衞氣莫能助兩陽以汗解者。。勢必爲瘀熱所利用。。雖非突如橘子色之黃。。而卒不免於黃。。於汗孔中隱約求之。。殆亦橘子色之次者歟。。寃不能作茵陳蒿證看。。及梔子蘗皮證看也。。同是寒溼在裏不解。。首條不解之病形屬下焦。。次條不解之病形屬中焦。。本條不解之病形屬上焦也。。衞氣出上焦者也。。上焦又如霧。。其何以消滅如烟之黄。。還其如霧之不黄乎。。麻黄連軺赤小豆湯主之。。主寒兼主溼。。主上焦亦主腠理也。。方旨詳註於後。。

麻黄連軺赤小豆湯方

麻黄二兩去節　赤小豆一升　連軺二兩　生梓白皮一升

大棗十二枚擘　杏仁四十個去皮尖　生薑二兩　甘草二兩炙

右八味。以潦水一斗。先煑麻黄。再沸。去上沫。納諸藥。煑取三升。分温三服。半日服盡。

命方首推麻黄。。變表藥爲裏藥。。合杏甘薑棗。。針對傷寒。合連軺赤小豆。針對瘀熱。看似種種發黃中與也。吾謂必發黃三字。當從上焦看出。而後知長沙之通天手眼也。觀其仿麻黃湯法爲方旨。藥力悉禀天氣而行。取天氣下爲雨之義。俾寒溼化濁流而去。諸藥已各有專長。加以參天之生梓白皮。尤爲匠心獨運。梓爲百木長。疏理色白。其色則轉移腠理及上焦之黃。其皮則令藥氣之行不外散也。若以潦水煮藥。更爲論内所無。潦水乃雨後晴明之天水。從高原而下注。用一斗不爲多者。欲其流走諸藥。驅瘀熱而納諸溝澮也。且分溫三服。瘀熱尚有遺乎。曰半日服盡。不曰一宿服盡。一宿云者。收效於陰。半日云者。取效於陽也○○本方不適用於金匱○○而適用於傷寒○○結上寒溼二字也○○立不可下三證○○微示上焦中焦下焦之身黃○○應上急下三證○○微示上脘中脘下脘之胃實也○○三方又與三承氣相角立○○總結承氣證○○劃淸實與黃也○○前路從黃說到實○○隱而不發者承氣湯○○後路從實說到黃○○止而不言者承氣湯○○大抵胃不實而後有身黃○○身不黃而後有胃實○○類舉三承氣證之陪客○○以殿陽明之末○○有以夫○○脩園以茵陳代梓皮非○○

讀過傷寒論卷九陽明篇豁解終

岭南中医药文库·典籍系列

读过伤寒论（下）

陈伯坛 撰

广东省出版集团
广东科技出版社
·广州·

图书在版编目（CIP）数据

读过伤寒论 / 陈伯坛撰. —影印本. —广州：广东科技出版社，2009.6

（岭南中医药文库. 典籍系列）

ISBN 978-7-5359-5072-7

Ⅰ. 读… Ⅱ. 陈… Ⅲ. 伤寒论—研究 Ⅳ. R222.29

中国版本图书馆 CIP 数据核字（2009）第 058811 号

责任编辑：苏北建

封面设计：丁青云　李　宏

责任校对：C. S. H.

责任印制：严建伟

出版发行：广东科技出版社

（广州市环市东路水荫路 11 号　邮码：510075）

E - mail：gdkjzbb@21cn.com

http：//www.gdstp.com.cn

经　　销：广东新华发行集团股份有限公司

印　　刷：佛山市浩文彩色印刷有限公司

（南海区狮山科技工业园 A 区　邮码：528225）

规　　格：889mm×1 194mm　1/32　印张 16　字数 320 千

版　　次：2009 年 6 月第 1 版

2009 年 6 月第 1 次印刷

定　　价：184.00 元（上、中、下）

陈伯坛　撰

读过伤寒论

（卷十至卷十八）

据广州中医药大学图书馆藏民国十九年（一九三〇年）陈养福堂木刻本影印

張仲景傷寒論原文

讀過傷寒論卷十

新會陳伯壇英畦著　男萬駒　受業鄧羲琴　林清珊　仝校

少陽篇豁解

少陽之爲病。口苦。咽乾。目眩也。

少陽病三字爲註家口頭禪。誤在認太陽柴胡證作少陽柴胡證。於是舉凡柴胡證牽入少陽病。不知少陽病時柴胡證已罷過半矣。其罷而續在者。不過前此未盡柴胡之長。留此似有似無之柴胡證耳。誠以柴胡證未罷。仍是太陽正病。卻非少陽病。柴胡證若罷。又是太陽壞病。不成少陽病。與其謂柴胡主治少陽之爲病毋寧謂柴胡能令少陽不爲病。太陽篇服柴胡已渴者屬陽明。不曰渴者屬少陽。顯見柴胡湯能打消未來之少陽病。下文屬少陽曰胃和則愈。不曰與柴胡則愈。又顯見少陽病已類似過去之柴胡證。大抵柴胡湯全爲少陽未病而設。少陽無病則活動在兩旁。其位側。少陽有病則桎梏在當中。其形豎。柴胡湯用以轉在旁之少陽。非用以轉當中之少陽也。試觀太陽種種柴胡證。有口苦咽乾目眩三證乎。無有也。抑先受柴胡之賜。而反具口苦咽乾目眩三證乎。無有也。吾得而斷之曰。少陽不病則已。病則與柴胡湯相得若相失。以其無力以禦邪。而慣於避邪。中風則避邪於心包。藉手厥陰爲保障。故兩耳無聞三證具。傷寒則避邪於胃府藉足陽明爲保障。故頭痛發熱二證具。避邪仍不免受邪。中風傷寒雖未著。而病形已不可掩。故特書少陽之爲病。病在標陽不敵。則本氣之火病。形諸於口曰口苦。火炎作苦也。本氣不敵。則中見之風木病。形諸於咽曰咽乾。風能乾物也。形諸於目曰目眩。木主動眩也。忽然豎起少陽之氣化如直竿。一若不容柴胡之左旋右轉者然。恐瞬息殆燎原盡矣。差幸三焦爲氣之所終始。一陽之剝也易。一陽之復亦非難。且少陽屬腎。腎上連肺。金水之令行。斯木火之邪解。少陽自有更新之餘地也。非必倚賴在柴胡。然有柴胡又聊勝於無也。若誇耀柴胡之價值。則市矣。

少陽中風。兩耳無所聞。目赤。胸中滿而煩者。不可吐下。吐下則悸而驚。

少陽病當然是傷寒。從太陽發於陰而來。陰來陽受也。若不俟太陽之間接。少陽直接其邪。是以陽受陽。風者陽之稱。故特書少陽中風。與陽明中風同一劇烈。緣陽明少陽標陽本亦陽。與邪之陽相牴觸。則陽盛無制也。何以無口苦三證耶。少陽遁則氣化退。初時之形狀已過去矣。得毋兩耳中風耶。非也。少陽絡耳而屬腎。腎通氣於耳。導其氣者少陽。即傳其聲者少陽。耳乃少陽所司。少陽支脈入耳中也。少陽不知所往。聲音自不知所來。無所用其聞。則失聽矣。幸非兩目無所見○○目銳眥又手足少陽所終始○○必所見如故○○一陽纔有復始之機也○○惜目不眩而赤○○邪餒顯爲宗脈之障○○少陽猶未還入目中也○○且胸中滿○○邪塞少陽之來路○○便絕少陽之去路○○上焦不通○○少陽尚能下膈乎○○惟有依附心包而已○○以其因滿而煩○○煩處卽少陽之所在○○無反抗力困鬱而爲煩○○有時助力亦迫而爲煩也○○壓抑全在胸中○○吐下可乎○○結胸有吐法○○胸滿無吐法○○結胸有下法○○胸滿無下法○○結則邪聚○○滿則邪散也○○吐下豈徒去邪未盡哉○○牽動手少陽則悸○○連及足少陽則悸而驚○○援少陽適以伐少陽○○不如勿藥之爲得○○然則坐待其斃乎○○熱雖甚不死○○不死先便宜於少

陽。一陽寄生於一陰。厥陰無恙在。則少陽無恙在。其託庇心包者。借同根爲棲止。未始非少陽之智也。耳聾徵聞時。則復回原狀矣。設與柴胡又何若。少陽之力不足以行柴胡。無柴胡其病亦衰。少陽之邪未嘗不畏柴胡。得柴胡而病益衰。疑柴胡者過。譽柴胡者亦過也。

傷寒。脈弦細。頭痛。發熱者。屬少陽。少陽不可發汗。發汗則譫語。此屬胃。胃和則愈。胃不和則煩而悸。

傷寒未經發汗。頭痛發熱者。非太陽病證不罷而何。吾疑其未嘗屬少陽也。以其無口苦咽乾目眩三證。且少陽病亦無頭痛發熱二證也。得毋屬陽明耶。陽明祇有發熱無頭痛。手足不厥者頭不痛也。就令不屬陽明但屬胃。亦蒸蒸發熱耳。無頭痛也。無如其脈弦細。象一陽初氣之脈。爲少陽病脈無疑。脈屬少陽。而證不屬少陽。雖謂其病一無所屬可也。仲師一若舍其證而憑其脈。直斷之曰屬少陽。嚴禁之曰少陽不可發汗。少陽主樞。無表可發。少陽本火。無汗可發也。正告之曰發汗則譫語。譫語乃胃不和之明徵也。少陽亦譫語耶。得毋餘邪又不屬少陽而轉屬胃耶。非也。少陽屬胃則如此。寒邪屬胃亦如此也。少陽爲走避寒邪之故。不能屬腎故屬胃。寒邪爲窮追少陽之故。既屬少陽又屬胃。屬胃則無所復傳。不離乎屬少陽也。何以上條不屬胃耶○○上條陽邪在胸中○○少陽在胸下○○未嘗明言屬少陽○○亦未明言不屬少陽○○髣髴藕斷絲連之少陽病○○少陽安能脫離胸中以屬胃○○餘邪安肯舍棄胸中以屬胃乎○○何以上條禁吐禁下不言汗○○本條不言吐下獨禁汗耶○○中風當有汗○○禁汗不待言○○傷寒當無汗○○禁汗爲要着也○○何以陽明篇有曰可發汗○○又曰宜發汗耶○○寒邪屬此非屬彼○○彼有彼之屬陽明不屬胃○○此有此之屬少陽且屬胃也○○大抵少陽并入於胃中○○則當留其汗液○○和胃以和邪○○陽明篇三陽合病○○亦曰發汗則譫語○○辭同義亦同也○○然則不以汗解耶○○胃和則汗和○○少陽受五穀之賜○○當然微似有汗愈○○胃不和必汗

未和○○邪無汗解○○蟄汗則煩○○汗不勝邪○○畏邪則悸○○煩悸是不得汗之原因○○柴胡證未爲罷○○譫語是誤發汗之原因○○柴胡證顯然罷○○獨是柴胡證之煩悸則如彼○○少陽病之煩悸卻如此○○少陽不可以寸○○柴胡殆直尺矣乎○○小建中則主悸而煩矣○○柴胡獨主煩而悸乎○○與柴胡則胃氣因和○○吾非薄柴胡而不用○○特用以敷衍少陽病之胃氣○○未免小知柴胡耳○○且微和胃氣有小承氣湯在○○何多讓於柴胡乎○○汗出少者爲自和○○不藥亦有自和之希望○○汗出多者爲太過○○柴胡敢尾多汗之後乎○○

本太陽病不解○○轉入少陽者○○脇下鞕滿○○乾嘔○○不能食○○往來寒熱○○尚未吐下○○脈沉緊者○○與小柴胡湯○○

太陽篇柴胡證條下。不云乎邪氣因入乎。邪入而正氣不與之俱入。太陽少陽分界之處。卽正邪分爭之處。於是發生種種太陽柴胡證。若正邪一齊入少陽。是本太陽病入少陽。少陽未嘗病也。以其入少陽而非屬少陽。以其太陽病不解非病解。則亦依然太陽病而已。太陽何以公然入少陽耶。因少陽之樞一轉。則卷之以入。少陽雖欲卻太陽而不得。太陽雖欲拒少陽而不能也。其樞爲主動。轉入少陽者也。夫病所在少陽。則少陽主也。太陽客也。病證是太陽。又太陽主也。少陽客也。太陽證仍在。則柴胡證仍在可知。書脇下鞕滿。正氣化爲鞕。邪氣充爲滿也。陽明病脇下鞕滿且與小柴。況太陽病不解乎。彼條不大便而嘔。本證乾嘔不能食。嘔與乾嘔。皆少陽之轉力使之然。特不大便則物有餘。欲嘔則嘔。不能食則物有限。不嘔之嘔也。太陽柴胡證因胸脇苦滿而嘔。陽明柴胡證因上焦不通而嘔。本證胸中無可嘔。上焦無可嘔也。太陽柴胡證之嘔。不過不欲食。陽明柴胡證之嘔。卻非不能食。本證未嘗不欲食。當然不欲嘔。正惟不能食。是以不能嘔也。陽明柴胡證無往來寒熱。太陽柴胡證之往來寒熱。是正邪分爭之寒熱。撥動其樞則往來寒熱。本證之往來寒熱。是樞轉其邪則寒。樞轉其正則熱。轉而復轉。故往來寒熱也。此雖與柴胡證若離合。

而其爲無病之少陽則一也。曰倘未吐下。言外正恐其吐下。吐則手少陽絶於下。下則足少陽絶於上。爲柴胡證罷。柴胡湯固可惜。太陽病尤可惜也。未吐下則太陽之病脈猶存在。浮緊是太陽病在表之脈。沉緊是太陽病在裏之脈。太陽柴胡證曰脈雖沉緊不得爲少陰。則脈雖沉緊不得爲少陽。可類推也。上條少陽病脈弦細。正與太陽病脈沉緊示區別。屬少陽則少陽病脈無沉緊。入少陽則太陽病脈不弦細。已劃然也。曰可與小柴胡湯。又與上文不與小柴胡湯示區別。柴胡與無病之少陽最相得。與有病之少陽未必盡相得也。何以不去大棗加牡蠣耶。鞕滿與痞鞕不同其界綫。痞鞕是邪入正不入。。各有畔界。。牡蠣界水濱而生。。取其劃分涇渭也。。鞕滿則正邪均在少陽之界内。。小柴胡湯白泛應不窮矣。。

若已吐下。。發汗。。温鍼。。譫語。。柴胡證罷。。此爲壞病。。知犯何逆。。以法治之。。

本條看似除卻柴胡證罷。。無少陽壞病。。除卻柴胡證。。無少陽病也。。何以不冠少陽病三字乎。。曰若已吐下。。語氣明明承上尚未吐下句轉落本條。。蓋謂尚未吐下則太陽柴胡證仍在。。若已吐下則太陽柴胡證不在云耳。。加以發汗温鍼譫語。。更無絲毫柴胡證。。故曰柴胡證罷。。仍指太陽而言。。故曰此爲壞病。。不曰此少陽壞病。。

同是壞病。彼條曰桂枝不中與。已爲桂枝證惜。未盡了卻桂枝也。本證則了卻柴胡。尤爲柴胡證惜。柴胡證與桂枝證之比較。桂枝久持於柴胡。柴胡深入於桂枝。桂枝證壞。與少陽無關係。柴胡證壞。與少陽有關係。彼條觀其脈證。便知何逆。發汗吐下溫鍼之逆。無非逆太陽。非波及少陽。本條不在乎脈證。當知何逆。吐下發汗溫鍼之逆。不獨逆太陽。且波及少陽。彼證無譫語。本證有譫語故也。彼條隨證治證。無少陽以爲之梗。轉機尚易。本條隨證治證。有少陽以爲之梗。轉機則難也。曰以法治之。太陽篇治法具在。復以法變通其成法。爲能守法者授其意。非與不能師其意者言法也。。獨是上文一則吐下悸而驚。。一則發汗煩而悸。。卽加溫鍼亦譫語耳。。非壞病也。。何本病獨壞耶。。本條無少陽中風四字。。無屬少陽三字也。。無少陽病安得有少陽證。。正見壞病不在少陽之已病。。而在少陽之未病。。則柴胡湯主治太陽病。。可免少陽病。。其理益明也。。本條非窮少陽之流弊。。乃爲少陽病追前一層立案。。假令得柴胡而太陽病已解。。柴胡之功早告成。。毋庸顧慮少陽病。。倘與柴胡而少陽病或見。。柴胡之功必未竟。。毋庸吐棄柴胡湯也。。若遇誤吐誤下諸逆。。破壞柴胡。。柴胡告終之日。。卽少陽末路之時。。將欲求正式之少陽病而不得。。柴胡尚有價值乎。。

三陽合病○○脈浮大○○上關上○○但欲眠睡○○目合則汗○○

三陽合病○○得毋太陽病表○○陽明病裏○○少陽病半表裏耶○○夫使三陽皆受病○○直是三分其病耳○○分病何得謂合病乎○○合病云者○○太陽陽明縮入少陽一方面○○三面合爲一面病也○○太陽陽明又掩卻少陽一方面○○三層合爲兩層病也○○不然○○胡獨見太陽之浮脈○○陽明之大脈○○不見少陽之弦細脈乎○○可知少陽之脈○○隱寓於浮大之中○○惟脈浮顯出其不浮○○惟脈大顯出其不大○○且上關上○○更顯出關上未嘗浮○○乃不浮之上浮○○關上未嘗大○○乃不大之上大○○是少陽脈作沉小論可也○○要皆不當其位之脈○○雖謂太陽之脈未嘗浮○○陽明之脈未嘗大

○○亦無不可也○○以脈浮而太陽不能開○○脈大而陽明不能闔○○就令少陽脈且浮且大○○亦不能轉樞以代太陽之開陽明之闔也○○兩陽圈入少陽勢力之範圍○○實則三陽俱陷於無勢力之範圍○○不書自汗出○○其明徵也○○雖然○○彼陽樞不能轉者○○其陰樞未始不能轉也○○少陽屬腎○○爲少陰之相○○陽樞固其專職○○陰樞亦其兼職也○○特陽樞必起坐而後轉○○開目行陽○○直接出汗○○三陽之大快也○○陰樞必眠睡而後轉○○合目行陰○○間接出汗○○非三陽之大快也○○其不但坐但欲起○○而但欲眠睡者○○不過莫可如何之變計耳○○孰意目合則汗○○汗則目開○○目開則合病如故○○無汗亦如故○○徒令少陽日奔命於陽樞

陰樞之地。。眠睡之私願不能償。。少陽亦疲矣哉。。少陽爲寒邪所操縱。。三陽亦爲寒邪所操縱。。雖非專屬少陽。。甚於屬少陽矣。。與白虎湯可乎。。陽明篇之三陽合病。。少陽猶託庇於陽明。。與白虎無牴觸。。本條之三陽合病。。少陽不能託庇於陽明。。如之何以白虎震驚少陽乎。。卽小柴亦無聊之作。。惟祝其嗜臥以自愈而已。。無專方也。。

傷寒六七日。。無大熱。。其人煩躁者。。此爲陽去入陰故也。。

傷寒六七日。。未經誤吐誤下誤汗誤溫鍼。。殆愈矣乎。。未愈則少陽遁矣。。夫使頭痛發熱。。是少陽屬胃。。猶藉陽明之庇也○○無如其無大熱○○熱邪客於少陽之部分○○而不具少陽之脈證○○顯見餘邪之遺燼復燃○○少陽則不知其何往矣○○殆亦其人之少陽不受邪○○餘邪雖欲屬少陽而不得○○看似便宜於少陽○○其人則大吃虧耳○○書其人煩躁○○陰陽不煩躁○○而其人煩躁○○陰在陽不煩○○陽在陰不躁○○獨其人頓失陰陽之次序○○故其人有其人之煩躁○○得毋陽氣怫鬱在表耶○○曰此爲陽去入陰○○陽何以去○○爲邪未去之故○○彼不去而此去○○陽何以入○○爲邪未入之故○○彼不入而此入○○故曰陽去入○○不曰邪去入也○○得毋少陽屬腎○○入陰卽入腎耶○○非也○○入腎則歸宿於腎○○若魚水之和○○無煩躁也○○入陰則流散於陰

若迷途之遠。故煩躁也。夫少陽相陰而治。爲陰中之少陽。卧則入陰者其常。又相陽而治。爲陽中之少陽。起則出陰者亦其常。其人習慣少陽之出入而不覺何煩躁之於有。無如其去也回不回未可必。其入也出不出未可必。試問三陽之離合。可以失一乎。少陽去必連帶太陽陽明以俱去。緣三陽二陽皆託始於一陽而根起於足陰。名曰陰中之陽。倘或三陽脫離其身半以上之陽位。去入其身半以下之陰位。與夕陽西下何異乎。吾知其人如在長夜之中也。得毋去入厥陰耶。少陽與厥陰合。勢必與太陽陽明離。對於厥陰則相得。對於兩陽則相失。少陽必不久留。又有出而復去之憂矣。。出而去。。難望其再入而復來。。去而入。。猶望其復來而再出。。是入厥陰似少陽之幸。。出厥陰恐非少陽之福也。。大抵少陽之入無止境。。由於少陽之去是窮途。。不明言太陰少陰厥陰。。而渾言之曰入陰。。卽去將安適之謂耳。。然長此以往。。必陽道實而爲虛。。陰道虛而爲實。。更虛更實。。縱日以柴胡相饋餉。。恐深入之陽。。未易呼之欲出也。。邪去斯出矣。。去邪未始不藉柴胡之力。。而少陽所以復出之故。。仍有熟路可循也。。少陽根起於厥陰。。其初從陰道而來。。遂從陰道而去。。去路卽少陽之來路。。則入路卽少陽之出路。。非轉徙於無何有之鄉也。。且陽入之陰則靜。。靜而之陰者。。亦動而之

陽○○陰氣盡則夜半少陽起矣○○其人雖煩躁○○而待時而
動之少陽○○祇有少安而已○○少陽如餘邪何○○餘邪又如
少陽何○○

傷寒三日○○三陽爲盡○○三陰當受邪○○其人反能食而不嘔
○○此爲三陰不受邪也○○

首句看似指傷寒一日太陽受之○○二日陽明受之○○三日
少陽受之也○○次句看似指少陽受病之日○○爲傳盡三陽
也○○既一日一傳矣○○豈非隨病隨畢乎○○何以素問不曰
三日少陽病衰○○而曰九日少陽病衰乎○○可知病愈當以
經盡爲期○○三日又六日○○至九日○○不離乎六日以上之
數也○○書傷寒三日○○指太陽受病之第三日○○六日之半

者也。曷云三陽爲盡耶。紀日者不過陰陽之符號耳。陰陽之數起於一。統於六而盡於三。所謂半歲陽氣盡。半歲陰氣盡者。非三六得一百八十之數乎。以周歲例六日。則三日三周其六經。已盡三六一十八之小數。非陽盡數而何。以三陽名者。如陽卦之三爻。一日盡一爻。則三日盡矣。陽盡則陽病已殺。有變陰之象。推之陰病三日則陰盡變陽。亦猶是也。三陽盡而少陽證不見。故不曰少陽病三日。而冠以三陽之傷寒。三陽即太陽之稱也。然書三日不書四日。是三陽盡而一陽猶未盡。一陽即少陽之稱也。一陽位於三陽之末。適肖三陽之盡頭。與三陰相直接。尤爲過渡餘邪之捷徑○○故曰三陰當受邪○○玩當字○○又可知素問以四日五日六日定三陰受邪之次者○○皆當然之理○○非必然之勢也○○且本條渾言之曰三陰○○何嘗限定太陰受之乎○○三日明明少陽當受邪○○偏說三陰受邪爲應當○○豈故與素問兩岐哉○○其人有其人之受邪不受邪○○便有其人之留邪不留邪○○非食古不化者所能活看也○○假如出三日太陽病未畢○○期諸七日太陽復始○○自與素問七日太陽病衰相符也○○假如至三日少陽病始成○○例以七日少陽復始○○亦與素問九日少陽病衰相符也○○又如三陰受邪○○無非相去七日○○而至十日十一二日○○則四五六日云者○○大抵推類而盡之詞耳○○詎必連類而及之病乎○○一

日受邪○○二三日不受邪者有其人○○二日受邪○○三四日不受邪者有其人也○○特其人反能食而不嘔○○爲素問所未言及○○所謂多食則遺者非歟○○乃不曰三陽不遺邪○○而曰三陰不受邪○○三陰篇未有云其人反不能食而嘔也○○似未足徵明其不受邪也○○就令少陽受邪○○亦不能以一食一嘔爲證據○○上文乾嘔不能食○○仍是太陽病不解入少陽○○非屬少陽也○○獨傷寒嘔不能食屬陽明○○反是可爲陽明受邪之反證○○何來說入三陰乎○○吾謂長沙實喜其少陽不受邪○○蓋必其人胃氣和而後能食而不嘔○○胃和不特無少陽諸見證○○即三日以前○○可見陽明不受邪○○則三日以後○○當然三陰不受邪○○且乾嘔不能食之

太陽柴胡證已過去。又適符太陽病三日已之例。不獨三陰無邪之可受。三陽亦無邪之可受也。不言少陽。正結束少陽。並結束三陽。明言三陰。雖撇去三陰。實起下三陰也。舉受邪不受邪以爲例。則傳經之說愈破矣。受不受權在三陰。何在乎傳。設傳而後受。則不容不受。即不受亦傳矣。三陰三陽爲寒邪所必歷。有是理乎。素問熱論無傳字。此尤不待辨而明者也。

傷寒、三日。少陽脈小者。欲已也。

書傷寒、三日。正少陽受邪之日。宜其太陽脈不見。而少陽脈獨見。顯與素問三日少陽受之相吻合。假令脈弦細。豈非九日纔少陽病衰乎。異在脈不大而小。彼陽明病非傷寒三日。陽明脈大哉。經謂獨小者病。獨大者病。得毋陽明得熱則張。故張而大。少陽得寒則縮。故縮而小耶。非也。陽明所受者大。餘邪之大勢未去。脈大證亦大。少陽所受者小。餘邪之大勢已去。脈小證亦小也。彼條不曰二日陽明脈大。則不止三日。其病未已不待言。本條不曰四日少陽脈小。則不俟四日。其病始已不待言也。獨是諸小者陰陽形氣俱不足。安有不足之小脈。得病在三日。失病亦在三日耶。吾謂少陽雖受邪。而少陽自若。與不受邪無異。不書屬少陽三字可知也。蓋脈小非其細已甚之詞。乃少陽之本象。少字从小。小字从亅从八。取一亅始見始可分別之義也。一陽初復。如小陽春之初至。猶帶寒意也。少頃則陽和四布。非欲已而何。素問熱論已字凡六見。又曰其滿三日者可泄而已。其未滿三日者可汗而已。安知少陽脈小。非汗泄使之然乎。或未經汗泄。三陽盡而陽邪將盡者。尤意中事。故雖傷寒不自少陽始。卻自少陽止。不自三日始。亦自三日止已者中止之謂也。然則欲已非欲愈耶。正惟三日太陽病未愈。幸在少陽不病。故能已太陽之病。非弦細之少陽脈。可立待其欲已也。倘或三日太陽病未已。就令少陽不病。不能愈太陽之病。必徵緩之太陽脈。纔徵明其欲愈也。七日愈者。乃太陽之自愈。少陽不得有其功。。三日已者。。非太陽之自已。。少陽得與有其功也。。

少陽病欲解時。。從寅至辰上。。

少陽旺於寅卯。。退於辰。。正旺邪自衰。。本論凡病解皆在旺時。。獨少陽解病之時。。尤爲黄金時刻。。非恐三陰遽受邪也。。恐陰不升則陽不降。。無升降便無晝夜。。所謂因於寒。。欲如運樞者。。將廢而不舉也。。且以少陽之細小。。必不堪久病之纏。。況發汗吐下之誤。。在所不免乎。。彼屢患少陽病者。。縱今日不死於少陽。。異日當死於厥陰。。緣厥陰病少陽先死者實多數也。。少陽病祇有汗吐下三禁。。無方治。。長沙之遠慮。。已露於言表矣。。

醫家往往易視少陽病。。意謂柴胡湯如操左劵。。幸而奏效。。大都太陽柴胡證未罷。。否則少陽帶有少許柴胡證。。恰與欲解時相湊合耳。。何可以少陽柴胡證五字欺病人乎。。

讀過傷寒論卷十少陽篇豁解終

讀過傷寒論卷十一

新會陳伯壇英畦著

太陰篇豁解

男萬駒
受業鄧義琴 林清珊 仝校

太陰之爲病。腹滿而吐。食不下。自利益甚。時腹自痛。若下之。必胸下結鞕。

太陰爲開。太陽亦爲開。太陽之開之動機在太陰。太陰之開之動機在太陽。太陰病非陽明所能闔者。陽明從太陰者也。非太陽不能開者。太陰配太陽者也。卜文桂枝證凡三見。寧減大黄芍藥。而不拘拘於加味之當行。太陰可作太陽觀也。四逆證僅一見。祇宜服四逆輩。而不拘拘於一湯之主治。太陰非可作少厥論也誠以太陰之爲病。異在胃氣弱而脾氣不弱。太陰之脈布胃中。病形亦布於胃中。彼太陽陽明曰脾約。換言之則太陽太陰當胃約矣。書腹滿。陽明腹滿半由胃家實。本證腹滿不關脾家實。不特下文脾實無腹滿二字。且腹滿而吐。實則不吐。吐則非實也。況食不下顯見邪氣上衝於嗌。而非內結於脾。太陰脈絡於嗌故拒食者嗌也。書自利。少陰多半是下利。既曰吐則曰利。厥陰僅一條欲自利。卽不吐亦曰下利。蓋陰邪屬臟之利爲下利。不屬臟之利爲自利。下篇自利而渴屬少陰。不屬臟之明徵也。假令下利非自利。厥陰下利至甚則主死。太陰下利益甚獨生乎。正惟自利益甚。。足徵病形之未甚。。緣太陰之氣化猶存在。。而後自利益甚無變遷也。。特利甚則腹氣傷。。傷則痛。。時腹自痛者。。經所謂氣傷痛也。。此非無暫安時之痛狀。。有不痛時纔有痛時。。須臾之頃亦爲痛。。亦非不由自主之痛狀。。不因邪痛故曰自痛。。寒氣不多亦爲痛。。時痛與陽明腹滿痛之比較。。彼證有躁屎無自利。。腹痛與少陰心下痛之比較。。本證有自利無清水。。誰復下之耶。。自利益甚時未必下。。第恐未益甚時。。若以爲未得快利而下之。。設非太陰病。。必下之利不止矣。。差幸太陽與太陰相匹耦。。其氣化不墜於地者。。皆太陽之開力繫之耳。。獨是廣明之下。。名曰太陰。。胸下非廣明乎哉。。太陰之前。。名曰陽明。。陽明非爲闔乎哉。。乃因誤下之故。。轉令太陰依附陽明爲末路。。爲其闔不爲其開。。闔則結。。結則鞕。。結者太陰之邪。。鞕者太陰之氣。。病形似與結胸痞證相髣髴。。而陷胸瀉心不中與。。陷胸針對胸上非胸下。。瀉心針對胸下之心下也。。然闔者開之機。。陽明太陽尚非中斷。。必俟兩陽布令。。庶化結鞕爲和柔。。長沙不立方。。安能爲誤下者恕乎。。

太陰中風。。四肢煩疼。。陽微陰澀而長者。。爲欲愈。。

太陰亦中風耶。。太陽中風是發於陽。。太陰無標陽爲感召。。從何中風耶。。陰脈不長則陰不成陽。。陰脈長則陰極成陽。。足脈之長周於腹。。臟脈之長周於手。。聯合諸陽爲一氣。。標陰之標卽陽矣。。以陽召陽則風先入。。風者寒之陽也。。以陰召陰則寒先入。。寒者寒之陰也。。陰則縮。。不能直接寒之寒。。故傷寒有轉屬。。陽則伸。。能直接寒之風。。故中風無轉屬。。厥陰篇獨無屬厥陰三字者。。厥陰太陽本自不聯屬。。且不順接手足諸陽。。不同少陰太陽相中見。。太陰太陽相匹耦也。。傷寒姑勿論。。中風則三陰篇各有其一。。爲絶無僅有之病形。。宰闕太陰傷寒四字而不書。。特書太陰中風。。與少陰中風厥陰中風相並提。。與三陽中風一對照也。。風勢趨外。。故不襲太陰之腹地。。祇竄擾其四肢。。宜其無腹滿諸證。。而煩疼則爲中風證所無。。惟風溼相搏。。始骨節煩疼耳。。

太陰經土主四肢。。與風性微有牴觸。。亦宜乎煩疼。。尚非掣痛其骨節。。故第覺四肢煩疼而已。。微澀又不宜於中風脈。。太陽病脈微爲未欲解。。太陰病在陰。。則陽氣微於上。。當然脈微。。陰中得陽病。。又陰氣不微於下。。故陽微陰不微。。獨脈濇乃留邪之脈。。內經脈濇曰痹也。。四肢凝滯其血。。致脾脈不灌於四旁。。病在陰者名爲痹。。豈非與經痹無異哉。。然脈不濇四肢何至於煩疼乎。。假令陰長而不濇。。是蔓延之長脈。。邪氣牽引陰氣未可知。。否則陰濇而不長。。是凝泣之濇脈。。邪氣間斷陰氣未可知。。惟風性善入而不遽出。。中央之氣導之而出。。斯脈愈長愈形其濇。。脈愈濇愈覺其長。。長則氣治。。

短則氣病。濇脈縱未愈。長脈爲欲愈矣。何以少厥中風郤非長脈耶。少陰爲二陰。厥陰爲一陰。當然不及太陰之長。三陰脈長固難得。得二陰之浮亦不易。得一陰之浮尤不易。二陰陰浮便是陽。一陰陰浮尙有不浮者在。必且微且浮。纔與太少之陽相媲美也。何以少厥又四肢無恙耶。三陰中風皆病在陽。四肢是太陰之陽部。非少厥之陽部。少厥所以有陽病無陽證。猶乎三陰皆陰部。而中風非陰病。太少厥所以祇有陽脈無陰證也。

太陰病欲解時。從亥至丑上。

亥子丑。巳午未之對也。夜半而陰隴。卽日中而陽隴之循環耳。陽生於子。太陰病解於丑。陰也而未來之太陽已兆矣。陰生於未。太陽病解於未。陽也而未來之太陰亦兆矣。重陰必陽。重陽必陰。太陽應時而旺則太陰亦旺。太陰應時而旺。則太陽亦旺。以太陽主外。太陰主內。對待流行者也。

太陰病。脈浮者。可發汗。宜桂枝湯。

書太陰病。得毋太陰證悉具耶。非也。首節腹滿而吐言證不言脈。下文太陰為病則脈弱。但見續自便利一證且脈弱。則證具決非脈浮可知。書脈浮。殆太陰證不見。特以脈浮二字示彀率也。得毋手足自溫之脈浮耶。脈非浮而緩。亦不明言繫在太陰。乃純然太陰病也○○本論脈浮不勝書○○從何確定其爲太陰病耶○○吾謂不獨太陰脈浮無見證○○卽少陰厥陰之脈浮○○亦未嘗載及見證也○○有陰證當然無脈浮○○有脈浮當然無陰證○○觀少陰中風而後陰脈浮○○厥陰中風而後脈微浮○○則浮脈之難得又可知○○獨太陰非中風而得浮脈○○比少厥略爲優勝耳○○蓋浮爲陽脈○○脈法凡陰病見陽脈者生○○陽病見陰脈者死○○浮脈在三陽爲見慣○○在三陰則希罕矣○○然則太陰病作太陽病觀可乎○○知陽者知陰○○知陰者知陽○○正惟其無太陽諸見證○○對觀之纔審出其病在陰○○正惟其無太陰諸見證○○細診之纔審出其脈之陽○○陰病脈浮○○與陽病脈浮有間也○○曰可發汗○○何以少陰

厥陰脈浮條下。。不曰可發汗耶。。陰不得有汗。。惟太陰脈尚灌於四旁。。發汗庶幾其可也。。何以上條太陰中風不發汗耶。。三陰中風無汗法。。中風病在陽。。必三陽之陽微。。而後三陰有中風。。汗之恐與微陽有牴觸也。。何以本條發汗又宜桂不宜麻耶。。桂枝湯先闔太陽而後開太陽。。拍合太陽太陰之動力。。旋以太陰之開開太陽也。。調用之則非拍合太陰太陽。。卻打通太陰太陽。。還以太陽之開開太陰也。。桂枝雖太陽主方。。實則太陽太陰相維相繫之通方也。。不過桂枝治太陽。。必轉運一番纔得汗。。則利用其汗解。。非利用其發汗。。桂枝治太陰。。非轉運一番始得汗。。則不利用其汗解。。正利用其發汗。。麻與桂之比較。。麻黄專爲解表用。。能發太陽不開之汗。。不能發太陰汗也。。桂枝本爲解肌用。。能解太陽已開之汗。。自能發太陰汗也。。非謂太陽表證仍在之病形。。乃謂太陽外證未解之病形。。麻黄豈中與哉。。

自利不渴者屬太陰。。以其臟有寒故也。。當温之。。宜服四逆輩。。

本條看似與少陰示區別。。自利而渴屬少陰。。自利不渴屬太陰。。二語幾成鐵案也。。獨是少陰篇自利者五。。不言渴者四。。四不渴證何以不撥入太陰乎。。其他厥陰欲自利者一。。太陽葛根證黄芩證自下利者二。。雖無不渴字。。亦無渴字也。。舉凡自利未嘗渴。。謂自利而渴屬少陰則可。謂自利不渴屬太陰。未免空言矣。上文自利益甚不曰渴。下文續自便利不曰渴。就如暴煩下利不曰渴。本篇無論自利下利渴字闕不書。屬太陰三字何消說耶。乃申言之曰以其臟有寒故也。其故愈求而愈晦。屬太陰則太陰有寒耳。其臟無寒也。既曰其臟有寒。何以不屬臟而屬太陰耶。彼下焦虛有寒則屬少陰矣。曷嘗曰其臟實有寒乎。少陰位處下焦。太陰位處中焦。毋寧謂中焦虛有寒。猶易曉也。中下二焦與其臟有分別。下焦有寒不主溫。中焦何待於溫乎。又曰當溫之。溫者溫其臟也。如曰太陰當溫。則自利益甚當溫。續自便利當溫。太陰病舍溫裏藥無治法。桂枝等湯尚成問題乎○○且曰宜服四逆輩○○設當行大黃芍藥將何若○○四逆輩能替代大黃芍藥否乎○○凡四逆輩證無非臟有寒○○凡四逆輩證條下無渴字○○祇有下利字無自利字○○胡不質言之曰下利不渴屬臟寒乎○○然而贅矣○○以篇幅無多之太陰病○○有此通套話頭哉○○吾求其故而不得○○吾三復上下文○○而知太陰病無所謂屬臟也○○下條脾家實不曰脾家寒○○末條胃氣弱不曰脾氣陷○○顯非屬臟之明徵○○蓋屬臟當曰其臟寒○○臟已化寒臟下利○○不屬臟第曰臟有寒○○臟未化寒臟自利也○○假令其臟無寒○○而太陰有寒○○又非純然屬太陰矣○○上條太陰有寒則脈浮○○浮爲在外○○無異太陰屬太陽○○下兩條一則太

陽繫在太陰。繫而不去則非屬。一則本太陽病屬太陰。本病尚在則屬未盡屬。故必寒邪圈入其臟之範圍。纔是屬太陰。其不爲屬臟之下利。而爲不屬臟之自利者。寒邪爲太陰所提攝。故隨地氣以上升耳。久之太陰之開力稍懈。餘邪將沈於中土之下。恐非太陽之開力所能援。其臟縱不受邪。而他臟受邪。自利未畢而下利者有之。與其下利時行四逆。不如自利時行四逆。治未病勝於治已病也。本論自利無服四逆之條。本篇亦無四逆證發生。下文下利日十餘行。且與四逆證無涉。可知四逆輩不同四逆湯之嚴。守其法不必泥其方。即行四逆亦毋庸歸功於四逆。四逆湯爲臟寒下利而設。非僅爲有寒立方。尤非爲自利立方也。

傷寒。脈浮而緩。手足自溫者。繫在太陰。太陰當發身黃。若小便自利者。不能發黃。至七八日。雖暴煩下利日十餘行。必自止。以脾家實。腐穢當去故也。

本條反託上條耳。句調與陽明篇有異同。同是書傷寒。彼條以陽明爲主觀。本條以太陰爲主觀也。太陰太陽病皆脈浮。特浮而緩則浮脈爲緩脈所持。是束縛者其證。而纏綿者其脈。殆太陰太陽合一之脈者歟。徵諸手足。觀太陰之開與未開。便知太陽之開與未開矣。太陰開則土氣直貫於四旁。手足諸陽不自覺其溫。太陰不開則土氣不灌於四旁。手足諸陽自覺其溫。無陰則陽獨。自者獨也。不曰身溫但曰手足溫。顯非太陽之邪氣令其溫。非太陽之陽氣令其溫。乃太陰太陽放棄其手足。一若手足自手足。故曰自溫也。曰繫在太陰。太陰太陽若離合。本相維相繫者也。繫而曰在。是有合而無離。太陽不在太陽之分際。而在太陰之分際矣。陽明篇曰是爲繫在太陰。對繫在陽明而言。本證無轉繫。是爲二字故从省。要其形容太陰太陽之未開則一也。太陽先開則太陽解其繫。身上猶帶太陰之本色。陽明故曰身當發黃。太陰先開則太陰解其繫。身上頓失太陽之本色。本條故曰當發身黃。當黃而黃。非不當黃而黃。溼色勝寒色也。若寒勝則水王。

水道通而小便自利者。。非黃從小便去也。。小便自小便。。中土無制水之能力。。溼氣不能越過寒水之經。。致令太陽不能發出太陰之黃色。。太陽無力開太陰。。太陰不能發現太陽之黃色。。太陰無力開太陽。。至七八日靜極而動。。端賴陽明爲轉移。。太陽轉開爲闔。。是陽明繫太陽。。則大便鞕而下利證不具。。陽明反闔爲開。。是陽明不繫太陰。。則下利而大便鞕證不具。。大便鞕不書暴煩。。陽明之悍氣不暴動故不煩。。下利則特書暴煩。。陽明之悍氣暴動故煩也。。其不爲太陰之自利。。而爲陽明之下利者。。太陰臟氣實則邪不能容。。必假胃府爲去路。。太陰之前曰陽明。。太陰之脈又布胃中也。。何以下利曰十餘行耶。以久繫之邪。緩行入胃。非數更衣而餘邪不盡。勿遽行四逆輩也。雖暴煩下利必自止也。且有腐穢在。非有鞕便在。緣胃家不實而脾家實。實者氣入。溼氣收入則脾實而不行。不能爲胃磨其水穀。泌汁糟粕無以別。非熟腐成鞕之物質。乃自腐成穢之物質。腐穢之積。與宿食無異。安得無十餘行之多乎。曰腐穢當去。腐穢盡而脾氣猶存在。去之不動脾。腐穢盡而胃氣亦存在。去之不動胃也。不行四逆。未必有去而不留。竟行四逆。勢必復留而不去。上條自利宜四逆。爲未來之病形進一步想。本條下利不宜四逆。爲現在之病形退一步想也。

本太陽病。。醫反下之。。因而腹滿時痛者。。屬太陰也。。桂枝加芍藥湯主之。。大實痛者。。桂枝加大黃湯主之。。

太陰病則太陽不病。。以其既屬太陰也。。若太陰不病太陰之病。。而病太陽之病。。是本太陽病屬太陰。。以太陽病證未罷。。正頭項强痛之時。。醫不汗之而反下之。。是移太陽之痛狀。。印入太陰。。寒邪不激刺太陽之頭。。則激刺太陰之腹矣。。太陰不自痛。。因太陽之痛以爲痛。。尙非痛無已時。。故曰因而腹滿時痛也。。名爲屬太陰。。實則太陰病中純是太陽之遺病。。太陰未嘗受邪也。。惟太陰之本氣。。則不能不受邪。。太陰之脈布胃中。。假令太陰受邪。。必腹滿而吐諸證具。。奚止腹滿乎。。太陰之氣主腹中。。假令太陰之氣不受邪。。時腹自痛證亦具。。奚至不自痛而痛乎。。蓋陰氣存物者也。。寒溼二氣又相得者也。。二氣相得之痛。。故時痛時不痛。。二氣相搏之痛。。故腹痛非自痛。。此殆其氣有寒屬太陰。。與其臟有寒屬太陰有分別。。彼證是脫離太陽之病其病陰。。溫之須治陰病之化寒。。本證未脫離太陽之病其病陽。。不溫之正爲陽邪之化實。。氣實與脾家實亦有別。。上條未經誤下。。則脾氣靜而翕。。未嘗以溼氣納寒氣。。脾實便無容邪之餘地。。本條已經誤下。。則腹氣動而闢。。是猶以溼氣召寒氣。。腹滿便有容邪之餘地。。故雖太陽之邪非盡屬太陰。。而太陽之桂枝證。。已盡屬太陰矣。。上條不行桂枝者。緣太陰太陽合爲一。無可開之機在不能發黃。本條太陰太陽分爲二。有可開之機又在不發黃。身不黃可以徵明太陰之氣實。太陰雖開。亦無可發之黃。誠以太陽之邪氣。合太陰之正氣結於腹。太陰太陽亦無如之何。祇有隱忍其氣實而至於滿。氣傷而至於痛已耳。與陽明腹滿痛有異者。陽明腹滿痛無時字。大都痛之時多。不痛之時少。陽明之痛有物質。太陰之痛無物質。陽明有下法。太陰無下法也。陽明非用桂枝以去實。但用桂枝以解表。太陰用之。則解內兼解外。加芍藥大黃者。除其着耳。獨是本草經芍藥條下有腹痛二字。芍藥主痛有明文。大黃條下無腹痛二字。。大黃主痛無根據也。。況大實痛乎。。勿疑爲實而大痛也。。乃痛不大而實大。。大實與不大實之比較。。陽明腹大滿不通。。正形容其未實。。實則極其量不過燥屎五六枚。。何至於大。。不大之實實在質。。大實之實實在氣也。。實形布滿於腹謂之大。。大實則非堅實可知。。加味何取乎。。然或加或減。。總以桂枝湯之如量不如量以爲衡。。毋以兩可之見。。貽誤桂枝也。。方旨詳註於後。。

桂枝加芍藥湯方

桂枝三兩　芍藥六兩　甘草二兩　生薑三兩　大棗十二枚擘

右五味。以水七升。煑取三升。分溫三服。

桂枝加大黃湯方

卽前方加大黃二兩。

桂枝湯爲太陰太陽之通方。。雖太陽有太陽之桂枝證。。太陰有太陰之桂枝證。。兩證可作一證看。。桂枝證二而一也。。若本太陽之桂枝證。。翻作太陰之桂枝證。。一證仍作兩證看。。桂枝證又一而二也。。本證如單獨主桂枝。。桂枝湯可以收後效。。就令不加芍藥大黃。。邪解而痛漸止也。。如變通主桂枝。。桂枝湯可以收捷效。。無論加芍藥與大黃。。痛止而邪自解也。。蓋芍藥主邪氣腹痛。。桂枝方內已足盡芍藥之長。。未有再三服桂枝而病不解之理。。特芍藥破堅積。。大黃破積聚。。加而又加者。。開之令其破。。不如破之令其開耳。。妙在桂枝能行使芍藥大黃。芍藥大黃聽命於桂枝也。獨是芍藥之力似稍遜於大黃。大黃恐非芍藥所能馭。加一不加二。芍藥無推諉。加一復加二。大黃必爭先矣。何貴乎多一附屬品耶。此又芍藥行使大黃。大黃聽命於芍藥。芍藥本桂枝之佐。大黃又桂枝芍藥之使也。何以不單行桂枝加大黃湯耶。加芍藥湯是鍼對太陽之本邪。如法行桂枝。假太陰之開力開太陽。加大黃湯是鍼對太陰之屬邪。變法行桂枝。假太陽之開力開太陰也。何以無腐穢耶。脾家不實。自能爲胃行津液。何腐穢之有。有腐穢則不攻亦下。卽下亦止。無腐穢則下之無可下。當攻之如未攻。惟有納芍藥於桂枝湯之範圍。爲欲攻不攻之第一法。。納大黃於桂枝芍藥湯之範圍。。為攻而不下之第二法。。實則舍桂枝外無別法也。。

太陰為病。。脈弱。。其人續自便利。。設當行大黃芍藥。。宜減之。。以其人胃氣弱。。易動故也。。

上條屬太陰不得為太陰病。。太陰不受邪。。故不書太陰病。。有時不受邪而亦病。。謂為太陰病不得。。故書太陰為病。。以其不為現在病。。當為未來病也。。證據在脈弱。。脈弱分明胃氣弱。。胃氣不足以養臟氣。。臟氣將瀉而不存。。就令今日不自利。。難保明日不便利。。他人不便利。。難保其人不便利。。非必自利益甚也。。於大便之中自覺其利。。勿謂便利顯非由自利而來。。大便雖斷。。無難續自便利也。與開始自利不渴者不同論。與七八月暴煩下利者不同論。惟腹滿時痛則有欲自利之端倪。其人無禁制大便之能力。轉瞬而續自便利者意中事。如欲防患於未然。不當行大黃芍藥則已矣。設當行大黃芍藥。與其急於治痛。毋寧忍痛須臾。權宜而減之單行桂枝湯之爲得也。不曰去之曰減之者。桂枝原有芍藥三兩。恐人誤用桂枝去芍藥湯。則痛無已時也蓋非芍藥與其人有牴觸。加大黃芍藥有牴觸耳。非大黃芍藥與人人有牴觸。獨其人與大黃芍藥有牴觸耳以其人胃氣弱。豈盡人胃氣弱乎。胃不弱而後脾不弱。脾受氣於胃。腹受氣於脾。腹氣卽臟氣之動而變

○○太陰爲之主○○脾氣卽臟氣之靜而存○○胃氣爲之養○○動者不必使之靜○○陰氣不動不起亟也○○靜者不能令其動○○陰氣不靜不神存也○○邪氣不干動脾氣者○○邪入腹不入臟也○○藥氣不干動脾氣者○○藥入胃卽入腹也○○無如其入因利傷胃氣之故○○不能行使胃氣爲舟楫○○藥力必沉而亂竄○○腹氣已動反難動○○脾氣未動反易動○○壁壘者其腹○○朽腐者其脾故也○○動則易而制動難○○況面便利一面動○○尤非四逆輩所能收拾乎○○

讀過傷寒論卷十一太陰篇豁解終

張仲景傷寒論原文

讀過傷寒論卷十二　新會陳伯壇英畦著

男萬駒　受業鄧義琴　林清珊　仝校

少陰篇豁解

少陰之爲病。脈微細。但欲寐也。

太陰之後。名曰少陰。少陰之前。復有厥陰。少陰之上。更有太陽。皆籠罩其陰於太衝之地。而莫可端倪也。少陰爲雌者也。獨寐時纔現少陰之隱相耳。蓋寐後陰用事。陰樞治則陽氣斂。可從表面上體察少陰。寤後陽用事。陽樞治則陰氣藏。不能從表面上體察少陰也。若明明不寐而幻作已寐之形。此非少陰本來無病之面目。乃少陰之爲病也。觀其脈微。無顯豁狀。

脈細。。無壯濶狀。。則少陰之窮蹙可知。。書但欲寐。。與多眠睡相髣髴。。異在息不鼾。。與但欲眠睡相髣髴。。異在目難合。。何爲苦苦欲寐耶。。推其病情。。儼欲爭回其轉樞之特權。。排擠外邪也。。無如欲寐而不能寐。。是陰樞爲寒邪所操縱。。少陰無如之何也。。此特舉其易見者言耳。。少陰病形之具。。往往具於無形。。然以微細之脈。。形出其欲寐之證。。已漸入於無形之域矣。。

少陰病。。欲吐不吐。。心煩。。但欲寐。。五六日。。自利而渴者。。屬少陰也。。虛故引水自救。。若小便色白者。。少陰病形悉具。。小便白者。。以下焦虛有寒。。不能制水。。故令色白也。。

同是少陰病。首條何其簡。本條何其贅耶。既曰少陰病。又曰屬少陰。長沙無此論調也。胡不删卻一句耶。既具少陰之病情。便有少陰之病形矣。病形悉具句。又何消說耶。吾謂正惟少陰之病之形具。而後不爲少陰危。正惟始則少陰病。繼則屬少陰。而後可爲少陰幸也。不然。下文死不治之少陰病。何嘗具此病形乎。何嘗一則曰少陰病。再則曰屬少陰乎。書少陰病。尚未確定其屬少陰也。不屬少陰臟纔是屬少陰。屬臟則氣化無受邪之餘地。少陰不成問題者也。然則未屬少陰以前之病形又何若乎。書欲吐。言吐不言利。差幸免於利。曰不吐不曰復不能吐。且幸免於吐。書心煩。言煩不言躁。又不至於躁。曰但欲寐不曰不得卧寐。不至於不寐。此得病之始。先具將屬少陰之病形者非歟。至五六日陰經已盡。少陰更有起色矣。書自利。自利與下利之比較。下利是寒邪下陷其氣化。從大便而亡。自利是氣化行使其餘邪。從二便而去。陰邪爲虐曰下利。少陰爲政曰自利也。餘邪聽命於少陰。當然爲陰樞所轉移。實指之曰屬少陰也。不屬臟也。屬臟其臟寒。臟寒則不渴故也。何以篇內下利之渴僅一見。自利而渴亦一見耶。寒固不渴。不寒未必渴。不虛固不渴。虛仍未必渴也。惟能引水自救之虛則宜乎其渴。不能引水自救之虛則無所用其渴。即渴亦非氣化與水澤相涵濡。。究於虛狀無裨補。。下文豬苓湯證是也。。蓋非水能救虛也。。虛能受水。。足以供氣化之求。。以氣行水。。故曰引水。。以少陰救少陰。。故曰自救也。。苟窮於自救而乞靈於水。。彼下文四逆輩證之虛何待言。。試問一杯水能替代四逆等湯否乎。。且凡四逆輩證無渴字。。夫豈水漿概不入口哉。。特君火沉淪。。於是四肢逆。。方且引火自救之不暇。。遑暇引水乎。。不獨此也。。所有四逆輩證無小便色白四字也。。源不潔者流不清。。水火混淆。。安得小便之白。。若小便色白者。。顯見引水乃天然之挹注。。正如甘霖之潦。。水到渠成者也。。氣化之洋溢可想矣。。從五六日後統計以前之病形。。

在本條爲少陰病形悉具者。在本篇爲少陰病形獨具矣
雖然。引水自救之故則已明。小便色白之故似難喻
也。小便色白者。非下焦實有寒。乃下焦虛有寒。瞬
息便無寒矣。少陰與下焦何涉耶。少陰位處下焦者也
下焦分清濁而主出。陰邪假下焦爲出路。於是少陰
有寒而無寒。下焦無寒而有寒。總言之曰虛有寒。舉
下焦可以例少陰也。假令下焦實有寒。則化熱者寒。
有眞熱之色制水色。小便無從白。否則其臟實有寒。
則重寒者熱。有假熱之色制水色。小便亦無從白。是
小便白又足徵其臟之不寒。故與水氣無牴觸。勿徒歸
功於水也。水不能制小便之赤色令其白。必小便無醞

釀之熱色。。邪色不能制水。。故令色白也。。此與厥陰病異而同。。彼證小便色白此熱除。。本證小便色白爲寒去。。皆以小便之白不白爲標準。。與太陰病又同而異。。彼證其臟有寒屬太陰。。本證其臟無寒屬少陰。。則以自利之渴不渴爲標準也。。

病人脈陰陽俱緊。。反汗出者。。亡陽也。。此屬少陰。。法當咽痛。。而復吐利。。

書病人。。以少陰病轉具太陽之病脈。。反具太陽之病形。。看似未屬少陰也。。脈陰陽俱緊。。非太陽傷寒之脈哉。。乃不曰不汗出。。而反汗出。。是太陽脈不變而形變。。異在太陽篇脈緊無汗出字樣。。陰陽俱緊脈更無反汗出字樣也。。其汗必非陰陽自和之汗。。皆由陽不密不能固其汗。。汗不密亦不固其陽。。亡汗者陽。。亡陽者汗也。。脈中之陽雖存在。。脈外之陽無存在。。殆太陽之根本未亡而枝葉亡。。太陽亦無辜矣哉。。獨是太陽脈微弱不可發汗曰無陽。。少陰脈微不可發汗曰亡陽。。脈微脈微弱有汗禁。。脈緊無汗禁也。。況太陽篇脈浮緊明明兩主麻黃。。一主大青龍耶。。胡未經發汗而有亡陽之痛耶。。汗出不傷陽者病在陽。。彼屬太陽不屬陰。。汗出反傷陽者病在陰。。此屬少陰不屬陽也。。夫使陰病而非得陰陽俱緊之陽脈。。無論汗出不汗出。。太陽已無存在之餘地。。緣少陰之上。。名曰太陽。。太陽根起於至陰。。名曰陰中之陽。。舉凡少陰病大都不利於太陽。。明指之曰亡陽。。陽氣猶易復。。不明指之曰亡陽。。陽氣未必易復。。又不能舉此以例彼也。。彼有彼之屬少陰。。此有此之屬少陰也。。蓋必太陽少陰相維繫。。而後尺脈緊而見陽。。寸脈緊而見陰。。可知緊脈乃少陰之牽動力使之然。。汗出乃太陽之反動力使之然。。亡太陽者少陰也。。非太陽也。。少陰不亡。。賴有陰中之陽在。。太陽之亡。。因有陽中之陰在。。不便宜於太陽。。而便宜於少陰。。亟望長沙之立法矣。。本篇緊脈無治法也。。下文脈緊七八日。。明曰必自愈。。則本證之自愈不待言。。陰病見陽脈者生。。何庸立法乎。。惟有莫之致而致。。莫之爲而爲之法。。病人且莫名其妙也。曰法當咽痛而復吐利。咽喉者水穀之道也。在喉嚨之後。其下爲少陰太陽之畔界。餘邪爲太少所不容。必上衝於咽。太陽之氣衝咽喉。氣高邪自高也。何以咽痛耶。有少陰之脈在。則覺其痛。手少陰脈從心系上挾咽也。胡爲復吐利耶。水穀之精氣。能克復少陰所在地。則邪從吐利去矣。少陰由勝而復。太陽因剝而復。復字有數義存焉也。此爲下文種種咽痛吐利之陪客。他證有法便有方。本證無方卽是法也。何以亡陽尚不加意耶。太少之病以脈爲前提。脈法如操左劵矣。論內無陽有死證。亡其陽有死證。亡陽無死證也。

少陰病。。欬而下利。。譫語者。。被火氣劫故也。。小便必難。。以强責少陰汗也。。

少陰何以不得有汗乎。。心液化爲汗。。手少陰正魄汗從出之原也。。明明有汗偏無汗。。無怪乎强責汗者一若爲少陰是問也。。不知少陰無病。。其汗則泛應而不窮。。少陰有病。。其汗轉退藏而益密。。少陰篇無表證二字可悟也。。病在表而後可發汗。。有外證而後得有汗。。太陽篇謂純陰結不得復有外證。。悉入在裏。。已明言矣。。本篇下條謂病爲在裏。。不可發汗。。又明言矣。。然則陰邪永無出路耶。。上文小便色白。。陰邪出路者一。。咽痛復吐利。。陰邪之出路者又一也。。獨本證欬之不已而下利。。

看似陰邪未肯干休者然。。髣髴眞武湯證具。。自下利者其人或欬也。。髣髴四逆散證具。。泄利下重者其人或欬也。。又髣髴豬苓湯證具。。下利六七日。。欬將六七日也。。要皆下利致欬。。祇可謂之下利而欬。。非欬而下利也。。諸方不中與之。。喜用火者有不肆行其間乎。。彼欲以火熏蒸其水。。令汗出津津如釜上氣也。。以爲欬利半由於積水。。一旦爲火氣所轉移。。其效尤捷於眞武也。。且火氣似與少陰無牴觸。。下文灸法凡三見。。何嘗以火刦獲咎乎。。孰意下焦之陽已升。。而加之以火。。是猶剪蒿蓬於秋陽之下而縱其火也。。淸陽爲火邪所奪。。勢必轉具少陰所無之病形。。而爲陽氣昏亂之病形。。書譫語者

○○太陽被火必譫語○○少陰寧非被火乎○○除卻被火氣劫○○無別故也○○陰虛則小便難○○尤爲火劫之明徵○○得毋小便亦被火耶○○非熱在下焦○○或不因火而盛○○小便之劫未可必○○小便之難則可必○○緣汗溺互爲其消長○○劫汗則引小便以自救○○直接劫汗○○無殊間接劫小便也○○何以不書汗出耶○○以強責無形之汗爲有形○○正劫汗於無形者也○○惟徵諸小便難○○始形出少陰汗自有而之無○○必得小便利○○始形出少陰汗自無而之有也○○何以不立方耶○○火氣盡庶譫語自有而之無○○小便亦自難而之易耳○○何以不渴耶○○本論凡被火無渴證○○水逆則渴○○火逆不渴○○水不勝火○○故不渴○○太陽被火諸證○○無與

水之例。卽與水亦無禆於小便也。假令欬利不止又何若。下利而欬者利陰欬亦陰。欬而下利者欬陽利亦陽。陽者天氣也。少陰病爲天氣所提攝。便從天氣而降。此乃地下之陽與天上之陽相汲引。然後欬而下利也。上條陰病見陽脈者生。本條陰病得陽證。獨非旦夕可愈乎。惜動以火灸爲事者。反滋流弊耳。

少陰病。脈細沉數。病爲在裏。不可發汗。

書少陰病。意者少陰病形悉具矣乎。非也。病形無一具。僅具病脈而已。病脈仍不悉具。缺一微脈。僅一細脈而已。多沉數二脈。爲上文所未言及。沉脈則下文所有。數脈又下文所無。特脈法沉爲純陰。本論數則爲熱。細沉當然屬足少陰。少陰之標陰也。細數當然屬手少陰。少陰之本熱也。玩細字沉字數字。形容少陰之脈。已繪盡少陰之證矣。少陰非裏病乎哉。病爲在裏句。又何消說耶。蓋對下文而言。下文二三日無裏證。則微發汗。未有曰脈細沉數也。彼證不言脈。正見其在裏有遁形。本證但言脈。故申言其在裏無遁形也。獨是心部於表。腎治於裏。心爲陽。陽脈數。腎爲陰。陰脈沉。既有陰沉陽數之脈。宜其有裏復有表矣。何云病爲在裏耶。正惟君火臨於少陰之表。陰邪不敢奪據表部爲病所。少陰篇所以言裏不言表也。不過有數脈在。則病沉而少陰之表未沉。無數脈在。則病沉而少陰之表亦沉。故雖少陰之表。不在裏仍在表。少陰之病。則爲在裏不在表矣。曰不可發汗。發汗必沉其表。緣數脈爲細沉脈所持。可知表部爲裏病所牽掣。不發汗則少陰之本熱猶在前。表部尙成表。發汗則少陰之本熱徹歸後。表部不成表也。然則脈細沉可發汗矣乎。此又有外證與無外證不同論。顯言之則得汗與不得汗不同論。太陽微結證。何嘗非脈細乎。何嘗不曰脈沉亦在裏乎。異在彼證有外證在裏。則半在裏半在外。雖脈沉緊不得爲少陰病。本證不得有外證入裏。則變在表爲在裏。惟脈沉數又反爲少陰病也。其脈之分別處。不過在沉緊與沉數而已。緊有汗而數無汗。。故太陽脈浮而數。。立可發汗之條。。少陰脈細沉數。。又立不可發汗之條也。。

少陰病。。脈微。。不可發汗。。亡陽故也。。陽已虛。。尺脈弱濇者。。復不可下之。。

上條有細脈無微脈。。本條有微脈無細脈。。且非沉數。。明明少陰病無裏證。。可發汗矣乎。。下文微發汗條下。。又未有脈微二字也。。太陽病脈微且有汗禁。。況少陰病乎。。何以太陽未嘗因發汗之故而亡陽。。少陰又不因發汗之故而亡陰耶。。太陽病在陽。。尚有汗解之餘地。。特發汗恐微陽不能爲陽汗之保障。。亡汗故易於亡陽。。少陰病在陰。。既無得汗之足言。。若發汗恐陰汗不能爲微陽之保障。亡陽故捷於亡汗也。何者是少陰之陽耶。少陰之本熱化爲陽耳。何以不曰亡其陽耶。其陽乃坎中之眞陽。爲生陽之根本。枝葉之陽可亡。根本之陽不可亡也。何以上條不曰亡陽耶。上條脈數。不過微脈之變相耳。細沉脈搏之入裏。而微露其陽。在裏雖不至於亡。而數則爲虛。微數皆陽虛之候。其不能犯發汗之禁則一也。惟微細互見。斯陰陽兩得其平。庶幾可行微汗法耳。雖然。不可汗之脈。言之詳矣。不可下之脈未詳也。下文衹有脈遲不可下。其餘急下三證不言脈。倘遇口燥咽乾諸證行大承氣。得毋不必拘拘於脈耶。吾謂少陰病無論可汗與可下。當先問其陽之已虛與未虛○○如陽已虛則陰無不虛○○脈亦當然微○○卽不微亦當然弱○○太陽篇脈微弱爲無陽○○脈微爲陰陽俱虛○○可知虛脈非微卽弱○○不必寸微尺亦微○○尺弱寸亦弱也○○但言尺弱者○○愈見微陽半藏於尺脈之中○○與一線之陰相互根○○而後軟弱蹇濇兼見也○○夫非弱脈卽微脈之變相○○濇脈卽細脈之變相乎○○假令脈微弱而不濇○○彼一綫之陽○○已不亡之亡矣○○然弱濇而非不弱而濇○○就令未經發汗○○陽虛已不可掩○○何可復下之以虛虛乎○○再舉尺脈以示禁○○總見微細纔是少陰之正脈○○必微細中無虛象而有實象○○而後可行下法○○又不待言矣○○

少陰病。脈緊。七八日。自下利。脈暴微。手足反温。脈緊反去者。爲欲解也。雖煩下利。必自愈。

少陰病脈陰陽俱緊爲陽脈。緊脈亦陽脈耶。緊爲寒。少陰之寒象益著。豈非上兩條之脈。尤勝於緊脈耶。不知脈愈細而愈沉。沉中僅見其數。脈愈微而愈弱。弱中僅見其濇。脈氣退縮而不前。少陰之不振可知矣。脈緊則不爲其縮而爲其伸。乃少陰與邪相搏之脈象。陰脈作陽脈論可也。太陽篇謂脈雖沉緊不得爲少陰。況不沉乎。換言之脈緊雖不得爲太陽。已不能小視少陰矣。獨是脈緊反汗出則亡陽。脈緊不得汗又重壓其陽。脫令脈緊不去。邪從何解耶。惟有守不可發汗之戒。。俟七八日陰消陽長之時。。正升清降濁之時。。其濁陰一降而自下利者。。與臟寒之利無涉也。。夫使協寒而利。。則開始脈微。。甚至無脈。。且脈暴出與微續若天淵。。脈暴死亦暴也。。若非暴出而暴微。。暴可驚。。微可喜矣。。以少陰病脈本微故也。。上條脈微曰亡陽。。曰陽虛。。本證脈微不爾也。。是又非止樂觀其微。。尤樂觀其暴微也。。下文脈微曰厥逆。。曰欲厥。。本證不獨手足不厥而反溫。。脈暴微固出意外。。手足溫尤出意外也。。得毋脈微乃緊脈之變相耶。。非也。。由緊而微。。尚有絲毫之緊脈在。。惟前後如出兩脈。。覺脈微方來。。脈緊反去者。。又出意外也。。蓋未自利之先。。陰進而陽不前。。手足諸陽爲陰掩○○故脈緊○○旣自利之後○○陽升而陰不前○○手足諸陽逢陽王○○故脈暴微○○玩暴字○○脈暴來者其暫○○卽不暴去亦去也○○玩反字○○反去必不來○○無微而復緊之理○○反溫必不厥○○無溫而且厥之慮○○反者轉之機○○暴者緩之機○○爲欲解未解之機也○○解時則微脈自從容而去矣○○緣足少陰之脈已下行○○不與手足諸陽相牽引○○是脈緊先去之原因○○手少陰之脈未外行○○不與手足諸陽相順接○○是微脈未去之原因○○畢竟微陽爲陰病所持○○下利亦意中事○○微脈不隨下利而去○○發煩又意中事○○微脈未去始有煩○○微脈一去便無脈○○下文白通加膽汁湯證何嘗不煩○○無如微脈不復覩○○眞武湯證

何嘗非自利又或下利。無如煩狀不可覯。且曰煩下利不曰下利煩。下利煩是不堪邪擾之煩。無自愈之能力。煩下利是急欲去邪之煩。有自愈之能力。勿疑其愈煩愈下利也。雖煩下利必自愈也。

少陰病。下利。若利自止。惡寒而踡臥。手足溫者。可治。

上條自利手足溫。仍下利也。本條下利手足溫。已利止也。上條手足之溫未免遲。本條手足之溫未免驟矣。以下利未畢而利止。乃少陰之本熱自止其利。了卻屬臟之邪。不得謂非強有力之少陰也。但少陰之本熱太過。少陰之標陰又不前。故雖腎臟不受邪。而標陰受邪。陰爲寒。惡寒是屬標陰之明徵。腎主卧。得卧是不屬臟之明徵。然旣有少陰之本熱在。曷爲惡寒耶。上條手足溫脈緊且不惡寒。何以不言脈緊。又一面惡寒。一面手足溫耶。蓋下焦之陽一升。手少陰遂縱橫其熱度。與手足諸陽相直接。而不與標陰相直接。故溫自溫而寒自寒。惡寒是標陰不能禦寒之狀態。溫乃本熱與手足相依之狀態也。獨是惡寒可也。卧亦可也。胡踡卧耶。少陰主樞者也。前樞爲少陰之本。後樞爲少陰之標。苟前後標本兩相稱。斯陰樞之兩端無斷梗。亦不至於踡。篇內踡狀不多見。惡寒亦不多見者。本微標亦微。標細本亦細。前後不相左故耳。下文附子湯證背面與前面不相若則背惡寒。通脈四逆湯證裏寒與外熱相若則身反不惡寒者此也。何以下文惡寒而身踡一不治。惡寒而身踡一主死耶。彼證失强者其腎。攣曲者其躬。望而知其腎疾當病腰折之形。與腎心痛之傴僂相髣髴。故曰身踡。本證無身字。不過形容少陰雖伏之病態。氣化瑟縮而不支耳。且身踡與踡卧大有别。下文但欲卧至五六日不得卧寐者死。可見少陰病以入卧爲難得。况其卧而後踡。不卧未必踡乎。况其爲手足温之踡卧乎。斷曰可治。非有一成不易之治法也。收回少陰之本熱。貫澈少陰之標陰。師其意以治之可也。即不治之。亦已腎治於裏矣。聽其卧治。尤勝於誤治也。

少陰病。惡寒而踡。時自煩。欲去衣被者。可治。

上條卧可治。温可治。本條不言卧則卧不足言可知。不言温則温不足言可知。烏乎可治。不知上條是少陰之本熱過於伸。伸出手足則并於陽。陽氣不寒。故覺其温。本條是少陰之標陰過於縮。縮入腎臟則并於陰。陰氣不安。故不書其卧耳。究未明言其不得卧也。特上條踡卧明明無煩字。下文不得卧明明有煩字。是最不便於卧者莫如煩。況曰自煩而不曰心煩。顯非不堪邪擾之煩。純爲不得卧之故而自煩。幸在時自煩卻非時時煩。尚有得卧之時間。大率多卧之時則煩少。

少卧之時則煩多焉已。。得毋煩時欲去衣被。。不煩時不欲去衣被耶。。又非時欲去衣被也。。第覺衣被對於惡寒如隔壁。。去之病形不加多。。不去之病形不加少也。。何以上條不言欲去衣被耶。。彼證之惡寒。。流露於背脊。。貼近太陽署之底。。無去衣被之必要。。溫覆聊勝於不溫也。。本證之惡寒。。退藏於坎腎。。非貼近太陽署之底。。無不去衣被之必要。。溫覆適形其太溫也。。本條與上條之比較。。與其溫而不煩。。不若煩而不溫。。與其踡而非卧。。不若卧而且踡。。要其前本後標之相失則一也。。皆非窮於方治者也。。上條少陰之本熱脫離其本位。。當消息心部之表。。本條少陰之標陰脫離其本位。。當消息腎治之裏。。互其法以處方可也。。且有無方之方在。。少陰不治取陽明。。未有胃和而卧不安之理。。以藥治之也可。。即以水穀治之。。亦無不可矣。。

少陰中風。。脈陽微陰浮者。。爲欲愈。。

風者寒之標。。陽之稱也。。以少陰之本熱。。直接寒邪之標陽。。不獨陰病得陽證。。直是少陰得陽病。。故特書少陰中風。。與太陽中風名同而實異。。異在太陽有頭痛。。少陰之脈不循頭。。無所謂頭痛。。太陽有發熱。。少陰之熱非外浮。。無所謂發熱。。太陽有汗出。。有惡風。。少陰既蟄封其汗。。並靜斂其風。。汗固無可出。。風亦無可惡也。。惟傷寒則曰體痛。。曰惡寒。。曰反發熱。。曰反汗出

○○傷寒且有太陽證○○中風絕無太陽證○○無證處便是證○○此其所以爲少陰中風也○○太陽中風陽浮而陰弱○○少陰又陽微而陰浮○○何以不曰脈陽浮陰微耶○○假令陽脈浮○○是病在陽○○陰脈微○○是病在陰○○豈非太少兩感乎○○正惟其陽微○○適肖其寸脈病在陰○○正惟其陰浮○○適形其尺脈病見陽○○而後不涉太陽中風脈○○不象少陰傷寒脈也○○曰爲欲愈○○何以無事桂枝湯耶○○太陰中風四肢煩疼且不行桂枝○○況全無桂枝證乎○○太陰脈浮○○發汗宜桂枝○○少陰陰浮○○又何取桂枝以强汗乎○○上兩條可治尚不立方○○況明明欲愈○○何立方爲乎○○元御闕者字非○○嘉言者字易乃字尤非○○

少陰病欲解時。從子至寅上。

陽生於子。子時正少陽起於坎水之中。少陰病藉少陽而解者。少陽屬腎。相君而治。代少陰以行政者也。畢竟子爲冬令。坎腎所司。少陰之夜氣猶帶寒。且衛氣行陰未盡。夜半不過爲陰中之陽耳。至寅上始有平旦之氣也。雖曰陰從陽解。仍不離乎陰從陰解也。

少陰病。吐利。手足不逆冷。反發熱者不死。脈不至者灸少陰七壯。

下文吐利一主死。一主欲死。脈不至亦主死。以少陰吐利無熱證。大都與死爲鄰。就令手足不逆冷。不過手足未死耳。脈不至則脈先死。脈既不足恃。手足尚可恃乎。。欲向死中求其不死。。又不能援手足反溫爲先例也。。吐利非徒自下利之比也。。惟不但反溫而反發熱。。斯與上文脈暴微者不同論。。勿認爲邪從少陰之本氣化熱也。。脈不數。。何得爲少陰以熱勝乎。。勿認爲邪從太陽之標氣化熱也。。脈不浮。。何得爲太陽以熱爭乎。。又非如下文脈沉之反發熱。。可行麻黃附子細辛也。。亦非如下文反不惡寒之外熱。。當主通脈四逆也。。素問熱論明明熱雖甚不死。。然必尋出其所以發熱之原因。。而後能確定其不死也。。緣十二經脈。。皆少陰之本熱所構成。。其在天爲熱者。。在體爲脈。。熱在則脈無不至。。脈不至則熱必不在。。經謂少陰不至者厥。。未有云少陰不至者熱也。其熱度究從何部假借得來耶。吾謂少陰之本熱。不能自固其經。而流散於絡。經者內連臟腑而主內。絡者外連皮膚而主外。邪入於經。則熱浮於絡。脈法謂血寒則發熱。以極寒傷經之眞相。反現極熱傷絡之假相。是絡熱即經寒之反證也。其所以各走極端者。吐利則手足少陰無兩全之地。手少陰脈因上吐而自去。足少陰脈因下利而不來。脈氣斷即熱氣斷。手足不逆冷者寡矣。手足不冷而少陰冷。直是脈中無熱脈外熱。所謂是以知病之在脈者非歟。脈者火之神。惟火能入脈。灸少陰太谿二穴。引絡中之熱以入脈。逐經中之寒以出脈。庶不死誠非倖致耳。七壯始畢者。在天之熱其數七。經盡之日亦其數七也。火與熱無牴觸耶。熱與火同氣。必少陰之熱生於火。而後少陰之熱不死於熱。以其表面上之發熱。乃反寒爲熱。轉瞬便反熱爲寒矣。反治之正慮其一再反也。

少陰病。八九日。一身手足盡熱者。以熱在膀胱。必便血也。

上條少陰經未盡而熱先盡。則反寒爲熱。本條少陰經盡而熱未盡。又非反熱爲寒矣。以病至八九日。當然醞釀成熱。度不過餘邪之灰燼耳。何居乎一身手足盡熱耶。豈非三陰三陽之熱狀。獨以本證爲最烈耶。本論發熱身熱潮熱不勝書。往來寒熱不勝書。大都手熱甚於足。足熱後於手。手爲陽。足爲陰。熱從手走頭。良久乃從頭走足也。就令白虎證之發熱。尚且無大熱。大承氣證之潮熱。亦曰有微熱。未嘗云盡熱也。得毋血分熱過非氣分熱之比耶。厥陰熱不罷者明明發癰膿矣。熱不除者明明便膿血矣。何嘗盡熱耶。申言之曰以熱在膀胱。則寒水不能勝熱火。宜其手足太陽之熱度無界線。獨是太陽熱結膀胱。其人如狂無身熱。熱在下焦。其人發狂無身熱。熱不熱之相去。何逕庭若是耶。陽浮者熱自發。不浮則熱不發。彼證一則太陽與熱結在膀胱。烏乎熱。一則太陽隨經瘀在小腹。烏乎熱。本證則在體之脈之熱。合少陰之病之熱。

充類而及於太陽。。烏得不一身盡熱乎。。何以熱不在腎而硤及膀胱耶。。膀胱者州都之官。。熱流膀胱亦其常。。且八九日少陰經氣旁礡。。餘邪亦不久留。。遂藉衝脈爲導線。。從少陰之大絡入胞中。。其熱非由腎臟出膀胱。。乃由血海注膀胱也。。熱而不狂者。。血未成瘀耳。。何爲必便血耶。。內經胞移熱於膀胱則癃溺血。。金匱熱在下焦者則尿血。。正惟膀胱之熱。。奪胞中之血。。故不下血而便血也。。夫使下利便膿血。。又少陰臟寒而血泄。。腎失閉藏之職矣。。桃花湯具在。。安能聽其下血乎。。可知經熱漲則臟寒縮。。餘邪與腎家無涉。。反假道太陽之水府而出。。則盡熱處仍是餘邪出路之端倪。。本條與上條之比較。彼證熱盡則不死亦死。灸之所以留無盡之藏。本證熱盡則有生而無死。灸之必立盡其無盡之藏。上條之熱是反觀。本條之熱。又上條之熱之反觀也。

少陰病。但厥無汗。而強發之。必動其血。未知從何道出。或從口鼻。或從目出。是名下厥上竭。爲難治。

上言吐利。當厥而不厥。反發熱以掩其厥。本證不言吐利。又不當厥而厥。反發厥以掩其熱。上言手足盡熱。駭人處在便血。本證手足但厥。惑人處在無汗。與其假道便血以去邪。毋寧假道微汗以去邪。以其但厥無汗。髣髴少陰病有表證。髣髴少陰病無裏證。似乎發汗無所害也。厥陰篇諸四逆厥不可下。禁下有明文。。禁汗無明文也。。發汗既非違法。。何得謂强發少陰汗耶。。不知少陰非以汗護邪。。而以血護邪。。血熱則少陰之本氣盛而標陰衰。。陰氣衰於下爲熱厥。。見厥不見熱。。故曰但厥也。。厥自厥而邪自邪。。故曰但厥。。非邪厥也。。汗藥與厥無牴觸。。與熱有牴觸。。於汗無所得。。於血有所失。。故曰必動其血也。。夫汗藥之所以効靈者。。非能知入復知出也。。不過藉魄汗之靈。。令入而不出之邪。。知所出耳。。不得有汗爲嚮導。。焉能强血爲嚮導乎。。少陰之脈獨下行。。此脈神之所知也。。上逆則非脈神之所知矣。。曰未知從何道出。。豈若上條之便血。。以膀胱爲捷徑乎。。或從口鼻。。猶謂熱傷陽絡。。所失者散行之血也。或從目出。目者宗脈之所聚。顯見少陰之脈。脫離太衝。與諸血混淆而上出。是在上之熱邪雖去。少陰之本熱。已隨血逆而亡。在下之熱邪未去。少陰之標陰。更因亡血而厥。名下厥上竭。尙得有本熱標陰之稱乎。斷爲難治。治厥易而治竭難。保全少陰之標陰易。復回少陰之本熱難。長沙不立方。欲人守誤汗之戒而已。

少陰病。惡寒身踡而利。手足逆冷者不治。

上文惡寒而踡臥一可治。惡寒而踡一可治。可治卽不治之陪客耳。上兩條看似踡其身。實則狀踡而身未踡。腎不病則腰不折也。若折斷少陰與腎臟爲兩橛。一面屬少陰之感覺而惡寒。一面屬腎臟之傾頽而下利。少陰有此病形哉。既惡寒當然無下利。即下利亦利自止。此屬少陰而不屬臟之病形也。既下利當然無惡寒。即見寒亦反不惡。此屬臟而不屬少陰之病形也。奈何惡寒下利之證具。顯見下利非惡寒所致。乃身踡所致。故曰身踡而利。身踡亦非惡寒所致。且非下利所致。乃其身所致。故不曰惡寒而身踡。不曰利而身踡也。踡曲者其腰。全身皆踡者其骨。骨髓之氣。不存於腎可知。必寒甚至骨又可知。經謂得强則生。失强則死。其殆作强之官先死歟。勿謂其利而不吐。幸未至於躁煩也。身踡則寒水盡趨於魄門。臟氣無反動之餘力。。故不吐也。。設吐利庸有手足不逆冷之望。。可以灸少陰。。庸有厥冷而非逆冷之望。。可以主吳茱萸。。即下利厥逆而非身踡。。倘有白通加豬膽汁湯在也。。無如其身已不成爲問題。。就令利止非眞止。。不過精氣盡則利亦盡。。就令不惡寒非不寒。。不過知覺失則寒亦失。。斷無手足温與去衣被之端倪也。。況其手足逆冷。。寒狀更不可掩乎。。治法非徒寒者熱之也。。氣温氣熱。。而後可治以温熱也。。無絲毫之熱可温。。則不治而已。。

少陰病。。吐利。。躁煩。。四逆冷者死。。

本條少陰病。。又似乎可治也。。下文吳茱萸湯證。。何嘗不吐利耶。。何嘗不煩躁。。不手足厥冷耶。。彼證欲死且不死。況本證未嘗欲死耶。主吳茱萸湯。無俟再計決矣。不知吳茱萸證異在煩躁非躁煩。異在厥冷非逆冷。欲死者正孤陽煩極之病情。與夫孤陰躁極之病情。不同本證不自知其躁。不自知其煩。儼置死生於度外也。書躁煩。實與不煩而躁無甚異。不過因利而躁者亦因吐而煩。留一線之陽於內膈。於兩足躁甚之中。微露其兩手之煩耳。且四逆冷者。生陽之根已斷絕。有何術以交通其躁煩乎。轉瞬由煩而不煩。固主死。即愈躁愈煩。亦躁極似煩。亦主死也。

少陰病。下利止。而頭眩。時時自冒者死。

少陰之脈。不走頭顱。手少陰脈從心系上挾咽。繫目系。。盡於目而已。。足少陰脈循喉嚨。。挾舌本。。盡於舌而已。。上文口鼻目出血而頭不痛者。。病形與頭無涉也。。就如眞武湯證。。在太陽明明有頭眩。。在少陰獨無頭眩。。此又少陰不病頭之明徵。。況其下利已止。。少陰病可作罷論矣。。胡爲下利時不頭眩。。利止乃頭眩耶。。得毋恰如太陽下後之起則頭眩。。轉出苓桂朮甘湯證耶。。無如其非心下逆滿。。氣上衝胸也。。乃眩而且冒也。。金匱支飲者法當冒。。或時復冒。。或必苦冒。。或苦冒眩。。苓桂朮甘雖非冒眩之主方。。似與飲家無牴觸也。。豈知其冒狀卻不涉支飲之問題。。冒者必嘔。。不嘔便無伏飲之端倪。。特揭之曰自冒。。無他病而自病。。非因飲致冒可知。且時時自冒。有作時無休時。非因邪致冒又可知。顯見陰陽顛倒之怪現狀。而後元首諸陽。儼有如烟如霧之陰氣。蒙蓋其上。所謂地氣冒明者此也。地氣上者屬於腎也。此皆少陰翻騰之反動力。特非少陰之孤陽上脫。乃少陰之標陰上陵也。戴陽則面赤。陰動故頭眩也。其陰上頭者。其水必過顙。無形之坎陷。而有滅頂之凶。故其冒比飲家尤甚也。况利後陰液已虧。又復脫離其水臟。試思眢井之涸。尚能涵育眞陽乎。陰不平則陽不秘。祇有水盡火滅而已。死矣。其不死於下利時者。利時不過陰氣下趨耳。猶望其陽氣上升也。若利止而陰霾蔽空。則全體之陽俱傾陷。

烏得不死乎。。

少陰病。。四逆。。惡寒而身踡。。脈不至。。不煩而躁者死。。

同是少陰病。。幸在無吐利。。亦非下利。。何至於死耶。。

下文手足厥逆脈不出。。尚主通脈四逆。。况脈不至未有

如脈不出之甚。。灸少陰七壯。。則不死矣。。獨惡寒身踡

未立治法。。要非身踡而利也。。脱令不下利而死。。豈非

少陰病之一大憾事乎。。然使其不死。。又陽入之陰則靜

矣。。其躁狀從何發生耶。。卽躁矣。。或且煩且躁。。亦手

足之經脈不榮耳。。就令煩躁欲死。。尚有吳茱萸湯在也

。。無如其不煩。。非謂其躁而不煩也。。謂其陽亦爲陰。。

陽當煩不煩。。陽不當躁亦躁。。不獨陰躁而不煩。。陽亦

不煩而躁也。蓋由開始便四逆。手足諸陽不知其何往。且惡寒。少陰本熱不知其何往。且身踡。陰寒墜折其身。故惡寒而身踡。是不特橫斷少陰與腎臟爲兩橛。並橫斷手足陰陽爲兩橛。非腰以上半橛陽。腰以下半橛陰也。手之三陰三陽。墜落於足。不能復起而爲陽。而後脈出於陰而不至於陽。宜其兩手無陽亦無陰。兩足重陰又重陽。重陽必陰。故不爲陽之煩。而爲陰之躁。重陰必陽。故不爲陰之躁而不煩。而爲陽之不煩而躁也。陰陽紊亂而並趨於一途。兩足能容十二經之陰陽乎。經血必隨陰邪以入臟。金匱謂身冷爲入臟。又曰血氣入臟即死。遑持久乎。就令不入臟。其臟已不成問題。以吐利證不具。顯屬五臟不通之明徵。素問熱論謂榮衛不行。五臟不通則死矣。雖非死於吐利。正見其死於不吐不利也。

少陰病。六七日。息高者死。

書少陰病。未嘗指實其有死證之端倪。死脈之端倪也。至六七日正少陰病衰之時。方樂觀其愈兆。乃忽爾而息高者。無論六七日以前。有種種之死狀。固主死。卽全無死狀發生。亦主死矣。蓋少陰者不過水火二氣合化而成耳。水火互爲其動靜。而陰樞以轉。陰樞轉而吸氣調。吸氣之調不調無定準。準諸呼氣之調。呼吸之調仍無定準。準諸一呼一吸之一定息。其息也

○○乃少陰之陰樞隱爲之繫○○有神機之活潑者存○○而後呼吸分明於定息之交○○復融洽於定息之内也○○若息高則臟氣散亂而上竄○○不獨吸不成吸○○亦呼不成呼○○金匱下焦吸遠爲難治○○況斷絕其吸乎○○呼吸動搖○○振振者不治○○況其息高出於呼吸之上○○無呼吸之足言○○烏得不死乎○○

少陰病○○脈微細沉○○但欲臥○○汗出○○不煩○○自欲吐○○至五六日○○自利○○復煩躁○○不得臥寐者死○○

本條病脈又難辨矣○○難辨在脈沉微細○○抑脈微細沉也○○如其爲沉微細脈○○是寒邪不盡沒其氣化○○尚有微細之脈露於沉○○雖屬臟仍有屬少陰之望○○如其爲微細沉

脈。。是寒邪重壓其氣化。。轉令微細之脈至於沉。。雖未屬臟而有屬臟之憂也。。書脈微細沉。。太息瞀瞀如羹上肥之微脈。。縈縈如蠶絲細之細脈。。將同歸於盡也。。寒邪初非與腎臟爲難。。腎臟亦安於無事。。宜其儼置死生於度外。。而但欲卧。。腎主卧。。卧亦寐也。。特寐短而卧長。。意以假寐爲未足。。非卧不酣也。。豈知背卧者其陰。。而背馳者其陽。。目未合而藩籬已失。。於是乎汗出。。非出少陰汗也。。出少陰汗當然煩。。不曰自汗出心煩。。曰汗出不煩。。其汗乃陽道外行之汗。。似與陰道內固之汗無涉。。故又置汗出於度外而不煩也。。夫豈以得汗爲快哉。。嗜卧則不知有煩耳。。聞亦有難堪者。。爲自欲吐

○○非欲吐邪也○○下焦實有寒○○無反吐之餘地○○因下焦不能出○○覺上焦不能降○○而後自欲納之病形不具○○自欲吐之病形反具也○○意者至五六日少陰病衰○○邪尋出路矣乎○○果爾○○則沉脈反去○○正樂覩其暴煩下利必自愈也○○乃不爲下利爲自利○○勿喜其屬少陰也○○自利而渴者屬少陰○○自利不渴則屬臟○○既屬臟而利○○謂之下利○○未屬臟而利○○謂之自利○○自利未畢則屬臟矣○○假令氣化無恙在○○微細之脈倘可爲○○盡寒邪放鬆少陰○○得足少陰之脈榮於手○○就令已煩亦不煩○○得手少陰之脈榮於足○○就令已躁亦不躁○○無如少陰不知其何往○○虛有手足少陰之經○○無手足少陰之脈○○則煩躁矣○○少

陰未死。。無煩無躁。。少陰將死。。復煩復躁。。皆由寒邪朦蔽其腎官。。而桎梏其手足。。以釀成其煩。。並釀成其躁。。除卻卧寐。。斷無煩復不煩躁復不躁之理。。況寒邪正欲速死腎臟乎。。徵諸不得卧寐。。寐且不得。。卧更難償矣。。死矣。。

讀過傷寒論卷十二少陰篇豁解終

張仲景傷寒論原文

讀過傷寒論卷十三　新會陳伯壇英畦著　男萬駒　受業鄧羲琴　林清珊　仝校

少陰篇豁解

少陰病。。始得之。。反發熱。。脉沉者。。麻黄附子細辛湯主之。。

書少陰病。。不書得之二三日。。則病出三日亦其常。。非限定病在何日也。。曰始得之。。看似追憶之詞。。以爲始得之則如是。。及今已不如是也者。。又似後顧之詞。。以爲始得之雖如是。。過此恐不如是也者。。豈非麻黄附子細辛湯。。僅爲始病而設哉。。語氣非限制人服麻辛附。。蓋恐人創見少陰之發熱。。疑爲太陽之發熱。。遂不敢行麻辛附。緣上文八九日而後一身手足盡熱。吐利不逆冷而後反發熱。未有開始便發熱也。始字對太陽病而言。得病雖自太陽始。發熱不自太陽始。太陽莫爲之前。已了卻太陽初得病。直如少陰始得之焉耳。假令不了卻少陰病。究竟亦少陰病焉耳。何以發熱又適得其反耶。得毋陰病反發熱。陰與陽反耶。脈沉反發熱。脈與證反耶。固也。獨是少陰熱本也。本熱當然有發熱。且心部於表也。表證當然有發熱。安能作反常之熱論乎。所當別論者。少陰之表之正面無發熱。少陰之表之反面有發熱。以正面之表太陰在其前。太陰能掩蔽少陰之熱。反面之表太陽當其後。太陽能顯露少陰之熱。。故不爲前心正面之發熱。。而爲後心反面之發熱。。是以謂之反發熱也。。然則少陰之反抗力使然耶。。脈沉不特少陰無勢力。。且爲陰邪所操縱。。反側其正面。。而後且發熱且脈沉也。。證反脈亦反。。邪反正亦反。。解散邪氣之反面易。。轉回少陰之正面難。。麻黃附子細辛湯主之。。龍宮又揭示祕方矣。。方旨詳註於後。。

麻黃附子細辛湯方

麻黃二兩去節　細辛二兩　附子一枚炮去皮破八片

右三味。以水一斗。先煑麻黃減二升。去上沫。納諸藥。煑取三升。去滓。溫服一升。日三服。

麻辛附對於發熱無柢觸耶。。抑嫌麻黃附子甘草湯微發汗。特去甘加辛。以取不微之汗耶。然使發熱而發汗。吾恐汗出輒復熱。將少陰太陽混爲一。而有陰陽交之慘也。豈知彼方微發汗。藥力行於少陰之前。本方不發汗。藥力行於少陰之後。二方有北轍南轅之別也。本證反觀而始明。本湯亦反觀而始見。以熱藥從治其發熱。反觀之卽逆治其脈沉。緣浮熱乃沉寒之反面。假者反之。證反治亦反也。麻附治證與脈反。細辛治後與前反。細辛以氣勝者也。其色赤黑。一莖直上。禀下泉之温氣。而得辛金之燥化。從革者其性。通神者其力。能復回少陰之正位者細辛也。蓋少陰之正面。前表而後裏。亦前本而後標。表裏是神明之活相

○○標本乃陰樞之正形○○不有勁氣直達之細辛○○何以爲少陰前後之續乎○○獨是本證無發汗明文○○或疑陰邪無出路○○豈知細辛兼有利九竅之長○○陰邪不從毛竅有汗解者○○可從上竅無汗解○○故雖附子反佐麻黃之發汗○○細辛又反佐麻附之不發汗也○○勿泥看始得之三字○○以爲後將不及○○致令本方爲虛設○○始終未嘗一試也○○三味爲本論之創方○○亦爲本篇立方之先例也○○

少陰病○○得之二三日○○麻黃附子甘草湯○○微發汗○○以二三日無裏證○○故微發汗也○○

本條忽教人從無證處認證○○豈非教人認無病爲有病耶○○從無裏證處認裏證○○抑從無裏證處認表證耶○○寧俟

三日而後。見證治證。未爲遲也。又安知出三日不能占勿藥乎。然麻黃附子甘草湯顯爲二三日外而設。是雖錯過於三日之前。又不能因循於三日之後也。且曰微發汗。陰不得有汗。豈敢以他藥强發少陰汗乎。所難索解者。在長沙目中。當然窺見其裏證。乃口中偏說無裏證。否則窺見其表證。口中亦不說有表證。直以兩可之病試人耳。吾謂仲師正恐人苦求其證而不得。特指出無證之證。醫者曾耐三日思否乎。夫三日三陽爲盡。試問太陽陽明少陽有二三日不見證者乎。無有也。三日亦三陰爲盡。試問太陰厥陰有二三日不見證者乎。無有也。就如陽明傷寒六七日無表裏證。發熱七八日無表裏證。。仍有餘證也。。若裏證餘證兩無其消息。。非少陰病而何。。申言之曰以二三日無裏證。。形容雖陰之幽隱爲何若。。已表示叮嚀之意矣。。然則其證安在耶。。蓋與上條恰相對。。上條表證在正面之後。。本條裏證在正面之前。。正面之後爲反觀。。正面之前仍正觀。。故上條有反字。。本條無反字也。。上條不曰無表證者。。以發熱則無形之表證仍在。。且非假託裏證之病形也。。本條不曰有表證者。。以無發熱則無形之裏證仍在。。不過假託表證之病形也。。上條表證趨勢在太陽。。表證失其表。。本條裏證趨勢在太陰。。裏證失其裏。。太陽主開又主外。。發汗恐少陰之汗隨太陽而亡。。上條不發汗之故則如彼○○太陰亦主開兼主內○○發汗則少陰之汗不隨太陰而亡○○本條微發汗之故則如此也○○麻黃附子甘草湯方詳註於後○○

麻黃附子甘草湯方

麻黃二兩去節　甘草二兩炙　附子一枚炮去皮

右三味○以水七升○先煑麻黃一二沸○去上沫○內諸藥○煑取三升○去滓○温服一升○日三服○

同是麻附○○前方解後心無形之表證○○本方又解前心無形之裏證矣○○從後心發汗則强發汗○○故用附子制麻黃○○從前心發汗則微發汗○○得毋麻黃不受制於附子耶○○非也○○附子反佐麻黃○○正妨其發汗○○甘草又反佐附子

。正佐麻黃。而後從無汗之中微發汗。長沙凡發汗之劑。不離夫甘草。甘主脾。未有脾不散精。而能得汗之理。所謂雨出地氣也。甘草能倍地中之氣者也。且甘草味最甘。甘則回津液。必津液回而後裏汗生。甘草氣最平。平則和津液。必津液和而後表汗解。特太衝之地無汗法。强汗有動血之虞。太衝之地是少陰也。廣明之下有汗法。微汗無動氣之慮。廣明之下是太陰也。太陰何得有汗耶。太陰開則濁陰奉上之蒸氣。合穀氣而化汗。不啻從至陰幽渺而出。故不爲大汗爲微汗。陽微之現象也。曷爲假太陰以代行其汗耶。太陰在少陰之前。裏邪掩入太陰之後。不從少陰標陰而化寒。不從少陰本熱而化熱。髣髴病證欲罷者然。此豈邪尋出路哉。蓋欲藉太陰爲護符。藏病形於不露。裏證自有而之無者。表證不自無而之有。假令不發汗。何以解散寂然不動之邪乎。惟以甘草爲嚮導。間接發汗。不竭地下之泉。間接去邪。不犯中央之氣者。皆甘草之厚澤涵之耳。甘草與細辛之比較。而逕庭若是。設二方調用。是失前後之鵠。不知作何究竟矣。況再誤乎。愈以見下文諸方。絲毫不能移易也。

少陰病。得之二三日以上。心中煩。不得卧。黃連阿膠湯主之。

同是少陰病得之二三日。安知非麻黃附子甘草湯證乎

○○乃因循至二三日以上○○豈寒邪尚懾於君火之威○○寂然不敢逞哉○○久之必習以爲常○○恃有心包爲根據地○○邪燄愈鬱而愈熾○○心宮愈偪而愈近○○此正無形之熱化也○○其不發熱者○○熱邪向內不向外耳○○其不反發熱者○○熱邪在前不在後耳○○其心中不熱者○○心臟堅固○○邪弗能客○○不獨心中不受邪○○少陰之表之本○○仍有拒邪之勢力○○蓋心部於表○○客邪不能與表部合爲一○○前心所以無表證○○篇內不言有表證者此也○○心爲熱臟○○客邪不能與本熱合爲一○○前心所以無熱狀○○篇內不言正發熱者此也○○獨邪客於心包絡則心中煩○○君主與臣使之官同休戚也○○必得臥而後不煩○○腎主臥○○心與腎交

。。斯君火蟄藏於坎水之中。。庶得臥之時間也。。無如客邪有壓境之虞。。君主無歸宿之餘地。。烏乎臥。。是又心中無病而有證。。心外無證而有病。。上兩條不具心煩二證者。。麻黃附子甘草證是裏邪正面出心前。。趨勢在太陰。。未嘗反逼前心也。。麻黃附子細辛證是表邪反面出心後。。趨勢在太陽。。未嘗反逼後心也。。本證則熱邪反面向少陰。。正對前心者也。。麻辛附主治後心之後。。麻甘附主治前心之前。。與心之包絡尚隔一層。。與心之中堅且隔兩層也。。惟針對心中以立方。。舍黃連阿膠湯。。尚有何方中與乎。。方旨詳註於後。。

黃連阿膠湯方

黃連四兩　黃芩一兩　芍藥二兩　雞子黃二枚　阿膠三兩

右五味。以水五升。先煑三物。取二升。去滓。納膠烊盡。小冷。納雞子黃。攪令相得。溫服七合。日三服。

瀉心湯五方皆有連。四方皆有芩。本方亦做行瀉心湯法耳。特少陰證無所謂心下痞。心下痞證亦未有云不得臥。痞證心煩僅一見。虛煩僅一見。瀉心湯治痞未嘗另治其煩。本證熱狀不可見。煩狀則可見。故一面治熱。一面治煩。煩狀乃心火上作用。熱與火二而一亦一而二。熱雖甚不能掩其火。君火煩又不堪其熱

○○是熱煩不同於自煩○○本方絲絲入扣處○○妙在支配三物以除熱○○支配二物以除煩○○三物之中○○黃連猶人人意中所有○○以熱餤逼近心宮○○故君黃連○○芩芍則不可思議矣○○蓋恐熱邪散布胸膈○○非芩不能網盡其熱也○○又恐芩連戕及本熱○○非芍不能維繫氣化也○○且恐芩連與君火有牴觸○○特先煮三物爲後盾○○後納膠納雞子黃爲先導也○○阿泉象腎○○潛通心腎之脈莫如膠○○雞子黃象地○○團結水火之精莫如黃○○脈道通而後君火有歸宿○○坎離交而後君火有蟄藏也○○獨是攪令相得○○諸藥安能分道而行耶○○不知熱也火也脈也○○皆同條而共貫者也○○正惟攪之則相得不相失○○熱火乃歸於一源○○火之

數本自二。。二枚雞子黃。。已合地二之數。。要其保護水中之火。。並保護少陰之本熱。。尤無微不至也。。且以三物尾二物之後。。肅清其熱邪。。令邪氣不能隨正氣以入臟。。此又煑法之精詳。。雖攪之而不亂。。更非庸工所能夢到矣。。

少陰病。。得之一二日。。口中和。。其背惡寒者。。當灸之。。附子湯主之。。

上條心中煩而背無恙。。人或信其熱。。本條背惡寒而心無恙。。人未必信其寒。。非不信其背也。。疑其背寒心不寒。。遂不信其少陰病寒不病熱也。。以爲得之一二日。。惡寒將自罷。。或三日以上心中煩未可知也。。心之煩不煩猶其後。心之寒不寒猶其後。何以口中又不寒耶。書口中和。則心中亦和可知。不寒不熱謂之和。和爲愈兆。雖惡寒何足慮。不知不戰而和。則氣化奪矣。素問熱論少陰病口燥舌乾而渴。形容其口中之不和。便見得邪不與正和。正不與邪和。愈不和則愈熱。故曰熱雖甚不死也。和則沒收其氣化之熱。歸入寒邪勢力之範圍。於是失其口中之知覺。不燥不乾不渴。而餌之以和。甘心降敵。臭味相投。故形諸口中耳。差幸心臟堅固。邪弗能容。寒邪不直撲其心。而反撲其背脊。猶有一綫之可治。要其心與背相印。必心覺其寒。而後出於惡。雖煩無可煩。在君主之隱憂實深也雖然。口既和矣。又誰加意耶。不知即口以驗背。足徵背邪在後而不及於前。即口以驗心。足徵心陽墜下而不升於上也。此一二日有裏證者也。少陰之陰臟固爲裏。少陰之標陰亦爲裏。標陰病則本熱間接病。陰長則陽消故也。曰當灸之。取掌後銳骨之神門穴。以火助少陰之本熱。而後口中之和。温而和也。隨主附子湯以和少陰之標陰。而後背面之温。和而温也。傷寒諸方大抵爲不和而設。若以湯藥和其和。又本論之創方矣。方旨詳註於後。

附子湯方

附子二枚生用　茯苓二兩　人參二兩　白朮四兩　芍藥三兩

右五味。以水八升。煑取三升。去滓。温服一升。日三服。

太陽白虎加人參湯證。何嘗不背微惡寒乎。異在彼證有心煩。本證無心煩。彼證口燥渴。本證口中和耳。而立方若天淵。特人參因燥渴而加。對於口和。似無取義也。不知人參背陽而生。向陰而治。正欲其聯絡背裏之陰脈。而後背微惡寒則加參。背惡寒則佐參也。緣心脈曲折向後。與脊裏細絡相連。必心脈不行於背。於是乎惡寒。寒者熱之。君用生附者。取其迅發以毒藥攻邪也。妙以人參爲嚮導。則藥力繞折心之外經而行。且有芍藥以維繫其氣化。反佐生附。則温而柔也。芩朮又何取耶。背爲胸之府。居上焦之後。其外爲足太陽。其內爲手太陰。太陰肺主天。未有天氣不降。而背寒自罷之理。經所謂上焦不通。則寒氣獨留也。惟白朮鼓地氣以上騰。茯苓領天氣以下降。庶寒邪從胸際而出。而後背裏之陽。纔直接上焦也。陽受氣於上焦。況少陰爲生陽之託始乎。然則去參芍又何若。參芍保全陰血者也。背裏爲少陰之脈所循行。卽爲六經之脈神所憑依。其在體爲脈者。皆少陰之熱爲之。苟不續其脈。何以續其熱乎。治標不遺其本。治後不遺其前。蓋有火灸爲先路。本方作通脈湯觀可也。豈故以參芍掣生附之肘乎。

少陰病。身體痛。手足寒。骨節痛。脈沉者。附子湯主之。

本條全個太陽之表證。印入少陰矣。明明麻黃證深入一層。麻黃附子甘草湯似可借用也。特脈沉無發汗之例。無裏證與有裏證不同論。當從少陰太陽之異同上討消息也。書身體痛。太陽體痛無身字。太陽兼頭痛而言。本證身以下痛。頭不痛也。書手足寒。太陽必惡寒。非限定在手足。太陽仍有已未發熱。本證手足不熱。身無從熱也。書骨節痛。太陽亦有骨節疼痛。惟頭痛發熱諸證具。而後主麻黃。本證則麻黃湯證已過去矣。書脈沉者。沉為在裏。與太陽脈浮病在表可發汗數句反比例。况上文脈細沉數。明明曰病爲在裏。不可發汗乎。此與微發汗節恰相對。彼證裏邪不爲表。而貼近太陰之裏。未嘗病在心部之表也。本證裏邪不盡裏。而貼近太陽之裏。未嘗病在腎治之裏也。要其種種見證。無非繞背後而來。背後乃少陰太陽之畔界。一旦寒邪間斷其畔界。則太少無中見之化。無論太陽少陰病。均無汗法。惟有附子湯兼顧太少之陽而已。背惡寒是手足之陽不交通。手足寒是背中之陽不旁達。其爲障礙太少之氣化則一也。設行麻黃附子細辛又何若。彼證表邪反背後心。仰面向太陽。本證裏邪正對後心。覆面向太陽也。脈沉反發熱。是本熱爲熱邪所操縱。。脈沉無發熱。。又標陰爲寒邪所操縱。。脈同證不同也。。黃連阿膠湯證則表邪正對前心。。而覆面向太陰。。與本條恰相對。。與上條亦恰相對也。。何以不當灸耶。。背惡寒其邪聚。。灸之則散。。手足寒其邪散。。灸之反聚。。且火氣與心陽有補助。。灸之正以盡本方之長。。火氣與骨節有牴觸。。灸之不能盡本方之長也。。

少陰病。。下利。。便膿血者。。桃花湯主之。。

少陰病何以多半在背後乎。。太衝之地。。名曰少陰也。。太衝爲陰血之原。。則說到下利證。。當以便膿血爲前提矣。。獨是金匱本條無少陰病三字。。則不屬少陰可知。。下文種種下利證。。多非屬少陰又可知。。蓋自利而渴者屬少陰。其餘下利多而自利少。不渴多而渴者少故也。本條特揭屬少陰臟之裏邪。以屬少陰經之裏邪爲陪客。雖書少陰病。已無氣化之足言。以其一面下利。一面便膿血。下利則臟氣寒。便膿血則經氣熱。顯見餘邪連臟者半。連經者亦半也。本論凡便膿血證皆屬熱。陽明便膿血者一。厥陰便膿血者二。清膿血者亦二。陽明曰陷熱。厥陰曰熱不除。又曰有熱故。皆指利後餘熱而言。特於未然之先。曰必便膿血。曰必清膿血。預必其膿血盡則熱盡也。長沙俱不立方者也。若膿血混雜於下利之中。是寒熱相乘而相勝。寒爭出則留其熱。徒奪經氣而已。熱爭出則留其寒。徒奪臟氣而已。膿血雖不足惜。所惜者腐膿之血。不獨熱邪之熱。半爲流散少陰固有之熱。下利雖未爲甚。最甚者泄下之利。不獨寒邪之寒。半是流散少陰固有之寒。留其固有之寒熱。去其本無之寒熱。寒者熱之。毋庸熱者寒之也。桃花湯主之句。詳註方後。

桃花湯方

赤石脂一斤一半全用一半篩末　乾薑一兩　粳米一升

右三味。以水七升。煑米令熟。去滓。溫服七合。納赤石脂末方寸匕。日三服。若一服愈。餘勿服。

桃花命湯者。非徒取譬膿血也。爲少陰之陰水與陰血尋其源。引寒水以歸臟。引熱血以歸經。欲其一滴不漏。如洞裏之藏於密也。方中赤石脂乃土氣結成之地脈。以地脈封固其在體之脈。以土氣制止其下焦之水。便與下利膿血二證。劃清界限。又藉粳米爲養料。涵育其經氣與臟氣。則熱血賴以存。寒水賴以蟄矣。第佐以乾薑之辛溫。而不兼及寒涼者。化熱之邪。膿血盡則熱盡。化寒之邪。利雖止而寒未止也。半用赤石脂末者。取其先行固脫耳。非注意在膿血也。本方亦見於金匱。仍爲下利便膿血而設。未有爲利後便膿血設也。凡單獨便膿血證皆與桃花湯無涉。服之而不效。桃花湯不任其咎。就令服之而效。桃花湯不貪其功也。

少陰病。二三日。至四五日。腹痛。小便不利。下利不止。便膿血者。桃花湯主之。

書少陰病。以其假託太陰病。須從太陰證中審出少陰病也。書二三日。始則醞釀其寒。至四五日。繼又醞釀其熱也。書腹痛。太陰主腹。惟太陰病繞腹痛。胡少陰之邪。反干及腹耶。經所謂寒熱相移也。少陰在太陰之後。相移之捷徑者也。腎移寒於脾則癰腫。癰腫亦化膿血之端倪。腎移熱於脾則腸澼。腸澼亦下利之變遷。不爲癰腫而爲腹痛。寒熱交迫可知。未爲腸澼而先下利。先便膿血。寒熱不能久留又可知。獨是太陰暴煩下利。則小便自利。若小便不利。下利不止顯見少陰喪失其統主二便之權。不獨移寒移熱於太陰。並少陰之臟之寒水。少陰之經之熱血。亦移過太陰也。同是下利便膿血。惟其下利不止便膿血。則茫無界限矣。無非太陰之臟半受寒。反助少陰之寒。故膿血有間斷。下利無間斷。太陰之臟不受熱。反拒少陰之熱。故下利不止爲一路。便膿血爲一路也。桃花湯一方可作兩方用。上條專主少陰病。見證在後不在前。本條兼主少陰錯雜太陰病。見證後而前。復前而後也。

少陰病。下利。便膿血者。可刺。

本條與上文不易一字。何以既立桃花湯。又曰可刺耶

○○玩可字○○正爲桃花湯進一法○○非舍湯藥不用也○○例如太陽病○○先刺風池風府○○卻與桂枝湯耳○○第渾言之曰可刺○○究從何處下鍼耶○○本論多半是刺期門○○期門爲肝募○○肝主衝任二脈○○故瀉其實者於此○○陽明下血且刺期門○○況少陰與衝脈○○俠臍上行○○有不波及肝募乎○○上條腎移病於脾○○而不涉於肝○○本條則不獨移寒移熱於脾○○且移熱於肝者○○亦意中事○○是又熱多於寒○○度非藥力所能收拾○○惟刺之庶幾匡桃花之不逮耳○○間接瀉熱○○非直接止下利與膿血也○○桃花湯始竟全功也○○不然○○厥陰利後膿血凡四見○○如以刺爲有效○○何以厥陰不刺乎○○少陰可刺○○便見厥陰不可刺○○少陰病

可以刺厥陰。。厥陰病獨不能刺厥陰。。少陰有刺法。。厥陰無刺法也。。

少陰病。。吐利。。手足厥冷。。煩躁欲死者。。吴茱萸湯主之。。

本條非少陰死證乎哉。。上文吐利條下。。髣髴具此病形也。。不過彼證四逆冷。。本證手足厥冷。。厥冷逆冷相去幾何耶。。安知不由厥冷而逆冷耶。。彼證躁煩。。本證煩躁。。煩躁躁煩又相去幾何耶。。安知不因煩躁而躁煩耶。。彼證躁煩死。。雖不欲死亦死矣。。本證煩躁欲死。。豈入死亦大難事哉。。意者吴茱萸湯能活死證乎。。非也。。吴茱萸湯能轉移其欲死耳。。毋以死證責備吴茱萸也。。

夫生為陽。。死為陰。。上吐則陽奪。。生機僅一線。。下利則陰奪。。死機亦一線。。觀其手足厥冷。。陰陽將離央可知。。於是陽喪其耦則煩。。煩極則求陰之情急。。直欲以死殉其陰也。。蓋水陰乃地下之泉。。非及黃泉而陰不遇。。此殆陽神之幻想使之然。。病人不自知其幻也。。陰喪其耦則躁。。躁極又求陽之情急。。何以不貪生以戀陽耶。。陰中之陽乃為眞陽。。求坎中之陽而不得。。又隨陽神之幻想為幻想。。陰亦欲以死殉其陽。。病人亦不自知其幻也。。吾謂欲死正見其有未死之根存。。陰陽互根之情狀如繪也。。其厥冷不至於逆冷。。煩躁不類於躁煩者。。幸有欲死之鋭氣為貫徹也。。彼將死而猶眷念生人之樂者。脈法謂之人病脈不病。以無穀神。雖困無苦。失陰陽之知覺。故生死茫然耳。雖然。本篇凡吐利證。未有以欲死聞也。其欲死之奇。毋亦陽明無護衛少陰之能力。欲以一死替雌陰者歟。陽明與少陰相匹耦。欲死或陽明之末路迫而形。抑少陽有効忠少陰之熱誠。欲以一死替君主者歟。少陽在坎中爲相火。欲死或少陽之末路迫而形。此殆陰陽有密切之關係。要其所以欲死之原因。大都寒氣生濁生其變。蓋濁邪蔽塞其陰道。陽神無一隙以見陰。濁邪蔽塞其陽道。陰神無一隙以見陽。愈閡隔則愈迷離。孤陰固欲死。獨陽亦欲死也。吳茱萸湯降濁而升清者也。清道開斯陰陽有相見之餘地。。而諸恙於是乎除。。豈湯藥能討好病人之心理哉。。陽明厥陰條下有吳萸。。無欲死二字。。而奏效則如彼。。可知本湯純以遠濁見長。。其交通陰陽往來之道路則一也。。

少陰病。。下利。。咽痛。。胸滿。。心煩者。。豬膚湯主之。。

書少陰病。。指餘邪已去。。而少陰之病如故也。。初不過協邪下利耳。。不現桃花湯證。。亦不現吳茱萸湯證。。則不涉温中散寒之問題。。而在審察其坎腎之水。。竭不竭之問題。。欲知其水。。驗諸其火。。欲知其火。。徵諸其咽。。書咽痛。。手少陰脈從心系上挾咽。。本無所謂痛。。以足少陰脈循喉嚨。。得上潮之寒水。。濟上炎之熱火。。故不痛也。。痛則咽有火而喉無水。。喉雖自若。。咽獨難堪矣。。書胸滿。。心移熱於肺則膈消。。本無所謂滿。。無如其胸中之大氣不通。。皆由天氣不能通於肺。。地氣不能通於嗌。。兩氣不能通於腎。。於是膈不滿而胸滿。。膈不滿故無乾嘔狀。。胸已滿故無引水自救狀也。。書心煩。。煩則當然不得臥。。不言不得臥者。。以下利無煩躁狀。。則陰氣靜寂。。庸或不形其不得臥之苦。。且經謂不得臥者是水氣之客。。若其水立罄。。復無邪擾。。又不涉不得臥之問題。。黃連阿膠湯不中與矣。。不嘔不渴。。亦非不得眠。。下文豬苓湯又不中與矣。。夫腎與肺皆積水。。素問謂其本在腎。。其末在肺。。故腎上連肺。。足少陰脈貫膈入肺中。而後天氣與水氣。上下相通也。治腎兼治肺。惟長沙獨具通天手眼乎。豬膚湯主之句。詳註方後。

豬膚湯方

豬膚一斤

右一味。以水一斗。煮取五升。去滓。加白蜜一升。白粉五合。熬香。和令相得。分溫六服。

豬爲水畜。屬腎。豬膚亦水精之四布也。何爲不用豬腎而用豬膚耶。皮者肺之合也。肺行治節。其應在皮。取膚卽取肺之義。何以又不用肺耶。下利咽痛諸現象。患在水陰下竭上亦竭。其無肺腎之効用可知。雖日饋以胇腎無裨也。幸未劫其汗。毛脈猶合精於皮。則所存者獨皮中之水精而已。妙哉豬膚。殆假借其淡滲皮毛之水液。化爲一生一成之水液乎。豬膚一斤。天一之數也。白蜜一升。白粉五合。地六之數也。蜜乃稼穡之味。粉爲土穀之精。以稟地氣之粉蜜。合稟天氣之豬膚。熬香以通其氣。曰和令相得。則水乳交融矣。溫分六服。又爲服法所無。特揭出地六成之之義耳。何以主治下利耶。坎泉不蟄而後下利。愈下利則地氣不能上爲雲。天氣不能下爲雨。縱有便溺。不過從水道滲出。究非天水下歸於泉。還其原以入腎也。本方升地氣以致水。降天氣以藏水。令胇水與腎水相涵。。用能溝通少陰之經脈。。蟄封少陰之水火。。諸恙於是乎除也。。止利乃其餘事耳。。設用黑驢皮又何若。。驢皮合阿水而成膠。。能伏行少陰之脈。。施諸有源之水則效神。。若施諸無源之水。。豬膚尤妙想天開也。。

少陰病。。二三日。。咽痛者。。可與甘草湯。。不差者。。與桔梗湯。。

少陰病無下利。。則咽痛又當別論矣。。下利則熱邪趨下。。未嘗上爍其咽也。。不過少陰之本熱挾咽而痛耳。。不下利則咽被邪爍。。奚止少陰之本熱上炎乎。。書二三日。。又句中有眼矣。。二三日當然是咽痛。。倘出二三日。。能保其咽中不痛乎。。熱邪襲入咽中。。謂之咽中痛。。熱邪尙未襲入咽中。謂之咽痛。緣有少陰之本氣。環護其咽者厚。縱有熱邪之激刺。與咽部尙隔一層。故本條曰咽痛。下文纔曰咽中痛也。欲杜絕其着痛在咽中。急行桔梗湯可矣。本草稱桔梗主胸脇痛如刀刺。止痛是其專長。何取乎甘草湯多此一舉耶。不知桔梗與邪氣之熱邈無牴觸。與少陰之本熱有牴觸也。以其痛關於熱邪者半。關於本熱者亦半故也。若以止痛爲快事。獨不顧慮其挾咽之少陰脈乎。惟厚集甘草之味於咽中。便納其咽於地氣之中。咽主地氣。咽受地氣爲保障。少陰亦受地氣爲保障矣。曰可與甘草湯。無論他藥不可與。即桔梗湯亦未可與也。與甘草湯雖未見其可。。不與甘草湯則斷斷乎不可也。。曰不差者。。明知不差而與之。。寧使甘草以無效任咎。。而隱受其賜者實多也。。此與先行小建中。。不差者與小柴。。同一手眼。。與服文蛤散。。若不差者與五苓。。語氣稍異。。蓋無若字作轉語。。則不差實意中事。。以熱邪猶在。。須以桔梗湯爲後盾。。始竟全功也。。方旨另詳於後。。

甘草湯方

甘草二兩生用

右一味。以水三升。煑取一升半。去滓。温服七合。日二服。

甘草入腹。。同味於咽。。義取地氣通於嗌。。而獨用一味以專其功。製方雖奇。似於少陰之熱化。渾不爲意也。不知少陰之化。其味苦。其臭焦。必得甘以平之。纔無亢苦亢焦之害。而自還其原化。是甘草大有造於少陰也。特本草經甘草無主痛字樣。就令少陰之本熱不燔灼其咽。少陰之熱邪猶燔灼其咽也。雖差其痛者半。髣髴與不差等也。設甘草炙用而非生用。則留中之味多。奉上之味少。於咽痛更無裨補矣。生用正對針其咽以立方。非嫌其炙之則溫也。註家謂生用清火。炙用補中。夫以氣味甘平之品。而清火乎哉。白虎湯最行清肅者也。何嘗生用甘草乎。

桔梗湯方

桔梗一兩　甘草二兩

右二味。以水三升。煑取一升。去滓。分温再服。

桔梗亦非主咽痛也。主胸脇痛耳。特痛如刀刺者主之。桔梗顯有抽刀之能力。便有伐邪傷正之憂。是本方祇宜尾甘草湯之後。故但曰與桔梗湯。不曰可與桔梗湯。已徵示其不盡許可之意。而以桔梗命方者。着眼在止痛。故君桔梗也。倍生甘草以佐之。而後藥力不趨於胸脇。而上注於咽。且前方之氣味猶存在。務欲其咽不脫甘草爲涵濡。即偶觸桔梗之犀利而不覺也。註家或謂本方開提其邪。或謂開提肺氣。以爲甘草湯不能開提。惟桔梗能開提。仍不離張元素指桔梗爲舟

桔藥○○載諸藥而不沉之臆說○○不知生甘草固自不沉○○苟重視桔梗○○而閒視生甘草○○則龍宮祕方○○盡成糟粕矣○○

少陰病○○咽中傷○○生瘡○○不能語言○○聲不出者○○苦酒湯主之○○

不書咽痛書生瘡○○痛極可知矣○○生瘡亦少陰病耶○○以其咽中傷○○熱邪刺傷其咽部○○於是乎生瘡○○與諸癰腫證不同○○即與刀斧所傷之金瘡仍有別○○要不離乎諸痛痒瘡○○皆屬於心者近是○○顯見熱邪合心火爲一爐○○咽傷則手少陰之脈亦傷也○○形容之曰不能語言○○言者心之聲○○其心焦灼○○正欲自道其苦狀○○無如指能畫而口

不能講也。惟有啞忍不言而已。何以並不能語耶。肝為語。肝乃謀慮所從出。故主答迹。迹其不能語。以驗其不能言。足徵其難白之隱。尚有絛而不紊也。曰聲不出。不曰不出聲。彼已語之又語。言之又言矣。無如其聲甫出於喉嚨。而會厭為之梗。會厭者音聲之戶也。會厭閉其戶。縱有音聲之扇。音聲之機。音聲之關。而唇舌懸雍垂無所用矣。獨是寒氣客於厭。厭不能發。發不能下。而後無音也。得毋厭中傷。其瘡在喉嚨耶。非也。厭不能掩其咽。故獨掩其喉。且聲出於喉而根於腎。腎脈不至。則厭無響應。經謂脈不至若瘖者是也。又曰不治自已。不必治其瘖也。治其瘡足矣。。意者可與甘草湯乎。。甘草主金瘡癰者也。。微嫌甘草長肌肉。。恐瘡腫未必立消也。。桔梗湯更虞藥力之過峻。。不如消息其飲食之爲得也。。本水穀之美意爲餉饋。。其惟苦酒湯乎。。方旨詳註於後。。

苦酒湯方

半夏洗破如棗核大十四枚　雞子一枚去黃內上苦酒著雞子殼中

右二味。納半夏。著苦酒中。以雞子殼置刀鐶中。安火上。令三沸。去滓。少少含嚥之。不差。更作三劑。

金匱排膿散用雞子黃。。本方去黃用白。。白象坎中之陰精。。黃象坎中之陽精。。凡用雞子。。固從坎離交媾上着想。而雞子又精血之最潔。從無腐膿。對於生瘡。尤能滌瑕盪穢。一取雞子黃者。引心火以下降。一去雞子黃者。令心火不走泄。依附其白也。雞子白又依附雞子殼。殼取象於咽。著苦酒之酸。欲其善入。含嚥久之。則穀液油然而生。其挾咽之脈。有不自還原化乎。獨是半夏洗破如棗核大十四枚。則頗有疑義。半夏與棗核之比較。尖圓迥別。大字當是尖字之訛。大都不計半夏之枚數。祇計破開之枚數。擇每枚之尖而有稜者用之。特與瘡口針鋒相對也。若用足十四枚打破則過多。祇用一枚破十四片又過少。長沙方用半夏不勝數。何至用一枚半夏乎。雞子殼不能容完全半夏十四枚。。未始不能容破碎之十四枚也。。且洗用而非生用。。無非降邪於水穀之海。。欲其從濁陰而去耳。。置刀鐶中者何。。操刀者其鐶響。。火氣通則金聲亦通。。隱示其不治聲而聲自出之意。。況潛移之妙。。恰在鐶中乎。。隨手拈來。。自成妙諦。。雖非斤斤於用刀鐶。。亦可悟立方之圓機活法矣。。

少陰病。。咽中痛。。半夏散及湯主之。。

痛無定處爲咽痛。。痛有定處爲咽中痛。。蓋必咽中傷而後咽中痛。。特非生瘡。。則會厭之開闔克自由。。故語言無變態。。聲出無變態耳。。何以同是少陰病。。上條則生瘡。。本條獨不生瘡耶。。諸痛瘡瘍。。皆屬心火。。心火不燔灼。是手少陰之脈不先腐。何至生瘡乎。既不生瘡。必少陰之氣化。能自護其咽。咽痛則有之。何爲咽中痛耶。正惟熱邪僭上。奪據咽中。反阻礙氣化之進行。致手少陰之脈。從心系上不能以寸也。實指之曰咽中痛。太息其無陰中之陽以爲之繫。則斷少陰之脈路者痛爲之也。是咽中痛與咽痛不同論。咽中痛與咽中傷亦不同論。甘草湯不中與之。以少陰之脈不挾咽。無取甘草湯之厚味。保障其少陰。苦酒湯亦不中與之。以少陰之脈不生瘡。無取苦酒湯之轉化。酒濡其少陰也。桔梗湯雖與痛處無牴觸。恐其稍落胸脇。便與手少陰有牴觸也。惟變通甘草半夏。而劑與桂枝。

提挈少陰之本氣。。還諸咽中。。而後無容邪之餘地也。。

半夏散及湯主之句。。詳註方後。。

半夏散及湯方

半夏洗　桂枝去皮　甘草以上各等分

以上三味。各別搗。篩已。合治之。白飲和服方寸匕。日三服。若不能散服者。以水一升。煎七沸。内散兩方寸匕。更煎三沸。下火。令小冷。少少嚥之。

上兩條桂枝當然是禁藥。。恐助少陰之熱化。。助餘邪之熱化也。。本證患在少陰之熱化不前。。餘邪之熱化太過。。則桂枝又熱因熱用。。援助其固有之熱。。制治其本無之熱。。主勝自然客負也。。且生甘草領地氣以上行。。半夏導濁邪以下降。又從而搗之篩之。各別而合治之。令邪氣散而不能合。正氣合而不復散。徐商之曰。若不能散服者。以七沸水更煎三沸。化散爲湯。仍不離乎散。噉湯與服散同施。故曰散及湯也。不寧惟是。本論桂枝主湯不主散。本方蓋從桂枝湯脫胎而來。太陽熱自發。則以桂枝維繫太陽。而佐以芍藥。得薑棗則邪有出路也。少陰熱不發。則以桂枝宣通少陰。而不佐以芍藥。得半夏則邪有降路也。長沙不欲詭御桂枝。雖變通用散。仍不忘桂枝湯之作用云爾。

少陰病。下利。白通湯主之。

書少陰病。意者脈微細。但欲寐矣乎。少陰之爲病始然耳。若少陰臟病。則寒水爲寒邪之導線。寒邪反以入腎爲捷徑。是屬腎而不屬少陰也。以其非自利而渴與病形悉具不同論。或人病脈不病者有之。詎必脈微細乎。或形病情不病者有之。詎必但欲寐乎。蓋寒邪瞞過少陰以圖其臟。少陰猶未及覺也。祇有下利而已。獨是下利有三陰三陽之區別。安能執下利以確定其陰陽乎。知陽者知陰。知陰者知陽。苟對於下利之陽。下利之陰。尚未了然於心目。則舉凡下利無標準。長沙非爲孰視無覩輩立證立方也。單舉下利二字以示人。固與上下文種種下利示區別。尤欲人先從下利上。比較其在上之陽。在下之陰也。陽者天氣也。陰者地氣也。天氣降而後地氣升。升五臟之濁陰歸六腑。故無下利之虞。天氣升而後地氣降。降六腑之濁陰爲二便。亦無下利之虞也。陰陽所以能升降者。少陰之樞機爲主動。少陰所以能樞轉者。腎之動氣爲主動。陰陽互根於二腎。二便受氣於陰陽。腎主二便者。主陰陽也。若升降之神機先滅。濁陰直從闌門之下。奔放而出。非少陰下利而何。匪獨泄下濁陰也。陷陽氣者以此。傾天氣者亦以此也。何以不厥逆耶。手足爲諸陽之本。陽氣乍陷。尚與手足相依耳。正惟手足不厥逆。顯見陽氣淪落於四肢而不會於頭。陰氣走泄於臟而不及於四肢也。塞之可乎。地可塞。天可塞乎哉。。變白晝爲昏夜。。已象臨盲否塞之天矣。。白通湯主之。。從黑暗中透露其天色。。通陽正以塞陰也。。方旨詳註於後。。

白通湯方

葱白四莖　乾薑一兩　附子一枚生用去皮破八片

右三味。以水三升。煮取一升。去滓。分温再服。

西方屬金其色白。。白主肺。。北方屬水其色黑。。黑主腎。。肺爲天氣。。開通陽光故曰白。。腎爲坎泉。。蟄封陽光故曰黑。。白通命方者。。白字乃黑字之互詞。。通字乃塞字之互詞。。欲通其白而守其黑。。必地下之陽升。。纔有光天化日之現象也。。薑附温坎中之陽。。則陽根續在矣

○○復取最通之葱白爲導綫○○斯從下通上之機○○捷於影響○○非白通湯之名義益著乎○○蓋止一兩○○附止一枚者○○一陽初生之義○○合之則地二生火之數○○葱白四莖者○○陽氣四布之義○○亦地四生金之數耳○○何以下條與白通湯利不止○○而本證獨有效耶○○本條陽氣之枝葉斷而根本未斷○○續根本與續枝葉不同論○○本方不至以無效獲咎也○○何以通因通用耶○○不患上焦不通而下焦愈通耶○○陽道開則陰道閉○○陽度行則陰度止○○此出入升降之機使之然○○換言之則白可通而黑自可塞也○○與豬膚湯異曲同工○○彼證臟陰之水將竭○○救水而不滅其火○○特生天上之水而下歸於泉○○本證臟陰之火將滅○○補火

而不竭其水。特升坎中之火而上出於天也。

少陰病。下利。脈微者。與白通湯。利不止。厥逆。無脈。乾嘔。煩者。白通加猪膽汁湯主之。服湯。脈暴出者死。微續者生。

同是少陰病下利。異在脈微。沾沾與白通湯胡爲者。得毋明知利不止而行白通耶。乃不惟無效。且惹起厥逆之危候。無脈之死機。豈非白通加之厲哉。夫使不與白通與理中。度不過如太陽病之利益甚耳。未必如是之變遷也。況四逆湯具在。未聞有服之而利不止者。更未聞有利不止而增劇者。胡計不出此耶。不知四逆證之下利。乃腎脾之氣奪。足太陰被其影响。白通證之下利。。乃肺腎之氣奪。。手太陰被其影响。。四逆主地氣陷東南。。白通主天氣傾西北也。。陽者天氣也。。陽根未斷而脈微。。則有通陽之餘地。。陽根已斷而脈微。。便無通陽之餘地。。不與白通則陽根無不斷。。與白通或陽根未必斷也。。奈何利不止。。非湯藥利之也。。不能開通其陽。。無從止塞其利耳。。宜其陽愈微而愈縮。。陰愈盛而愈張。。於是乎厥逆。。更非陽藥厥之逆之也。。徵諸無脈。。斷送陽根者利爲之也。。胡以又乾嘔耶。。胡不因下利發煩。。轉因乾嘔發煩耶。。微白通之力不及此。。白通縱無效以通陽。。未始無效以温陽。。縱非温升天上之陽。。未始非温升地下之陽。。坎陽衝腎關而上則乾嘔。。

既上而不得坎水之蟄封則煩。不煩而躁固主死。煩又無根脫火之煩。勿認作雖煩下利必自愈也。白通能令其生於煩。難保其不死於煩也。計惟引導一綫之煩歸於腎。微續坎中之陽。徐俟一綫之陽出於腎。微續少陰之脈。白通湯始收全效也。白通加猪膽汁湯主之。非反佐白通也。膽汁取其存而不瀉。且借少陽以入腎也。人尿取其約而不遺。且還水液以入腎也。服湯則心陽有歸宿矣。脈出可立待矣。乃警告之曰脈暴出者死。脈暴動而出。乃獨陽之脈。臟氣摶出其脈氣。故主死。希冀之曰微續者生。脈微動而出。是初陽之脈。陽氣引出其脈氣。故主生也。生則白通湯之靈。死非白通湯之咎。。長沙不復作。。安能盡白諸後世乎。。方旨另詳於後。。

白通加豬膽汁湯方

葱白四莖　乾薑一兩　附子一枚生用去皮破八片　人尿五合　豬膽汁一合

以上三味。以水三升煑。取一升。去滓。納膽汁人尿。和令相得。分溫再服。若無膽。亦可用。

下文服通脉四逆湯。。則曰其脉即出者愈。。何嘗云脉暴出者不愈乎。。霍亂通脉四逆加豬膽汁湯。。未有云脉暴出者死。。豈非得微續者生乎。。凡服通脉四逆皆可免於死。。獨本方無一定之生。。倘或因死而受謗。。即不誣白通湯。亦誣及加膽汁湯矣。曰若無膽亦可用。是白通湯負完全之責任。蓋恐人無膽不敢用。反令薑附功敗垂成也。有膽則用膽。非取膽汁之寒。無膽不用膽。毋庸畏薑附之熱。不同通脈四逆加膽汁。則必用膽汁也。不曰無人尿亦可用者。人尿之原出於腎。膽可無尿不可無。臭腐化神奇者此也。其不參用通脈四逆者何。彼方主下利清穀諸證。與本證不相類。又不參用通脈四逆加豬膽汁湯者何。彼方主吐已下斷一證。與本證又不相類也。夫一再主白通而不思變計者。豈故為膠執哉。設或不煩而躁。否則躁煩。否則復煩躁不得臥寐。仲景且掉頭不顧矣。遑肯任白通之怨乎。

設非脈微而但下利。白通湯又可告無罪矣。何至繼以加豬膽汁湯乎。

少陰病。二三日。不已。至四五日。腹痛。小便不利。四肢沉重疼痛。自下利者。此為有水氣。其人或欬。或小便利。或下利。或嘔者。真武湯主之。

書少陰病。病水氣者半。病邪氣者亦半也。其在二三日。一若未嘗得病者然。蓋在天為寒者。在地為水。寒與水為緣。少陰亦與水為緣。雖滅頂猶未之覺也。曰不已不曰不解者。寒邪之不解無端倪。病機之不已有端倪也。至四五日則變端立見矣。獨是寒入水中。猶乎鹽着水中。鹽化為水。寒亦化為水也。不過寒水暴漲而已。於是中土被其淹沒。脾輸不轉則腹痛。水道被其壅塞。下焦不通則小便不利。關節被其浸淫。四肢不用則沉重疼痛。惟腸間之水不能久留。自下利者。亦稍泄其水之一端。究無如汎濫何也。曰此爲有水氣。非僅如太陽小青龍證之心下有水氣也。水從腎關而來。由後心太衝之地。波及前心廣明之下。經所謂腎聚水而生病。水到之處皆病也。雖然。水氣客也。寒氣又客中之客也。見水不見寒。是水氣作劇。而寒邪爲響應。見水復見寒。是寒邪作劇。而水氣爲響應。又當視其人受邪之微甚以爲衡。不能執一論也。脫令其人或欬。寒邪激動水氣。反射肺金。不欬亦欬矣。抑或小便不利變為利。寒邪逼迫水氣。滲入膀胱。小便不利亦利矣。抑或自下利又兼下利。既自利於陽。與陰邪離為二。復下利於陰。與陰邪混為一。陽利不過稍傷陽中之陰。陰利則重傷陰中之陽矣。否則或嘔者。寒逆水亦逆。則動膈而嘔。不欬不下利者有之。且欬且下利者亦有之。豬苓湯不中與也。豬苓證雖下利欬而嘔。無小便利也。少陰下利祇有小便不利明文。未有後部利而前亦利。自利而煩下利者有矣。未有不煩或下利者。蓋有水氣與無水氣之區別者此也。有水氣則白通四逆用不着。白通主天氣而與地水無涉。四逆主地氣而與天水無涉。統主天地之水者。其惟眞武湯乎。。加減法詳註於後。。

眞武湯加減法

若欬者。加五味子半升。細辛乾薑各一兩。若小便利者去茯苓。若下利者。去芍藥。加乾薑二兩。若嘔者。去附子。加生薑足前成半斤。

本方原爲少陰病有水氣而設。。非專爲其人立方也。。其人水氣證具。。則眞武無加減。。其人不止水氣證具。。寒氣證亦具。。則眞武有加減。。玩條下四或字。。是設言其證。。玩方下四若字。。是設言其治也。。若欬者加薑味辛。。脫胎小青龍湯。。針對寒氣水氣兩方面。。並消息其肺腎。。治欬之通品者也。。若小便利者去茯苓。。非惡茯苓之滲利也。不欲促水氣之下行。恐水去而餘邪不去。寧去苓以緩行其水也。若下利者去芍加乾薑。非惡芍藥之泄下也。欲促寒氣之下行。恐寒不盡則坎陽將盡。寧加乾薑以重溫其寒也。若嘔者去附加生薑。生薑誠止嘔。附子非動嘔也。去之胡爲者。附子溫下焦之陽者也。邪旣逆上則治其上。與其用附子以殺其勢。不如加生薑以專其力也。夫若苓若芍若附皆可去。惟薑朮不可去。設或去其三而存其二。倘得謂之眞武湯耶。朮能制水。卽五苓散君朮之意。薑能散水。卽生薑瀉心君生薑之義。薑朮對於水氣爲最的。雖得眞武之半面。已見眞武之全神矣。然則太陽篇眞武亦主水

氣耶○○諸水皆生於腎○○太陽用以鎮腎卽鎮水○○少陰用以鎮水卽鎮腎也○○元御下利改不利非○○

少陰病○○下利清穀○○裏寒外熱○○手足厥逆○○脈微欲厥○○身反不惡寒○○其人面赤色○○或腹痛○○或乾嘔○○或咽痛○○或利止脈不出者○○通脈四逆湯主之○○

統傷寒霍亂下利清穀凡七見○○清穀云者○○非如太陽下利日數十行○○穀不化也○○清與圊同義○○凡清便清血清膿血○○皆去穢遠濁之詞○○獨是其穀氣之清與未清○○非同膿血之顯而易見也○○何者是下利清穀○○何者是少陰病之下利清穀耶○○清穀與下利無稍異○○異在表與裏相懸絕○○太陽陽明之清穀是也○○裏與外相懸絕○○少陰厥

陰之清穀是也。內與外相懸絕。霍亂之清穀是也。蓋劃分寒熱若天淵。凡下利清穀者類然。緣中土一陷。則陰陽無定位。祇有上浮之陽。無中見之陰。是謂重陽。祇有下凝之陰。無中見之陽。是謂重陰。重陽故重熱。重陰故重寒。重寒則熱。重熱則寒。故寒熱反平均而兩立也。特少厥之熱浮向外。故不曰表熱曰外熱。少厥之寒沉在裏。故不曰內寒曰裏寒耳。對舉寒熱爲標準。已屬下利清穀之明徵。况手足厥逆乎。假令手足反温。又希冀其下利必自愈矣。乃不惟手足無温氣。且脈微欲厥。內經謂少陰不至者厥。非脈厥乎。其手足之厥。是穀氣不灌於四旁。其脈道之厥。是熱氣脫離其經隧。太陽篇謂脈當微厥。卽此意也。何以不惡寒耶。假令惡寒。則無所謂外熱。身踡而利者不治矣。抑或發熱惡寒。又涉霍亂之問題。非所論於少陰病矣。何以云身反不惡寒耶。其衞外之陽。非足以禦寒。不過脈之皮膚。尚有流散之熱以麗其身。故雖陽氣不勝寒。而身膚反不惡寒。玩身字。便不滿意其手足諸陽。頭部諸陽矣。假令陽氣無恙在。則面色無恙在。若失其本來之色而爲赤。勿認作二陽併病之正赤。陽明病之面赤也。太陽陽明面赤無下利。則穀色未奪。少陰厥陰面赤有下利。則穀色已奪。厥陰篇謂其面戴陽。亦其例也。何以其人獨面赤耶。假令不清穀而清火。。則其火不升。。面無從赤。。上文白通證是正比例也。。否則不清穀而清水。。則其火不動。。面亦不赤。。下文承氣證又反比例也。。正惟清穀未嘗清其火。。亦未嘗清其水。。而後火在外爲熱。。水在裏爲寒。。直割少陰爲半壁。。反令餘邪不求逞於少陰。。而尋其隙於太陰陽明。。於是激刺太陰之臟。。或腹痛。。激刺陽明之腑。。或乾嘔。。激刺水穀之道。。或咽痛。。此皆餘邪未干休之狀態。。安望其利止耶。。然清穀尚有納穀之餘地。。納穀便無容邪之餘地。。庸或邪衰而利止。。不同白通證利不止也。。利不止當然無脈。。何以利止又脈不出耶。。脈資始於少陰。。而資生於穀。。清穀則趺陽中斷。。少陰之出路亦斷。。就令利止。。其趺陽與少陰猶未續也。。差勝於無脈者。。無脈則有暴出微續兩問題。。脈不出則有卽出之希望。。又與白通湯證似同而實異。。彼證法當從腎通到肺。。則脈出難預料。。本證法當從胃通入脈。。庶脈出可預料也。。本條穡作甘之精義以立方。。其惟通脈四逆湯乎。。加减法詳註於後。。

通脈四逆湯方

甘草三兩炙　附子一枚生用大者去皮破八片　乾薑三兩強人四兩

右三味。以水三升。煑取一升二合。去滓。分溫再服。其脈卽出者愈。面赤色者。加葱九莖。腹中痛者。去葱加芍藥二兩。嘔者加生薑二兩。咽痛者。去芍藥加桔梗一兩。利止脉不出者。去桔梗加人參二兩。
本方非名出脉四逆湯也。名通脉焉已。非通脉不能出
脉。亦非通脉取其出脉。以有加參不加參之分也。通
脉云者。殆即內經穀入於胃。脉道以通之旨乎。又非
與四逆湯示區别也。四逆原方雖等分略輕。而方下云
强人可大附子一枚。乾薑三兩。顯與本方名異而實同
。本方既重用乾薑。又曰强人四兩。可知二方等分俱
活相。不過對於其脉無恙之四逆證。則稱四逆湯。對
於其脉有恙之四逆證。則稱通脉四逆湯云爾。獨是救
裏乃四逆之長。救表則讓能於桂枝。彼證但曰身疼痛
耳。熱狀猶未著也。何以其熱已著。反與薑附無牴觸

耶。豈知薑附正治寒。是逆治法。薑附反治熱。是從治法。況合甘草之氣味爲一方。無異合草木稼穡爲一味。合水火菽粟爲一氣。其效力不獨寒熱無所遺。且手足身面俱到矣。在太陽以桂枝爲後盾者。緣有桂枝證在。詎所論於少陰乎。不知者謂四逆湯治眞寒假熱。視外熱爲陰盛格陽。吾謂四逆湯獨不宜於眞熱假寒。而適用於眞寒眞熱。尤適用於顯見之寒。顯見之熱。試觀下文自利清水之大承氣證。何嘗有外熱字樣乎。他如豬膚豬苓。與乎四逆散證。亦無所謂外熱。又如太陽篇合病下利之葛根證黄芩證。陽明篇合病下利之大承氣證。厥陰篇下利有熱之白頭翁。下利有燥屎之小承氣。舉凡不適用於四逆者。俱無外熱明文。又何疑於四逆之治熱乎。誠以下利趨勢在䰟門。而非趨勢在表面。必其水火尚互而未離。而後寒熱不形於色。始有承氣種種諸見證。若陽根不秘者。非其匹也。彼白通眞武桃花吳茱萸之不呈露熱狀者。皆寒勝於熱。則寒熱不相稱。是亦四逆之陪客。要不能代行四逆者也。不觀其加減法乎。加葱而不行白通。加芍藥生薑而不行眞武。可悟其旨矣。設面赤與白通。豈非最高之熱色。愈升愈高乎。加葱九莖夫何取。九乃天數之成。四是地數之生。四莖取其升而生。九莖取其降而成。緣面赤是陽氣之聚而不散。故從九天之上散布其陽。由下通上固主葱。由上通下又加葱也。乃腹中痛者去葱。豈非置面赤於不顧哉。蓋邪在腹中。恐予邪以上衝之路。故寧去葱以避邪也。奇在加芍藥。又若置下利於不顧。眞武下利則去芍。本方下利偏加芍。恃有乾薑甘草爲中堅。何庸避芍乎。嘔者加生薑。法與眞武同。加生薑不去附子。法與眞武異。本方純爲中央土作用。非爲行水作用。無去附之必要。意者芍藥生薑亦在所不禁乎。又奇在咽痛者不去生薑去芍藥。生薑倘通於咽。芍藥不能通於咽。且去芍藥所以專桔梗之功也。不與甘草湯者何。生甘草用以保護其挾咽之少陰脈。無如其少陰脈不至。則咽痛純是被邪

○○但加桔梗不爲虐○○惟利止脈不出者○○桔梗又愼不可用○○非恐其阻礙脈出也○○恐脈出則少陰之脈還於咽○○反爲桔梗所戕也○○加人參者何○○人參得陰中之生氣○○脈始於陰而出於陽○○由少陰而趺陽而寸口○○人參可爲先導者也○○故方下云其脈卽出者愈○○乃預決之詞○○非謂脈卽通者愈○○人參可加可不加也○○利未止而脈先出○○通脈便是出脈○○利止而脈不出○○出脈乃能通脈也○○上條無脈恐暴出○○脈出少陰者也○○本證有脈望卽出○○脈出趺陽者也○○元御嘉言以脈卽出句置原文之末○○未免沒人參之功○○又改脈微欲厥作欲絕○○豈合本條文義乎○○

少陰病。四逆。其人或咳。或悸。或小便不利。或腹中痛。或泄利下重者。四逆散主之。

少陰病可駭。四逆尤可駭。駭其不因下利而四逆。萬一惡寒身蜷。脈不至。將不煩而躁者死也。乃不獨與死證無涉。且與太陽柴胡證相髣髴。柴胡證或欬。其人亦或欬。柴胡證或心下悸。其人亦或悸。柴胡證或小便不利。或腹中痛。其人亦或小便不利。或腹中痛。柴胡不中與而與。後必下重。柴胡中與而未與。其人又或泄利下重。太陽篇謂柴胡證不必悉具。其人已具過半矣。獨是柴胡證往來寒熱者多。手足温者有之。未聞但具四逆證也。手足冷而頭汗出者有之。未聞四逆具而無頭汗也○○陰不得有汗○○此殆少陰柴胡證○○卻非太陽柴胡證者歟○○夫所謂太陽柴胡證者○○大率邪氣入少陽○○正氣未嘗入少陽○○太陽篇血弱氣盡節已明言也○○或則邪氣正氣俱轉入少陽○○少陽篇本太陽病不解節又明言也○○得毋本證又邪氣因出耶○○抑本少陰病不解○○轉出少陽耶○○非也○○少陰病固不能出○○連累少陽亦不能出○○蓋少陽効忠於君火○○方且助陰樞之轉而不暇○○迫得放棄其本職○○反令陽樞寂然而不動○○安得有往來寒熱乎○○陽樞與陰樞不相順接○○則陰陽氣不順接○○安得不四逆乎○○其或然諸證○○皆由餘邪激動其暗潮○○故有臟腑不和之狀態○○是亦因臟腑相連○○而被其

影響者也。。不言喜嘔者。。邪高故使嘔。。邪不高故使利不使嘔也。。非快利故曰泄利。。非下奔故曰下重。。此不下利之下利也。。治法不能出柴胡湯之範圍。。亦不能襲柴胡湯之窠臼。。加減之中復加減。。是柴胡湯中與而未盡中與也。。況太陽篇陽微結節。。一則曰不得爲少陰。。再則曰故知非少陰。。而後與柴胡。。可知少陰無主柴胡之例。。與其認作少陰柴胡證。。毋寧謂爲四逆柴胡證。。毋寧不謂爲柴胡證。。但謂爲四逆證也。。從上文四逆湯證引出四逆散證。。方旨又大相逕庭矣。。加減法並詳註於後。。

四逆散方

甘草炙　枳實炙破水漬　柴胡　芍藥

右四味。各十分。擣篩。白飲和服方寸匕。日三服。

後加減法。

欬者。加五味子乾薑各五分。幷主下利。

悸者。加桂五分。

小便不利者。加茯苓五分。

腹中痛者。加附子一枚炮令坼。

泄利下重者。先以水五升。煑薤白三升。去滓。以散三方寸匕納湯中。煑取一升半。分温再服。

本方非少陰藥也。不過假少陽之力治少陰耳。猶乎柴胡湯假少陽之力治太陽。特本條無往來寒熱等證。以邪在下焦而不在胸脇○○故去參夏薑棗黃芩○○而但取柴甘○○柴胡湯之精義猶存也○○胡支配芍藥枳實○○反與柴胡湯本旨不符耶○○小柴去芩加芍○○爲腹痛而設耳○○大柴去甘用實○○爲下之而設耳○○本方則大有作用也○○芍藥用以解太陰之結○○枳實用以解陽明之結○○中土不結○○而後土氣復灌於四旁○○二味正爲四逆而設也○○苟無芍實○○試思柴甘之緩力○○能轉移中土之障礙乎○○合四味則一轉而無不轉○○其各用十分者○○銖兩相若○○則工力悉敵可知○○何以用散不用湯耶○○取布散之義○○從少陰散出少陽○○令陰樞陽樞一齊轉○○此又以少陽之藥○○還治少陽○○一方作兩方用者也○○雖然○○設長沙不立方

吾恐主眞武者十之九矣。眞武證何嘗非其人或欬乎。彼方加干薑五味及細辛。本方則不倣眞武而倣柴胡。蓋邪氣射肺而欬。與水氣射肺而欬。固自有別也。補一法曰并主下利。本方有兼長之效力。更不必旁及他方矣。悸者加桂不加苓。又與柴胡條下有出入。大抵柴胡證之悸。多由水道之不通。本方之悸。實由陽氣之不振也。小便不利加茯苓。是傷寒之通例。亦柴胡湯之定例。加苓利水。猶意中事。腹中痛者何以加附子耶。匪芍藥之不逮。恐太陰被寒。則結而不開。故炮令坼。坼者開也。太陰主開者也。泄利下重者先煮薤白。薤白詎止利乎哉。上焦通則下焦不泄。中焦

通則下焦不墜○○此通因通用法○○是亦匡柴胡甘草枳實之不逮也○○反接上文種種下利方○○以下則愈出愈奇矣○○

少陰病○○下利○○六七日○○欬而嘔○○渴○○心煩○○不得眠者○○豬苓湯主之○○

自利而渴屬少陰○○下利而渴亦屬少陰乎○○抑屬少陰臟乎○○下利六七日之久○○當然屬臟○○渴又不得爲其臟有寒○○寒去欲解而後渴○○顯非屬臟之明徵○○且利且渴宜乎屬少陰○○欬嘔又不得爲下焦虛有寒○○上焦有寒而後欬○○中焦有寒而後欬而嘔○○亦無屬少陰之明徵○○無徵誰復信爲少陰病耶○○少陰病衰則渴止○○渴未止故病未

裏也。得毋因渴致嘔耶。本渴而飲水若嘔者。在太陽且有柴胡湯之禁。矧少陰嘔乎。然則因欬轉渴耶。不渴服湯已渴者。在太陽且有小青龍之續。矧少陰欬乎。彼非渴而欬。渴而嘔也。乃欬而嘔。就令不渴仍欬嘔也。亦非欬而渴。嘔而渴也。乃渴自渴。就令不欬不嘔仍渴也。特下焦虛有寒之渴。則在下之邪。無制水之能力。引水自救爲有效。上二焦虛有寒之渴。則在上之邪。有制水之能力。引水自救爲無效耳。故同是渴也。屬少陰則邪從小便去。飲水可以滌餘邪。彼證所以小便白。不屬少陰則邪不從小便去。餘邪反搏其水飲。本證所以欬而嘔也。雖然。自利而渴之病形不復覩。。得一下利而渴之形已足多矣。。素問熱論謂口燥舌乾而渴。。已約略舉少陰受病而言。。是渴字可爲熱論註脚。。又爲篇內種種下利之陪客也。。惜其非先煩而後渴。。一若愈渴而愈煩。。水不救煩可知。。心煩又非但欲寐。。欲寐不至不得眠。。失眠則無所用其寐。。眠亦寐也。。翕目爲眠。。陰不行故目不合。。勢必愈不眠而愈渴。。是本證有本證之病形。。比諸病形悉具之少陰。。殆髣髴而髫髦也。。彼條長沙不立方。。小便白應毋庸復利其小便。。本證又從何着手耶。。欬嘔似乎有水氣。。眞武胡以不做行。。眞武條下無渴字。。心煩不眠似乎有火氣。。黃連阿膠胡又不竟行。。黃連阿膠條下亦無渴字也。。渴者與豬苓。金匱之明訓也。下句曰餘皆倣此。豬苓湯之泛應不窮可想矣。方中茯苓澤瀉爲嚮導。滑石則下行其清肅。阿膠則深入其坎泉。若化水氣爲甘露。救坎腎之不能自救者。功在豬苓也。豬屬腎。豬苓以肖腎得名者也。究與欬嘔無牴觸耶。欬嘔不渴其邪陰。欬嘔加渴其邪陽。有屬臟不屬臟之分也。何不針對下利耶。腎開竅於二便。服湯則邪從小便去矣。陽明小便不利主豬苓。可悟水道正去邪之捷徑。且借用陽明豬苓湯以治渴。猶乎上條變通太陽柴胡湯以治逆。上條對於少陰少陽同手眼。本條對於少陰陽明同手眼。少陰不治取陽明。又起下文急下陽明三大法也。

少陰病。得之二三日。口燥咽乾者。急下之。宜大承氣湯。

本條看似有省文。疑其省卻句中一渴字也。素問熱論明明少陰受病口燥舌乾而渴。又曰少陰病衰。渴止。不滿舌乾。在二三日病雖未衰。而口燥咽乾則備嘗矣。焉有不渴耶。吾謂舌乾而後渴。未嘗咽乾亦渴也。口燥煩縱有渴。口燥未嘗渴也。太陽大陷胸證舌上燥而渴。陽明白虎加人參證渴欲飲水。口乾舌燥。凡渴不渴多繫乎舌而不繫乎咽。言咽不言舌。是未嘗渴可知。且與上條渴字示區別也。獨是少陰脈貫腎絡肺繫舌本。舌不乾與少陰何涉。惟乾燥二字則數見於陽明耳。何居乎特書少陰病耶。又實指之曰得之二三日。一若恐人不分辨其爲少陰得病。抑陽明得病也者。夫至三日少陰與陽明之比較。則陽明脈大。少陰能有大脈乎。然但見口燥咽乾無餘證。畢竟少陰有遁情。吾無以別之。別之爲少陰得其病。陽明得其證。庶乎一面見兩面矣。蓋腎者胃之關也。過渡陰邪之捷徑者也。經謂臟氣實。邪氣入而不能容。故還之於腑。則腎邪入胃。尤意中事。勿謂入腑則愈也。邪從下關入。上中下三關皆有容邪之餘地。當與陽明三急下形異而病同。不過陽明病以胃家爲主觀。少陰病以腎臟爲主觀耳。何以陰證不具耶。下關有實邪以爲之梗。其閉

實少陰之病形者。。便有閉實之形。。正於無少陰證處露
出少陰也。。彼陽明病曷嘗無鼻燥口燥舌燥咽燥乎。。與
及鼻乾口乾乎。。而二三日倏然而乾燥者無有也。。以其
未經汗下利小便亡津液。。則乾燥無原因。。當然不屬陽
明。。是又於無陽明證處露出少陰也。。胃家實者半。。腎
臟實者亦半也。。何以腎陰亦實耶。。實者氣入。。不獨腎
氣入而不能出。。胃氣亦入而不能出。。腎邪入胃則實胃
。。胃氣入腎又實腎也。。宜其水穀之海一落。。涇土立變
爲焦土。。如隆冬亢旱。。燥勝則地乾也。。地雷不復。。則
鴻鈞不轉。。果用何藥以發地下之藏乎。。曰急下之。。宜
大承氣湯。。霹靂哉。。此湯也。。然而陽明大承氣證無口

燥咽乾字樣。。有口乾咽燥字樣又不主大承氣。。誠以燥氣浮動。。乃胃家未實之明徵。。何對於陽明則愼下。。對於少陰反急下耶。。不知陽明病則實邪合物質爲一爐。。恐下之未成鞕。。與胃氣有牴觸也。。本證則實邪與物質不相入。。所下決非溏。。反與胃氣無牴觸也。。胃氣與陰邪不兩立。。自有受邪不受邪之分。。在陽明病之乾燥。。爲未然之實。。少陰病之乾燥。。是已然之實矣。。以實邪辟易焦土之燥氣浮於上故也。。固無少陰之裏證。。又髣髴陽明之無表裏證。。何所顧忌而不急下之乎。。不然。。以長沙之大德。。豈因愛惜少陰之故。。而不愛惜其陽明。。出此以羊易牛之下策哉。。

少陰病。自利清水。色純青。心下必痛。口乾燥者。急下之。宜大承氣湯。

下利而有清水字樣乎。清穀則見之熟矣。夫以去穢遠濁之魄門。果不清穢清濁而清水乎哉。且曰色純青。青亦清也。非青綠之謂。乃青白之謂。不雜土穀之黃。故曰青。不雜爐火之赤。故曰純青也。苟非傾倒坎腎之泉。何至若是。上條人或不信爲少陰病者。本條則信之篤矣。獨是坎水之中。有水穀之精在。有水火之根在。若無天然之淘汰。安能水去而火留。水去而穀留耶。得毋寒氣生濁。熱氣生清。餘邪化熱不化寒。不曾澄之使清耶。固也。本證乃自利清水。非下利清水也。。夫使少陰下利。。就令水陰告竭。。斷無其色純青之理。。腎臟其味鹹。。其臭腐故也。。且上文種種下利證。。曷嘗不下水。。焉有一滴不漏之下利證乎。。正惟不曰下利曰自利。。顯然認定為水穀之海之水。。與水臟之水劃分鴻溝也。。蓋少陰病本與陽明無涉。。乃無端而自利證具。。藉非海量之胃家。。安有如許之水乎。。然胃家亦有傳化之穀在。。有游行之火在。。胡又沒收其穀色與火色耶。。蓋由腎邪截留胃上之穀。。故水青而不黃。。隔斷胃上之火。。故純青而不赤。。此又立變胃之上關如石田。。中關下關如懸瀑。。中下不閉其上閉。。上關適當心下之部位。。斷言之曰心下必痛。。其腹中必不痛可知。。

中下二焦通故腹中不痛。。上焦不通故心下痛也。。毋寧忍痛須臾。。徐俟其自利自止乎。。無如其口乾燥。。脾開竅於口。。胃脈還出挾口。。是胃中之乾燥不待言。。即脾土亦無春夏氣。。胃閉則脾亦閉。。地氣未由以奉上。。太陰不開則口乾燥矣。。况其自利尚無底止乎。。設或引太陽心下痞證為前車。。中焦不敢理。。而以赤石脂禹餘糧為嘗試。。其心下之痛。。尚堪設想乎。。孰意長沙一若以自利為未足。。急下之以速其下。。既不獲愛惜其水者。。復不愛惜其穀。。倘清水不已而清穀。。將奈何。。夫豈特有四逆湯在哉。。凡急下證非指鞕便燥屎而言。。熟腐之積穀不受邪。。當然無初鞕後溏之慮。。特實邪之孔道。。

不鑿則不開。。惟大承氣雖小亦能破耳。。非以急下爲孤注之擲也。。豎心下必痛爲正鵠。。長沙已箭在弦上矣。。誠以天關閉故地軸不能轉。。急莫急於地氣之上爲雲。。地氣上則水亦上。。雨出地氣也。。水上則下歸於泉。。雨氣通於腎也。。雨氣發源於腎。。而歸源於腎。。地氣上者屬於腎也。。地天不交泰。。則胥其腎矣。。大承氣誠雷霆而雨露哉。。通其塞即以塞其通。。下者上之機也。。保全胃水效猶小。。保全腎水功寔大也。。此與陽明少陽合病節。。同一手眼。。本論下利主大承氣者僅兩條。。彼證容易錯過是有宿食。。本證容易錯過是無宿食。。要其驚人之舉。。直貫千載而下矣。。

少陰病。。六七日。。腹脹。。不大便者。。急下之。。宜大承氣湯。。

上兩條有乾燥當然無燥屎。。有燥屎則燥氣鬭而不浮。。陽明大承氣證所以無燥乾字樣也。。本條則不曰口燥咽乾矣。。不曰口乾燥矣。。此正胃家實之明徵。。況少陰病六七日。。經氣已周。。依然不大便。。不有屎定成鞕乎。。直謂之正陽陽明病可也。。得毋六七日少陰病衰而後邪入於腑。。因而不大便耶。。果爾。。則入腑即愈矣。。何急爲。。無如胃家實證又祇有腹滿字。。無腹脹字。。吐後腹脹滿。。與調胃承氣則有之。。未有腹脹之大承氣證也。。蓋脹與實尚隔一層。。滿與實則兩層原是一層。。滿實交迫○○實極故滿○○脹熱交迫○○熱極故脹也○○經所謂諸脹腹大○○皆屬於熱者是也○○胃家實證乃化熱而爲實○○故大承氣攻實而非攻熱也○○實而且熱○○似非大承氣所宜○○然使熱而非實○○何至六七日不大便耶○○此正少陰熱氣有餘之明徵○○內經謂形有餘則腹脹○○指太陰之臟有餘也○○志有餘則腹脹○○指少陰之臟有餘也○○有少陰之餘熱實其胃○○便有少陰之餘熱脹其腹○○在陽明病之胃實無餘熱者○○少陰病之胃實則有餘熱矣○○吾得而斷之曰○○陽邪化實則腹滿○○陰邪化實則腹脹○○胃之中關實則正對其腹○○上條地氣被壓於心下○○腹氣猶自若○○本證土氣不灌於四旁○○則腹氣結爲脹也○○腹脹則脾不能

爲胃行其津液。安得有大便乎。腎開竅於二便。不大便又腎竅不利之明徵。然則有燥屎耶。胃不化而脾不磨。泌汁糟粕無以别。何燥屎之有。胡爲二三日不下。六七日豈非下之已晚耶。未急不敢先。既急不敢後。正惟六七日穀氣衰。而後中關皆實邪之勢力範圍也。中關富於穀故也。急下云者。乃提撕因循坐誤者之詞。長沙寔從容而不迫也。觀於大承氣原有分温再服之條。對於急下獨無止後服之禁。則凡急下證必矢無虛發可知。亦非一發難收又可知矣。

少陰病。脈沉者。急温之。宜四逆湯。

本條在畏大承氣者有藉口矣。疑是爲急下之三字臨崖勒馬也。意者脈沉雖有大承氣證。亦宜變易方針乎。然急與急之比較。實無兩權之餘地。吾恐四逆承氣之訟未休。而大事去矣。彼脈沉而得麻黃附子細辛湯證者有之。得附子湯證者有之。從無得急溫之脈。而得急下之證。亦無得急下之證。而得急溫之脈者也。以上言急下證有病形之流露。本條急溫證無病形之流露故也。內經謂是以知病之在脈。舍脈別無知病之端倪。在太陽陽明則沉爲在裏。在少陰則沉爲在脈矣。緣在體之脈。乃少陰之熱神在於是。故少陰之病形亦在於是。病有遁形。少陰能勿遁形哉。特遁之無可遁者。惟脈沉焉已。易微細而爲沉。是猶墜少陰之氣化於九淵之下。變爲在地之水。謂之六經無少陰可矣。夫脈者血之府也。脈寒則血寒。血溫則脈溫。不曰熱之曰溫之者。救穀尤急於救火。治陽明尤急於治少陰也。脈資生於胃中之穀氣。故另立厚培穀氣之溫法。與上三條急下反比例。與下條急溫正比例也。曰宜四逆湯。非四逆而反宜四逆。末四逆又急行四逆。此上工所以治未病。而急下急溫。則大有分寸。大承氣湯之急。急在目前。先其時不得也。四逆湯之急。急在幾先。後其時不得也。

少陰病。飲食入口則吐。心中溫溫欲吐。復不能吐。始得之。手足寒。脈弦遲者。此胸中實。不可下也。當吐之。若膈上有寒飲。乾嘔者。不可吐也。急溫之。宜四逆湯。

本條少陰不沉矣。不沉則逆。逆則吐。奈何飲食入口則吐。不獨未入胃也。並未到膈到胸也。到嗌而已。地氣通於嗌。顯見腎邪挾地氣以上衝。地氣上者屬於腎也。然吐食可也。飲亦吐耶。胡甚於太陰之食不下耶。有寒則吐食。有飲故吐飲。宜其既吐猶有未吐者在也。夫豈欲吐飲食哉。無如欲不吐而不能。又豈不欲吐寒飲哉。無如欲吐復不能。不能吐則亦已矣。何必吐之始快耶。蓋心中有溫溫在。便有少陰之本熱在。欲吐乃出於心中之不容已也。不能吐更不容已於吐也。此豈得之二三日以上。纔有如是之見證哉。始得之已是陰寒用事。將手足之陽。一齊收縮。於是乎手足寒。寒多溫少。即溫溫亦心陽之末路。況無水穀之溫氣以奉心乎。且脈弦遲。遲爲寒脈。弦爲飲脈。必寒飲去心中不能以寸。而後欲吐之情急也。殆不出胸與膈之兩部。爲受飲之旋渦。如其胸中有寒飲也。則重壓其心。溫力不能反動而爲吐。如其膈上有寒飲也。則偪處其心。溫力不能提挈而爲吐。同是不能遂其欲吐之私。而胸與膈則逕庭矣。特指之曰此胸中實。結胸之實不止胸中實。胸中之實不同滿胸實。陷胸不中與。就令痰飲有下法。此證不可下。下之與欲吐之情不相得。且恐胸中之寒。下注入心也。當矜其不能吐而吐之。不必拘拘於痰飲無吐法也。若膈上有寒飲。是又變動不居之寒飲。非着實不去之寒飲。不得謂之膈上實矣。何以知其在膈不在胸耶。上焦其治在心下膈。乾嘔則寒侵上二焦可知。無乾嘔故曰胸中實。有乾嘔故曰膈上有寒飲也。胸可吐而膈不可吐。吐之與不能吐之機又相失。且恐膈上之寒。上逆入心也。則將下之乎。金匱脈數弦者。則曰當下其寒耳。未聞弦遲之脈而可以議下也。聽之可乎。此乃始得之之病形。未知作何究竟也。緣寒飲乃坎泉之上湧。腎水所立化而成。與金匱四飲不相類。彼飲家不卒死。延至一百日或一歲者恆有之。。痰飲門有弦脈無遲脈故也。。即遲脈以窮其變。。恐轉瞬有腎水陵心之慘矣。。曰急溫之。。宜四逆湯。。金匱諸飲無急溫之文。。亦無行四逆之例。。對於本證無待再計決者。。地氣收則腎液藏。。中溫下自溫。。下溫上亦溫也。。膈上之障礙物。。特腎邪之幻相者也。。

少陰病。。下利。。脈微澀。。嘔而汗出。。必數更衣。。反少者。。當溫其上。。灸之。。

少陰病有乾嘔。。無乾利也。。有下利或嘔。。無嘔而汗出也。。即不利不嘔亦無汗。。上文反汗出者僅一見。。陰不得有汗故也。。惟水與汗則大相反。。水自有而之無者。。

復自無而之有。緣諸水皆生於腎。而根本於寒。往往愈利愈寒。而水愈生。水與利互爲其消長。更衣不數不見其少。若數更衣必訝其多也。蓋有源之水雖罄。無源之水未罄也。奈何既得下利之微脈。復得汗出不徹之濇脈乎。苟一面下利。一面汗出。是下竭上亦竭。少陰不足以供矣。夫汗傷心液。利傷腎液。皆常也。豈非手足少陰俱病耶。無如其手少陰非病於上。足少陰亦非病於下也。乃顛倒少陰之標本。下病易爲上。上病易爲下也。上條欲吐不能吐。腎邪不欲從吐解也。本證嘔而汗出。腎邪欲從汗解也。無如下利則手少陰與諸陽不接而脈微。足少陰與諸陽不接而脈濇。於是嘔而不吐○○不能吐出腎邪則愈嘔○○嘔而後汗○○不能汗解腎邪則愈汗○○故其汗非心液所化之汗○○直是腎液翻騰之汗○○觀於汗由嘔出○○顯見不嘔便無汗○○陰氣逆衝故使嘔○○因嘔水不盡○○則變水爲汗○○宜其多一次嘔○○多一次汗也○○其下利亦非腎液所泄之利○○直是心液下脫之利○○觀於必數更衣○○顯見因數不得不更衣○○陽氣疾趨是以數○○卽更衣不停○○非因水爲利○○宜其多一次利○○反少一次水也○○是之謂嘔不乾而利乾○○其在上之嘔逆而易○○可作下利不止觀○○其在下之利疾而艱○○可作不得有汗觀也○○質言之則上寒下熱而已○○上當温○○下亦當温也○○以其熱非協熱下利之熱○○實心陽下墜之

熱。。陽非溫不升也。。且未嘗曰不溫其下。。更未嘗曰當涼其下也。。特溫之未免增其熱。。恐久鬱之陽益熾。。不如獨溫其上。。令寒水一蘇。。則君火自還其本位。。不溫之溫。。妙於溫耳。。雖然。。何者是溫上之方乎。。舍四逆湯無溫法。。但四逆湯之溫力。。胥上下中邊而俱到。。上兩條對於脈沉。。則從胃中溫入脈。。對於寒飲。。則從膈上溫到腎。。如之何其能令四逆湯注上不注下乎。。曰灸之。。俾藥力聽命於火力。。火力盛行之處。。溫氣取其重。。火力微到之處。。溫氣取其輕。。灸頂門百會穴。。行使其藥以厚集其溫。。則身以上不啻秋陽之暴。。身以下亦如初日之升矣。。在上焦受之爲以火制水法。。徐徐而及於下焦。。又以火救火法也。。不善用火必强責少陰汗。。善用火則止嘔以止汗。。止汗以止利也。。蓋火化爲温。。火氣不至於焚劫。。温化爲火。。温力愈覺其有餘。。合温灸爲一法。。通上下爲一氣。。可悟上文吐下二法。。吐之通上即通下。。下之通下即通上矣。。

讀過傷寒論卷十三少陰篇豁解終

張仲景傷寒論原文

讀過傷寒論卷十四

新會陳伯壇英畦著

男萬騶
受業鄧義琴林清珊仝校

厥陰篇豁解

厥陰之爲病。。消渴。。氣上撞心。。心中疼熱。。飢而不欲食。。食則吐蚘。。下之。。利不止。。

厥陰篇何以無屬厥陰三字乎。。足厥陰爲絕陰。。以其應下而僭上。。手厥陰爲絕陽。。以其應外而反內。。絕陰絕陽。。便與太陽不相順接。。無所用太陽之轉屬。。且厥陰以風爲本。。有感斯通。。不特直接中風。。並直接傷寒。。本論冠傷寒二字。。太陽厥陰爲獨多者。。太陽爲化之始。。寒邪利用之以極其變遷。。厥陰得氣之先。。寒邪利用之以行其殺伐也。。風爲百病之長者。。厥陰長之也。。書厥陰之爲病。。厥陰旣授邪以柄。。必爲邪氣所操縱。。特少陽無辜而殃及。。爲可惜耳。。厥陰中見少陽。。又從夫少陽。。其絕而未至於斷者。。恃有少陽在。。無奈厥陰受其病。。則少陽被其災。。不獨本條爲然也。。何以不書見厥二字耶。。先寫手厥陰病。。故其厥未張。。何以不書發熱二字耶。。手厥陰病熱不在手而在心包。。必厥陰退而少陽進。。纔發熱。。纔是與厥相應之熱。。厥熱證不具。。胡又渴耶。。下文因渴而愈者凡三見。。得毋先露其愈兆耶。。無如其不但渴而消渴。。渴是少陽之化之洋溢。。消渴則飲入之水無底止。。熱邪焚劫上焦可知。。上焦其治在心下膈。與心包相表裏。上焦病正顯出心包病。則但見一證。手厥陰證已無遁形矣。不觀金匱消渴門。亦以厥陰之爲病冠首乎。特與足厥陰病不同論。故消渴二字爲僅見耳。且足厥陰之氣爲風氣。手厥陰之氣爲火氣。書氣上撞心。邪氣挾心包之火氣。上撞心宮。故心中疼而且熱。因熱而渴。因渴而飢。飢渴之害害三焦。三焦爲水穀之道路故也。何以不除中耶。幸未以黃芩湯徹其熱。除其熱。其熱續在。知少陽尚在。無如賊火之氣盛。則壯火之氣餒。飢而不欲食。食氣無興味又可知。縱非不能食。能食亦遭蚘蟲之劫。蓋游火不足以温之。則水道變爲蟲道。經謂其甘蟲。

邪傷肝者可類推也○○蟲食其食○○吐蚘即吐食○○與不能食等也○○上焦固消○○中焦不消亦消○○苟誤認消渴疼熱爲可下○○下之必並消其下而利不止○○三焦如脫底之筩矣○○有不大厥立至乎○○玩本條語氣○○不過形容手厥陰病○○尚未形容足厥陰病○○實則純爲中見之少陽立竿見影○○故假心包三焦一面形出手厥陰○○一面形出手少陽○○誠以厥陰病有中見之少陽則生○○無中見之少陽則死也○○

厥陰中風○○脈微浮○○爲欲愈○○不浮爲未愈○○

上條手厥陰傷寒○○本條手厥陰中風○○不說中風證○○但說中風脈○○不說中風之病脈○○但說中風之愈脈未愈脈

○○夫誰信爲厥陰中風耶○○且與少陰中風同脈象○○在少陰但曰陽微陰浮耳○○陰尺正少陰之部分○○尺脈名少陰也○○宜乎尺以候少陰也○○若寸微尺亦微○○尺浮寸亦浮○○與厥陰何涉耶○○不知微浮脈爲全論所未見○○三陽病陽微必不浮○○陽浮必不微○○惟三陰病則雖浮亦微焉已○○太陰脈仍然微自微○○浮自浮○○獨少厥則脈浮不離乎微○○以太陰在廣明之下○○可微亦可浮○○少厥居太陰之後○○故祇有微浮也○○既與少陰脈同而異○○又不象太陰之陽微陰濇而長○○非厥陰而何○○浮則爲風○○浮爲在外○○非中風脈而何○○浮而不微○○汗解則愈○○浮而且微○○不汗解而亦愈○○是厥陰中風○○當然脈微浮○○中風欲愈

○○亦當然脈微浮○○一脈可作兩脈看也○○書中風實喜其中風○○病猶不病之稱也○○反言之曰不浮爲未愈○○正坐實其不浮必幾於浮○○未愈必至於愈耳○○蓋同是厥陰病○○此獨不爲陰邪之愈引而愈深○○而爲陽邪之旋入而旋出○○一若所至之處○○秋毫無犯者然○○未始非外邪之厚待厥陰也○○亦厥陰有拒邪之能力以禦之○○而後根本枝葉無動搖○○宜其祗有中風脈○○無中風證也○○本條不過爲通篇之陪客○○非凡厥陰病當脈微浮也○○下文不藥而愈之證凡六見○○未嘗有脈微浮三字○○寸脈反浮數者且清膿血○○未嘗有爲欲愈三字也○○然不識中風○○安識傷寒乎○○不識中風脈爲可喜○○安識傷寒脈爲可憂乎○○無

中風證且有愈有未愈。。況傷寒、有種種見證乎。。

厥陰病欲解時。。從丑至卯上。。

陰盡於丑。。陰氣過去。。絕陰之時。。陽氣未來。。絕陽之時。。丑時正厥陰之絕處。。從丑至寅。。則陰陽氣相順接矣。。由寅而卯。。又少陽復王。。厥陰得中見之化。。當然絕而復續。。緣少陽屬腎而將兩臟。。少陽主樞而位三陽。。大爲厥陰之助力也。。厥陰從中見。。故解病亦從中見耳。。

厥陰病。。渴欲飲水者。。少少與之愈。。

渴欲飲水亦厥陰病耶。。太陽五苓證有渴欲飲水四字。。白虎加人參證且大渴欲飲水數升。。陽明白虎加人參證。豬苓證。渴欲飲水亦兩見也。不獨本條爲然也。況少少與之愈。尤不出太陽陽明之治法。太陽欲得飲水者曰少少與飲之。陽明渴欲飲水曰少少與之。少少一以和胃氣。少少一以救陽明。又不獨可以愈厥陰也。得毋以欲飲水三字形容其消渴耶。非也。消渴不由其不飲。就令飲而不甘。不容已於飲也。欲飲則有引水自救之實情。皆由決瀆之官。鬱而未暢。在少陰之渴。爲救下焦虛者。厥陰之渴。爲救上二焦虛也。觀其少少與之而不奢於求。是飲而有節。尚能游溢精氣可知。比諸消渴。大有微甚之分矣。夫陽病渴者且與五苓。焉有厥陰而晏然無恙哉。下文厥而心下悸者。安知非由飲積所致乎。。上文消渴有種種之變遷。。保無渴水亦變遷乎。。本條差幸無餘證耳。。設或有表裏證。。或表裏俱熱。。則涉太陽五苓白虎之問題。。或口乾舌燥。。或脈浮發熱。。則涉陽明白虎豬苓之問題矣。。否則下利欲飲水。。又涉下文白頭翁證之問題矣。。上條除脈微浮外無一證。。此其所以爲厥陰之中風。。本條除渴欲飲水外無二證。。此其所以爲厥陰之傷寒。。舉傷寒之最輕者爲起例。。下文始愈引而愈深耳。。

諸四逆厥者。。不可下之。。虛家亦然。。

示不可下之禁。。厥陰通篇無下法。。篇首曰下之利不止。。篇末曰利之則愈。。利之非下之也。。以利小便之法利大便。。令氣化能出則小便利。。令津液還入則大便利也。。下文曰厥應下之。。下其厥。。非下其熱也。。以辛溫下厥。。非以苦寒下熱也。。下文癰膿膿血諸證。。俱無主下之方。。可概見矣。。卽有燥屎者僅與小承氣。。而不行大承氣。。是不獨諸四逆厥不可下。。諸四逆厥尤不可下云爾。。推言之曰虛家亦然。。緣厥陰無實證之足言。。渴固虛。。飢亦虛。。嘔食固虛。。便血亦虛。。汗出固虛。。發熱亦虛。。下文脈虛下之死。。證虛脈虛故主死。。下利脈反實者死。。證虛脈實。。卽不下之亦死也。。獨是厥陰之厥狀不勝書。。熱狀不勝書。。苟誤會虛家之厥皆熱厥。。必誤認虛家之熱爲實熱。。毅然而下之者有之。。豈知實家往往掩其熱。。虛家頻頻露其熱。。大承氣證具在。。何嘗有炙手可熱之胃家實乎。。玩虛家二字。。總束全論虛家與實家。。玩亦然二字。。總束全論治虛與治實。。以虛家爲厥陰之主觀。。以實家爲厥陰之客觀。。就令下藥不入腹。。已覺險象環生矣。。况下之乎。。惟吐之則下文瓜蒂散。。亦偶一爲之。。汗之則一見於桂枝。。一見於柴胡。。究未明言其發汗也。。麻黄升麻方下。。始云汗出愈耳。。然吐可也。。汗可也。。若昧昧而下之。。則違背聖訓者也。。

傷寒。。先厥。。後發熱而利者。。必自止。。見厥復利。。

熱者寒之對。。非厥之對也。。曰厥熱不曰寒熱。。寒熱已不相稱矣○○故厥陰無往來寒熱○○祇有先後厥熱○○以其無往來之神機○○祇有勝復之日期也○○雖然○○厥可也○○熱可也○○無論先厥後熱○○前熱後厥○○但期厥少熱多○○則庶幾可愈也○○若發熱而厥○○或微熱見厥○○是一面發熱一面厥○○爲難治○○若發熱下利厥逆○○發熱下利至甚厥不止○○是一面發熱下利一面厥○○若下利手足厥冷無脈○○下利後脈絕手足厥冷○○是一面下利一面厥○○則不止難治之問題○○涉於生死之問題○○迥非先厥後熱之比也○○書傷寒○○厥陰直接傷寒也○○書先厥○○厥陰受邪○○宜乎其厥○○書後發熱○○厥陰爲絕陽○○非厥陰能發熱也○○陽浮者熱自發○○乃少陽援助厥陰之熱力○○從下焦升

發而上。下焦升則中焦降。拒厥陰在下之邪。從下焦出。故發熱而利。下焦主出亦主升。少陽有自主之權。故必自止。利止則厥陰之邪去其半矣。少陽之功亦竟矣。苟利不止而復厥。是厥陰下利而厥。雖發熱無當也。惟利止後見厥。不獨見厥而復利。與續得下利者不同。顯出前此之下利從熱解。後此之下利從厥解。前此下厥陰在下之邪。後此下厥陰在上之邪。是下利正以下其厥。下文謂厥應下之者此也。還其厥利之眞相。故見厥復利。非見利復厥也。利而厥。是利厥。非厥利也。厥利與熱利同而異。熱利是醞釀已成之熱。其利下重。不與白頭翁湯。熱邪遲遲而未去。厥利是未經腕化之寒。。其下不重。。卽不事湯藥。。寒邪已去而不留也。。此厥利之最輕者也。。

傷寒。。始發熱六日。。厥反九日而利。。凡厥利者。。當不能食。。今反能食者。。恐爲除中。。食以索餅。。不發熱者。。知胃氣尚在。。必愈。。恐暴熱來。。出而復去也。。後三日脈之。。其熱續在者。。期之旦日夜半愈。。所以然者。。本發熱六日。。厥反九日。。復發熱三日。。幷前六日。。亦爲九日。。與厥相應。。故期之旦日夜半愈。。後三日脈之而脈數。。其熱不罷者。。此爲熱氣有餘。。必發癰膿也。。

傷寒開始便發熱。。非少陰病卽厥陰病矣。。但少陰反發熱則熱不長。。厥陰則有六日之熱。。尚得謂之始發熱耶

○○始字對終字而言○○亟欲觀其究竟也○○蓋熱狀爲厥狀之伏綫○○熱必繼以厥○○陰病還其陰○○厥又續見熱○○陽罷復其陽○○纔有愈期也○○何以發熱六日無下利耶○○先厥後發熱而利○○是熱勝其厥○○若發熱下利○○則難免於厥○○上熱下厥爲危候○○設利甚厥不止則死矣○○惟熱時無厥利○○則熱露而厥藏也○○厥時有厥利○○則厥露而熱藏也○○孰意其厥反九日而利○○利固太過○○厥亦逾期○○厥多熱少爲病進矣○○雖然○○九者數之盡○○厥盡可也○○熱盡不可也○○倘發熱九日○○而一發無餘○○不能爲厥利之後盾○○將奈何○○是厥多熱少之比較○○仍有餘望也○○將望其能食乎○○有胃氣而後能食○○能食便能續其熱○○

從未有失穀昌而得穀亡者○○特非所論於厥利也○○醫者亦知凡厥利者當不能食乎○○陰被其寒○○焉能納穀○○今反能食○○豈第恐其多食有所遺哉○○曰恐爲除中○○乃不祥之病名也○○本論能食不勝書○○何厥陰突以除中二字駭人耶○○相火游行於其間者中州也○○中焦之所以主化者○○與胃氣互爲其消長○○壯火食胃氣○○取給於胃氣者也○○胃氣食少火○○取給於少火者也○○必壯火之氣衰○○而後胃氣足以供壯火○○少火之氣壯○○而後少火足以供胃氣○○且壯火散胃氣○○正樂得其衰○○少火生胃氣○○正樂得其壯○○氣與火兩得其平○○斯謂之眞能食○○苟除去其當中之陽火○○生出在下之陰火○○是改壯火少火爲雷

火。有散氣無生氣。其火霹靂。故曰除也。計惟食以索餅以餌其肝。如麻餅之屬。麻爲肝穀也。其食後卽發熱者。顯見陰火出而劫食。木生火則土生熱。所謂胃氣生熱。其陽則絕者是也。不爾。則胃氣尚在。少陽亦在。知胃氣可以卜少陽也。曰必愈。向之未敢必其愈者。因其食爲暴食。恐暴食往則暴熱來。隨來隨出。有出無入。復隨出隨去。有去無回者暴熱也。不同發熱之有循環者也。後三日脈之。候其熱度之何若。其熱續在者。期之旦日寅卯。夜半從丑愈。何以云續在耶。得毋其熱先斷耶。非也。緣厥時得厥脈。熱雖在如不在。熱時得熱脈。熱不在又續在也。曷云其熱耶○○其熱非邪熱○○乃少陽火鬱未發之熱○○反對餘邪者也○○何以不發熱耶○○不發熱有不發熱之所以然○○復發熱有復發熱之所以然○○蓋厥九日而利○○則病衰熱自衰○○無取發熱○○其熱便是無形之發熱○○若厥九日而不利○○則陽浮熱自浮○○正宜發熱○○其熱必爲有形之發熱○○故雖本發熱六日○○假令厥亦六日○○則陽氣留無盡之藏○○無所用其續○○亦無所用其復○○無如厥反九日○○不止六日○○宜其復發熱三日○○并前六日○○足九日之數○○與厥相應○○發熱應在證○○其熱應在脈○○陰陽不紊○○斯愈病無愆期○○故期之旦日夜半愈○○苟陽根已斷○○談何容易○○距離九日而能復續乎○○曰後三日脈之○○與上日

又不同論矣。。前此之六日與三日。。當然脈數。。後此之三日。。脈數爲太過。。熱雖罷而其熱不罷者。。顯見陽氣不肯干休之脈。。是熱邪有遁情。。其熱無遁形。。勿謂其熱有餘也。。此爲熱氣有餘。。又不發熱之發熱。。熱留經血而未去。。或因多食有遺者未可知。。曰必發癰膿。。厥陰臟多血。。故主膿血。。其後仍不免於發熱。。金匱謂癰膿應當發熱也。。

傷寒。。脈遲。。六七日。。而反與黃芩湯徹其熱。。脈遲爲寒。。今與黃芩湯復除其熱。。腹中應冷。。當不能食。。今反能食。。此名除中。。必死。。

釋除中二字。。除其熱卽名除中也。。其熱對於厥陰爲中見○○對於陽明爲中部○○除中者其名○○除少陽者其實也○○厥陰病則少陽發其熱○○故曰其熱而不曰少陽○○上條曰其熱續在○○曰其熱未罷○○本條又曰徹其熱○○除其熱○○其字字中有眼矣○○兩舉黃芩湯以示懲○○又句中有眼矣○○緣黃芩湯爲太陽少陽合病而設○○實對針少陽以立方也○○不然○○除熱之劑○○詎獨黃芩○○下文厥而有熱主白虎○○下利有熱主白頭翁○○長沙曾不顧慮及之者○○白虎白頭翁是除有熱○○非除其熱也○○就如乾薑黃連黃芩人參湯○○明言有芩矣○○麻黃升麻湯且有芩芍甘○○小柴胡湯亦有甘棗芩○○長沙仍不顧慮及之者○○獨黃芩湯與無病之少陽有牴觸○○便與其熱有牴觸故也○○然則避黃

芩湯而不與。。庶幾無除中之患乎。。又非也。。與藥後祇問其胃氣之尙在不尙在。。以驗其熱之續在不續在。。苟其熱有損失。。卽未嘗與黃芩湯。。亦可作與黃芩湯論也。。上條恐爲除中。。何嘗因服黃芩湯乎。。獨是上條發熱六日。。且未聞與黃芩湯。。本條脈遲六七日。。夫誰濫與黃芩湯。。豈非故入醫者之罪乎。。本條脈遲六七日。。醫者或行柴桂之屬矣。。否則先厥六七日。。醫者又行藿附之屬矣。。正惟脈遲六七日無見證。。例以陽明脈遲之卒有潮熱。。或疑其熱鬱未發者有之。。遂置其脈於不顧。。而反與黃芩湯徹浮其熱。。髣髴發熱者然。。醫者方幸其病形之畢露也。。卽告以脈遲爲寒。。彼亦有辭也。。意謂陽明脈遲並非寒。。可知厥陰亦非寒也。。於是一誤再誤。。今與黃芩湯復除其熱。。彼何以堅持黃芩湯到底耶。。吾知其因上條熱氣有餘四字誤之也。。彼以爲厥陰熱化太過。。咎不在厥陰而在少陽。。本論舍黃芩湯無少陽之主劑。。宜其無別方可用也。。其以他藥效尤者。。大率以瀉肝中之陽爲快事。。皆不仁之類者也。。實指之曰腹中應冷。。勿喜其手足不逆冷也。。以當不能食爲證據。。腹中自不能掩也。。奈何今反能食。。又足以惑人矣。。曰此名除中。。何待索餅試驗乎。。警告之曰必死。。其熱死必少陽先死。。厥陰後死也。。

傷寒。。先厥。。後發熱下利。。必自止。。而反汗出。。咽中痛者。其喉爲痹。發熱無汗而利。必自止。若不止。必便膿血。便膿血者。其喉不痹。

厥陰下利惟熱利無死證。先利後發熱亦不死。下利微熱汗出亦不死。厥利則除中死。若利而厥。無論除中不除中多半死。無論發熱不發熱多半死。發熱下利死於厥。發熱而利死於汗。如其發熱下利。與其見厥。毋寧見汗。無汗恐其厥不止也。如其發熱而利。與其見汗。毋寧無汗。汗出恐其汗不止也。故汗不汗亦厥陰重要之問題。長沙先於本條分清眉目。其一爲發熱下利之汗出。其一爲發熱而利之無汗。欲人認定其利在厥陰。抑利在少陽也。利在少陽者何。例如傷寒先厥。。後發熱下利。。髣髴與上文同也。。特上言發熱而利。。少陽之熱。。能勝厥陰之寒。。令厥陰之寒下其半。。故謂之發熱而利。。本條則少陽之熱。。不敵厥陰之寒。。轉令少陽之熱下其半。。故特書發熱下利。。然少陽雖損失下半樞之熱。。幸未損失上半樞之熱。。少陽猶有自主之權。。故必自止。。且身半以上。。仍是少陽勝而厥陰負。。故利止而汗出。。陰不得有汗。。少陽反逼之使汗。。故曰反汗出。。汗出則厥陰在上之邪解矣。。無如其在下之邪。。趁勢上衝。。激刺其咽則咽痛。。與少陰證無異。。何以厥陰又主咽痛耶。。厥陰脈循喉嚨。。入頏顙耳。。與咽何涉。。蓋緣少陽提挈厥陰之脈。。上結於喉。。內經一陰一陽結○○謂之喉痹○○曰其喉爲痹○○便無容邪之餘地○○遂移其邪於咽○○咽爲肝之使故也○○手少陽病又主嗌腫喉痹○○咽喉交迫○○故痛痹亦交迫也○○然咽喉之患小○○餘邪必不久留○○不至於厥○○還算便宜其下利也○○他如發熱無汗而利○○又利在厥陰矣○○不書先厥○○則不回應其厥○○當然無見厥復利○○差幸少陽尚佔優勝○○能操縱厥陰之邪○○故必自止○○了卻厥陰下半橛之寒則利止也○○若不止者○○非關厥利未罷也○○乃厥陰上半橛之寒○○爲少陽之熱力所禁制○○既不敢公然先厥者○○亦不敢公然厥利○○久之則醞釀成熱○○必便膿血○○便膿血者邪從下去○○雖稍遜厥利之自如○○然亦便宜其下血也○○曰其喉

不痹○○又便宜其喉也○○設或汗出而利○○是上泄少陽之熱○○下重厥陰之寒○○又不知作何究竟矣○○

傷寒一二日○○至四五日而厥者○○必發熱○○前熱者後必厥○○厥深者熱亦深○○厥微者熱亦微○○厥應下之○○而反發汗者○○必口傷爛赤○○

傷寒、一二日○○何以不厥耶○○厥陰之枝葉不被寒、○○則不厥矣○○何以不下利耶○○厥陰之根本不被寒○○則不利矣○○寒、邪不乘厥陰之標本○○而乘厥陰之中氣○○顯與少陽相對壘○○初不過忌憚少陽而不敢肆耳○○至四五日寒邪遂伸其勢力而厥者○○少陽亦必伸其勢力而發熱○○或一面厥一面發熱者有之○○以其開始未嘗厥○○便非侵奪少陽之主權。。熱與厥尚勢均而力敵也。。假令前厥者。。恐少陽之氣先奪。。後未必發熱矣。。惟前熱者後必厥。。前此未厥。。則還其厥。。緣厥屬厥陰之方面。。熱屬少陽之方面。。厥陰主病故主厥也。。特少陽與厥陰相依爲命。。厥而不熱固主死。。發熱而厥仍主死也。。必熱與厥相持於深微之地。。始有勝復之足言也。。形容之曰厥深者熱亦深。。厥微者熱亦微。。豈厥甚者熱亦甚。。厥輕者熱亦輕之謂乎。。深者淺之對。。微者顯之對。。欲人從淺處窺入深。。從顯處窺入微。。審定其非顯淺暴露之厥。。亦非顯淺暴露之熱。。髣髴蘊蓄於中而未解者。。方是厥陰中見熱化之眞病形也。。皆由其一二日不厥亦不熱。。致有如是之久持也○○曰厥應下之○○厥在上適足以掩其熱○○愼勿下其熱也○○下其厥耳○○金匱脈數弦者當下其寒○○又曰陽中有陰可下之○○彼條下寒○○本條下厥○○陰下陽上○○而後熱從深出淺○○從微之顯○○見熱不見厥○○庶幾無厥利之遺也○○就令發熱而利○○亦必自止○○況有烏梅丸在○○何至利不止乎○○而反發汗者○○是破碎厥陰之邪○○散入少陽○○不獨強責厥陰汗○○並強責少陽汗○○傷殘厥陰之脈○○則口傷爛○○厥陰脈循頰裏○○環唇內也○○散亂少陽之熱○○則傷爛而赤○○少陽本火○○其色赤也○○上條少陽逼出厥陰汗○○且咽痛喉痹○○安有發汗而口中無恙乎○○

傷寒。。病厥五日。。熱亦五日。。設六日當復厥不厥者。。自愈。。厥終不過五日。。以熱五日。。故知自愈。。

傷寒非病乎哉。。乃曰病厥五日。。不曰厥五日。。病字宜删矣。。長沙正恐人誤認少陽之熱爲病熱。。不專認厥陰之厥爲病厥。。故特書病厥不書病熱也。。然既有五日之厥。。亦有五日之熱。。明明十日未愈矣。。脫令十一日復厥。。將奈何。。彼非發熱而利。。斷斷乎不復厥。。且非前熱。。無所謂後必厥也。。特患一候之厥未已。。再候仍厥。。則厥五日而六日復厥者有之。。上文厥九日者是也。。設六日當復厥不厥者。。可預决其自愈。。獨是愈則愈矣。。胡延長乎熱。。豈非遲滯其愈期耶。。不知厥非能自愈也。不過厥期告終之日。幸值熱期開始之日。厥終不過五日。則後五日之熱。能愈前五日之厥。謂之以熱愈厥。非以熱愈熱也。病厥不病熱。何庸求愈於熱乎。苟不知其病已愈於未愈之時。疑其熱爲熱氣有餘之熱。或一再與黃芩湯除其熱。則眞無愈期矣。求其故而不得。徒追恨其五日之厥已愈也。委咎其五日之熱不愈也。不亦傎乎。

凡厥者。陰陽氣不相順接。便爲厥。厥者。手足逆冷是也。

本條非徒教人辨厥也。教人辨陰陽也。非徒教人辨手足之陰陽。教人辨受氣於上焦之陽。受氣於下焦之陰

○○故曰陰陽氣也○○經謂陽者天氣也○○主外○○陰者地氣也○○主內○○又曰陽道實○○陰道虛○○清陽發腠理而實四肢○○故曰實○○濁陰走五臟而歸六腑○○故曰虛○○以陰道接陽道○○卽以地氣接天氣○○謂之順○○反是則陰陽易位○○謂之更虛更實○○更逆更從○○內陰逆出而從外○○外陽逆入而從內○○則厥矣○○不獨寒厥爲然○○熱厥亦然○○凡厥者○○陽藏陰露便爲厥○○非必手之三陰三陽○○不接於手十指○○足之三陰三陽○○不接於足十指○○十二經散亂○○而後見厥也○○申言之曰○○厥者手足逆冷是也○○病不在手足○○而見證在手足○○本論手足逆冷不勝書○○苟非從陰陽上討消息○○幾何不爲手足所惑乎○○

傷寒。脈微而厥。至七八日。膚冷。其人躁。無暫安時者。此爲臟厥。非爲蚘厥也。蚘厥者。其人當吐蚘。今病者靜而復時煩。此爲臟寒。蚘上入膈。故煩。須臾復止。得食而嘔。又煩者。蚘聞食臭出。其人當自吐蚘。蚘厥者。烏梅丸主之。又主久利方。

厥陰病非盡吐蚘也。篇首曰吐蚘。未有曰蚘厥也。本條始書吐蚘。並書蚘厥耳。彼證不厥。本不當吐蚘。本證則當吐蚘。凡見厥不吐蚘者。寒邪直射手足。未嘗射入中焦也。發熱不吐蚘者。寒邪不敢犯上二焦。亦不敢犯入胃氣也。嘔吐下利而不吐蚘者。穀氣盡則蟊賊不生。無長養蚘蟲之資料也。惟傷寒脈微而厥。

陽氣微則陰氣先乘其陽位○○至七八日不吐不下不發熱○○醞釀風木之邪○○必爲倉廩之蠹○○當然有蚘蟲○○無如其膚冷○○金匱謂身冷爲入臟○○臟眞散於肝○○肝主筋○○筋急則其人躁○○風木頻頻煽動其筋膜○○故無暫安時○○此由肝臟厥出四肢而遍於膚體○○曰此爲厥陰之臟厥○○立斃之危候也○○曰非爲蚘厥○○不曰非蚘厥○○玩兩爲字○○可知臟厥兼有蚘厥以惑人○○特指示其關於臟厥之所爲○○非關蚘厥之所爲也○○蓋臟厥則蚘無生氣○○無聞食臭之知覺○○無上入膈之運動○○不過因臟厥則引動其蚘○○其人有其人之蚘○○隨厥隨吐○○當吐蚘而已○○今病者靜而不躁○○內經謂陰氣者靜則神存○○躁則消亡○○靜躁

之判若天淵○○而況復時煩○○顯見少陽不堪蚘蟲之擾○○亦不樂覲厥陰之亡○○緣蚘蟲卽邪祟之變相○○能剝蝕陰與陽○○無陽則臟厥○○故躁狀有如彼○○無陰臟不厥○○故煩狀又如此也○○曰此爲臟寒○○臟無氣化則生寒○○寒令其應冬○○其蟲鱗○○其病厥○○蚘厥風爲之○○亦寒爲之○○臟陰生之○○腑陽養之○○彼由中焦出上焦者非蚘乎○○曰蚘上入膈○○上焦其治在心下膈也○○何以入膈而未出耶○○不當水穀之道路○○正蚘蟲之技倆○○蓋欲窺伺其胃而截獲其食也○○膈上去心宮不能以寸○○心主又不堪其擾○○故煩○○何以須臾復止耶○○蚘方靜以待食○○止而不動○○亦止而不煩○○而後病者有靜時也○○病者靜於是乎欲

食。欲食於是乎得食。得食適中蚘蟲之計也。蚘亦點矣哉。殆厥陰之病魔者歟。無何得食而嘔。嘔固無益於病者。嘔尤不利於蚘蟲。蚘能奪病者之食。不能禁病者之嘔。愈嘔而蚘愈擾。煩止又煩者。蚘無靜時矣。由於蚘聞食臭。公然出現。既出不能復入。而蚘之術窮。嘔食正截蚘蟲之歸路也。因嘔上逼而爲吐。中焦不受蟲食之唾餘則嘔。上焦不容蚘毒之遺臭則吐。其人當毫不費力而自吐蚘。蚘雖工於誘食。食又妙於誘蚘。畢竟蚘蟲蠢而食臭蠹也。然病者之吃虧已多矣。每食爲蚘蟲所操縱。將胃氣不能供壯火之食。少火不能供胃氣之食。直置少陽相火於無用。不除中之除中者也。。此厥陰之怪現狀。。轉寄其狀於蚘蟲。。蚘蟲便爲陽氣之賊。。故不日病厥曰蚘厥。。亦祇有蚘厥之病名。。無蚘熱之病名也。。蚘厥者烏梅丸主之。。對針臟寒立方。。似非對針臟厥立方。。然臟厥非吐蚘則已。。吐蚘又不得不乞靈於烏梅丸也。。無效非丸藥之不中與。。乃臟厥則無藥可與也。。曰又主久利方。。足徵烏梅丸之泛應不窮矣。。方旨詳註於後。。

烏梅丸方

烏梅三百個 細辛六兩 乾薑十兩 黃連一斤 當歸四兩 附子炮六兩 蜀椒炒去汗四兩 桂枝六兩 人參六兩 黃蘗六兩

右十味。異擣篩。合治之。以苦酒漬烏梅一宿。去核。蒸之五升米下。飯熟。擣成泥。和藥令相得。內臼中。與蜜。杵二千下。圓如梧桐子大。先食。飲服十丸。日三服。稍加至二十丸。禁生冷滑物臭食等。

金匱烏梅丸條下。起句曰蚘厥者其人當吐蚘。收句曰烏梅丸主之。句句與本條不易一字也。顯見本方一治吐蚘。一治自吐蚘。特蚘厥不盡關傷寒。故金匱無傷寒臟厥等語。無又主久利字樣耳。要之不去蚘蟲。臟患未已。無論臟寒臟厥。均主烏梅。有效有不效。聽之而已。蓋蚘蟲當道。少陽必畏縮不敢前。就令做下文灸厥陰法。恐龍蛇之窟。無復有光天化日之望也。

將以何藥誘殺其蚘乎。意者烏梅之酸。連蘗之苦。合諸藥之辛。而餌以飯蜜和藥之丸。欲果其腹以斃之耶。非也。本草經十味藥無一是殺蟲。金匱謂蚘蟲毒藥不止。故立甘草粉蜜湯。以最無毒之品。化蚘蟲爲糟粕。大抵蚘蟲化生於甘。亦化滅於甘。經謂其甘蟲。邪傷肝。是以甘補甘。稼穡便去蟲之良藥。諸藥不過消息蚘蟲耳。蓋風勝則蟄蟲不去。熱勝則蟄蟲不存。果溫升少陽之熱。以平厥陰之風。則蚘自無而之有者。亦自有而之無。本丸雖爲蚘厥立方。實爲少陽立方也。觀其避芩不用。寧用連蘗。黄芩未免徹其熱。除其熱。與少陽微有牴觸。惟連蘗則以苦降爲溫升之助力。降者升之機也。其不主麻升而主細桂者。少陽起於坎中。細辛能升坎中之陽。少陽應在腠理。桂枝能達腠理之陽。其主薑附兼主椒者。少陽麗於三焦。蜀椒温上焦之陽。乾薑温中焦之陽。附子温下焦之陽。其兼主參歸者。當歸養臟血。人參安臟陰。以聯絡厥陰與少陽。分其藥則有熱有寒。合其藥則熱多寒少。經謂治寒以熱涼行之者此也。又曰風淫所勝。平以辛涼。佐以苦甘者亦此也。然猶未足盡其製配之妙也。經曰以甘緩之。以酸瀉之。則烏梅之作用尤入神。以苦酒漬烏梅一宿。則酸而愈酸。蒸入五升米下。則甘而且酸。取其食氣入胃。散精於肝也。曰飯熟搗成泥以熟腐之水穀養臟氣。即以熟腐之水穀腐蚘蟲也。曰和藥令相得。煉蜜二千杵。丸如梧桐子大。令蚘蟲不能食。則丸藥可以久留也。且先食以安蚘。飲服十丸。稍加至二十丸。由日三服而積之。則胃中無容蚘之餘地。禁生冷滑物臭食等。防其孳生蚘蟲耳。用三百烏梅者何。蟲數三百六十。故梅三百。餘用六用十用十六。以敵蟲數也。椒歸用四兩者何。八主風。風主蟲。蟲由八月化。傷寒則八日化。二四亦八數也。十味十丸二十丸。及五升米者何。五十居中。蚘在中也。本方非僅針對蚘厥。而又與蚘厥符合也。曰又主久利方。新利則治法在下文。久利則必有木鬱未達。

火鬱未發之病形。故亦主之也。明乎辛甘酸苦可以主久利。則知本丸之大有造於厥陰矣。

傷寒。熱少厥微。指頭寒。默默不欲食。煩躁數日。小便利。色白者。此熱除也。欲得食。其病爲愈。若厥而嘔。胸脇煩滿者。其後必便血。

書傷寒。厥陰病欲從少陽解也。書熱少。少讀作小。熱小本少陽之熱狀也。書厥微。微而不顯。厥微亦厥陰之厥狀也。厥陰之邪分兩半面。少陽擔負厥陰一半邪。故熱少。厥陰未解脫厥陰一半邪。故厥微。書指頭寒。十指之端。陰陽交接之末處也。少厥分任其邪。故應在指頭寒。書默默不欲食。大陽病涉少陽。則默默不欲飲食○○太陽有渴有不渴也○○厥陰病涉少陽○○則默默不欲食○○厥陰篇祇有渴字○○無不渴字也○○書煩躁○○少陽不耐厥陰之邪則煩○○厥陰欲急去厥陰之邪則躁○○書數日○○在少陽必數日而後寒邪化熱○○在厥陰雖數日而寒邪仍未化熱○○蓋化熱則邪從陽解○○未化熱則邪不能從陽解○○仍須從陰解也○○書小便利○○顯見邪從小便去○○書色白○○顯見三焦決瀆之令行○○是少陽大有驅邪之能力○○特表之曰此熱除也○○以少陽之熱除熱邪○○少陽之功已竟○○此熱除而彼寒未去○○厥陰之病猶在也○○書欲得食○○不欲食轉爲欲食○○厥陰之受賜多矣○○曰其病爲愈○○分其半於少陽之病爲愈○○留其半於厥陰

之病爲未愈。設也盡移其病於少陽。當然曰愈曰自愈。若厥而嘔。是不獨厥陰之邪未降服。且尋其隙於少陽。壓少陽之境。致胸脇煩滿者。其病形立於不戰不和之地位。厥應下趨。而反盤踞於上而躲藏於側。少陽莫如之何。厥陰更莫如之何也。以其無從發熱而利。亦無從見厥復利故也。惟俟其本鬱久之而始達。肝血充旺。則送邪而出。其後必便血。雖陰絡被傷。抑亦便宜於厥陰耳。

病者手足厥冷。言我不結胸。小腹滿。按之痛者。此冷結在膀胱關元也。

書病者不書傷寒。寒邪已越出厥陰之畔界。寒氣變爲冷氣也。殆不了了之病者歟。以其手足厥冷如故也。苟不呈現少陽之熱相。則久無愈期。祇有火鬱不發而已。欲尋少陽所在地。其在按之痛者乎。彼結胸證內拒痛者。正陽氣內陷之處。故亦有從心下至少腹鞕滿而痛者。特結胸無手足厥冷也。獨陽微結則手足冷。或陽氣不結於下而結於上者庸有之。就病人言之。當然曰我結胸也。非關邪結。乃我之陽氣怫鬱不得越也。不爾。則少陽不知何往矣。曰小腹滿。介於兩少腹之間爲小腹。去厥陰之部署。不能以寸也。曰按之痛。痛在滿之中。顯見陽氣困在小腹之中。結則滿。陽氣不能衝開其結則痛也。此冷結無疑義。夫使冷結膀胱而不在關元○○則中極開斯少陽從關元而出○○可由石門直接三焦之募原也○○即或冷結關元而不在膀胱○○則氣化行少陽又應水道而出○○可由膀胱間接下焦之滲路也○○無如膀胱關元兩被其影響○○令少陽無一隙之通○○其倖免於死者○○陽根未拔耳○○必俟陰盡生陽○○庶少陽纔起於地面也○○以冬至後六十日之例推之○○必病勢衰而始愈○○亦難乎其爲病者矣○○

傷寒○○發熱四日○○厥反三日○○復熱四日○○厥少熱多○○其病當愈○○四日至七日○○熱不除者○○其後必便膿血○○

傷寒不先厥○○陰邪不敢乘陽位可知○○况有發熱以制止其厥乎○○設發熱五日○○孰令六日見厥○○當然得厥利而

愈。。惜其熱少一日。。僅得四日。。未滿一候之熱。。病機猶未轉也。。苟或厥五日。。又寒多熱少。。爲病進矣。。幸在厥反三日。。雖厥而無寒化之見證。。故曰反。。惟三日與四日之比較。。已少一日之厥。。不圖其復熱四日。。顯然厥少熱多。。其病當愈。。其不愈在後四日者。。當愈在後三日。。四日至七日。。則愈病之端倪畢露矣。。無如其不熱亦不厥。。不熱則其熱罷。。故不書脈數也。。不厥則厥亦罷。。故不書厥利也。。即不下利亦當小便利。。望其色白則熱除也。。書熱不除。。則非小便利可知。。緣少陽熱多而非熱少。。足以辟易厥陰之寒。。寒邪不敢攔入少陽一步。。故不假定少陽以化熱。。穿醞釀厥陰而化熱。。

化熱必由漸而成。其後便膿血。是臟熱之遺。不同其後便血。爲臟寒之遺也。何以不發癰膿耶。彼證寒從厥利去。是熱氣有餘。寒氣無餘。單熱無寒。則親上而主外。故發癰膿。本證寒未從厥利去。非寒氣無餘。亦非熱氣有餘。因寒化熱。仍親下而主內。故便膿血。膿血是厥利之變相。上言厥應下之者。正妨其變厥利爲膿血耳。

傷寒。厥四日。熱反三日。復厥五日。其病爲進。寒多熱少。陽氣退。故爲進也。

厥熱二字不能括盡厥陰也。多少二字亦不能括盡厥熱也。假如厥而不熱。或熱而不厥。則無多少之比較矣

○○否則一面熱一面厥○○尤無多少之足言也○○惟先厥四日○○復厥五日○○以九日之厥○○祇間以三日之熱○○熱可以愈厥○○反不能愈厥○○是與無熱等○○曰其病爲進○○厥進則病進○○以其病厥非病熱也○○設或病熱○○當然見厥不見熱○○下文白虎證是也○○若厥多熱少○○顯分厥熱兩方面○○直是寒多熱少耳○○非謂其熱邪少而寒邪多也○○夫使寒熱皆陰邪之變遷○○則寒病固進○○熱病亦未得爲退也○○示其鵠曰陽氣退○○教人先從發熱上認陽氣○○認定寒熱相形之陽氣○○而後能認寒熱不形之陽氣也○○果以陽氣爲標準○○無論其爲過去之寒熱○○本來之寒熱○○現在之寒熱○○雖端倪錯雜○○亦能辨別於毫芒○○誠以病

進之故在陽氣退。。病退之故在陽氣進。。非僅求其故於寒熱也。。寒多熱少。。特其顯然者也。。

傷寒六七日。。脈微。。手足厥冷。。煩躁。。灸厥陰。。厥不還者死。。

本條可疑處在厥不還三字也。。疑其不曰陽氣還。。一若厥冷已去。。欲其復還也者。。安有厥去厥還而能倖生哉。。乃曰厥不還者死。。豈非生於厥而死於不厥耶。。灸厥陰正令其不厥。。豈非以火氣速其死耶。。不知傷寒六七日。。不嘔不下不吐蚘。。寒邪未嘗擾亂厥陰也。。無如其脈微。。則中見之少陽先薄弱。。無發熱以愈厥。。宜其手足厥冷如故也。。尚有一綫之陽在則煩。。亦有一綫之陰在則躁。。顯見厥陰少陽立於不相順接之地位。。弗治則煩躁無已時矣。。將與烏梅丸乎。。但躁可以主烏梅。。但煩可以主烏梅。。煩躁又無取烏梅也。。緣烏梅丸證是厥陰在上。。少陽在下。。蚘蟲在中。。本證則厥陰在外。。少陽在內。。溫下其厥則可。。溫升其熱則過也。。陰陽易位。。法當各還其本位。。兩脇乃少陽之範圍。。季脇乃厥陰之範圍也。。手足乃諸陽之範圍。。腹內乃諸陰之範圍也。。欲引其厥以歸經。。先灸太衝二穴三壯。。以注厥陰之脈。。復灸關元穴三壯。。以會三陰之脈。。其厥氣從手足還入腹中則生。。不還則死。。以其亡厥陰。。非亡少陽。。則以厥還爲重。。無所謂之陽氣還。。故但曰厥不還也。。

假令灸之而發熱。不知者方幸其熱還。吾恐其與暴熱無異。出而復去者有之也。不覩少陰脈有微續暴出之分乎。不覩腸澼便血。身熱者死乎。肝主血。又主利主便血。是身熱非盡宜於厥陰也。下文發熱而厥有難治證。發熱而利有死證。少陽未死。厥陰先死故也。內經謂厥陰終者。中熱嗌乾。徒留中見之熱以終。非厥不還之明徵乎。蓋熱盡而死者。厥陰死於絕陽。厥盡而死者。厥陰死於絕陰也。

傷寒。發熱下利。厥逆。躁不得臥者死。

書傷寒。指少陽先死。厥陰後死也。發熱亦少陽無存在耶。弊在發熱下利。非發熱而利。固不能作厥利觀

○○亦不能作熱利觀也○○乃少陽之上二焦則發熱○○下焦則下利○○發熱雖少陽之枝葉未有害○○下利則少陽之本實先撥也○○夫使利自止而反汗出○○不過咽痛喉痹耳○○未至於死也○○無如其非先厥後發熱○○顯見其熱不能制止厥陰之厥○○安能以汗解厥陰之病乎○○是其發熱也○○非少陽援助厥陰○○實厥陰反逼少陽○○令陽根先拔者○○厥逆爲之也○○宜其厥逆無煩狀○○相火無精神○○則君火無知覺○○就令發熱亦不露其煩○○祇有躁而已○○躁爲臟厥○○髣髴烏梅丸證○○特下利而非久利○○臟厥不兼蚘厥○○烏梅丸不中與也○○灸之可乎○○無下利則可灸○○下利雖灸亦無效○○下文明言灸之不溫矣○○況本證又當別論

乎○○惟希望其得臥○○庶厥逆庸或有轉移○○蓋人臥則血歸於肝○○血歸則厥還○○厥還熱亦還○○以少陽屬腎○○腎又主臥也○○若躁不得臥○○遲死須臾則有之○○卒歸於死也○○無陽則陰獨○○焉有孤陰而倖生乎○○

傷寒○○發熱○○下利至甚○○厥不止者死○○

上言發熱下利○○利在少陽○○未嘗利在厥陰也○○發熱而利○○利在厥陰○○未嘗利在少陽也○○若少陽厥陰一齊利○○則少陽厥陰一齊死○○身半以上之少厥雖未死○○身半以下之少厥已先死也○○不然○○傷寒有發熱○○非生機猶在上哉○○無如其不獨厥陰下利○○少陽亦下利○○不獨少陽下利○○厥陰亦下利○○陰陽俱下○○名之曰下利至甚而

已。。然少厥猶在半死半未死。。設或因下利至甚之故。。邪從下去。。則一綫之熱。。未始不足以制止其厥。。苟一綫之厥亦止者。。庸有更生之慶也。。若厥不止則從下死到上。。發熱能久持乎哉。。

傷寒六七日。。不利。。便發熱而利。。其人汗出不止者死。。有陰無陽故也。。

本條又有開句矣。。不利二字何消說耶。。夫誰不知開始不利。。繼而發熱而利耶。。吾謂仲景非謂傷寒六七日。。未經下利也。。謂六七日偏偏不利在厥陰之臟。。而利在少陽之腑也。。又非謂發熱下利。。謂發熱而利。。不下少陽之陽利。。而下厥陰之陰利也。。上文發熱而利。。是賴有少陽之熱化。逼行厥陰之厥利。利在厥陰。少陽之根據地如故也。本條則曰便發熱而利。便者乘便之詞。因少陽之發熱。而陰邪愈肆。遂侵佔少陽之下焦。爲厥利所從出。顯與上文發熱而利絕不同。彼證少陽不利。厥利依然屬厥陰。故發熱無汗而利。陰不得有汗也。本證厥陰不利。厥利移過於少陽。故發熱而利兼汗出。陽得有汗也。書其人汗出不止。並未言其利自止也。其下焦之陰利則未止。其上二焦之陽汗則不止。要皆厥陰不利之爲害。死少陽者厥陰也。雖然。本證祇有發熱二字。無厥逆二字。似非陰盛陽衰之候。何以直斷其死耶。下文下利脈數節。有微熱汗出。

今自愈。安知厥陰之邪。不從少陽之汗解耶。申言之曰有陰無陽故也。在厥陰似無陰而有陽。不利是不見厥陰之寒。不象爲有陰。發熱是中見少陽之熱。不象爲無陽。不知少陽非陽病而得陰利。是陰乘陽。既得陰利。復得陽汗。是陰格陽。少陽無陰則已。有陰直是陰少陽。易少陽之氣化爲厥陰。雖假託少陽之病形。少陽已從汗去矣。就令厥陰不死。少陽不啻替之死矣。其至死不厥者。厥陰不陰故也。其發熱仍死者。少陽不陽故也。

傷寒五六日。不結胸。腹濡。脈虛。復厥者。不可下。此爲亡血。下之死。

太陽結胸證○○脈浮大者下之死○○厥陰不結胸證○○脈虛者又下之死○○長沙殆欲爲已死者鳴寃乎○○抑爲未死者請命乎○○彼下之者非盡無理由也○○素問熱論謂其滿三日者可泄而已○○其未滿三日者可汗而已○○傷寒五六日○○則倍三日矣○○不汗之而下之○○與素問無牴觸也○○況上文明明曰厥應下之○○醫者更有藉口乎○○即曰諸四逆厥不可下○○未嘗曰下之死也○○未嘗曰不厥乃可下之也○○夫陰邪親下○○下之其道近○○不同陽邪親上○○下之其道遠○○故三陽誤下不勝書○○三陰則雖太陰續自便利○○而大黃不禁○○少陰雖得之二三日○○而大承氣亦宜○○矧厥陰病每爲心腹之患○○其表面之厥○○形諸手足○○其裏

面之熱。。禍及三焦。。何怪乎紛紛主下乎。。且也不結胸則無吐法。。下文行瓜蒂散。。一則曰邪結在胸中。。一再則曰病在胸中。。既不結胸。。下之何害。。又腹濡。。氣痞則腹濡。。假令其腹不結。。何至與氣痞相髣髴乎。。就令脈虛。。厥陰不宜脈實也。。下文脈反實者死。。安知脈虛非實證之反現象乎。。復厥者。。病厥五日。。六日爲復厥。。前五日之厥當然寒。。出五日之厥當然熱。。以邪經一候。。變寒爲熱者常也。。此皆議下者之所見略同者也。。正告之曰不可下。。凡具此等脈證。。不獨厥陰無可下之條。。三陰三陽俱無可下之例也。。意者有復厥無發熱。。殆亦有陰無陽者歟。。似也。。上條無是證。。亦無是脈也

○○曰此爲亡血○○則道破其病形矣○○血者神氣也○○水穀之陽神○○流注於臟而藏於肝○○厥陰病則寒邪視血如讐○○寒奪血中之溫氣○○則神先死○○而血亦繼亡○○不必便血而後亡血也○○觀於不結胸○○是邪氣不與陽氣爲難○○獨與陰血爲難可知○○然氣與血異名而同類○○腹濡則臟氣無所附○○脾無血可統故也○○血與脈又同條而共貫○○脈虛則營氣不充分○○脈者血之腑故也○○顯見五日之厥厥在寒○○六日復厥厥在血○○與少陰脈微欲厥無異也○○不過血亡而胸中之大氣未亡○○其一綫之生機○○幸胸中無恙在○○行四逆加人參湯猶庶幾也○○若下之則罪浮於妄行陷胸矣○○死矣○○

發熱而厥。。七日。。下利者。。爲難治。。

不冠傷寒二字。。傷寒似亦無消說。。殆可省則省矣乎。。非也。。緣厥陰之邪。。與少陽相直接。。明是厥陰傷寒。。變作少陽傷寒。。傷寒無主名。。故闕而不書也。。假令厥陰主病。。則曰厥而發熱矣。。惟少陽而主厥陰之病。。故曰發熱而厥也。。厥陰得中見病。。於是乎發熱。。其中氣則熱而不厥。。其標氣則厥而不熱。。是熱自熱。。不得謂之厥熱。。厥自厥。。不得謂之熱厥也。。一熱一厥如出兩人。。故謂之發熱而厥也。。顯與先厥後熱。。前熱後厥者不同。。與厥深熱深。。厥微熱微者亦不同。。蓋凡厥而熱。。類皆發於陰。。熱而厥則發於陽。。陽數七。。發於陽者七日愈。無如其行經已盡。而病形如故也。夫以七日以上之熱之厥。在少陽則脫離其陽腑。在厥陰則脫離其陰臟。臟腑無陰陽以爲之守。則下利矣。又與發熱下利。發熱而利者不同。與下利至甚者仍不同。上文種種下利。皆厥陰少陽下陷之利。氣化下利也。本證則留存於臟腑之精氣下利。臟腑下利也。治下利不難。難在與厥應下之之義有牴觸。其下半橛之病形則宜升。而對於浮散之氣化。又萬無可升也。其上半橛之病形則宜降。而對於沈墜之臟腑。又萬無可降也。以其七日陰陽不能復其位。加以精氣之下奪。將氣化與臟腑。打成兩橛。更有何術爲兩全之地乎。一絲不續則宵壤判。非難治而何。

傷寒。脈促。手足厥逆者。可灸之。

發熱而厥固難治。就令厥而發熱。亦非易治。以其厥與熱不循環。則祇有相勝無相復。毋寧厥而不熱。倘希冀其熱而不厥也。長沙於是立溫涼兩大法。以消息其未來之熱。其一爲無熱。其一爲有熱。其一爲有寒。此皆欲熱不熱之原因。本條先舉無熱之熱以示人。不知者方訝其熱盛也。蓋緣傷寒脈促。脈法陽盛則促。脈來數。時一止復來者。名曰促。謂非熱邪內鬱。何至脈促耶。吾謂指脈促爲陽盛則可。指脈促爲熱盛則不可也。夫使因熱盛而陽盛。則發熱矣。烏能掩其熱乎。本論發熱不勝書。類皆寒邪有向陽之意。主熱與客熱相牴觸。而後陽浮者熱自發也。若手足純是陰邪。無絲毫之客熱。以引動其主熱。則厥陰中見之陽祇有怫鬱不得越而已。火鬱極而欲發。非陽盛而何。是厥不深而熱深。厥不微而熱微。以顯淺之厥。壓抑其深微之熱。宜其手足厥逆如故也。曰可灸之。手足厥逆乃可灸。反是則萬無可灸也。脈促似不可灸而可灸。反是尤萬不可灸也。灸章門穴。在季脇之端。乃厥陰少陽之會穴。灸之一以温散厥陰之寒。一以温升少陽之熱。此交通少厥之捷法也。灸之則厥還。不灸未必厥不還。脈促則陽氣大可恃。不灸之亦無不可也。。然而恕矣。。

傷寒。。脈滑而厥者。。裏有熱也。。白虎湯主之。。

書傷寒。。本裏有寒。。非裏有熱也。。脈滑則過去之寒。。化爲現在之熱矣。。特滑而不浮。。則熱不在表而在裏。。且脈滑而厥。。又看似表有寒。。然厥因脈滑使之然。。玩而字。。可知脈不滑則不厥。。直是熱厥焉已。。不同上條脈促手足厥逆也。。脈促與脈滑之比較。。同是陽氣充盛之脈。。但無熱以助行其陽。。則促而中止。。有熱以助行其陽。。則滑而流利。。假令脈促行白虎。。必脈未死而手足先死。。假令脈滑行火灸。。必手足未死而脈先死。。以彼證裏無熱。。本證裏有熱故也。。書裏有熱。。又看似厥陰之臟熱。。少陽之腑不熱。。厥陰與少陽相表裏。。少陽部於表。。厥陰部於裏也。。吾謂少陽熱而厥陰不熱。。假令厥陰有熱。。則主熱利。。下文白頭翁證是也。。彼條曰有熱不曰裏有熱。。則裏字不涉厥陰矣。。蓋臟腑有定位。。陰陽無定位。。陰陽易位而後厥。。厥掩其熱。。是厥表而熱裏。。厥陰易爲表。。少陽易爲裏也。。金匱所謂厥陽獨行。。陽熱行於厥陰之中。。故厥陽之表無熱。。而厥陰之裏有熱也。。名曰裏有熱。。實則無形之表有熱耳。。裏面乃少陽假定之部分者也。。不曰表有熱。。並非表有寒也。。表面又厥陰假定之部分者也。。假令厥陰裏有熱而表有寒。。其表不解者。。不可與白虎湯也。。白虎治表有熱。。及表裏俱熱也。。卽治裏有寒。。及惡風惡寒。。亦祇治陽分之寒熱。。非治陰分之寒熱也。。本證作少陽之白虎證觀可也。。

手足厥寒。。脈細欲絕者。。當歸四逆湯主之。。若其人內有久寒者。。宜當歸四逆加吳茰生薑湯主之。。

不書傷寒。。以其不具傷寒之病形。。祇具厥陰之病形也。。傷寒不厥則已。。厥則當然手足逆冷。。況厥而不熱。。非熱少厥微之比。。不但指頭寒可知也。。乃不爲厥逆厥冷。。而爲厥寒。。病形雖與逆冷相髣髴。。而逆冷則陽氣退入一步。。陰氣便進出一步。。陽神不在。。往往不自知其厥。。厥寒不過陽氣被其影响耳。其人自知其厥也。。

書手足厥寒。。豈非寒邪厚待厥陰哉。。不知寒氣一到。。厥陰之標陰。。遂畏縮而不前。。陰氣縮則陽氣不縮。。白與陰陽易位而厥者不同。。故但曰厥寒也。。不書脈微。。足微陽氣無恙在矣。。書脈細欲絕。。陰氣如蠶絲者爲細脈。。何以厥陰脈微無欲絕二字。。脈細獨欲絕耶。。凡厥陰病非陽氣絕厥陰也。。乃厥陰絕陽氣也。。陰度短於陽。。厥陰之陰爲尤短。。厥者短也。。脈細則愈形其短。。愈形其欲絕。。外焉不及於陽。。是欲絕陽。。內焉不及於陰。。是欲絕陰也。。厥陰之受氣。。本臨於絕陰絕陽之地者也。。溫散寒邪猶其後。。推廣厥陰之勢力爲最要。。當歸四逆湯主之。。治厥陰受邪者以此。治厥陰不受邪者亦以此也○○蓋厥陰之臟血不充分○○則手足之受血不充分○○經謂凝於足者為厥○○厥寒亦血凝所致○○不盡關於傷寒也○○若其人內有久寒○○則血凝猶意中事○○經謂溫氣去○○寒氣獨留則血凝泣○○指寒氣積於胸中而不瀉○○阻凝中上二焦交通之路者○○膈內之寒也○○上條曰裏有熱○○本證曰內有久寒○○裏字內字皆假定之部位○○兩有字非懸忖得之也○○長沙手揮目送○○實見其有者也○○曰宜當歸四逆加吳茱萸生薑湯主之○○為其人立方○○豈為凡有內寒者立方乎○○方旨詳註於後○○

當歸四逆湯方

當歸三兩　桂枝三兩　芍藥三兩　細辛三兩　大棗二

十五個　甘草二兩炙　通草二兩

右七味。以水八升。煮取三升。去滓。溫服一升。日三服。

當歸四逆加吳茱萸生薑湯

即前方加吳茱萸半升。生薑三兩。以水六升。清酒六升。和煮。取五升。去滓。分溫五服。

本方異在無薑附。有薑附之四逆湯。重在溫其足。陽氣微於上。足逆甚於手逆也。君當歸之四逆湯。重在溫其手。陰氣衰於下。手逆甚於足逆也。手厥陰心包之血不溫其四末。手寒故足亦寒。手厥陰心包之脈不接其陽氣。陰細故脈亦細。顯見厥陰之枝葉不榮。而後生意盡也。當歸助心包之血。以涵濡其脈者也。妙佐桂辛以發展其枝葉。甘芍以守護其根本。兼藉通草爲嚮導。木鬱達之之義也。倍用大棗者。即建中加飴糖之例。欲其稟水穀之精爲灌溉也。取五五之數以居中。厚培地氣與天氣。欲食氣入胃。即濁氣歸心。淫精於脈而散精於肝也。諸藥爲血虛脈細而設。非爲脈虛血亡而設也。亡血自有四逆加人參湯在。蓋脈虛是脈之中心無血養。則空虛而脈厥。脈細是脈之皮膚無氣化。則縮小而脈細也。以當歸命方者。治脈兼治血。以四逆命方者。治血脈。實治陰陽也。內有久寒者加吳萸生薑。豈畏附子乾薑乎哉。脈細而不微。知寒不在下焦。。在上二焦。。寒氣積於胸中。。則大爲手厥陰之障碍。。以手厥陰脈起胸中也。。吳茱萸溫降中上之寒。。生薑溫散中上之寒。。水酒和煮者。。欲其親上耳。。此與金匱溫經湯同一方旨。。何取乾薑附子乎。。且本證無下利二字。。非薑附見長之地也。。不用薑附。。正留爲有用者也。。

讀過傷寒論卷十四厥陰篇豁解終

讀過傷寒論卷十五

新會陳伯壇英畦著

男萬駒
受業鄧義琴
林清珊　仝校

厥陰篇豁解

大汗出。。熱不去。。內拘急。。四肢疼。。又下利。。厥逆而惡寒者。。四逆湯主之。。

不書傷寒。。以汗出不類厥陰之病形也。。陰不得有汗。。上文反汗出則咽痛喉痺。。反發汗則口傷爛赤。。甚或汗出不止者死也。。況大汗與微似汗相反。。陽氣不密則汗孔不固。。如之何其去病乎。。書熱不去。。熱邪不與大汗并去也。。設或暴熱來。。又出而復去矣。。設或其熱續在。。又不容熱不去矣。。正惟其熱不在。。陰邪遂蔑視陽氣之熱。公然與陽氣爭熱。反令其熱不敢來。其汗則隨出隨去耳。試觀上文所有自愈證。何嘗敢劫汗以去乎。下文微熱汗出愈。何嘗敢恃熱不去乎。厥陰病非徒解於熱而常解於厥。但求熱與厥應。厥利固解。不利亦解。先厥後熱固解。前熱後厥亦解。無形之解也。若寒邪化熱。其後乃解。爲癰膿。爲膿血。爲便血熱利。皆從血解。初不敢從汗解也。陰邪解於陰。內邪解於內。上言厥應下之者此也。此熱除節。雖解於陽。半解半未解也。熱不除節。當解於陽。純然未解也。玩熱不去三字。則不獨厥可憂。熱亦可憂矣。以其半熱半寒。陰邪不肯去其半而留其半也。以其是熱是厥。陰邪不肯去其熱而還其厥也。厥陰不還其本位。則內部陰不守。不活動而內拘。不和緩而內急。肝主急也。外部陽不衛。熱壓四肢則疼。寒壓四肢亦疼。陽受氣於四肢也。陰邪擾外不擾內。擾上不擾下。宜其汗出無下利。下利則分明加多一層病。故曰又下利。既汗又下利。勢必下利又大汗矣。汗多出則惡寒。故厥逆而惡寒。熱不去本不惡寒。熱氣僅得寒氣之半相。故且熱且厥且惡寒。熱不與陽氣并。雖熱多不發熱。寒仍與陰氣并。雖寒少亦惡寒。此又作陽氣退論。緣厥陰之勢力伸。則陽氣之勢力縮也。若做上條行當歸四逆。恐厥陰弛則邪餘益肆。置將絕之陽於何地平。四逆湯主之。陰盛格陽主四逆。陰盛壓陽亦主四逆。四逆能操縱陰陽者也。外熱內寒主四逆。外熱外寒亦主四逆。四逆能辟易寒熱者也。上條主當歸四逆。是木鬱達之之義。本條主四逆。是火鬱發之之義。非爲大汗亡陽處方。爲汗出陽不出處方也。

大汗。若大下利而厥冷者。四逆湯主之。

書大汗。亦非厥陰正式傷寒之病形也。關出字。無熱邪逼出其汗。第覺大汗不禁而已。殆亡陽矣乎。非也。彼非便發熱而利。汗出不止。不得爲有陰無陽。熱不隨大汗而發。陽不隨大汗而亡也。若大下利。則比大汗尤劇。抑亡陰矣乎。又非也。彼非下部脈不至。

無陰絕之脈。度亦未至於亡陰。且亡陽則陰獨而躁。亡陰則陽獨而煩。不書煩躁。陰陽猶存在可知也。駭人處在大下利而厥冷。與上言厥利者不同。厥利是厥在陽部。利在陰部。其陰被寒。則濁氣走泄而利。寒盡利自止。利止厥自還。以其厥狀不深亦不微。具顯淺之厥。當然有顯淺之熱相循環也。利而厥則利在陰部。厥亦在陰部。就令厥冷不厥逆。無非臟厥之端倪。其呈露厥冷者。不過手足被毫末之影響。有諸內者形諸外耳。是謂之厥深者熱亦深。厥微者熱亦微。厥蔽其熱而不能發。令人無從偵知陽氣之所在地。利而厥也。上條又下利反厥逆。本證大下利僅厥冷。上條重要在大汗出。。故厥逆而惡寒。。本證重要在大下利。。故厥冷不惡寒。。上條止汗又止利。。一面收回顯淺之厥。。一面達四肢之陽於皮毛。。故主四逆。。本條止利兼止汗。。一面開闢深微之厥。。一面升下焦之陽於四肢。。亦主四逆。。兩四逆湯爲陽存立方。。非爲陽亡立方也。。

病人手足厥冷。。脈乍緊者。。邪結在胸中。。心下滿而煩。。飢不能食者。。病在胸中。。當須吐之。。宜瓜蒂散。。

冷結膀胱關元曰病者。。邪結胸中曰病人。。厥陰最迷離之病狀也。。本篇冠厥陰病三字。。已屬寥寥。。緣厥陰衹得半面病。。兼有少陽擔負厥陰病。。厥陰病進則少陽退。。厥陰病退則少陽進。。甚或厥陰死。。不啻少陽替之死

○○厥陰生○○不啻少陽替之生也○○獨篇首第二條厥陰二字僅一見○○第三第四條厥陰病三字僅兩見○○大抵不病厥則無待於熱○○亦無害於少陽○○纔有厥陰病之稱耳○○下此則形容厥陰病者半○○形容少陽病者亦半也○○若區而別之爲病人○○是又越出厥陰病形之外○○而但與陽氣爲難○○故雖手足厥冷爲陰證發於陰○○脈乍緊爲陰脈搏其陽○○然乍緊必乍不緊○○一陰不能勝諸陽○○看似非結胸之脈○○本論脈沈而緊有結胸○○脈乍緊無結胸也○○無如厥陰之邪○○視胸爲捷徑○○以手厥陰脈起胸中○○則胸中正窩邪之巢穴○○書邪結在胸中○○斷絕手厥陰之脈病猶小○○斷絕諸陽之脈病實大也○○胸乃陽氣往來之道路

○○四肢受氣之一大部分者也○○上文兩言不結胸○○結胸爲陽氣危故耳○○太陽結胸心下滿而鞕痛○○本證心下滿而煩○○火鬱則煩○○不同陽氣內陷而鞕○○陽氣被壓而痛也○○太陽結胸無所謂飢而不能食○○少陽無恙在○○則上焦能納○○中焦能化也○○本證不獨飢不欲食○○並不能食○○是與太少併病○○水漿不下之結胸將毋同○○太陽結胸邪在胸中而病在心下○○心下按之痛故也○○厥陰病氣上撞心○○又往往病在心下而不在胸中○○申言之曰病在胸中○○與胸以下無涉也○○太陽陽氣陷於心下○○故主陷胸○○本證陽氣蔽於胸中○○則無取乎陷胸○○以他藥下之可乎○○上文不結胸下之死○○豈非結胸下之生乎○○非也○○

厥應下之另一問題。。厥當吐之又一問題也。。不結胸死於下。。結胸亦死於下。。諸四逆厥不可下。。非不可吐也。。且吐之而後達其陽以還其厥。。厥陰不須吐。。陽氣則須吐也。。病人不須吐。。邪結則須吐也。。有瓜蒂散在。。倣而行之。。作太陽胸有寒觀。。毋庸作太陽結胸觀也。。

傷寒。。厥而心下悸者。。宜先治水。。當服茯苓甘草湯。。卻治其厥。。不爾。。水漬入胃。。必作利也。。

書傷寒。。特與水證示區別也。。太陽病飲水多必心下悸。。飲家水在腎心下悸。。然飲水多未嘗厥。。水在腎亦未明言其厥。。不曰心下悸而厥。。曰厥而心下悸。。則不涉水氣之問題。。乃因厥致悸之問題。。似乎宜先治厥。。毋須治水矣。。乃曰宜先治水。。權宜用金匱治水方乎。。抑權宜用傷寒治水方乎。。治水諸方所在多有。。未聞主茯苓甘草湯也。。柴胡湯無水氣有加苓之例。。眞武湯有水氣亦有去苓之例。。治水何嘗限定茯苓乎。。況茯苓甘草不過輔五苓而行。。純爲汗出不渴立方。。條下無心下悸三字也。。就令服湯而心下不悸。。亦得半之功耳。。治水未治厥也。。本篇無治厥專方。。不立第二方以尾其後。。將以何方治厥乎。。僅指一湯曰當服。。豈非此外諸湯概不當服乎。。又曰卻治其厥。。不曰後治其厥。。後字纔對先字而言。。不能訓卻爲後也。。不曰乃治其厥。。乃字纔從先字轉出。。不能讀卻爲乃也。。語氣蓋謂卽不治其厥

○○卻亦治其厥也○○他方治水未必治厥○○本方則一方卻作兩方用也○○反言之曰不爾○○治水不治厥○○其方有未當○○治厥不治水○○其法尤未當也○○曰水漬入胃必作利○○夫厥陰下利亦尋常○○下利有水更尋常○○且作利非大下利之比○○胡爲未事張皇耶○○彼非如少陰病自下利爲有水氣也○○又非如金匱留飲欲去○○其人欲自利也○○其作利不獨爲上文所未言及○○並傷寒金匱所未經見也○○舉凡下利之水○○其陽水多是胃中所留之水○○其陰水多是腑腎所積之水耳○○未有何等水氣○○漬入胃中也○○有之其爲三焦之水乎○○三焦乃水到渠成之一大部分也○○其始受氣於胃○○其繼受氣於脾○○又繼而受氣於肺○○而

水道於是乎通調。。用以引天氣而下降。。即領少陽以上升者。。皆下輸之神機爲之也。。與水穀之海。。支分而派別者也。。津液還入胃中則可。。若水漬入胃中。。勢必易穀道爲水道。。以決瀆之官。。執行傳道之令。。其下利尚有底止乎。。理中不中與。。以其非利在中焦也。。赤石脂禹餘糧不中與。。以其非利在下焦也。。四逆輩亦不中與。。更非其臟有寒也。。即或補行茯苓甘草湯。。治入胃之水。。非其所長。。惟治三焦之水。。又不止長於治水也。。在太陽則引導膀胱之氣化。。領太陽以實毫毛。。在本證則引導三焦之氣化。。領少陽以發腠理。。是本湯爲膀胱三焦之通方。。亦爲太陽少陽之通方也。。吾且引伸其義曰先治少陽。卻治厥陰也。未治下利。卻治下利也。不治厥之治厥。猶夫不治水之治水也。

傷寒六七日。大下後。寸脈沉而遲。手足厥逆。下部脈不至。咽喉不利。唾膿血。泄利不止者。爲難治。麻黃升麻湯主之。

水漬入胃則作利。血漬入胃又唾膿血矣。水入而火不與之俱入。是水與火離。少陽固無出路。血入而火與之俱入。是血與火合。少陽亦無出路也。水入非由於誤下。血入則由於誤下也。其所以下之者。無非誤認少陽之火氣爲熱邪。緣傷寒六七日。厥陰病衰。則少陽復起。當然化寒狀爲熱狀。上文傷寒六七日。雖脈遲而與黃芩湯徹其熱除其熱者。。其熱惑之也。。本證以他藥下其熱者。。亦其熱惑之耳。。孰意大下後。。不獨不能綢盡餘邪。。直沒收少陽以入胃。。少陽入而厥陰之經血亦入。。蓋厥陰之氣化一陷。。其脈中之血必散。。餘邪遂奪血入胃也。。於是乎脈沉。。陰氣下墜故沉。。寸沉則不獨厥陰沉。。三陰之陰俱沉矣。。氣口獨爲五藏主故也。。於是乎脈遲。。陽氣不振故遲。。寸遲又不獨少陽遲。。三陽之陽俱遲矣。。諸陽不會於氣口。。而變見於氣口故也。。舉寸可以例關尺。。特餘邪高壓兩寸。。則脈口尤甚也。。夫沉爲在裏。。脈遲爲寒。。傷寒之脈法也。。況手足厥逆。。非陰盛而何。。無如其下部脈不至。。爲陰氣衰於下○○經謂下部之天以候肝○○足厥陰所從出○○地以候腎○○足少陰所從出○○人以候脾胃之氣○○足太陰所從出○○候脾候胃者○○臟氣不能自至於手太陰○○必藉胃氣與之俱至於手太陰也○○至尺至關而不至寸○○皆以脈不至論也○○即下部以覘其中部上部○○則下部無陰○○上部無陽○○中部無陽而有陽○○胃陽被下則胃寒○○少陽入胃又胃熱也○○丙火與戊土不合化○○火欲必燔灼其咽喉○○金匱火逆上氣主咽喉不利○○彼證上氣而後火逆○○本證不上氣而火亦逆○○地氣不能通於咽○○火氣則不利於咽也○○唾膿血亦與肺癰相類○○同是被快藥下利○○重亡津液所致○○彼證膿成則死○○手太陰之臟血成膿○○肺先死○○本

證膿成不死。足厥陰之經血成膿。肝未死也。風木散亂之膿血。與戊土不相投則唾矣。腎液化爲唾。借腎液以唾膿血。胃無精力可知。泄利又與少陰病形相類。彼證泄利則下重。本證泄利則不止。要皆少陽不能助陰樞之轉。則水穀之精不藏也。曰爲難治。厥陰少陽已難於兼顧。脾胃肺腎更難於兼顧。誠哉其難治也。何以發熱而厥節。難治不立方。本條又立方耶。得毋表彰其製方之妙。因難見巧耶。非也。凡病入腑則愈。本證多半是入腑。難治之中仍有治。長沙非難於立治法。恐難於收治效也。難字從大下後太息而出。方下汗出愈三字。不啻馨香以祝之也。麻黃升麻湯主之。。庶乞靈於汗出乎。。方旨詳註於後。。

麻黃升麻湯方

麻黃一兩半去節　升麻一兩半　當歸一兩一分　知母

黃芩　萎蕤各十八銖　石膏碎綿裹　白朮

乾薑　芍藥　天門冬去心　桂枝

茯苓　甘草各六銖炙

右十四味。以水一斗。先煑麻黃一兩沸。去上沫。納諸藥。煑取三升。去滓。分温三服。相去如炊三斗米頃。令盡。汗出愈。

以麻黃升麻命方。。長沙又以汗藥懸諸國門矣。。陰不得有汗。。汗藥與厥陰有牴觸。。陽雖得有汗。。汗藥與少陽仍有柢觸也○○奈何大下後而敢以汗爭乎○○本方非强責厥陰汗○○亦非强責少陽汗也○○麻黃發天氣而爲雨○○升麻升地氣而爲雲○○咽主地氣○○喉主天氣○○正從咽喉不利下手也○○必以得汗爲有效○○汗出而後胃氣和○○胃和而後陰陽和也○○對於厥陰無柢觸者○○厥陰之邪已入胃○○藥力必注射在胃○○而不反射厥陰○○對於少陽無柢觸者○○少陽亦入胃○○藥力尤借助陽明之汗○○護送少陽以達外也○○意者餘邪亦從汗解乎○○非也○○餘邪依戀膿血○○方醖釀爲熱○○非黃芩不能疏通其瘀○○非石膏不能霹靂其熱○○芩石肅清膿血○○即肅清餘邪○○其散亂之血猶未收拾也○○以歸芍維繫厥陰之經血○○不至奪血無汗○○

亦不至奪汗無血矣○○天冬知母作何若○○木火之氣盛○○則金水之氣退○○上不利而下泄利○○非水竭而何○○天冬生天上之水○○知母生地下之水也○○萎蕤又作何若○○腎上連肺者也○○以萎蕤之柔潤將兩臟○○則本末相連矣○○何爲反佐乾薑耶○○大下必寒其胃○○無乾薑之溫中○○何以任受諸藥之寒乎○○且中土非乾薑之獨力所能支○○重以苓桂朮甘湯○○融入本湯之內○○轉運其水穀之精○○令脾氣散精而上歸○○而後有出入升降之足言也○○蓋誤下則脾胃直接受害○○厥陰少陽反間接受害○○肺腎又間接之間接受害故也○○其銖兩多用六數者○○取地六成之之義○○陰水不難於天一之生○○而難於地六之成也○○升麻

歸用十五者。對針中土立方耳。本方與陽明病行小柴。同一效用。彼證上焦得通。津液得下。胃氣因和。便爾濈然而汗出。本證大不易易也。寸脈與下部脈。相去如斷橋。非臟腑斷之。乃氣化斷之也。治臟腑之變遷易。治氣化之變遷難。曰相去如炊三斗米頃。取譬胃氣之潛移。難以潛移可知。曰令盡汗出愈。設令盡無汗出。則神機化滅矣。愈云乎哉。

傷寒四五日。腹中痛。若轉氣下趨少腹者。此欲自利也。

厥陰之經血入胃。則唾膿血。厥陰之臟氣入脾。又欲自利。經血入胃。其胃未嘗以經血償還厥陰也。臟氣入脾。。其脾復以臟氣償還厥陰也。。且血入而氣不入。。是厥陰不入胃。。遂與胃相斷絕。。不能稟氣於胃也。。氣入而血不入。。是厥陰並入脾。。轉與脾相交換。。厥陰氣易爲太陰氣。。太陰氣易爲厥陰氣也。。厥陰與太陰雖易位。。而少陽陽明不易位。。是厥陰遠棄中見之少陽。。太陰遠棄中見之陽明。。任令濕土之中。。行風木之令。。陽明無如之何。。風木之中。。行濕土之令。。少陽無如之何也。。不然。。傷寒四五日。。土氣當王。。則陰陽更始。。愈期至矣。。何來乎腹中痛乎。。厥陰病與腹中何涉。。太陰病纔主腹痛耳。。特太陰腹滿時痛。。非痛而不滿也。。必其不爲太陰之開。。而爲厥陰之闔。。而後中痛而不滿痛也。顯見厥陰挾其風木之氣。入太陰以尅脾土。始有太陰之病形也。夫使太陰受邪。可援本太陽病屬太陰之例。從太陰治邪。借用桂枝加芍藥。雖不中亦不遠也。若腹痛如故。而腹氣則轉。是厥陰不轉氣。但太陰轉氣。豈非厥陰轉移太陰之氣以下趨乎。雖大腹與少腹各有畔界。不能不趨入少腹矣。少腹乃厥陰之部分。兩旁季脇所受氣者也。土氣重壓其少腹。則兩旁之氣實而不移。風氣掃蕩其大腹。則中央之氣弱而易動。此欲作利無疑。然非爲厥陰之厥利。而爲太陰之自利。寓厥利於自利之中。治有形之自利易。治無形之厥利難。蓋厥利患在闔而不能開。自利患在開而不能闔。開闔之機關已失。則四逆輩半中與而半不中與也。上條難治之中仍有治。本證則治之無可治。必俟厥陰之臟氣去。而後太陰之臟氣還。期諸再候夜半愈。倘腹痛下利不止。又烏知其所終極乎。

傷寒。本自寒下。醫復吐下之。寒格。更逆吐下。若食入口即吐。乾薑黃連黃芩人參湯主之。

厥陰禁下亦禁吐。惟病在胸中始須吐。惟厥應下。未嘗曰熱應下。非恐吐下藥戕賊其陰臟也。恐犯胃氣及上二焦。便足制厥陰之生命而有餘。誤治固難辭其咎。亦厥陰之病狀足以惑人也。假如傷寒本自寒下。固自與熱利下重迥殊。特非厥利。亦非利而厥。夫誰信其爲寒乎。彼非臟有寒也。寒邪本自寒。不干動其臟陰則不厥。且其上有少陽在。寒邪畏避厥陰中見之熱。自尋下路而出。正無形之愈兆也。獨是寒則凝。厥陰又主闔。闔而且凝。其下必不快。故不曰寒利曰寒下。知者見之謂之寒。不知者見之謂之下而已。苟不忖其本而齊其末。則寒下者熱必上。其上當有火鬱未發之端倪。或疑其邪結在胸者有之。遂不暇計其已下而復吐之。吐之則提挈其寒。不爲寒下而爲熱上。邪并於陰則寒。邪并於陽則熱。緣上二焦有少陽之熱在故也。祇可謂之熱與熱爭。無所謂之寒格也。但與黃連黃芩去熱邪。則少陽不爲熱邪偪處矣。無如其因吐之不愈。而復下之。又將熱邪分其半。留於胃之上脘則熱。墜於胃之下脘則寒。緣下藥寒。復還其本來之寒故也。夫使盡復其本來之寒。正好趁其寒之未下。但與人參乾薑。則不寒矣。無如其寒氣仍親上。欲與上熱相聯絡。是又祇可謂之其本寒。其標熱。亦無所謂之寒格也。醫者亦知少陽已牽入胃之上脘乎。夫出胃之上口者上焦也。并胃中者中焦也。少陽之所在地者也。彼吐之猶未牽入少陽。下之則牽入少陽。令少陽之火氣。與餘邪之熱氣合爲一。爲寒氣所不容則格矣。寒氣非格拒邪氣也。乃格拒陽氣也。固不肯下。亦不肯吐也。吐固逆。不吐亦逆。下固逆。不下亦逆

○○吐藥爲下藥所持○○更逆其吐○○下藥爲吐藥所持○○更逆其下○○逆則從逆○○經謂之更逆更從○○始爲吐下之逆○○繼爲不吐不下之逆○○故曰更也○○若食入口卽吐○○不食則不吐○○吐食不吐邪○○吃虧尤在食○○曰卽吐○○非朝食暮吐之比○○不涉胃中虛冷之問題○○經謂諸嘔吐酸○○皆屬於熱○○諸逆衝上○○皆屬於火○○金匱食已卽吐主大黃甘草○○大抵卽吐不離乎火熱○○然壯火食氣○○正求救於食○○熱當消穀○○亦樂得引食○○明明食入○○便非不欲食與不能食○○胡不俟食已而吐○○竟入口卽吐耶○○蓋寒氣間接拒食○○則火熱之直接拒食尤力也○○設與大黃甘草湯○○必重寒其胃○○少陽禀氣於胃○○弗治則少陽又先

死矣。乾薑黃連黃芩人參湯主之句。詳註方後。

乾薑黃連黃芩人參湯方

乾薑　黃芩　黃連　人參各三兩

右四味。以水六升。煑取二升。去滓。分溫再服。

本方并治厥陰病也。治誤治厥陰病。病在胃氣及上二焦也。本自寒下不須治。行所無事下其寒。無取乎藥。參薑雖與寒下無牴觸。芩連與寒下有牴觸也。惟醫者置少陽於格殺之中。故立一矢貫雙之劑。弋盡熱邪寒邪耳。獨是上文黃芩湯有禁也。寧不顧慮徹其熱除其熱耶。得毋恃有乾薑耶。非也。黃芩湯除其熱反不能除熱。黃芩除熱又不除其熱。且能保存其熱也。黃芩與其熱非反對。猶乎乾薑與其熱非反對也。然則主芩可也。主薑可也。參連又何作用耶。芩主熱。不能治寒邪翻（狛下）上而爲熱。薑主寒。不能治熱邪從上覆下而爲寒。蓋更逆吐下。不曾顛倒寒熱如轆轤。必有黃連之降。而後逆取其自寒而之熱。有人參之升。而後逆取其自熱而之寒也。夫豈徒寒熱更逆已哉。吐逆胃之中脘則不能容。下逆胃之上脘則不能納。中脘逆。則上焦不能通於下。上脘逆。則中焦不能通於上。是又顛倒胃氣上二焦如轆轤。要皆誤吐誤下爲原動力。不吐不下是反動力。迎其欲吐不吐欲下不下之機。導之於不吐不下。消息其本自寒下之病情。轉移其食入卽吐之病狀。。令胃氣及上二焦。。遂其性而復其位。。纔是本方眞詮也。。四味等分各三兩。。對於寒熱酌其平。。彼半夏瀉心。。生薑瀉心。。何嘗無芩連參薑。。而等分有差者。。彼方有偏重。。本方無偏重也。。彼方攻其痞。。本方平其格。。皆有環繞上下之妙。。二方亦異曲同工者也。。

下利。。有微熱而渴。。脈弱者。。今自愈。。

自本條以下。。不載金匱者僅三條。。其餘與金匱互發。。不過間易一二字而已。。蓋厥陰臨絕地。。下利亦臨絕地。。金匱謂六腑氣絕於外者手足寒。。五臟氣絕於內者利不禁。。正與厥陰病形相倣。。嘔吐亦相倣。。金匱下利與嘔吐並舉。。本篇亦並舉也。。獨是辨認嘔吐之微甚難。。

辨認下利之微甚尤不易。辨認下利之有寒難。辨認下利之有熱尤不易。下文有熱主白頭翁。對於有微熱者。寧不加意耶。上條本自寒下。復爲寒格。未明言有熱。並未明言有微熱也。方內且有芩連。況有微熱而渴。又與下文下利欲飲水無以異。則白頭翁湯有不躍躍欲試乎。且上文發熱下利而死者二。發熱而利死者一。難治者亦一。孰肯坐視其且熱且渴乎。彼非發熱下利也。亦非微熱下利也。前此無熱無微熱。至今始有微熱也。亦無所謂之寒下。寒從無形去。不必熱從有形來也。更無所謂之厥利利而厥。先厥者後發熱。當熱與厥應。就令熱少厥微。熱除仍有便血。厥多熱少則大可慮也。又非下利而渴。不涉引水自救之問題。乃微熱而渴。游溢氣化故渴也。此陽氣之略佔優勝。而不過於勝。當然脈弱。正一陽初升之脈。少陽有病則脈小。少陽無病故脈弱也。苟誤認爲陽盛陰衰之弱。對以除熱手段。則後悔無及矣。曰今自愈。今字特指出現時之一大機會。爲前此所未及。後此又未之或知也。篇內今自愈句凡三見。恐人不知微熱爲可貴。漫與黃芩湯之屬。變易其脈證。不獨今時之現狀不復覩。即前此之現狀亦不復覩也。安得有如許之今日乎。嘉言元御今字作令字非。

下利。脈數。有微熱。汗出。今自愈。設復緊。爲未解同是下利。同是有微熱。何以不渴耶。以其脈不弱而數。非純然一陽初升之脈。乃微熱鼓邪外出。陰邪高出於微熱之上。猶帶寒意。故不渴也。何以下文又言脈數而渴者今自愈。豈非脈數不渴爲未愈耶。彼證無有微熱三字。下焦之陽未升。陰邪已向上而化熱。渴正所以調和熱邪。並引領微陽也。若本證見渴。是陰邪與陽氣爭熱矣。烏乎愈。惟汗出則微熱正以散微邪。得汗利自止。故曰今自愈。何以脈不浮而汗出耶。浮則爲風。數則爲熱。數則爲虛。脫令脈浮數。則微盜汗出而反惡寒者有之。安得有行所無事之汗出乎。

寧不慮其汗出不止耶○○不利便發熱而利則然耳○○本證明明先下利無發熱○○豈可同日而語乎○○倘或汗出熱不去又何若○○彼證無微熱在○○本證有微熱在○○餘邪敢恃熱不去乎○○特其汗爲不可多得之汗○○陰邪不從下解○○而從汗解○○厥陰病之僅見者也○○汗出爲陽徵○○微熱當然有汗信○○安知非陰邪反逼爲微熱○○於是脈數汗出乎○○果爾○○則數脈必暫而不常○○設既得數脈○○復得緊脈○○是陰邪仍有壓制陽徵之反動力○○曰爲未解○○今日利雖愈○○其後還留不了了之邪也○○殆亦咽痛喉痺矣乎○○又非也○○彼證發熱下利○○陽氣去其半○○利止反汗出○○陰邪去其半○○身半以下之陰邪○○上湊身半以上之陽氣

吕故見證在咽喉○○本證不過病機欲退未退○○陽氣欲進
未進之現狀○○未爲有形解○○卒歸無形解也○○但不能期
諸今日焉已○○

下利○○手足厥冷○○無脈者○○灸之○○不溫○○若脈不還○○反
微喘者死○○少陰負趺陽者爲順也○○

首三句髣髴少陰病也○○少陰因利不止而後厥逆○○由脈
微而至於無脈○○本證開始下利便手足厥冷○○便無脈○○
厥陰爲短陰○○故變端尤驟也○○何以不行白通加膽汁人
尿耶○○彼證有乾嘔煩○○本證不嘔不煩也○○曰灸之○○灸
百會穴太衝穴○○何以下文脈絕不灸耶○○下利後恐利止
亡血○○本證非下利後也○○脈絕血亦絕○○無血以聯貫其

脈。故言絕不言無。無脈非無血。無脈以統系其血。故言無脈不言無血。脈者血之府。有血乃可灸之也。意者隨灸隨溫乎。非也。脈不畏火。而血畏火也。假令灸之即溫。是火氣溫。非經氣溫也。急溫莫如四逆湯。苟火溫捷於藥溫。本論四逆證不勝書。何以不動用火灸乎。上文灸厥陰曰厥不還者死。何嘗曰溫不還者死乎。少陰手足不逆冷反發熱者灸七壯。正爲手足溫而灸。何嘗爲不溫灸乎。脈還手足溫則可。脈未還而先溫。特惑人之溫耳。曰不溫。括盡長沙之灸法。必徐徐而後溫也。雖然。不溫尤有慮。若脈不還。則到底不溫矣。猶有一線望其還者。幸未微喘耳。反加微喘者。與盛喘無異。緣下利則臟氣先餒。無盛喘之足言。內經盛喘爲宗氣泄。微喘何莫非宗氣泄乎。十二經脈所宗者爲宗氣。上輸喉嚨以司呼吸。呼吸定息。爲出脈之符。喘則氣散血亦散。脈無統系。烏得不死乎。卽令不喘矣。脈還矣。尤有慮。脈還而順。死而復生。脈還而逆。生仍復死也。不觀少陰病脈暴出者死。微續者生乎。欲知暴出與微續之分。其惟認定趺陽少陰乎。趺陽負少陰爲逆。少陰負趺陽爲順。臟氣勝胃氣。謂之趺陽負。胃氣勝臟氣。謂之少陰負。蓋有尅制之義焉。有制而後有化。以土制水。戊癸所爲合化也。反是爲臟眞之脈。人無胃氣曰逆。逆者死而已○○舉趺陽少陰○○可以賅厥陰○○不獨厥陰然○○三陰三陽病皆然○○推之百病無不然○○長沙一語括盡生人之脈○○爲萬世平脈之權輿者也○○何以陽明少陽合病○○又以其脈不負爲順耶○○祗有少陰負趺陽○○萬無趺陽負少陽○○土爲萬物之母○○木火尅金土○○不獨謂之尅○○且謂之賊○○尅賊之負○○其負逆○○尅而不賊之負○○其負順○○逆負便是失○○順負便是得○○彼證負者失○○本證負者得也○○嘉言元御編末句入少陰篇非○○

下利○○寸脈反浮數○○尺中自濇者○○必清膿血○○

厥陰下利其陰沉○○脈不沉而浮數○○浮則爲風○○陽之稱也○○數則爲熱○○亦陽之稱也○○陰證見陽脈者生○○殆利

止矣乎。然陽浮者熱自發。脈數當然有微熱。不書熱狀。是有熱脈無熱證。轉類陽虛於上之脈。數則爲虛。浮亦虛浮而已。特其人無汗出。陽氣必有遁情。且脈濇爲陽氣怫鬱不得越。乃當汗不汗之明徵。無如寸不濇而尺濇。顯非陽氣怫鬱於陽位。而怫鬱於陰位。陽去入陰。陰不得有汗。又宜其無汗。尺中指尺裏而言。尺裏以候腹。太陰主腹。意者陽氣陷入太陰耶。太陰濕土也。陽氣沉埋於濕土之中。脈當沉濇。斷無浮數之寸脈。蓋必少陽陷入厥陰。反爲厥陰所不容。緣木能通火。枯木得火則焚其木。於是厥陰之標陰。易爲少陽之標陽。故寸脈反浮數。緣少厥之根本實先撥。。其浮數之脈象。。不過風火混淆之枝葉耳。。證據尤在尺中也。。何云必清膿血耶。。熱不除始便膿血耳。。經謂尺脈濇爲脈口寒。。又曰脈盛大以濇爲寒中。。濇脈明是寒脈。。與膿血何涉。。沉小濇爲腸澼者有之。。數動一代便膿血者有之。。未聞尺濇有膿血也。。且脈濇曰痹。。顯屬陰血不行。。何能立變膿血耶。。曰尺中自濇。。尺外未嘗濇。。尺之兩旁未嘗濇也。。以陽氣怫鬱之濇。。濡滯其陰血旁流之滑。。脈法謂脈滑而數必屎膿。。其且血且膿者。。正不濇之濇者也。。不然。。滑則從。。濇則逆。。滑則生。。濇則死。。設純是濇脈。。遑問膿血乎。。况腸澼脈浮者死。。懸濇者亦死。。與本證相去幾何耶。。異在腸澼有白沫濃血無膿血。且腸澼積久所致。本證無其後二字。則脈象可暫不可常矣。

下利清穀。不可攻表。汗出。必脹滿。

下利清穀。誰攻表耶。無身有微熱四字。無裏寒外熱四字。寒邪非薄於身外矣。誰復認爲表證耶。攻表非解表之謂也。解表正欲得其汗。汗出便表和。就令邪不在表。解之無傷。攻表則無取乎汗。汗出便表虛。陽隨汗出。陰繼陽出。攻之則兩傷也。太陽先解表乃可攻其痞。是解表之先例。解表而痞已潛通。桂枝所以爲適宜。自汗出而反攻其表。是攻其表之前車。攻之而厥便立見。桂枝所以爲反誤也。何以太陽續得下利清穀○○桂枝又宜於救表耶○○彼證身疼痛○○裏陷表亦陷○○救表卽救下藥之誤也○○何以下文下利腹脹滿○○桂枝又宜於攻表耶○○彼證亦身體疼痛○○裏陷雖非陷其表○○而適閉其表○○攻表卽攻陽氣之閉也○○本證表陽不陷○○固無救表之必要○○表陽不閉○○尤無攻表之必要也○○曰不可攻表○○則可溫裏在言外○○可用四逆湯溫裏○○不可用桂枝湯攻表在言外○○然不曰急當救裏○○不曰先溫其裏○○是溫劑尚非刻不容緩可知○○清穀雖劇烈○○畢竟厥陰之邪尋出路○○未有陽退病進之端倪也○○緣清穀往往外證熱而裏證寒○○表裏劃然不相屬○○陰並於裏則寒○○陽並於表則熱○○形出其寒者熱爲之○○裏寒勝斯表熱

其應。。外熱亦其應。。寒熱兩相對照者也。。不書外熱。。自無裏寒之足患。。既無外熱以惑人。。其敢行四逆湯者亦意中事。。特無裏寒之實據。。其不敢行四逆湯者亦意中事。。要皆溫裏未著成效。。而以攻表爲嘗試者。。尤意中事也。。彼以爲攻之諒無汗出。。亦無脹滿也。。孰意多此一舉。。便與下文成反比例。。下文攻表無汗出。。本證則攻出其汗。。下文脹滿在未攻表之前。。本證脹滿在既攻表之後。。表無所謂脹。。太陽不當其位。。太陰乘之。。變爲形有餘則脹。。豈非太陰不主裏而反主表乎。。裏無所謂滿。。太陰不當其位。。厥陰乘之。。恰似肝乘脾則滿。。豈非厥陰不在太陰之後。。而反居太陰之位乎。。是謂之更虛更實。。其脹也。。表虛更爲表實。。則後攻其表之術窮。。桂枝湯始終不中與也。。其滿也。。裏虛更爲裏實。。即先温其裏之術亦窮也。。四逆湯始中與而卒不中與也。。夫以對針下利清穀之四逆湯。。反不能以温裏見長。。最泛應不窮之桂枝湯。。且以攻表獲咎。。況其他乎。。

下利。。脈沉弦者。。下重也。。脈大者。。爲未止。。脈微弱數者。。爲欲自止。。雖發熱不死。。

書下利。。厥陰沉矣。。宜其脈沉。。乃不獨沉而且弦。。弦爲少陽脈。。弦在沉下。。是少陽反在厥陰之下。。爲陰寒所壓。。遂失其輕清之上浮力。。故下重也。。脈大者又有陽明之病脈。。加入沉弦之中。。是中土之壓力尤甚。。餘邪轉藉胃氣爲護符。。少陽將一潰而莫振。。爲未止。。惟脈不大則胃氣無恙在。。庸或提舉少陽以上升。。而不能遽升也。。第覺少陽不勝寒邪之重壓而脈微。。不勝厥陰之重壓而脈弱。。又覺壓力稍爲鬆勁。。少陽不受陰寒之束縛。。大有火鬱欲發之機而脈數者。。是少陽尚有自主之權。。寒邪縱欲死少陽而不得。。爲欲自止也。。其所以欲止未止者。。得毋發熱乃止耶。。初非先厥。。無取乎熱與厥應。。就令不發熱。。必自止也。。况下文明明脈數而渴今自愈。。不過渴爲愈兆耳。。何嘗發熱乎。。上文有微熱而渴。。脈弱者今自愈。。脈數有微熱汗出。。今自愈。。亦祇有微熱耳。。又何嘗發熱乎。。設也利未止而發熱。。

寧不慮其厥乎。。寧不慮其汗乎。。上文發熱下利之死。。
兩死於且發熱且見厥。。發熱而利之死。。一死於且發熱
且汗出也。。雖然。。彼證開始便發熱。。乃一發無餘之熱
。。看似死於熱。。其實死於利而厥。。死於利而汗也。。本
證爲下重之故。。陽氣反下而爲上。。反重而爲輕。。其先
愈沉而愈低。。其後必愈浮而愈高。。陽浮者熱自發。。雖
發熱亦作微熱論也。。不死也。。獨是內經腸澼身熱者死
。。又曰熱見七日死。。發熱何嘗不死耶。。腸澼不獨與傷
寒無涉。。與下利亦無涉。。下白沫下濃血者腸澼也。。似
利而實非利者也。。不獨本論無白沫二字。。無濃血二字
。。即金匱下利門亦未之見也。。彼證雖死於發熱。。本證

不死於發熱也。

下利。脈沉而遲。其人面少赤。身有微熱。下利清穀者。必鬱冒汗出而解。病人必微厥。所以然者。其面戴陽。下虛故也。

同是下利。同是脈沉。異在沉而不弦。是厥陰沉而少陽不沉。則少陽浮可知。厥陰爲一陰。沉必極其沉。少陽爲一陽。浮必極其浮。觀於脈沉而遲。陽明病往往脈遲。顯見陽明不浮。少陽反加於陽明之上。其人面少赤。少陽之熱色其赤少。不現二陽併病之正赤。陽明少陰之面赤。易爲少陽之少赤。少者微之稱。赤少故熱微。宜其有微熱。不象表熱外熱之厚集其熱。

適肖初陽熹微之熱。然布滿一身有微熱。身乃太陽之所主。又顯見少陽越出太陽之範圍。故不假太陽之陽以發熱。轉以微熱掩卻太陽。是與下利清穀諸證微有別。凡清穀則太陽陽明少陽并於陽。三陽未嘗陵亂也。本證少陽太陽陽明并於陽。三陽未免陵亂也。要其陰自陰而陽自陽。表裏劃分如秦越。亦即下利清穀之明徵。同是下利清穀。同是當行四逆湯。而解病則有間矣。凡下利清穀服四逆。病人行所無事。病從無形解也。本證必鬱冒汗出而解。陽氣怫鬱在表謂之鬱。孤陽上出謂之鬱冒。冒家汗出愈。其解也。解出太陽以主外。解出陽明以當中。令少陽復還於兩陽之隙。

陽明法多汗。故曰汗出而解。解三陽之淩亂。非解病也。厥陰之病如故。故仍目之爲病人。病人必微厥。微厥病乃解。厥有形。解病仍無形也。上言前熱後必厥者此也。微熱故微厥。卽熱少厥微之謂。輕微之微也。非厥微熱亦微之謂。與深微不同也。何以下文下利清穀。汗出而厥主通脈四逆。本證獨渾不加意耶。彼證非其人面少赤。汗出恐亡陽。通脈四逆不容緩也。何以少陰下利清穀。其人面赤色。服湯又無汗出耶。彼證面赤非少赤。汗出更亡陽。通脈四逆尤不容緩也。蓋有所以然者在。緣少陰面赤。不得謂之戴陽。面赤是陽明之本色。無穀色以維繫之。故暴露其赤耳

○○非有少陽加於面上也○○本證少陽帽陽明○○陽明戴少陽○○故名曰戴陽○○彼面赤非戴陽○○汗出固亡陽○○卽面不赤而汗出○○仍有亡陽之慮○○本證不獨其面戴少陽○○且其身負少陽○○汗出正收回少陽○○達出兩陽○○何亡陽之有乎○○然則面赤爲陽虛○○面少赤爲陽不虛耶○○面赤下虛上亦虛○○面少赤則上不虛而下虛○○面赤不獨上下俱虛○○且裏寒外熱○○本證微熱不得爲外熱○○微厥不得爲裏寒○○戴陽非上熱之故○○亦非下寒之故○○下虛故也○○不明言主四逆湯者○○清穀證以戴陽爲稍輕○○以不戴陽爲最劇○○欲人權其得病之重輕○○爲與藥之方針○○庶成效可預卜也○○長沙立法固可師○○立言尤可味也○○

下利。。脈數而渴者。。今自愈。。設不差。。必清膿血。。以有熱故也。。

本條徵諸金匱有闕文。。金匱末處云下利脈反弦。。發熱身汗者愈。。胡本條刪卻二句耶。。金匱指陽利而言。。陽氣不勝熱。。端賴陽樞之轉。。反敗爲勝故曰反弦。。發熱身汗。。比諸有微熱汗出。。略爲鼓動耳。。宜乎其愈。。本證指陰利而言。。利在厥陰。。無取利在少陽也。。反弦則殃及少陽矣。。雖發熱不死。。然厥陰不利。。便發熱而利。。恐有汗出不止之虞。。畢竟發熱身汗爲少陽之末路。。厥陰證之所忌也。。與金匱條下有異同者。。長沙立證之嚴也。。夫使下利脈數而不渴。。則有微熱汗出今自愈。。

就令發熱身汗不是過也。否則脈不數而脈弱。有微熱而渴今自愈。發熱不是過。身汗仍是過也。今脈數而渴。顯見陽氣之枝葉。得水而自暢。隱然有欲熱不熱之端倪。向未愈者今自愈。設不差又非陽氣不足以敵陰寒。是陽氣薰蒸陰寒爲陰熱。必清膿血。膿血盡始愈也。何厥陰病膿血之多耶。得毋厥陰有熱耶。厥陰無熱也。厥陰之氣化純是寒也。抑少陽有熱耶。少陽有其熱。無所謂有熱。少陽之氣化本是熱也。上文明明熱不除者便膿血。非有熱而何。蓋有其故在。厥陰既得中見少陽之熱化。寒邪不獨不敢犯少陽。並不敢犯厥陰。不獨不敢寒厥陰。並不敢熱厥陰。於是厥陰之標本中見。無寒邪。無熱邪。獨有餘熱留於厥陰之經血。故化膿血。膿血與下利有分別。下利是厥陰之氣化寒。臟陰走魄門而下利。其下利先愈者。以有熱則無寒。寒去遂存而不瀉故也。清膿血是厥陰之經血熱。熱血走腸間爲屎膿。其膿血後愈者。以有熱歸無熱。熱去遂瀉而不存故也。

下利後。脈絕。手足厥冷。晬時脈還。手足温者生。脈不還者死。

厥陰有熱必有血。無血便無熱。厥陰爲血臟。餘邪往往殃及其血。故厥陰多血反亡血。上文傷寒五六日。未經下利而脈虛是也。本條下利後脈絕又是也。脈者血之府。。血絕故脈絕。。與無脈不同。。無脈仍有血。。脈絕爲無血也。。無血以温四旁。。故手足厥冷。。灸之可乎。。灸之必温。。隨温隨死。。火走脈中。。愈散其血。。速死之道也。。一息不運則針機窮。。一絲不續則霄壤判者此也。。四逆加參湯在所必行。。特祇有晬時之希望。。且有晬時之失望也。。如其經血環繞一周。。晝夜有五十度之積。。恰計晬時而脈還者。。必有營衛爲聯貫。。始有微續之兆也。。殆生矣乎。。未也。。脈還而温不還。。是虛有其脈。。脈氣乃熱氣之遺。。必藉水穀之精以淫其脈。。以穀氣現在之熱。。蒸動其脈氣過去之熱。。合兩熱爲氤氲。。而後血温脈亦温。。微諸手足。。十指之端。。爲陰陽交接之處。。手足温而後陽温陰亦温也。。設厥冷如故。。而脈乍還。。特返始之脈耳。。脈資始於腎之動氣。。其脈還乃與腎長辭之還。。非生還也。。然則手足温爲重要之問題。。豈非脈還猶其後耶。。又非也。。手足爲諸陽之本。。脈絕而反温。。又返本之温耳。。諸陽與手足長辭之温。。轉瞬便不温也。。斷言之曰脈不還者死。。温不温不具論。。正見脈還仍半生半死。。手足温纔是脈還之生。。非脈還之死也。。夫生則脈之靈。。死非藥之咎。。不忍坐視其脈絕。。當然乞靈於四逆加人參湯。。彼湯仍未足恃也。。倘脈還而歸功於藥。。長沙敢自有其功乎。。非其藥而不效者。。長沙必立方。。若可以方。。可以無方。。長沙概不立

方也○○

傷寒、○○下利日十餘行○○脈反實者死○○

厥陰不能實也○○實則死矣○○厥陰所以禁下者○○以厥陰屬虛家而不屬實家○○厥陰所以不立下法者○○以厥陰虛則尚可治○○庸或不須治○○厥陰實則治之無可治也○○夫厥陰病非厥利則利而厥○○何至於實○○且厥陰虛則少陽亦虛○○發熱而利○○正形容厥陰之虛利○○發熱下利○○並形容少陽之虛利○○舉凡書下利○○或書便血便膿血○○甚至熱利下重者○○皆可以下虛二字括之也○○金匱下利有實證○○本篇下利無實證○○故本條不隸金匱○○而特書傷寒○○明乎厥陰下利其證虛○○與金匱大承氣諸證不同論

也。況其下利日十餘行乎。彼太陰下利日十餘行者有之。脾家實則腐穢當去。惟濕土之臟可以言實。若風木之臟。祇有疏泄而已。實云乎哉。少陰自利清水仍有實。腎爲胃之關。實在胃非實在腎也。少陰無腎家實三字也。何居乎厥陰脈反實耶。獨陽明脈實宜大承氣。厥陰能任受大承氣乎。焉有下利日十餘行之大承氣證乎。明明證虛脈反實。必其證反實而後脈實。顯見厥陰之臟不實。而厥陰實。實在氣化也。金匱謂實氣相搏者。正指實邪與氣化相搏也。何以確定其氣化實耶。厥陰主闔。闔實其氣化。則標陰寂然而不動。故下利而不厥。且闔實少陽之氣化。少陽亦寂然而不動。故不發熱而利。不然。安有下利日十餘行之死厥陰。反不厥逆而死。不發熱而死乎。不厥不熱何以死。金匱謂血氣入臟即死。卒厥而死也。蓋脈受中焦之氣血。上注於手太陰。而終於足厥陰。陰氣盡而復大會於手太陰。丑肝寅肺則生。若祇有歸肝之血。而無朝肺之脈則死矣。血氣入臟。則臟氣不能自致於手太陰。故卒厥而死。不必下利爲然。下利則死最速。厥陰下利死尤速也。

下利清穀。裏寒外熱。汗出而厥者。通脈四逆湯主之。

同是下利清穀。異在不戴陽。則無鬱冒。毋須汗出。且恐其汗出也。同是裏寒外熱。異在手足不厥逆。又非脈微欲厥○○則不涉少陰之病形○○得毋少陰劇於厥陰耶○○非也○○厥陰爲絕陰○○陰氣絕於內○○則其陰不前○○厥逆未形諸手足也○○厥陰爲絕陽○○陽氣絕於外○○其陽反太過○○微厥未形諸脈也○○一旦汗出則陽危○○危在不因面少赤而作汗○○乃陽氣欲亡○○將與厥陰長辭之汗○○勿認作鬱冒汗出而解也○○汗出而厥其陰危○○危在不因有微熱而爲厥○○乃陰氣與陽氣偕亡○○復與厥陰長辭之厥○○勿認作病人必微厥也○○欲奠陰陽之定位○○以交通其陰陽○○通脈四逆湯其可緩乎○○殆如法加減矣乎○○其人面不赤○○無加葱之必要○○腹痛種種病形不具○○無或去或加之必要○○蓋下利清穀證○○極於厥陰爲盡頭○○見

證愈少而愈劇。。不同少陰病寒邪與水氣爲緣。。流連於坎腎而不去。。清穀不已。。尙惹出幾層波折也。。對於彼證有加減法。。對於本證無加減法也。。

熱利下重者。。白頭翁湯主之。。

熱利卽是便膿血。。特過去之熱氣腐爲膿。。熱隨膿血去。。愈利愈不覺其熱也。。未過去之熱氣泄其熱。。熱爲膿血留。。愈利愈覺其熱也。。以膿血無下重。。熱邪不敢逞其熱以壓陽氣。。下焦之陽已升故也。。熱利有下重。。熱邪敢逞其熱以壓陽氣。。下焦之陽不升故也。。寒利下重脈沉弦。。陰寒與陽熱。。如冰之與炭。。有勝則有復。。彼證雖發熱不死者。。陽氣之復也。。熱利下重脈不沉弦。。

陰熱與陽熱。如薪之與火。無勝則無復。本證雖不死亦不發熱者。陽氣無從復也。弗治則下重如故。蓋下利而有不利之苦狀。其人當有欲自利。利反快之病情。篇末云知何部不利。利之則愈。快利莫如大承氣。金匱下利四見大承氣。不離乎當有所去。下乃愈之例。與大承氣可乎。清陽在下竅。無下法也。大承氣入腹。恐熱利未除。下重立變爲下脫矣。不死亦倖矣。欲利其不利。並止其利。其惟乞靈於白頭翁湯乎。方旨詳註於後。

白頭翁湯方

白頭翁二兩　黃連　黃蘗　秦皮各三兩

右四味。以水七升。煑取二升。去滓。温服一升。不愈。更服一升。

矍鑠哉白頭翁也。臨風偏靜。特立不撓。莖小而勁直。草根而木骨。以白頭翁命方者。殆老陽扶植少陽之義歟。長沙注意在下重。而非注意在熱利也。秦皮於義又何取。秦皮浸水青藍色。得風木之輭化。繞折如迴腸。從腸間包裹中見之少陽。少陽得秦皮。如赤子之得襁褓。連蘗雖苦降。本方實提升少陽於無形也。肅清瘀熱。猶其餘事耳。婦人產後虛極下利。且加味與白頭翁。其除熱而非除其熱可知。借治腸澼又何如。內經腸澼爲痔。痔爲沉痔。沉痔與下重相髣髴。特沉痔便後覺重。熱利隨下隨重。腸澼不列下利之條。白頭翁秦皮庶可用。連蘗恐與寒白沫有牴觸也。

下利。腹脹滿。身體疼痛者。先溫其裏。乃攻其表。溫裏宜四逆湯。攻表宜桂枝湯。

下利未經攻表。何以腹脹滿耶。既脹滿又曰攻其表。豈非重增其脹滿耶。就令先溫裏便不脹滿。何取乎多一攻表耶。彼證汗出則表脹而裏滿。身脹甚於腹滿也。本證下利裏滿裏亦脹。故但曰腹脹滿。裏證非表證也。曰身體疼痛。又表證非裏證也。表裏證具。不同彼條下利清穀。表裏俱虛也。然則本證表裏俱實耶。厥陰下利其下虛。無實證之足言。其所以腹脹滿者。

由於太陰不能開。。太陰不開則陰道閉。。其大無外之太陰。。轉覺脹滿而易盈也。。其所以身體疼痛者。。由於太陽不能開。。太陽不開則陽道閉。。其大無外之太陽。。轉覺疼痛而負重也。。其太陽太陰所以不能開者。。由於厥陰不能闔。。蓋陰中之少陽。。寄生於木。。感受地下之陽者。。厥陰之根本爲之。。散布地面之陽者。。厥陰之枝葉爲之。。初之氣爲厥陰。。含一陽之信息而來。。冬至後六十日所以少陽起也。。下利則厥陰不闔。。猶乎地下無雷。。木不鬱則不達。。火不鬱則不發。。扶桑無日出。。成何天開地闢之宇乎。。曰先温其裏。。温之斯脹滿若冰消。。曰後攻其表。。攻之斯疼痛如瓦解也。。先轉坤而後旋乾

○○病先裏而後表故也○○曰溫裏宜四逆湯○○從太陰溫入厥陰○○則三陰俱受四逆之賜也○○曰攻表宜桂枝湯○○從太陰攻出太陽○○則三陽俱受桂枝之賜也○○何以既曰攻其表○○又曰攻表耶○○其裏已開○○其表未開○○則攻其表無所謂攻表○○裏無餘邪○○表有餘邪○○則攻其表即所以攻表○○何以不宜麻黃耶○○麻黃從表解表○○非從裏攻出表○○獨桂枝宜於攻表○○且宜於攻其表○○援太陽篇攻其表之誤訾桂枝也○○

下利○○欲飲水者○○以有熱故也○○白頭翁湯主之○○

闕渴字○○厥陰之渴○○何若是其難得乎○○舌燥舌乾而後渴○○自利不渴者屬太陰○○足太陰之脈連舌本○○臟寒舌

亦寒。。故應渴不渴也。。自利而渴者屬少陰。。足少陰之脈挾舌本。。下寒舌不寒。。故不應渴亦渴也。。少陰豬苓湯證之渴僅一見。。太陰則未有以渴聞也。。厥陰開始便消渴。。風主消。。宜厥陰渴狀不勝書矣。。乃篇內渴字僅三見。。渴欲飲水者少少與之愈。。有微熱而渴。。脈弱者今自愈。。脈數而渴者今自愈。。是又不渴者其常。。渴者其偶。。大抵氣化有欣欣向榮之意態。。始特書其渴也。。書下利欲飲水。。欲乃病人之心理。。而不涉喉舌之病情。。殆即太陽意欲飲水。。反不渴者歟。。在太陽欲得飲水者。。少少與飲之。。令胃氣和則愈。。何對於本證。。則不忍坐視耶。。蓋救虛者渴也。。救火者水也。。渴固欲飲水。欲飲水不盡渴也。同是引水自救。不渴則非爲虛之故。以有熱故也。以有熱掩卻少陽之火熱。反令厥陰無中見之熱化故也。欲得水以滌盪其餘熱。並領起下焦之陽以上升。三焦爲水道所從出。水道通則少陽之火氣亦通。宜其欲飲不已也。特以水濟火則可。有熱而乞靈於水。恐自救之私願難償也。水無有不下。水下則熱下。下利必如故也。熱下則下焦之陽愈下。即不至於下重。而少陽爲熱邪所壓。頓失其輕清上浮之能力。亦與熱利下重等也。白頭翁湯主之。爲不渴主方。非僅爲欲飲水主方也。爲不見少陽之熱化主方。非僅爲有熱主方也。本條不隸金匱者。以金匱下利不盡屬厥陰。未必下陷其少陽。欲飲水庸或見渴。渴則愈。何庸託庇於白頭翁乎。

下利。譫語者。有燥屎也。宜小承氣湯。

書下利。與陽明下利示區別也。陽明直視譫語。下利者亦死。何來下利而以譫語駭人耶。稍有直視。遑暇計及其燥屎耶。曰有燥屎。燥屎不盡有譫語也。陽明書有燥屎者六。不書譫語者四。獨胃中有燥屎五六枚。及有燥屎在胃中。纔書譫語耳。然無論譫語不譫語。非大承氣不能攻下其燥屎。燥屎宜大承氣者凡五見也。特燥屎無下利。宿食有下利。燥屎宿食均宜大承氣。宿食下利與大承氣無牴觸。則燥屎下利當然與大承氣無牴觸。且金匱下利四見大承氣。雖非明言有燥屎。而曰堅曰實。曰當有所去。曰以病不盡。要不離乎有燥屎者近是也。況明明有燥屎耶。何居乎僅以小承氣畢乃事耶。小承氣爲恐有燥屎。試驗燥屎耳。爲鞕則譫語。止其譫語耳。未聞小承氣能下燥屎也。不知陽明凡有譫語之大承氣證無下利。無下利則下不虛。土氣不予奪。大承氣故中與也。金匱凡下利之大承氣證無譫語。無譫語則邪不擾。穀神不予奪。大承氣故亦中與也。若下利譫語。幾與陽明之死證爲鄰。幸在厥陰下利。非陽明下利耳。厥陰之臟無糟粕。烏得有燥屎耶。正惟有燥屎在胃中。胃以下則純是厥陰之邪。。厥陰走泄其濁陰。。反令胃中不能受五臟之濁氣以降其濁。。而與下利清穀反比例。。不清穀而實其穀。。則五味不能出。。小腸無盛受之足言。。大腸無傳道之足言。。是卽有燥屎之明徵。。譫語又胃中有燥屎之明徵。。大承氣湯非不足以下燥屎也。。無如厥陰先陷於燥屎之下。。苟延生命於魄門。。能受大承氣之攻擊乎。。惟小承氣微和胃氣。。胃和則愈。。譫語止則燥屎自下於無形。。正變通大承氣以處方者也。。厥陰無行大承氣之例。。要以勿令大泄下爲主旨。。彼陽明大小承氣證具。。僅一小承氣證屬厥陰者。。本證與陽明燥屎不同論。。金匱大小承氣證具。。獨四大承氣證不屬厥陰者。。彼證與厥陰下利不同論也。。陽明金匱有下法。。厥陰無下法故也。。嘉言者字易以字非。。

下利後。。更煩。。按之心下濡者。。爲虛煩也。。宜梔子豉湯。。

本條看似未敢定其虛煩與實煩。。而以心下爲證據也。。何以不曰心下鞕爲實煩乎。。本論煩狀不勝書。。未有實煩二字也。。如謂心下鞕爲實煩。。則莫實於太陽之寒實結胸。。彼不過彌更益煩耳。。心下無影响也。。莫實於陽明之胃中有燥屎。。亦不過心中懊憹而煩耳。。心下無影响也。。就如本有宿食之煩仍不解。。亦不過腹滿痛耳。。非心下滿而鞕痛也。。況心下痞鞕而滿明明曰心煩。。太陽甘草瀉心湯證是也○○且心下痞鞕明明曰虛煩○○太陽久而成痿證是也○○鞕者濡之對○○不濡而心煩者一○○不濡而虛煩者一○○本論不獨無心下濡之虛煩證○○並無心下濡之諸煩證也○○得毋虛煩纔是梔子豉湯之的證耶○○梔子豉湯不盡治虛煩也○○彼煩熱胸中窒者○○何嘗是虛煩乎○○梔子豉湯尤不盡治煩也○○彼身熱不去○○心中結痛者○○何嘗有煩字乎○○又況久而成痿之虛煩○○尤明明不主梔子豉湯乎○○其他心煩而不行梔子豉湯者多矣○○按之自濡○○按之濡○○而與梔子豉湯無涉者又有矣○○何居乎獨以心下濡定虛煩○○獨取梔子豉湯治虛煩耶○○長沙非僅教人注意其虛煩○○教人先注意其吏煩○○而後注

意其虛煩。非僅教人虛煩用梔豉。教人更煩用梔豉也。蓋先煩下利。於是乎下利後更煩。其先煩也。厥陰中見之少陽已上升也。其更煩也。少陽與心陽。愈并而愈合者也。無如其下利後則胃中虛。安知非客氣上逆。堵塞心宮。以重其煩乎。太陽篇明言客氣上逆故使鞕。試問梔子豉湯能打通其心下痞鞕而滿否乎。按之心下濡者。顯無客氣爲中梗。曰爲虛煩。心無障礙物。不過陽與陽并則虛有其煩。髣髴太陽虛煩不得眠之梔豉證。又不悉具太陽梔豉證也。曰宜梔子豉湯。本湯亦大有造於少陽乎。少陽相火也。其在下焦。則與君火合而後不煩。其在上焦。則與君火分而後不煩梔子豉能合少陽君火於坎腎之中。合之所以一而神。能分少陽君火於心坎之上。分之所以兩而化也。火數二而成於七。二七梔子。乃更新三陽之通藥。爲少陽立方。非徒爲厥陰立方也。若以本方爲除煩。更淺之乎測長沙之妙義矣。

嘔家。有癰膿者。不可治嘔。膿盡自愈。

嘔家亦厥陰病耶。善嘔逆在胃膽耳。非逆在厥陰也。特嘔膽未嘗曰有膿。厥陰則主發癰膿也。胃癰未嘗兼善嘔。厥陰又得食而嘔也。然諸嘔吐酸。皆屬於熱。而非屬於厥。必下焦之陽有升而無降。纔釀成熱。豈非嘔屬中焦。嘔劇則屬上焦乎。中焦取汁化赤而爲血

○○化血爲膿者其常○○癰膿非必因厥陰病而始有也○○本證則儼爲熱邪所波及○○其不發癰膿於腠理者○○度亦熱過於營○○營出中焦○○故膿出中焦耳○○何以嘔家中焦反熱耶○○水能制火則不因熱而嘔○○火入水而成焦○○焦字可顧名而思義也○○水不勝火則因熱而嘔○○火遇水而不焦○○焦字殆有名而無實也○○中焦不過臍旁之游部○○安得有癰耶○○癰者壅也○○乃膿之壅○○類似癰之膿○○與肺癰成膿則死大有別○○曰膿盡自愈○○不曰癰膿盡自愈可知矣○○胡爲不可治嘔耶○○嘔食有烏梅丸在○○乾嘔有吳茱萸湯在○○嘔而脈弱主四逆○○嘔而發熱主柴胡○○本條諸證不悉具○○諸方不中與也○○借用麻黄升麻湯又何若

彼方爲唾膿血難治而設。如之何其濫予嘗試乎。蓋治嘔當治熱。第恐不善治熱而以黃芩湯徹其熱除其熱。膿未盡而其熱先盡。縱加薑夏無當也。嘔不可治。言外卽不可治膿。嘔非能治膿。卻能盡膿。謂以嘔治膿可也。膿盡愈於膿。卽謂以膿治膿亦可也。雖然。膿愈嘔未愈。將置嘔家於不顧耶。金匱有嘔吐諸方在。不治現在之嘔。非不治將來之嘔也。倘或膿愈嘔止。又不啻以膿治嘔矣。有膿且勿治。是立善後之方乎。太陽病服桂枝湯反嘔者。何嘗無吐膿血。彼證膿盡不盡未可知。豈有彼條不立方。而本條反立方乎。

嘔而脈弱。小便復利。身有微熱見厥者難治。四逆湯主之。。

厥陰不下利而嘔。。將嘔盡厥陰之邪乎。。不化癰膿。。不獨陰邪不肯出。。直噴翻少陽。。移過太陽之部署。。不啻嘔出少陽也。。直噴翻厥陰。。移過少陽之部署。。不啻嘔出厥陰也。。內經善嘔曰嘔膽。。嘔少陽者也。。不嘔膽而嘔上二焦。。亦嘔少陽也。。少陽可移。。厥陰亦可移也。。以其脈不沉。。沉脈庸或不移動其厥陰。。以其脈不弦。。弦脈庸或不移動其少陽。。否則脈數。。猶望其有微熱汗出愈。。或渴而愈也。。若嘔而脈弱。。則與下利不同論。。一陽弱則少陽易動。。一陰弱則厥陰易動也。。少陽脫離三焦。。是水道無官守。。嘔逆其水。。必波及其小便。。小便當然不利也。。乃既嘔而小便復利。。顯見厥陰之寒。。代行其決瀆。。而後不利復利也。。厥陰乘少陽之位。。逼取其小便。。令少陽不得不放棄其小便故也。。觀其身有微熱。。夫非少陽越出太陽之範圍。。加微熱於一身乎。。且微熱見厥。。豈非以厥陰之寒狀。。加入少陽之熱狀乎。。夫少厥本互爲中見也。。無論先見熱後見厥。。先見厥後見熱。。皆循環相見者也。。卽厥深見熱深。。厥微見熱微。。亦有條不紊之中見。。非雜亂無章之中見也。。乃不爲對照而爲蒙混。。又何取其中見乎。。曰難治。。治嘔治小便不難。。難在收回少陽之微熱。。厥陰之見厥。。以脈弱無搖動少厥之餘地。。雖令少厥一齊復還其本位故也

○○上條不可治嘔○○嘔盡膿自盡○○本條雖可治嘔○○恐嘔盡則少厥與之俱盡也○○毋寧舍少厥不治○○從間接治之○○先恢復其中土○○土爲萬物所歸○○或轉運一番○○嘔止便調○○庶少厥有歸還之一日也○○四逆湯主之○○對於微熱見厥○○差爲中與耳○○四逆湯中邊俱到○○豈徒以下利清穀見長乎○○

乾嘔○○吐涎沫○○頭痛者○○吳茱萸湯主之○○

上兩條明明嘔○○本條胡乾嘔耶○○有嘔聲○○無嘔物○○中焦無寒可知○○徵諸吐涎沫○○金匱謂上焦有寒○○其口多涎○○邪犯上焦更可知○○脾開竅於口○○脾液化爲涎○○其涎與上焦之寒相直接○○則涎而生沫○○顯見中央無火氣

以游行○○少陽又不知其何往矣○○若手足不厥而頭痛者○○少陽帶厥陰之寒以上頭○○頭痛正少陽之苦狀也○○獨是足厥陰之脈○○出額會於巔○○巔頂亦厥陰一部分○○得毋痛在厥陰而非痛在少陽耶○○三陰無頭痛也○○頭有諸陽在○○陰邪不敢明犯其頭○○大都陰病有腹痛○○邪高亦咽痛而已○○少陰頭眩則主死○○假令厥陰殃及其頭○○恐與眞頭痛證無甚異○○厥論謂頭痛甚腦盡痛者○○非厥在頭乎○○肝熱病頭痛員員者有之○○若厥陰寒盛頭痛○○則未之聞也○○陽明頭痛且手足厥○○安有厥陰頭痛不厥乎○○彼證陽病爲陽厥○○二日或不厥不痛矣○○本證縱不厥○○長沙寧肯袖手乎○○吳茱萸湯主之○○殆針對厥陰之寒

者歟○○本草稱吳茰○○不特溫中也○○且下氣也○○溫而降下○○降上焦之寒○○卽下厥陰之厥○○取厥應下之之義○○而君以吳茰○○厥陰氣下○○當然無嘔吐○○非並下少陽也○○溫降厥陰○○便溫升少陽○○少陽溫則頭痛止○○止痛又吳茰之餘事○○少陽篇雖無行吳茰之例○○總覺吳茰之氣味○○與少陽相莫逆也○○陽明食穀欲嘔證○○用以降中焦而及於上焦○○卽升上焦之陽也○○少陰煩躁欲死證○○用以降上焦而及於下焦○○卽升下焦之陽也○○蓋寒氣生濁○○降濁正以下其寒○○本證上焦濁○○陽明中焦濁○○少陰上下焦濁○○濁陰壅塞其水道○○是有地氣無天氣○○決瀆之令必不行○○少陽之游路以絕○○故澄中原之鼎沸者吳

茱萸湯也。收濁陰以發淸陽。庶種種病非八風所能變耳。若扶地氣之陷。四逆湯爲無二法門。補天氣之傾。白通湯爲無二法門。降地氣之濁。又吳茱萸湯爲無二法門也。三方鼎峙。而分道揚鑣者也。本篇主四逆吳萸而不行白通者。恐天氣開則厥陰應下而借上也。霍亂主理中四逆而不行吳萸者。三焦濁而亂。理亂之不暇。降之無可降也。

嘔而發熱者。小柴胡湯主之。

厥陰病以小柴胡湯殿諸方之末乎。柴胡非少陽主方哉。然少陽中風未有與柴胡湯字樣。傷寒屬少陽亦未有與柴胡湯字樣也。獨本太陽病不解。轉入少陽。纔與小柴耳。看似少陽柴胡證。實則仍是太陽柴胡證。少陽並未受邪也。本條得毋亦本厥陰病不解。轉入少陽耶。非也。厥陰與少陽兩界線。絲毫不能亂。假少陽之部分病太陽則可。假少陽之部分病厥陰則不可。緣厥陰病少陽已間接受病。若直接受厥陰之病。則少陽殆矣。上文傷寒六七日不利。便發熱而利。非將厥陰病盡移入少陽哉。其人汗出不止者死。視柴胡證何啻霄壤乎。上文發熱流於死者三。雖發熱不死者一。死不死不離乎少陽之發熱。要非柴胡證之發熱也。其餘熱多熱少。前熱後熱。無一非少陽熱。無一是柴胡證也。故雖發熱而利。發熱下利。寧聽其自止。而不與柴胡。有微熱而渴。有微熱汗出。又聽其自愈。而無所用柴胡。柴胡主治熱入血室。非不足以治血熱。而癰膿膿血便血。概不從事於柴胡。誠以陰邪往往從厥陰尋出路。非肯從少陽尋出路故也。惟嘔而發熱。為前路所未言及。曰嘔家曰乾嘔曰嘔而脈弱。無發熱二字。故無取柴胡也。彼厥而嘔。更本證之反對矣。獨是柴胡證有寒熱。意者發熱之中有惡寒乎。厥陰病無往來寒熱也。少陽祇能往來太陽之寒熱。無從往來厥陰之寒熱。厥乃寒之變。熱又厥之變。祇有厥逆而惡寒。無發熱而惡寒也。但厥陰太過則少陽不前。於是乎厥勝。少陽前則厥陰無太過。於是乎熱復。苟或發熱而厥爲難治。。身有微熱見厥亦難治。。惡寒便厥逆之見端。。柴胡能從難治上立功乎。。蓋惟嘔而發熱。。方是厥陰少陽俱不受邪。。以其非厥而發熱。。非利而發熱。。顯非發熱而厥。。發熱而利之比也。。少厥無容邪之餘地。。餘邪遂孤立而無所薄。。小柴胡湯庶迎機而導耳。。太陽柴胡證不勝書。。少陽厥陰獨寥寥者。。以少陽病則柴胡證罷。。是絕無僅有之柴胡證。。厥陰病則柴胡證罷之又罷。。更絕無僅有之柴胡證也。。

傷寒。。大吐。。大下之。。極虛。。復極汗出者。。以其人外氣怫鬱。。復與之水。。以發其汗。。因得噦。。所以然者。。胃中寒冷故也。。

傷寒極於厥陰爲盡頭○○陰極陽亦極也○○但能陰極成陽○○陽極成陰○○陰陽相與成全○○則極猶未極○○然非資生於胃中之穀氣○○一陰一陽亦無自而成○○蓋穀氣溫而後汗液溫○○汗生於穀○○維繫一線之陰陽者○○魄汗爲之也○○雖虛極尚有轉圜之餘地也○○無如其大吐不已而大下之○○水穀之海大○○故吐大下亦大○○是六腑之大源先絕○○五臟無胃氣可稟○○於是陰極變爲極陰○○陽極變爲極陽○○故不曰虛極曰極虛○○虛極不過虛之盡頭○○陰陽猶有更始之望○○極虛乃是極之盡頭○○陰陽將有告終之憂也○○何以不厥不熱耶○○極陰則厥陰之標陰無勢力○○厥之無可厥○○極陽則少陽之標陽無勢力○○熱之無可熱○○

神機化滅之狀態。。非病勢尋愈之狀態也。。其內氣不可問。。所僅存者尙有極陽之極汗。。苟延其外氣而已。。復極汗出以徹盡其外氣。。則眞極而不能反矣。。夫非發汗之咎而誰咎乎。。彼非與汗藥以發其汗也。。復與之水耳。。汗之原雖出於水。。孰意杯水竟爲極汗之導線乎。。以其人外氣怫鬱。。怫鬱乃汗出不出之病形。。此殆胃中水竭之原因。。無水津以散布其汗。。致外氣暫鬱而未發。。其極汗斷難久持也。。正惟極虛之汗。。而後發之毫不費力也。。不與穀生汗。。徒與水發汗。。宜其飲水則噦矣。。因得汗者水。。因得噦者亦水。。醫者將卸過於水乎。。夫噦似尋常。。大抵有聲無物之小逆耳。。乃人人所不注意者○○長沙特以一字之貶○○垂諸篇末○○欲輕視下藥者懲前而毖後也○○曰所以然者○○胃中寒冷故○○寒冷明明下藥所致○○其奪汗之所以然○○由於寒冷不消穀○○則汗無生機○○其加噦之所以然○○由於寒冷不消水○○則水無歸路○○非危機之達於極點而何○○長沙不立方○○百世後無挽救之策矣○○誤下者尚有逃罪之隙地乎○○

傷寒○○噦而腹滿○○視其前後○○知何部不利○○利之則愈○○

本篇祇有小便利三字○○有小便復利四字○○未有云小便不利也○○前部不利○○非所論於厥陰病也○○後部不利○○則言之屢矣○○何者是後部不利耶○○得毋便血便膿血○○與夫熱利下重者○○纔是不利耶○○抑所有條下無下利字

樣。。便作後部不利觀耶。。上言厥應下之。。是凡厥陰病以下利爲正當。。豈非不下者使之下。。下之而不利者。。務令其利耶。。不然。。胡末句止以利之則愈四字。。總結全篇耶。。看似不嫌厥陰大便利之多。。轉嫌厥陰大便利之少也。。不知篇內又無大便不利四字。。正見厥陰病大便容易利也。。亦無大便利三字。。正見厥陰病大便不得謂之利也。。上文傷寒六七日不利。。又曰便發熱而利。。可知下利仍有不利之證存。。又可悟下利無非不利之反證。。故避大便而不言。。易其言曰後部不利。。就令大便利。。依然後部不利也。。對於後部爲前部。。亦避小便而不言。。易其言曰前部不利。。就令小便利。。依然前部不利也○○何部不利句○○可以括盡厥陰之病者也○○蓋前部消水○○水道通調○○是眞前部利○○無所謂小便利也○○後部消穀○○清便自調○○是眞後部利○○無所謂大便利也○○曰視其前後○○雖側重在後部○○實欲人比較其前後○○便知前後俱不利○○緣本篇無利前不利後之方○○亦無利後不利前之方○○其前後俱利之方○○則可於上文方義求之故也○○雖然○○噦而腹滿○○爲上文所未言及○○謂全篇病狀皆前後不利○○尚有理由○○謂全篇病狀皆噦而腹滿○○則毫無實據矣○○陽明中風○○腹滿加噦者不治○○況厥陰傷寒乎○○本證噦而後腹滿耳○○不噦則腹不滿○○不同上條因得噦○○極虛則滿之無可滿也○○上文下利腹脹滿者

僅一見。。此外祇有少腹滿無腹滿者。。不噦故也。。大抵下利則病形趨下。。嘔吐則病形趨上。。或厥或熱或汗出。。病形在外不在內。。或膿或血或癰膿。。又病形在血不在氣。。諸證非滿腹是邪。。宜其無腹滿也。。本證厥陰病形不具。。而具太陰陽明之病形。。明是厥陰之邪犯太陰。。且犯陽明矣。。土爲萬物所歸。。有形之中土病。。卽無形之厥陰病。。凡一切有形之厥陰病。。不離乎無形之中土病。。雖非噦而腹滿。。可作噦而腹滿論也。。上文示不可下之禁者。。卽此意也。。治之奈何。。吾竊取長沙之意以補之。。其惟四逆湯乎。。霍亂小便復利。。下利清穀主四逆。。四逆湯能止前後部之利。。便能利前後部之不利。能治不利之反面。自能治不利之正面也。太陽服四逆湯後淸便自調。調大便未有不調小便也。本篇腹脹滿溫裏宜四逆。其餘主四逆爲最多。可以識長沙之手眼矣。其不明言主四逆者。以前後部之爲義最廣。未三句不獨括盡厥陰病。並括三陰三陽病。三陰三陽病不能行四逆者固多。厥陰病不能行四逆者亦不少。故特於篇末留未盡之詞。已然之噦而腹滿猶可見。未然之噦而腹滿。則不可知也。且非一方所能盡也。是在乎善學者隨機應變而已。

讀過傷寒論卷十五厥陰篇豁解終

張仲景傷寒論原文

讀過傷寒論卷十六　新會陳伯壇英畦著

霍亂篇豁解　男萬駒　受業鄧羲琴　林清珊　仝校

問曰。病有霍亂者何。答曰。嘔吐而利。名曰霍亂。

霍亂非少陰病耶。吐利以少陰爲最多。何以少陰篇無霍亂二字。突來此不經見之病名耶。霍亂與少陰證相似者誠有之。特少陰病往往得之一二日。二三日。而霍亂則無二三日之陰證也。下文却四五日至陰經上。轉入陰者不可治。是凡四五日以前之霍亂。從無入陰可知。餉過四五日。未必入陰又可知。霍亂烏得爲少陰病乎。更無所謂太陰厥陰病矣。然則霍亂病在陽耶得毋陽明中寒之最劇者耶。又非也。陽明不能食名中寒。未有吐利名中寒也。且下文有屬陽明不屬陽明之分。其不屬陽明者在到後經中。卽屬陽明者亦在四五日後。又不得目爲陽明病。更無所謂太陽少陽病矣。何以太陽大柴證嘔吐而下利。霍亂亦嘔吐而利耶。彼條汗出不解。心中痞鞕。痞鞕處是邪。其邪高。本證心中不痞鞕。霍亂處是邪。其邪不高。與大柴胡證無涉。旣不涉三陰三陽之問題。却不離乎傷寒之幻相。究指何部傷寒耶。下文特書曰傷寒。再則曰本是霍亂。今是傷寒。傷寒何以有霍亂。霍亂何以亦傷寒。此其所以不容已於問也。答曰嘔吐而利。本論嘔字吐字利字不勝書。胡僅以一語括之耶。不知曰嘔曰吐曰利。已指出上中下三部俱亂矣。蓋嘔出中焦。吐出上焦。利出下焦。中焦亂則上焦下焦因而亂。上焦出胃上。中焦並胃中。下焦別迴腸。三焦亂則胃之上口中口下口因而亂。吾於下文主理中。而知理中者理中焦。是中焦爲亂源。則中土盡災區也。且五苓證曰欲飲水。理中證曰不用水。曰欲得水。三水字針對水道而言。其水一亂。汎濫可知。此陸沈之象。非霍亂而何。霍者疾也。猝遽也。猝然擾亂其中州。氣化退處於無權。三陰三陽不能抵禦也。名曰霍亂。其寔三焦傷寒。三焦者腠理其應。亂邪從腠理入。與傷寒一日太陽受之不同論。而災情之慘。則少陽陽明當其衝。中土爲陽明所居。三焦乃少陽所主也。殆亦陽明少陽合病者歟。又非也。陽明少陽合病必下利耳。未有且嘔且吐也。不屬少陽。亦不屬陽明也。屬不屬四五日後方有時機。若初得病時。少陽陽明不知其何往。並互三陰三陽亦不知其何往。安得有三陰三陽之見證乎。不冠傷寒。以其爲亂傷寒。不能名曰傷寒。毋寧名曰霍亂耳。

問曰。病發熱。頭痛。身疼。惡寒。吐利者。此屬何病。答曰此名霍亂。自吐下。又利止。復更發熱也。

上條問詞。不過就霍亂問霍亂。未嘗注意在太陽也。

然亦有太陽證具。。霍亂證亦具。。不敢目爲太陽證。。亦不敢目爲霍亂證。。又屬疑難之問題。。例如病見發熱頭痛身疼惡寒四證。。非太陽傷寒哉。。祇有毫釐之差者。。已未發熱則發熱無定形。。比諸發熱爲略輕。。必惡寒則惡寒有定情。。比諸惡寒爲略甚耳。。其頭痛身疼無稍異也。。若變嘔逆而爲吐。。不獨吐而且利。。迥非太陽初病之形證。。乃始得霍亂之形證。。是屬太陽病者半。。屬霍亂病者亦半也。。焉有雙方俱病者耶。。抑一面病見兩面病耶。。答曰此名霍亂。。正惟霍亂始如此。。太陽病不如此也。。上條霍亂則如彼。。本條霍亂又如此也。。上條非自吐自嘔自利。。乃亂嘔亂吐亂利。。本條非嘔吐。。乃自吐。非自吐利。乃自吐下。以其又利止。故曰下不曰利。特止而又利。利而又止。故第覺其吐利證具。發熱證亦具。不知未利止則未發熱。旋利止則旋發熱。利止與發熱相循環。其利止又如此。則發熱更如彼也。何以云復更發熱耶。邪氣勝則正氣未復。正氣復則邪氣不能勝。一陽復旦之象。而後更發熱。未始非少陽拒邪之反動力也。少陽屬腎。三焦乃少陽之游部。利止則少陽起於坎。斯太陽見於離。陽浮者熱自發。不發熱於內亂。而發熱於太陽。顯見下焦爲少陽所克復。亂邪遂奪中氣而竄。復與太陽鬪其衅。四證若太陽初得病者然。直移禍太陽耳。非屬太陽也。且中土非太陽勢力之範圍。乃陽明勢力之範圍。謂屬太陽將無入陰之憂則可。謂屬太陽亦經盡而愈。則不可必之數矣。以其利止不曰嘔止。曰自吐不曰自嘔吐。又不曰不嘔自吐。可知尚有不嘔之嘔存。而後上逆令其吐。下逼令其下也。中焦之亂源未塞。又添出太陽之表證。試問太陽能以汗徹之乎。自吐下則無重發汗之理由。利止吐未止。無消息和解其外之必要。惟望吐利止而邪亦衰。諸恙或解於無形耳。藉非然者。倘餘邪還入中州。則亂象復萌。利止又利。尤意中事。欲求太陽之一證而不可得。發熱云乎哉。不止發熱云乎哉。

傷寒。其脈微濇者。本是霍亂。今是傷寒。却四五日。至陰經上。轉入陰。必利。本嘔下利者。不可治也。欲似大便。而反失氣。仍不利者。屬陽明也。便必硬。十三日愈。所以然者。經盡故也。

書傷寒不書霍亂。明夫傷寒而後有霍亂。非霍亂或傷寒或不傷寒也。特霍亂病脈微則有之。脈微欲絕。與夫脈平者有之。當然無濇脈。濇脈乃經血欲行而難行。寒邪欲去而未去。玩其脈二字。殆指其脈惟然。非凡霍亂脈皆然也。有是脈則當注意其傷寒。曰本是霍亂。今是傷寒。非謂先是霍亂非傷寒。今是傷寒非霍亂也。謂本因傷寒而變出霍亂。是傷寒之霍亂。今因霍亂露出傷寒。。是霍亂之傷寒。。不過未有轉屬曰霍亂。。將有轉屬曰傷寒耳。。何以二三日不轉屬。。卻四五日纔轉屬耶。。五數居中。。五日爲一候。。初候陽。。再候陰。。必陽轉陰。。乃陰轉陽也。。何以傷寒二三日。。便有少陽陽明之見證不見證。。傷寒盡三日。。便有三陰之受邪不受邪耶。。傷寒從寅至申已轉陰。。從申至寅又轉陽矣。。霍亂則純視中氣爲轉移。。中氣轉斯地氣囘。。地氣囘故陰先至。。陰屬地氣而主內。。與內亂之邪相接觸。。邪并於陰則邪轉入陰。。陰不并邪則邪轉屬陽。。此在五日後愈不愈之一大關頭也。。如其脫離陽府。。轉入陰臟。。必得陰利。。比四五日前之陽利。。加甚一層矣。。夫使霍亂證罷。則不涉嘔吐而利之問題。太陰少陰厥陰治法具在。隨證治之。未嘗不可。若霍亂之本嘔如故。下利如故。是一亂未平。一亂復起。府氣臟氣無兩全之地。不可治也。然亦不能一概論也。病情有進亦有退。假令有欲似大便之機。其大便却未出。而反失氣者。是四五日後其氣乃行。無如微澀之脈。邪衰正亦衰。必俟其氣反聚而爲散。反虛而爲實。而後失氣有影響。金匱所謂大氣一轉。其氣乃散。實則失氣者此也。不曰轉矢氣者。陽明轉矢氣三字。形容其氣之不散。本條反失氣三字。形容其氣之散也。雖然。失氣亦偶然之事。安知非正氣散而邪氣反不散耶。則不利仍利者有之。。果仍不利者。。纔是眞不利。。不利於是陽明闔。。殆陽明證罷矣乎。。非也。。前此陽明未嘗病。。至是始屬陽明。。乃胃家亂罷屬陽明。。將見胃不病。。不同太陽證罷屬陽明。。胃家無數病也。。設或屬少陽又何若。。中焦亂罷當然屬少陽。。少陽主樞。。轉亂象爲治象。。少陽固與有其功。。陽明主闔。。轉便利爲便鞕。。陽明乃能撥其亂也。。曰便必鞕。。是中土受治於陽明。。亂邪亦受治於陽明。。可作陽明不病之病觀。。亦可作少陽不病之病觀也。。便鞕無所苦。。非欲愈而何。。獨是七日愈者陽數也。。二日陽明受之。。加七日則八日病衰。。就令六日陽明受之。。加七日亦十二日愈足矣。。胡爲十三日愈耶。。在太陽病則十三日不解。。陽明病又未聞十三日愈也。。傷寒有傷寒之所以然。。本證有本證之所以然。。傷寒是行其經盡而非經盡。。本證是經盡不獨行其經盡。。例如陽明病則七日陽明經盡。。本證却七日陽經盡。。以符陽數之七。。六日陰經盡。。以符陰數之六。。十三日乃三陰三陽經盡故也。。陽明者十二經脈之長。。惟屬陽明而後十二經盡。。尤爲十三日愈之所以然也。。

下利後。。當便鞕。。鞕則能食者愈。。今反不能食。。到後經中。。頗能食。。復過一經。。能食過之。。一日當愈。。不愈者。。不屬陽明也。。

但下利亦亂耶。。下利後寧非亂後耶。。亂已過去。。當然便鞕。鞕則下焦不亂。豈上二焦不亂而反亂耶。當然能食。能食者愈。蓋意中事。今反不能食。顯見無形之亂。尚有遁情。其不亂嘔亂吐者。趨勢在利。其利後不嘔不吐者。反逆之亂耶稍衰耳。未愈也。亦期諸十三日愈。十三日爲過經。七日以上爲後經。陽經盡而陰。陰經盡而陽。周而復始也。到後經中者。卽上條至陰經上之互詞。要以屬陽明爲愈兆。上條屬陽明自然能食。本證必能食而後屬陽明。緣陽明之燥化不前。中見之溼化亦不前。故利後不能食。到後經陰經用事。庶得中見之化。纔頗能食。食入於陰。長氣於陽。陽根於陰也。何以僅曰頗能食耶。非復過一經則陽未王。復過一經則陽逢陽王。不獨能食。且能食過之。食入則脈道行。陽明者胃脈也。胃脈行陽明之令。便一日屬陽明。胃家及上二焦一日而大治。縮短其期曰一日當愈。雖與上條有異同。究亦適符十三日經盡之數也。如其不愈者。可悟過食非病家之常。乃邪氣與胃氣爭其食。奪壯火之權以食氣者也。此霍亂之怪現象。不受治於陽明。不屬陽明也。過此爲十三日不解。俱作過經論也。日日是過經者也。一日不屬陽明則一日不愈。一日屬陽明則一日愈。又烏能定其何日屬陽明乎。陽明爲十二經脈之長。陽明又法多汗。試問中土之邪。不藉陽明鼓盪而出。果從何道出乎。

凡霍亂不藥而愈者。皆轉移於陽明之燥化者也。即藥而愈者。亦與陽明相助爲理。則危莫危於霍亂不屬陽明。安莫安於霍亂屬陽明也。雖然。屬陽明之難。下利後且如此。矧其爲嘔吐而利乎。

惡寒。脈微而復利。利止。亡血也。四逆加人參湯主之。

上條下利後不屬陽明則不愈。本條利止即屬陽明仍不愈。蓋陽明有權以止利。無權以止寒。雖屬猶未屬。書惡寒。惡寒二日不自止。尚得爲有勢力之陽明哉。書脈微。陽明篇脈微僅一見。其條下則不惡寒也。惡寒脈微。陽明之燥化不前可知。若脈微而復利。尤爲陽明病所無。。何取乎屬此薄弱之陽明乎。。復利是霍亂未罷。。利止是霍亂又罷。。兩次利。。亦兩次止。。要皆陽明之鬭力使然。。非不足以制止亂邪也。。乃徒多此惡寒之狀態。。比諸霍亂尤瑟縮。。霍亂未止則陽明無知覺。。不屬陽明不惡寒。。霍亂已止則陽明有知覺。。既屬陽明反惡寒。。又安望其經盡而愈乎。。得毋陽氣將亡乎。。抑胃氣將亡乎。。然必胃氣猶存在而後霍亂止。。不得謂之亡氣。。陽明猶存在而後復利止。。不得謂之亡陽。。曰亡血也。。句中有眼矣。。夫前此之下利。。無下血二字。。後此之復利。。無下血二字。。血胡以亡。。中焦化血者也。。中焦亂則殃及其血。。故中焦未亡而血先亡。。血亡則經亂。經亂則陽明不能爲之長。至經到經過經無期度。直謂之亡經可也。脈者血之府。無血以入脈。故利止而脈仍微。膚受血而温。無血以澹滲皮膚。故惡寒而復利。其幸而不轉入陰者。似亡血之便宜。其短陽明之氣者。正亡血之大憾也。則不必爲霍亂立方。當爲亂後之陽明立方。庶亂象纔有底止耳。四逆加人參湯主之句。詳註方後。元御復利改作復和非

四逆加人參湯方

卽於四逆湯方内加人參一兩。

本方比諸通脈四逆加人參。等分略輕耳。四逆方下云强人可大附子一枚。乾薑三兩。是二方名異而實同。

彼方主利止脈不出。本方主利止亡血。利止同。對於脈與血又似異。不知少陰脈必藉胃氣纔至於手太陰。胃者地氣也。四逆厚培地氣。加參則稟地中之生氣而行。能出脈自能生血。中焦取汁化赤爲血。所以入脈也。脈資始於腎之動氣。資生於胃之穀氣。陽明爲經氣所從出。少陰爲脈先天氣所從出。脈氣流經。二而一者也。二方皆爲利止善其後。彼方針對少陰脈。脈出則在體之脈俱出。脈微反不惡寒者愈。本方針對陽明血。血不亡則在體之血俱不亡。脈微惡寒而亦愈。彼條不以加參命方者。人參或加或不加。本方則在所必加耳。

霍亂。頭痛。發熱。身疼痛。熱多欲飲水者。五苓散主之。寒多不用水者。理中丸主之。

同是霍亂。又多具頭痛發熱身疼三證矣。異在無惡寒。知熱不在毫毛而在腠理。看似屬少陽。少陽外主腠理也。得毋從三焦亂出腠理耶。非也。邪亂腠理。必與少陽相搏。仍有寒熱。惟少陽不敢與邪爭。遂脫離三焦。逃亡而出。是發熱正少陽之末路。其頭痛身疼者。先被亂邪打擊使然耳。故腠理則但熱無寒。乃少陽鬱極而發之熱。非亂邪化熱也。三焦反有寒有熱。亦非亂邪之寒。亂邪之熱。乃上焦不能降。其狀熱。下焦不能升。其狀寒。緣少陽之火本。隨水道爲升沉。水上逆而火不下。并於陽則熱。火熱水亦熱也。水下凝而火不上。并於陰則寒。水寒火亦寒也。水熱非不寒。特熱多於寒。則飲水正用水。無妨與之水。欲引水下行。而後水精四布也。火寒非不熱。特寒多於熱。即飲水亦不用水。無取與之水。恐水不上歸。不能水出高原也。欲飲水者主五苓。通調上逆之水而爲泉。不用水者主理中。通調下凝之水而爲雨。五數居中。五苓與理中同義也。中位乎五。理中與五苓同工也。中焦治則上下治。毋庸屬少陽。三焦治則中土治。無異屬陽明也。假令頭痛三證不具又何若。不具三證。是少陽歸於無何有之鄉。入陰尤可慮也。要以霍亂爲主病。餘證不必悉具。特書曰霍亂。正補行四五日以前之主方也。五苓無加減。理中有加減。方及加減法詳註於後。

理中丸方

人參　甘草炙　白朮　乾薑各三兩

右四味。搗篩爲末。蜜和丸如雞子黃大。以沸湯數合和丸研碎。温服之。日三服。夜二服。腹中未熱。益至三四丸。然不及湯。湯法以四物依兩數切。用水八升。煑取三升。去滓。温服一升。日三服。附加減法。

若臍上築者。腎氣動也。去朮加桂四兩。

吐多者。去朮加生薑叄兩。

下多者。還用朮。悸者。加茯苓二兩。

渴欲得水者。加朮足前成四兩半。

腹中痛者。加人參足前成四兩半。

寒者。加乾薑足前成四兩半。

腹滿者。去朮加附子一枚。服湯後如食頃。飲熱粥一升許。微自温。勿發揭衣被。

理者亂之對。理而後治。故不名治中名理中。獨是理中者理中焦。與上下焦何涉耶。本證非心下痞鞕也。痞鞕與理中則利益甚。不能升下焦以通上焦故也。本證則五苓理中交相為用。熱多者降之。降上焦之陽則益其下。五苓止吐且止利也。寒多者升之。升下焦之陽則益其上。理中止利且止吐也。何以霍亂篇不行白通眞武耶。二方非中央藥。天傾西北主白通。水漲西北主眞武也。惟四逆主中央以及四旁。可以代行理中耳。要其針對亂中以立方。則以理中爲最的。四味等分各三兩。力量欲其平。沸湯和爲丸。氣味取其合。服後以腹熱爲度者。下焦之陽已升。與辛甘諸藥俱化耳。乃易丸爲湯。則主湯不主丸。存丸之名者。取圓轉中氣之義也。然不及湯之蕩平亂邪也。丸妙湯亦妙。加減法尤妙。若臍上築者。非高築也。築訓擣。如擣物狀。形容其動也。築在臍上。或疑其脾氣動。孰意其腎氣動乎。少陽屬腎。坎腎之少陽不升。故腎氣代之而動。加桂不加附者。取温升坎中之陽。非欲蟄封坎中之陽也。去朮則不閉其胃關。放行桂枝從下關入腎也。吐多者何以亦去朮耶。取上焦與下焦相順接令生薑從上以降下也。下多則中土陷。還用朮而不加生薑。猶乎吐多加生薑去朮耳。悸者加茯苓。必未霍亂以前有水氣。苓所以佐朮也。何以寒多又渴耶。渴欲飲水。非五苓證耶。霍亂之五苓證無渴字。亂邪親上。非下焦虛有寒也。理中證雖不用水。却渴欲得水者。無異少陰之下焦虛有寒也。加朮足前成四兩半厚培中土。則下焦之津液存。何渴之有。腹中痛者加芍耶。抑加附耶。彼非腹中太陰痛。乃中焦痛。腑痛非臟痛。加參柔和其中氣。便柔和其痛。寒者又何如。寒家生寒。寒狀益多。以三兩乾薑爲未足。加成四兩半。不是過也。寒家不渴故也。腹滿胡不去草耶。甘草乃稼穡之本味。萬無可去。特腹氣散亂。則脾不轉輸。反無用朮之餘地。寧去朮加附。收回腹氣爲先着。豈非卽四逆加人參湯耶。彼方人參祗一兩。人參聽命於四逆。本方附子雖一枚。附子仍聽命於理中。藥味同而方旨不同也。服後如桂枝法將息。取微自温。非取微似汗。戒勿發揭衣被。得毋中外兼顧耶。蓋欲其屬陽明也。陽明外主肌肉。必微自温而陽明之愈兆始著也。豈徒爲頭痛三證立方哉。

吐利止。而身痛不休者。當消息和解其外。宜桂枝湯小和之。

吐利未止則理中。吐利止則理外尤亟矣。以內亂已而外亂未已故也。獨是外亂之中。不亂太陽而亂太陽之經血。無頭痛發熱惡寒三證。則不屬太陽可知。惟一身乃太陽所統轄。痛則顯見寒氣客於經。素問謂寒氣稽留。炅氣從上。則脈充大而氣血亂。故痛不可按者此也。曰身痛不休。經氣環周不休者也。無如寒氣多於血。則不休處正是痛處。所謂痛者寒氣多也。長沙不立理外之方。當然有理外之法。殆解外卽理外矣乎

○○未也○○太陽病外證未解○○則解外宜桂枝○○是大用桂枝則大效○○一解無不解也○○若欲解外而不得○○毋寧解其外○○太陽熱結膀胱○○當先解其外是也○○彼條不明言宜桂枝者○○嫌小用桂枝耳○○小用則小效○○以其僅和解其外○○非純然解外也○○然則置身痛不休於不顧耶○○正惟太陽外證本無身痛不休字樣○○身痛不休又祇涉外證不解之範圍○○不涉其外不解之範圍○○似無取乎桂枝○○不知無桂枝證之病形○○而有桂枝證之消息○○消息維何○○太陽主開○○解外固開○○解其外亦開○○就令半解半未解○○儘可消息其未解○○卒歸於解也○○此不理外之理外者也○○蓋有陽明在○○陽明經盡○○則太陽經盡○○陽明胃

脈。可爲桂枝之後盾也。對於現在之消息無牴觸。對於未來之消息無反抗。桂枝可以自豪矣。特不盡桂枝解外之長。未免小用桂枝。故不曰以桂枝湯解之。曰宜桂枝湯小和之云爾。

吐利。汗出。發熱。惡寒。四肢拘急。手足厥冷者。四逆湯主之。

本條諸證又駭人矣。吐利發熱惡寒。上文所已言者也。汗出與四肢拘急。手足厥冷。上文所未言者也。上文多頭痛身疼二證。本條又無頭痛身疼也。上文腑亂經亦亂則明甚。得毋本條腑亂臟亦亂耶。非也。上文轉入陰祇有必利二字。無汗出諸證也。曷爲吐利且汗出耶。。反逼陽經必汗出。。反動陽經則發熱。。反撲陽經則惡寒。。獨非束縛太陽。。故頭不痛。。身不疼也。。徵諸四肢拘急。。則邪亂四肢矣。。陽經走四肢之陽。。陰經走四肢之陰。。陰經拘牽陽經。。烏乎不急。。陰經弛長。。陽經縮短。。陰進陽退。。則手足厥冷。。與少陰厥陰厥冷不同論也。。少厥之厥是陰臟厥。。本證非臟厥。。乃陽明厥也。。素問陽明厥逆連臟則死。。連經則生。。設霍亂轉入陰證。。是謂連臟。。上文已明言轉入陰者不可治矣。。腑亂不容臟亂故也。。且少陰下利有嘔吐。。無汗出。。厥陰下利有汗出。。無嘔吐。。何嘗有如是之雜亂乎。。正惟胃腑直接亂。。陰經間接亂。。陽經又間接之間接亂。。而後亂證悉具也。其太陽尚有自治之能力者。無頭痛身疼耳。其幸非連臟者。多半具太陽證耳。本條與上條之比較。連陽經而不及陰經。亂猶淺。亂陰經而兼及陽經。亂轉深。連陽經者順。連陰經者逆也。四逆湯主之。胃家之亂源在中州。討中州之亂。討及其四肢手足之亂。薑附爲大有功。收回太陽之陽。令與陽明之陽。兩陽相得。又以甘草爲和會也。若法理中丸修內政以遏亂萌。本證無此暇日矣。

既吐且利。小便復利。而大汗出。下利清穀。內寒外熱。脈微欲絕者。四逆湯主之。

首句既字且字有輕重。謂其一路吐。兩路利也。既合水穀而吐。復分水穀而利。後部利其穀。前部利其水。故曰小便復利。胃腑之亂未平。膀胱腑之亂又起也。膀胱存津液者也。受三焦之水。會合坎腎之泉。爲汗溺留無盡藏者也。乃小便不已而大汗出。豈同陽明病發汗利小便。則胃中乾燥。不更衣大便難已哉。勢必利益甚而至於清穀也。蓋地氣亂升而後吐亂汗亦亂。天氣亂降而後大便亂小便亦亂。天氣屬陽而主外。地氣屬陰而主內。地氣亂則濁陰俱亂。陰并則寒。其內亂寒。天氣亂則清陽俱亂。陽并則熱。其外亂熱。此洪荒以前之亂象。無稼穡以實其中。尚得謂之平士乎。夫使但吐利而汗溺無變遷。則氣化從出之原未斷。猶有膀胱之津液。涵濡其太陽。表陽與裏陰有交會。脈微則有之。何至欲絕乎。陽微陰亦微。故曰脈微。陽不續陰。陰不續陽。故曰欲絕也。雖然。脈微欲絕。遠勝於脈微欲厥也。素問謂少陰不至者厥。脫令霍亂脈厥。是連臟厥。轉入陰者不可治也。即令脈不厥而手足厥。仍是入陰。以少陰下利清穀手足厥逆。就如厥陰下利清穀。亦手足厥冷故也。何以上條手足厥冷又可治耶。四肢拘急則亂在四肢而不在內臟。以臟陰下利又無四肢拘急故也。何以本證獨不厥耶。上條之厥。厥在陰經亂則陽經不前。少陰厥陰之厥。厥在陰臟寒則諸陽不前。本證陰陽立於絕對兩平之地位。無所謂之前不前。猶乎陽明下利清穀。表熱裏寒兩相稱。則不厥也。特陽明下利清穀祇脈浮而遲。不具吐汗小便復利三證者何耶。表裏未亂故也。本證則表不成表。表陽絕於外。裏不成裏。裏陰絕於內矣。何以小便復利始謂之下利清穀耶。少陰清穀無小便利三字。陽明厥陰清穀亦無小便利三字也。蓋水穀合亂則半下水。半下穀。無所謂清穀。水穀分亂。則水雖未清。其穀必清也。陽明清穀無小便利者。陽明病胃水先竭也。少厥清穀無小便利者。少厥利用寒水以清穀也。要皆有下利清穀之明徵。惟四逆湯爲中與。四逆湯主之。正治寒。反治熱。逆治汗吐利。從治小便利也。三味中邊俱到。對於陽明則裏治表亦治。對於少厥則裏治外亦治。對於本證則內治外亦治也。

吐已。下斷。汗出而厥。四肢拘急。不解。脈微欲絕者。通脈四逆加猪膽汁湯主之。

不曰吐止曰吐已。不曰下止曰下斷。吐下止庸有復吐復下之時。曰已曰斷。了却吐下矣。吐下了而亂未了。則未已未斷之亂線。不在吐下而在不吐不下也。汗亦亂也。厥亦亂也。設或厥而汗出。猶謂陰經亂反逼陽經。故因厥致汗也。乃汗出而厥。顯見陽經亂折入陰經。是因汗致厥也。宜其四肢拘急。陰經拘牽陽經。則陽氣疾忙而急。特四肢者諸陽之本也。散緩之亂邪。不敵急激之陽氣。吐可已。一汗一厥獨不可已乎。下可斷。一汗一厥獨不可斷乎。則內亂從外解者有之。書不解。危哉其不解也。危在亂邪有得寸入尺之機也。緣邪亂陰經而後厥。經厥轉臟厥。間不容髮。陰脈從足走腹。從臟走手故也。況其吐已下斷。亂邪不還入中州可知。又無發熱惡寒。亂邪不轉出陽經可知。是無屬陽明之望。而有轉入陰之憂矣。又況脈微欲絕。尤爲過渡亂邪之捷徑乎。內經謂邪入於陰經。則其臟氣實。邪氣入而不能容。故還之於腑。蓋指脈氣未絕者言耳。若霍亂後脈微。胃氣固微。臟氣亦微。胃絕其臟者半。臟絕其胃者亦半也。正惟脈絕而後亂邪有間可乘。轉予邪以絲連之路也。能免連臟以死乎。是又與脈微欲厥同論。非通脈四逆不爲功。少陰病脈厥猶可治。本證則當預防其脈厥矣。何以上文僅主四逆湯耶。上兩條一則手足厥冷無脈絕。一則脈微欲絕無厥冷。且非吐已下斷。正腑病連經之時。非經病連臟之候。故厚集其藥力於中州也。四逆湯與通脈四逆之比較。兩半乾薑則草爲君。守中之力餘於達外。三兩乾薑則薑爲君。達外之力餘於守中也。四逆由中以及旁。通脈則由胃脈通經脈。由經脈通腎脈。脈生於胃而始於腎。交通趺陽少陰。故曰通脈也。雖然。邪不入陰而藥力則入陰。倘藥力未到。而邪氣先竄

○○勢必以少陰爲逋逃藪○○是驅邪入陰者通脈四逆湯也○○加猪膽汁湯主之○○神乎神乎○○本湯加減法具在○○何嘗有加猪膽汁乎○○人尿取給於三焦○○以人尿通調其水道○○膽與三焦同氣化○○以膽汁滌蕩其三焦○○且膽爲中正之官○○十一經皆取決於膽○○膽氣並能折服陰經之亂邪也○○人尿和令相得○○胆汁人尿皆腑中之資料○○後納則二味先行○○令亂邪先受膽尿之氣從腑解○○緣霍亂乃少陽腑亂○○故縱亂邪之出路者以此○○杜絕亂邪之去路者亦以此也○○又與白通加猪膽汁湯反比例○○彼方引眞陽以歸坎腎○○無膽亦可用○○本方恐亂邪之入坎腎○○未有曰無膽亦可用也○○

吐利。發汗。脈平。小煩者愈。以新虛不勝穀氣故也。

本條看似霍亂病發汗始愈也。胡不早立發汗之方耶。上三條爲汗出之故。方且行四逆之不暇。焉有吐利而可發汗乎哉。服五苓庸或汗出愈。服桂枝亦微似有汗者益佳。要非以發汗爲快也。服理中雖勿發揭衣被。亦令微自溫耳。何嘗溫覆取汗乎。吾謂吐利證若以他藥發其汗。汗出無功而有過。未嘗以他藥發其汗。汗出無過亦無功也。不發汗而儼然發汗者。對上文汗出而言。上文三條之汗。無勃發之勢。本條之汗。有勃發之勢也。觀其發汗脈平。平者治之稱。亂象已平故脈平。必胃脈平而後十二經脈俱平。顯見不關藥力發汗。。乃脈氣發汗。。脈氣平復。。則辟易其邪。。濈然發汗而解也。。陽明者胃脈也。。陽明法多汗。。此霍亂屬陽明之正軌者也。。何以又小煩耶。。汗者心之液。。心爲脈之長。。小耗其汗。。便小耗其脈。。即小耗其心。。求過於供則煩矣。。畢竟小煩而亦愈。。汗生於穀。。能食者愈。。惟水穀之悍氣能發汗。。非藥力所能逮。。發汗者穀氣。。脈平者穀氣。。小煩者亦穀氣。。以新虛則水穀之熟腐稍遲。。而濁氣之歸心轉疾。。髣髴食難用飽。。飽則微煩者然。。此胃虛不勝穀氣。。故隨脈平隨發汗也。。亦心虛不勝胃中之穀氣。。故隨發汗隨小煩也。。然則損穀又何如。。彼非不能消穀也。。不能勝穀耳。。亦非熱甚而强食之。。

有所遺也。今日不勝穀。異日則勝穀矣。人以穀氣爲本。新虛當然求救於食。上文能食過之。且一日當愈覩不能食者何啻霄壤乎。蓋霍亂與傷寒熱病不同論吐利以穀氣爲生命。人絕水穀者死。脈無胃氣者亦死。故本篇祗問其屬陽明不屬陽明。不必較量其過食不過食。玩不勝穀氣四字。詞若憾而心實喜也。喜其吐利尚有發汗之餘地也。

讀過傷寒論卷十六霍亂篇豁解終

張仲景傷寒論原文

讀過傷寒論卷十七

新會陳伯壇英畦著

男 萬駒
受業 鄧義琴
林清珊 仝校

陰陽易差後勞復篇

傷寒。陰陽易之爲病。其人身體重。少氣。少腹裏急。或引陰中拘攣。熱上衝胸。頭重不欲舉。眼中生花。膝脛拘急者。燒褌散主之。

本條註家讀作男女易之爲病也。原文則曰陰陽易之爲病。註家謂女病差後傳不病之男。男病差後傳不病之女。何以冠首不曰病差後乎。且病既差矣。男以何病傳女。女以何病傳男乎。卽傳亦不過毫末之餘病。何至發生種種劇證乎。夫使男女果能交易其病。則男替女病。。女替男病者。。所在多有。。但能乞靈於燒裩散。。則兩病俱失。。何妨以易病爲嘗試。。以遂其愛情作用之私乎。。如是則當書男女易差後病。。否則書男女易傷寒病。。不應以傷寒二字冠首也。。書傷寒。。明明男傷寒與女無涉。。女傷寒與男無涉。。明明先傷寒而後易病。。非易病而後傷寒。。書陰陽易之爲病。。明明太陽病易爲少陰病。。非指少陰病易爲太陽病。。太陽篇傷寒二字不勝書。。少陰篇無傷寒二字。。少陰病三字又不勝書。。冠傷寒不冠少陰。。陽病易爲陰可知。。以男女交媾。。少陰用事故也。。設得少陰病。。則但欲寐之不暇。。何暇縱慾乎。。惟傷寒一日。。太陽受之不爲意。。率意入房。。則牽引太陽之病易少陰。於是假少陰之部分。病太陽之傷寒。卽本太陽病不解入少陰。猶乎本太陽病入少陽。本太陽病屬陽明屬太陰也。本條不隸少陰篇者。少陰病無太少易位之例。其易也。非陰陽之自易。乃其人易之也。書其人身體重。其人傷寒則其人病重。其人不傷寒則其人無病重。非病者輕而不病者反重也。不曰身重曰身體重。太陽病沉至骨髓矣。曰少氣。太陽壓抑膂間之動氣。則氣海之氣呼應不靈。入氣固少。出氣亦少。寒則氣收。勞則氣耗也。曰少腹裏急。少腹之裏爲太衝。太衝之地。名曰少陰。太陽不能脫離太衝之地。還出膀胱。則裏急。因裏急而致拘攣。寒氣客於兩腎。或引陰中拘攣。前陰宗筋之所聚。內連腎臟。諸寒收引。皆屬於腎也。因寒氣趨下。則太陽之標熱衝上。熱上衝胸而不能發熱於外。陽似浮而不浮也。頭乃太陽之一大部分。太陽之脈不走頭。不能提舉其頭。故頭重不欲舉。足太陽之脈起目內眥。手少陰之脈繫目系。以少陰之脈。亂太陽之脈。則目內紛如飛絮。而眼中生花。陰氣起於足五指。集於膝下而聚於膝上。陰氣勝則膝上寒。從膝至脛。乃足骨之最强者。亦拘牽而急。此皆入房以後之遺形。諸證爲太陽篇少陰篇所無。而爲其人所獨有。伊亦可憐矣。雖然。男女交歡。有如是之可畏哉。粵俗向有夾色傷寒之臆說。動以苦寒生草藥戕命無算。對於本證。則茫然不知所云。吾姑如其說以破若人之惑。假令爲伉儷者立防閑。與其警告之曰慎勿夾色傷寒。毋寧警告之曰慎勿傷寒夾色。蓋夾色得傷寒。則太陽方受病。而房事已畢。斷無陰陽易病之理。作太陽病治可也。惟傷寒再夾色。是將太陽病印入情慾之中。安得不陰陽易位乎。間有因入房而六日死者。乃太少兩感證。入房固死。不入房亦死。然亦百不遇一也。其餘死於生草藥者十之九。不能卸過於閨房之事也。長沙特爲帶病入房者戒。而以穢褻之物相饋餉。殆有人道之理存焉也。燒裩散主之句。詳註方後。

燒裩散方

右取婦人中裩近隱處。剪燒灰。以水和服方寸匕。日三服。小便卽利。陰頭微腫則愈。婦人病取男子裩當燒灰。

婦人中裩近隱處。。乃男女媾精之遺。。受陰中氤氳之氣者也。。男病必取諸女者。。非因其病得自婦人。。還以婦人之裩。。治婦人傳來之病也。。男病婦不病。。故以無病之婦之裩。。治有病之男也。。剪燒灰以散在陰之邪。。尤爲法外之法。。緣太陽藏入少陰之中。。太陽之表證。。藏入少陰之裏證中。。從少陰以解太陽之表。。必動少陰之汗。。舍太陽而治少陰之裏。。必護太陽之邪。。太陽篇解表不一方。未有立少陰裏面之太陽方也。少陰篇治裏不一方。未有立太陽在裏之少陰方也。欲太陽復還其本位。祇有利小便之一途。腎主二便。且腎與膀胱相表裏也。似宜借用豬苓湯。太陽無行豬苓之例也。否則權用五苓散。少陰無行五苓之例也。惟中裩則通膀胱之消息者半。通坎腎之消息者亦半。灰之以導濁邪之出路。孰有切近於隱處之布幅乎。何以不與人尿和令相得。但以水和服方寸七耶。膽汁和人尿。非徒欲其利少便也。取人尿與腎精分道而行。特以尿蟄封其腎也。人尿無利小便明文。惟水無有不下。領腎邪以出膀胱。故曰小便卽利也。何以陰頭微腫耶。入房太甚○○宗筋弛縱○○被濁邪相薄○○則微腫矣○○却與心水病陰腫者不同○○此乃解散太少之結氣○○從陰頭出○○正爲愈兆○○若婦人病愈○○亦隱處微腫可知○○緣婦病取男裩當燒灰故也○○男與婦爲匹耦○○對針隱處出其方○○補傷寒所未具之證○○補傷寒所未備之方也○○

大病差後○○勞復者○○枳實梔子豉湯主之○○若有宿食者○○加大黃如博碁子大五六枚○○

傷寒何者是大病○○得毋身大寒○○身大熱○○與乎大汗大吐大下耶○○非也○○大寒大熱○○祇可謂之偏病○○大汗大吐大下○○祇可謂之劇病○○皆非大病也○○能服大湯者爲大病○○或得大青龍證○○或得大柴胡證○○或得大陷胸大

承氣證。。纔是大病。。他如小青龍證。。小柴胡小建中證。。小陷胸小承氣證。。病之小者也。。其餘介於大小病之間。。則概謂之傷寒。。至於大積大聚。。大傷大奪。。又雜病中之大病。。不涉傷寒之問題。。書大病。。强人傷寒之稱。。氣盛血亦盛。。形出其大病也。。曰差後。。大有任勞之能力。。何至復病乎。。非謂其復感於邪也。。謂其復還本病也。。無復傷寒之消息。。却有大病之病形。。其原因全在於勞。。勞動之事不一端。。非必關於女勞。。非必不關於女勞。。總而言之曰勞復。。不同得病之小者。。雖勞未必復。。雜病之大者。。不勞而亦復也。。何以前此之大病已去。。後此之大病復來耶。。此亦陰陽易之爲病。。變陰陽之本相。易傷寒之假相也。上條陰陽易其位。太陽易爲少陰。本條陰陽易其氣。正氣易爲邪氣也。蓋耐勞者陰陽。耐病者亦陰陽。苟耐勞與耐病無間斷。必勞形與病形相髣髴。則無論其復得大青龍證大柴胡證與否。復得大陷胸證大承氣證與否。不能沿用前法矣。大抵大病後胃氣未和其陰陽。且有依稀之邪。稽留中土。而後故態復萌。在習慣勞動者往往不及檢也。治之奈何。祇有更新陰陽之法。枳實梔子豉湯主之。若有宿食者。是爲食復。經謂食肉則復。多食則遺是也。要皆陰陽不能禀胃氣而行。故病狀與勞復無稍異。但枳實一味不能去宿食。加大黃如博棊子大五六枚。。斯餘邪隨宿食而去矣。。方旨詳註於後。。

枳實梔子豉湯方

枳實三個炙　梔子十四個劈　香豉一升綿裹

右三味。以清漿水七升。空煑。取四升。納枳實梔子。煑取二升。下豉。更煑五六沸。去滓。温分再服。覆令微似汗。

大病能差。。其陰陽猶存在可知。。特飽受寒邪之激刺。。不免有混濁之氣。。籠罩其清陽。。如俗塵之未撲。。寒氣生濁故也。。一習勞而病形如故者。。皆陰陽苦濁使然耳。。陰陽生於二腎。。從坎腎中一洗其舊染之污。。令清陽脫穎而出者。。其惟梔子豉乎。。太陽陽明厥陰皆用之。。

首以發汗吐下後爲主方。其餘針對下後大下後下利後立方。二味無非爲過去之病善其後。其消息於陰陽離合之間。令相得而不相失者。具有更新陰陽之妙蘊也。但不因勞復行梔豉。則梔豉證具。今因勞復行梔豉。而梔豉證不具。此又從梔豉證方法之外。另着手眼也。兼枳實者何。蓋表裏和當然無勞復。必有餘邪中梗其裏氣。胃氣不足供陰陽之差遣。於是乎勞復。是裏和尤要於表和。故以枳實去餘邪之阻力。本方又君枳實而不君梔豉。不同梔子厚樸湯。枳實不並提也。觀其以清漿水七升空煑。清者濁之對。取遠濁之義。淘米水爲粥。粥之最稀而無物者。取其行使胃氣之快捷也。覆令微似汗。則汗出表和。諸藥克竟全功矣。
若有宿食者。在陽明則主大承氣。惟大病後難保不攻
之在前。究與大承氣有牴觸。且餘邪已衰。不能煆煉
宿食爲燥屎。度亦如博碁子大五六枚之宿食而已。如
其數以加大黃。兼除食物之阻力。以盡梔子豉之長。
而一切補虛治勞之品。皆吐棄而不用。可悟長沙之治
法。萬舉萬當矣。
傷寒差已後。更發熱者。小柴胡湯主之。脈浮者。以汗
解之。脈沉實者。以下解之。
傷寒苟非誤治。差則差矣。既差之後。表已解矣。乃
不曰差後曰差已後。已者止也。殆一了而未盡了之詞

也。前此之病形已了。當然不復病。後此之病形未了。雖非復病如前狀。既有前狀。更有後狀也。蓋已未發熱者傷寒也。已發熱云者。非謂寒邪未傷。先已發熱也。未發熱云者。非謂寒邪已差。尚未發熱也。謂傷寒不離乎發熱。儘有或已或未之熱。流露於必惡寒之中也。陽浮者熱自發。發於陽之中風固發熱。發於陰之傷寒。亦無熱而發熱。發於陰必解於陽。未有陰無陽助而邪自解者也。若更發熱而非復發熱。是前此未嘗發熱可知。顯見傷寒之表證不悉具。其差也。傷寒作過去論也。其已也。發於陰之邪不戀陰。非發於陽之邪又乘陽。將太陽之陰陽截爲兩橛也。比諸傷寒五六日中風。。始終有寒熱爲聯貫者。。却又不同。。此亦陰陽易之爲病。。足太陽之陰病。。易爲手太陽之陽病。。不啻以太陽之標陽。。替太陽之本陰病也。。非眞寒邪已解者也。。其所以易病之原因。。無非陰進而陽退。。陰靜變爲動。。陽動變爲靜。。寒邪轉放鬆其陰。。而直撲其陽。。於是又陰靜而陽動。。故向不發熱更發熱也。。發熱明明太陽證。。看似無太陽柴胡證。。以其非往來寒熱也。。不知病在陽則熱。。在陰則寒。。寒熱各伸其勢力。。觸動少陽之樞機。。而後有往來寒熱。。病既不在陰而在陽。。宜其無寒而有熱。。要其發熱之不早。。反爲寒邪所蔑視。。正賴柴胡以轉動其陽。。是亦非柴胡證之柴胡證也。。

小柴胡湯主之。即太陽篇先與小柴之例。斯寒邪之外向與內向。可立判也。脈浮者。陽浮邪亦浮。汗之則愈。脈浮病在表。發汗宜麻黃。脈浮爲在外。解外宜桂枝。特無惡寒之表證。麻黃不中與。無汗出之外證。桂枝又似不中與也。畢竟病在陽。宜以汗解之。無取麻黃之發汗。仍取桂枝之解外也。解者和之之義也。脈沉實者。陽浮邪不浮。沉爲在裏。實爲內實。下之則愈。脈實宜下之。有大承氣湯在。未解亦下之。有大柴胡湯在。特太陽證未罷。大承氣不中與。柴胡證不具。大柴胡又似不中與也。畢竟柴胡湯服已。以法治之。無取大承氣之下法無解法。仍取大柴胡之下法有解法也。。下解之亦和之之義也。。陰陽自和者必自愈故也。。

大病差後。。從腰以下有水氣者。。牡蠣澤瀉散主之。。

六經獨太陽陽明足以當大病。。他經不能當也。。太陽走一身之表。。外部之最大勢力者太陽也。。陽明居中土。。內部之最大勢力者陽明也。。故雖大病不盡屬諸陽。。差後無不解于陽。。不離乎曾得大青龍證大柴胡證大陷胸證大承氣證者近是。。即未經服大青龍等方。。或病勢衰而自愈。。而有大氣旁礴之體質。。能任受大青龍等方者近是也。。夫身半以上屬陽。。身半以下屬陰。。有腰以爲之界者也。。病在陽則與腰下無涉。。病在陰而解于陽。。

仍與腰下無涉。。胡爲腰以下有水氣耶。。豈非後此之病。。尤大于前此之病耶。。其水非從下逆上也。。亦非上下溢于皮膚。。不能辨其從下而上。。抑從上而下也。。乃從腰以下。。陽界之水。。從腰間以下陰界。。順流而下故曰從。。此亦陰陽易之爲病。。陽病本非水。。特移易其病後之水。。過付乎陰。。陰本無水病。。轉易病陽部之水。。替代其陽。。水氣作陽氣觀可也。。獨是諸水皆生於腎。。腎聚水而從其類。。保無一勺之陰水。。夾雜陽水耶。。不知大青龍證病。。當然無少陰證。。大柴胡證病。。當然不得爲少陰。。大陷胸證病。。胸中與腰腎。。有上部下部之殊。。大承氣證病。。胃家與腰腎。。有關外關内之別。。就令少陰三大承氣證。亦少陰不治取陽明。萬無戕及腰腎也。大抵陽氣盛於上。則陰氣退於下。凡大病必坎水過於蟄藏。失盛水之効用。腎不盛水。故肺不積水。於是飲入之水。其本不屬諸腎者。其末不屬諸肺。水精僅受氣於陽。而不受氣於陰。是爲陽水。陽水不循水道而行。繞折背膂。流注腰下。是陽水壅遏其陰水。與太陽篇水氣不同論。太陽病陽水居陽位者也。與少陰篇水氣不同論。少陰病陰水居陰位者也。且與金匱水氣不同論。金匱陽水陰水彌漫於上下四旁。一則曰腰以下腫。再則曰腰以上腫。未有曰從腰以下有水氣也。證異治亦異。牡蠣澤瀉散主之。殆從大病後討出消息者歟。。方旨詳註於後。。

牡蠣澤瀉散方

牡蠣　澤瀉　括蔞根　蜀漆洗去腥　葶藶熬　商陸根熬　海藻洗去鹹以上各等分

右七味。異擣。下篩爲散。更入臼中治之。白飲和服方寸七。小便利。止後服。日三。

牡蠣界水濱而生。。劃清上下游之界線者牡蠣也。。是物之泛應不窮。。大抵以守護陽界爲最力。。君牡蠣者。。非取其防堵腰下之水也。。水從上而下者。。必令其從下而上。。上歸於肺。。而後水道通調。。水出高原。。從無出於下隰也。。得牡蠣以擘其流。。而後水勢不復從高而低落也。佐澤瀉者何。澤瀉生於水而出乎水。本草稱其能行水上。亦下者上之之義。合牡蠣以翻動其水。大有急流勇退之力也。雖然。水從下而上其勢逆。水逆則脾不能爲胃行其津液。故水逆無不渴。又佐括蔞根守中以止渴。不飲水庶不致水上加水也。蜀漆又作何用。蜀漆宣心陽者也。力排心宮之障碍物。無論火邪寒邪。皆能辟易之。況水逆尤與心陽有莫大牴觸乎。洗去腥者。避其湧吐耳。妙有葶藶在。葶藶能瀉肺也。凡水必受氣於肺。然後下輸膀胱者也。本草稱其通利水道。能通水故能利水也。獨是其水爲腰以下之水。必壅閉小便之孔道可知。倘水氣還入於肺。而溢於皮膚。將奈何。又有商陸根在。商陸能疏鑿去水之孔道者也。足爲葶藶之助力。特恐疏之過激。則水氣愈强。惟有海藻之柔軟。蕩漾其水。斯水氣懦弱。且海藻從海底浮泛於海面。又爲澤瀉之助力。洗去鹹者。避其沉墜耳。七味各有專長。故等分異擣爲散。合力以盡散水之長。故更入臼中治之。曰小便利止後服。盡服則戕及陰水矣。本湯純爲陽水易入陰位立方。苟非遇大病差後之人。勿援金匱腰以下腫當利小便之例。濫予嘗試也。

大病差後。喜唾。久不了了者。胃上有寒。當以丸藥溫之。宜理中丸。

同是大病差。異在差後而唾。尤異在喜唾。一若不唾則不適者然。夫偶然喜唾亦尋常。久而久之則生厭矣。況其唾之不已而不了了者。胡爲大病能了。病情之最小者反不能了耶。謂非有寒不信也。獨是腎液化爲唾。其唾顯從腎臟而來。夫非腎中有寒哉。少陰篇腎寒之屬不勝書。大率吐利爲居多。何嘗有喜唾二字乎。假令寒邪稽留腎臟。尙得謂之大病差乎。陽氣充分方足以當大病。方足以差大病。斷無發生臟寒之理。得毋胃中有寒耶。腎爲胃之關。安知非因胃寒之故。引動腎液而唾耶。陽明篇胃寒之屬不勝書。大率以不能食爲前提。何嘗有喜唾二字乎。假令大病後不能食尚得謂之差乎。斷言之曰胃上有寒。胃中不寒可知。胃中不寒必能食。穀氣充旺。能抵禦胃上之寒。寒氣不越中焦一步。故食穀不嘔。與水不噦。但唾而已。雖然。胃之上脘。與腎家何涉。彼腎液從何由下脘而中脘而上脘。頻頻出其唾耶。此亦陰陽易之爲病。胃脘之陽不受寒。將胃上之寒。移入腎中。坎中之陽不受寒。將腎中之寒。還諸胃上。交易一番。其唾出焉。蓋入胃者穀也。穀氣沾染胃上之寒氣。是水穀之精。猶帶寒意也。穀生於精。腎臟又存水穀之精。以水穀之精之寒輸入腎。宜其爲腎臟所吐棄也。不喜寒故喜唾。經兩番轉折。變易寒意而爲唾。宜其寒不了了。。故唾不了了也。。寒者溫之。。溫腎可乎。。溫其下則遺其上。。且反動爲唾也。。然則溫胃上乎。。溫其上又遺其下。。喜唾必如故也。。惟溫中則上溫下亦溫。。以理中爲最宜。。霍亂丸不及湯。。本證又湯不及丸。。霍亂是中州病。。微嫌丸之緩。。本證中州不病。。正取丸之緩。。以丸藥溫蒸胃上之寒。。並消息胃關所從出之唾。。治法固當。。丸又適宜。。亦惟能當大病之人。。收效尤捷耳。。

傷寒解後。。虛羸少氣。。氣逆欲吐者。。竹葉石膏湯主之。。

書傷寒解後。。便宜其傷寒矣。。度非治不如法。。無汗吐下之逆施。。始從容而解也。。然使實行解表法。。則病解必晏然無事。。當然曰已解。。不必曰解後也。。後者尚有遺憾之詞也。殆卽上文差已後者歟。差已則太陽病證尙在。故更發熱。解後則太陽病證不在。故無更發熱。胡爲太陽證罷。有此虛羸少氣之怪狀乎。噫嘻其虛也。經謂虛則少氣。虛家病後者非耶。彼非陰陽俱虛。氣血俱虛也。乃因羸覺其虛。羸者瘦也。寒傷形者類是。屬過去之寒者也。有氣變爲少。少者不多也。熱傷氣者類是。有現在之熱者也。欲知其寒熱之變。當審其陰陽之變。陽化氣。陰成形故也。則解病時之陰陽爲何若。解病後之陰陽又何若。須亟亟以求之矣。傷寒發於陰也。例當解於陽。顧同是解也。以陽助陰。是和解之解。其後無恙也。以陽伐陰。是解散之解。其後有恙也。陽伐陰則窮追其邪。勢必驅邪入陰。是太陽病方解。少陰又得病。此亦陰陽易之爲病。故少氣與首條相髣髴也。素問謂之陽氣內伐。內伐則熱舍於腎。其證骨枯髓虛。足不任身。非虛羸乎。又曰陰氣虛則陽氣入。陽氣入則胃不和。胃不和則精氣竭。非少氣乎。其寒邪所以入陰而化熱者。重寒則熱故也。熱化所以少氣者。火鬱之發。民病少氣故也。愈少氣愈虛羸。氣傷形也。愈虛羸愈少氣。形傷氣也。夫坎中生陽之氣。何等順遂。奈何其氣逆欲吐。則駭人處不獨在氣少。尤在氣逆。吾謂逆而氣少。其逆必不大。少而氣逆。其氣非眞少。氣與邪爭則逆矣。

氣勝其邪則欲吐矣。不離乎諸逆衝上。皆屬於火也。熱在地下。火之稱也。此之謂陰陽易位。更虛更實。更逆更從。實者氣入。虛者氣出。更虛爲實。故氣爲其少而不爲其多。逆則邪上。從則邪下。更從爲逆。故邪爲其熱而不爲其寒。與首條有異同者。彼條太陽病不解。寒邪未脫化爲熱。本條太陽病已解。寒邪醞釀成熱也。彼證男女互爲治。陰陽之道也。本證少陰不治取陽明。亦陰病治以陽也。竹葉石膏湯主之句。

詳註方後。

竹葉石膏湯方

竹葉二把　石膏一斤　半夏洗半升　麥門冬一升　人參

三兩　甘草二兩炙　粳米半升

右七味。以水一斗。煑取六升。去滓。納粳米煑。米熟湯成。去米。溫服一升。日三服。

竹葉石膏破空而下。。熱邪掃蕩無遺矣。。特對於本證之內容。。腎間之動氣已逆。。對於本證之表面。。衞外之陽氣亦虛。。設二味與太陽少陰有牴觸。。將奈何。。彼非太陽無存在也。。乃少陰掩刦太陽。。太陽追逐餘邪以入腎。。陽入之陰則靜。。如在山陰道中。。有遂陽之嘆也。。假令虛羸多氣又何若。。少氣而不虛羸又何若。。形虛氣虛者其常。。氣實形實者其常。。反此者病。。經謂形氣相得。。謂之可治。。形氣相失。。謂之難治。。又曰形盛脈細。。

少氣不足以息者危。形瘦脈大。胸中多氣者死。焉有形氣相反之病。而可乞靈於竹葉石膏乎。假令熱上衝胸又何若。其熱不掩。其寒已著。必太陽之標熱。與少陰之本熱。爲寒邪所格拒。而後呈露其熱。重熱則寒也。竹葉石膏尤不中與也。惟熱邪有鬱而未發之端倪。正氣隱然有拒邪之狀態。方可以石膏洞開其窟。竹葉一掃而空之也。佐半夏者何。降逆下氣者半夏也。安正氣之逆。便制邪氣之逆。令熱邪隨石膏而出腠理也。佐麥門冬者何。麥冬一本橫生。根顆連絡。通陰絡陽絡者也。本草稱其主羸瘦短氣。本方取其治虛羸少氣。從陰道引領陽氣以達外者麥冬也。且有人參以補生氣之原。陰陽二氣一而二。亦二而一。少陰用以出陰脈。本證用以出陽氣。無二揆也。且有甘草培中土之氣。形受味於甘。氣取精於甘。甘草之爲用不勝窮。本證得之則氣生形。形歸氣矣。甘草巳具稼穡之本味。加以粳米。尤食入於陰者長氣於陽。後納則穀氣先行。養臟氣者米。布陽氣者亦米。斯竹葉石膏之所之。無顧忌也。夫本方殿傷寒諸方之末者也。素問謂熱病者皆傷寒之類。又曰人之傷於寒也。則爲熱病。故立本證以結傷寒。又曰陽明者十二經脈之長也。故本方獨取陽明。以滋養臟氣爲結束。大抵陽道清肅之令行。陰道自有廣寒之樂。寒者還其寒。陰陽從

出之大原始治也○○緣六經皆本始於在天之寒○○在地之水○○明乎天一生水之原理○○始可與論長沙之方旨也○○

病人脉已解○○而日暮微煩○○以病新差人○○强與穀○○脾胃氣尚弱○○不能消穀○○故令微煩○○損穀則愈○○

穀盛氣盛之人○○傷寒自有傷寒之形證○○夫誰目之爲病人○○惟穀虛氣虛者○○不獨具傷寒之病形○○且具其人之病形○○虛邪與虛形○○兩虛相得○○則渾言之曰病人而已○○曰脉已解○○言外則曰證未解也○○何以脉解證未解耶○○病人陽氣徐徐而漸復○○必俟日中陽氣隆而始解○○其脉先解者○○行其經盡則陰陽俱不受邪○○脉合陰陽○○故欲解先形諸脉○○假如脉不浮而微緩者○○卽未解亦作已

解論也。特解時有從寅至辰從巳至未之分。不當其時則未解矣。未解當然煩。太陽大柴胡證微煩爲未解。柴胡桂枝乾薑證心煩爲未解。不離乎不解而煩也。又曰欲自解者。必當先煩乃有汗而解。是得汗而後煩除病解也明甚。何以平旦不煩。而日暮微煩耶。大卒半日許復煩耳。卽解仍更發汗。况未以汗解乎。獨是病人裏虛血少。恐犯發汗之戒。假令尺中遲者不可發汗。尺中微者不可發汗。汗生於穀。益穀則汗生。取汗莫如取償於穀。何所顧忌而不與穀耶。彼非病未差也。亦非差已後發熱脈浮。尚須汗解也。以病新差人。不必急急以求汗也。稍緩須臾。從容與穀。猶未爲晚何居乎强與穀以窒其欲解之機乎申言之曰脾胃氣尚弱不能消穀穀不腐則氣不濁濁氣歸心纔不煩穀氣薰心則煩矣殆即如陽明病欲作穀疸之飽則微煩本有宿食之煩仍不解者歟又非也日暮始微煩比諸穀疸之煩有間也非日暮便不煩比諸宿食之煩有間也日暮陽氣已虛氣門乃閉陰道之邪欲出陽道與脈神相逆故內應於心而微煩此亦陰陽易之爲病陽邪未解流散於陰陰不受邪還諸於陽故於陽盡陰旺之時拒邪不納所謂暮而收拒者此也拒之不去烏乎不煩皆由脾胃之穀氣不熟不能散精於肝而淫精於脈陰道虛則邪氣入而姑爲之

容。。却隱忍而不相容。。故令微煩也。。曰損穀則愈。。弱家損穀便是益穀。。損穀而後脾爲胃行其津液。。而灌於四旁。。津液自和。。便自汗出愈。。何須以汗解乎。。

讀過傷寒論卷十七陰陽易差後勞復篇豁解終

張仲景傷寒論原文

讀過傷寒論卷十八

新會陳伯壇英畦著
男 萬駒
受業 鄧羲琴 林清珊 仝校

痙濕暍篇豁解

傷寒所致。太陽痙濕暍三種。宜應分别。以爲與傷寒相似。故此見之。

本條看似叔和語氣。以末二句微露兩可之詞。一若於此見之也可。即不於此見之亦無不可。無怪脩園謂自辨太陽脈證至勞復止。皆仲景原文。對於本篇。明明疑叔和增入矣。細玩傷寒所致四字。吾謂本篇如出叔和之手。仲景必有來告叔和之靈。如非出叔和之手。則仲景之原文如日月。吾又不必爲叔和辯也。大哉太陽。廣哉傷寒。太陽篇病不勝數。尚有三種病屬太陽之範圍乎。今夫熱病者皆傷寒之類。卽不止熱病亦傷寒之類可知。又曰凡病傷寒而成温病者。先夏至日爲温病。後夏至日爲暑病。熱論已推廣言之矣。蓋六氣之中。獨風氣能直接中人。風生萬物而害萬物。太陽莫若之何也。故金匱中風與傷寒中風無涉。傷寒自有傷寒之中風。金匱自有金匱之中風也。其餘燥濕暍三氣。則不敢明犯太陽。必挾寒氣而至。緣燥濕熱與太陽不同氣。又莫如太陽何也。太陽周一身之表。彌滿天地之四表者亦太陽。太陽之上。寒氣治之。爲燥濕熱三氣之導線者寒氣也。特書曰傷寒所致。入寇全在傷寒。太陽纔有痓濕暍三種病。種種見證在下文。大抵燥氣之病名曰痓。濕氣之病名曰濕。熱氣之病名曰暍也。曰宜應分別。恐不知分別者十之九。曰以爲與傷寒相似。又忖度醫者之心理而言。以爲其似傷寒而注意在傷寒。必視太陽爲重要。以爲其似傷寒而不注意在傷寒。必置太陽於不問。曰故此見之。知者見之謂之傷寒。不知者見之謂之似傷寒而非傷寒。傷寒且不見。遑見太陽哉。

太陽病。發熱。無汗。反惡寒者。名曰剛痓。

書太陽病。病寒氣者半。病燥氣者亦半也。似宜太陽病寒。陽明病燥。何以不曰太陽陽明兩病耶。太陽篇項强如柔痙狀者有矣。。陽明篇無痙字也。。屬陽明則燥氣當其中。。見證在胃而不在背。。不屬陽明則燥氣繫於表。。見證在背而不在胃。。太陽被寒兼被燥故也。。燥爲寒掩。。殆寒在太陽署之表。。燥在太陽署之裏者歟。。特燥金與太陽不同氣。。燥必與燥爲緣。。且與濕爲緣。。以燥合濕。。其燥益烈。。經謂諸痙項强。。皆屬於濕。。濕從燥化也。。赫曦之紀。。其病痙。。又燥從火化也。。欲偵知其燥氣所在地。。其繫在手太陰肺乎。。肺本燥金而化濕。。背部乃手太陰與足太陽之所合。。燥氣挾手太陰之合力。。以反折太陽。。於是乎痙病。。太陽爲肺氣所操縱。。無非爲燥氣所操縱。。其操也則爲剛痙。。不肯放鬆太陽也。其縱也則爲柔痓。略肯放鬆太陽也。宜其太陽傷寒證具。而燥證不具。書發熱。燥氣反撲太陽之標陽則發熱。書無汗。燥氣束縛太陽之本陰則無汗。書反惡寒。寒從燥化。當然反惡熱不惡寒。寒不從燥化。反留寒氣而不去。故反惡寒。一若太陽不知燥氣之可惡。反知寒邪之可惡也者。是手太陰不獨牽掣太陽。並牽掣太陽之寒。其勁不鬆。名曰剛痓。設非寒邪爲燥氣之導線。何至於痓乎。傷寒所致者此其一。

太陽病。發熱。汗出。不惡寒者。名曰柔痓。

同是太陽病。同是發熱。異在汗出。太陽署之裏雖合。太陽署之表則開。故汗出也。又異在不惡寒。太陽署之裏證雖未解。太陽署之表證則已解。故不惡寒也。何以表證不在。其痙如故耶。手太陰之原動力太甚。足太陽之反動力太甚。合力與開力相持已久。則牽掣如故。反折如故耳。特合力稍懈。而開力亦紓。於是汗出不惡寒。寒去而燥氣不與之俱去也。況愈汗出。則津液愈傷。而燥氣愈亢乎。名曰柔痙。看似比剛痙爲略輕。豈知剛有剛之害。柔有柔之害。其剛痙也。燥氣與寒氣相勁敵。經謂之剛與剛。陽氣破散。精氣乃消亡。太陽太陰。兩敗俱傷也。其柔痙也。燥氣與寒氣不勁敵。經謂之淖則剛柔不和。經氣乃絕。淖訓綽。淖約若處子。懦弱之稱也。陽經與陰經兩絕者也。。剛痙其形陽。。柔痙其形陰。。經謂肺移熱於腎。。傳爲柔痙。。腎者至陰也。。盛水者也。。肺腎之水竭。。故燥化爲熱也。。熱者寒之變。。緣燥氣挾寒氣而來。。無異挾熱氣而來故也。。傷寒所致又其一。。

太陽病。。發熱。。脈沉而細者。。名曰痓。。

太陽病發熱。。陽浮矣乎。。陽浮當脈浮。。浮爲陽。。浮而數亦陽脈。。若無太陽之病脈。。僅具太陽之病證。。雖發熱亦不得謂之陽浮。。乃手太陽經反折而拘出。。是太陽經反折而拘入。。標陽拘出故發熱。。本陰拘入故不惡寒。。剛痙反惡寒者其偶耳。。書發熱。。正太息其見陽不見陰。。奈何脈沉而細。。脈法謂裏有病者脈當沉而細。。豈所論於表有病乎。太陽與少陰相表裏。顯然以太陽之病證。得少陰之病脈。少陰反發熱則脈沉。少陰無論發熱不發熱其脈細。陽病見陰脈者死。故金匱本條有爲難治三字。難治與死脈之相去。間不容髮也。本條闕末句者。非謂其易治也。金匱立治法。故以難治告人。本篇不立治法。不欲以難治駭人也。且欲人卽脈以定證。名其脈曰痙脈。乃痙病使之然。非少陰病使之然也。其所以脈不對證者。少陰脈循背裏行。太陽脈循背面行。絡手太陽者手少陰也。絡足太陽者足少陰也。太陽脈折而沉於裏。少陰脈必折而浮於面。故旣見太陽之沉象。復見少陰之細象。所謂肺移熱於腎

○○傳爲柔痙者此也○○畢竟足太陽被其害○○傷寒首重在太陽○○其易治難治○○繫乎太陽之盛衰○○陽氣轉則脈轉也○○

太陽病○○發汗太多○○因致痙○○

本條語氣○○明明歸咎在發汗○○夫痙病果因汗多所致○○設遇太陽病在表○○誰敢竟行汗劑耶○○太陽篇汗後流弊不勝書○○獨瘡家發汗則痙耳○○此外無致痙之條也○○況金匱立括蔞桂枝湯以主痙○○立葛根湯以主欲作剛痙○○明是以汗解其痙乎○○痙病無禁汗明文○○特發汗太多○○必汗不如法○○斷非如括蔞桂枝之微汗○○如葛根之取微似汗可知○○亦不止發汗一次又可知○○豈徒不能預防其

痙。是速痙之道也。蓋對於太陽表面之寒。發汗則不寒。對於太陽裏面之燥。發汗則愈燥。燥氣正利用太陽之多汗。而牽掣其太陽。緣太陽之開力。不敵燥金之合力故也。因汗多則表氣不和。太陽無津液以自衛。必爲燥氣所操縱。烏得不致痙乎。金匱本條末段引風病致痙瘡家致痙爲陪客。一則下之則痙。一則汗出則痙。風爲百病之始。其性善行。容易致痙。瘡爲刀斧所傷。其血已亡。亦易變痙。此不過誤下誤汗所致。非因發汗太多所致。亦非可發汗之傷寒所致。本篇專爲傷寒之變態立證。非徒爲痙病立證。故與金匱有異同也。且瘡家數句。見上太陽篇。尤無複衍之必要耳。

病。身熱足寒。頸項強急。惡寒。時頭熱面赤。目脈赤。獨頭面搖。卒口噤。背反張者。痙病也。

書病字。明明太陽病。却不類太陽病也。上文冠太陽字。恐人不知其爲太陽病。本條不冠太陽字。恐人泥看其爲太陽病也。病在陽。宜乎其身熱。發於陰。宜乎其足寒。特寒熱和則身漸漸不熱。足漸漸不寒。苟身熱如故。足寒如故。頭不痛而獨項強。不獨項強連頸強。不獨頸項強而且急。縮短太陽之病形。劇烈在項而波及於頸。頸項以下。全爲寒氣所掩。則惡寒。獨不能掩其頭面。頭時而熱。面時而赤。頭項是太陽勢力之範圍。頭面是陽明勢力之範圍。燥氣直撲太陽故頭熱。直撲陽明故面赤。非燥氣發現於頭面也。乃固結其燥於經脈之中。則目脈赤。目者宗脈之所聚。太陽脈又起於目內眥。脈赤非面赤之比。無時不赤。故不曰時目脈赤也。曰獨頭面搖。太陽之枝葉搖而根本不搖。連累陽明之枝葉搖。亦根本不搖。搖者其燥。不搖者其濕。以燥氣之高亢。合濕氣之板重。而後斷梗其項下而不搖。經謂諸痙項强。皆屬於濕者此也。脾爲濕土。肺從濕化。肺氣合則濕土合。脾開竅於口。肺喉合其口。故口噤。噤者不言之狀。肺氣不能代達其心聲。故卒然噤口而不言也。曰背反張。背在肺之後。肺在背之前。燥氣挾肺氣之合力。反折其背。故反張。曰痙病也。語語形容畢肖者也。金匱條下推言發汗之弊。曰寒濕相得。其表益虛。蓋濕與寒合而後燥化爲實。表虛乃裏實之互詞也。曰發其汗已。其脈如蛇。形容寒濕之互結。如蛇盤狀。形容燥氣之上亢。如蛇首狀。其餘仲聖言之而未盡者。可合而參也。金匱又立括蔞桂枝三方。大抵痙病之最輕者宜括蔞桂枝。欲作剛痙宜葛根。若痙病已劇。無論剛痙柔痙。可與大承氣。蓋肺合大腸。肺實腸必實。大承氣主燥氣化實者也。凡大承氣證無渴字。痙病條下亦無渴字。且無下利二字。儘可借用陽明之治法也。三方究非傷寒之正法。本篇不明示其方者。微嫌喧賓奪主耳。

太陽病。關節疼痛而煩。脈沉而細者。此名濕痺。濕痺之候。其人小便不利。大便反快。但當利其小便。

濕病亦太陽病耶。假令太陽不受濕。則太陰直受濕矣。何貴乎有太陽以衛外乎。書太陽病。太陽不獨病濕。犯寒兼犯濕。不獨犯寒濕。兼犯風寒濕。蓋濕非寒不至。寒濕相得。而後二氣俱集於太陽。濕無風不動。風濕相搏。而後三氣俱集於太陽。素問謂風寒濕三氣雜至。合而爲痺者此也。雖有風勝寒勝濕勝之分。要皆三氣一路入寇太陽者也。濕勝則由太陽之經脈而流於關節。。經脈所以行氣血而榮陰陽。。濡筋骨而利關節。。苟機關骨節之交。。爲濕氣所欄截。。則經血所過之處。。必與寒氣相觸而疼痛。。經謂有寒故痛也。。濕勝寒亦勝者也。。脈神所過之處。。必與寒濕相逆而煩。。經謂心之合脈也。。寒濕勝而脈負者也。。脈合陰陽。。太陽必爲濕氣所沉墜。。而陷於關節之中。。則脈沉。。無氣血以榮之。。則沉而細。。此豈痺脈如是耶。。脈濇曰痺。。未有沉細曰痺也。。曰此名濕痺。。濕痺之脈不盡如此。。太陽濕痺則如此也。。經謂寒氣勝爲痛痺。。濕氣勝爲着痺。。痛痺着痺證具。。而行痺不具。。其風不勝可知。。經謂風氣勝者其人易已。。本證不易已又可知。。申言之曰濕痺之候。其濕不欲與寒水爲緣。欲與濕土爲緣。痙病之情。即其候也。其人小便不利。趨勢不在太陽之腑。大便反快。趨勢轉在太陰之臟也。嚴限之曰但當利其小便。不當下其大便。令濕從太陽之寒解。勿令濕從太陰之濕解也。下文濕家下之小便利者死。下利不止者亦死。既下之後。恐無利小便之餘地也。

濕家之爲病。一身盡疼。發熱。身色如似熏黃。

書濕家。殆不雜寒氣風氣矣乎。非也。無寒不能引導其濕。無風不能流行其濕。雖曰濕家之爲病。尚有依稀之寒。依稀之風也。然則非太陽病耶。太陽總統六經。必以太陽爲受病之門。不冠太陽病者。濕氣掩却太陽耳。觀其一身盡疼。束縛太陽爲何若。顯見一重濕。內有一重寒。痛者寒氣多。與濕病相益。令太陽無一隙之開。而後一身盡疼。何以不疼煩耶。太陽非被壓至骨。尚有發熱之餘地。陽浮者熱自發。發熱是太陽之反動力。故疼而不煩。特太陽之標熱。可以拒同氣之寒。不能拒不同氣之濕。陽勝則熱。寒從熱化。寒欲去矣。濕不從熱化。濕仍在也。濕熱互掩。其色呈焉。面色雖無恙。而身色則黃。以其濕傷於下。非霧傷於上也。熱色蒸浮其濕色。故狀類烟熏之黃。黃家所得。從濕得之者此也。曰如似熏黃。熏黃不過隱約可辨。究非發黃之比。仍屬陽氣少而陰氣多。濕乃陰邪。太陽不能以熱爭也。

濕家。其人但頭汗出。背强。欲得被覆向火。若下之早則噦。胸滿。小便不利。舌上如胎者。以丹田有熱。胸中有寒。渴欲得水。而不能飲。則口燥煩也。

同是濕家。異在其人有其人之病形。曰但頭汗出。頭有太陽之標陽在。如之何其別處無汗。而頭但汗乎。逢濕甚則汗出。經謂陽氣少。陰氣盛。兩氣相感。故汗出而濡。顯見寒濕二氣。逆轉其太陽。而後頭汗出。蓋濕氣其標陰。寒氣其標陽。濕氣之標陰撲其頭則有汗。寒氣之標陽不犯其頭則不痛耳。此與濕土司天無以異。濕土之標氣向上也。與寒水在泉無以異。寒水之標氣向下也。不獨寒氣爲然。其入手太陽。亦隨寒氣之標而墜下。其入足太陽。亦隨寒氣之本而逆上。推倒太陽者寒爲之。實濕爲之也。覩其背强而頭項不强。足太陽則牽掣於背。手太陽已脫離頭項矣。反折太陽則背反張。倒折太陽則背强。强而不張。都屬於濕者非歟。曰欲得被覆向火。明是惡濕不惡寒。無陽氣以衞其表。借助於被以護其表。無陽氣以曝其濕。求救於火以烘其濕。緣其濕氣布滿在表。寒氣則沒收入裏故也。夫中土爲萬物所歸。大有容邪之餘地。寒邪因轉屬陽明者庸有之。久之得可下之證者庸有之。若誤認表虛爲裏實之反證。以爲濕淫所勝。民病飲積。或因大便難而下之。下之早則胃中虛冷而噦。以下藥之寒。加入胸中之寒則胸滿。中土無辜而受伐。胃虛脾亦虛。脾不能爲胃行其津液。則氣化不行而小便不利。轉令太陽本無之濕。不能從小便而去。太陰固有之濕。直從大便而亡。太陰之濕土薄弱。不能不藉陽明之燥氣爲保障。於是形諸於舌。足太陰脈連舌本散舌下。假令舌上胎者。猶謂其髣髴陽明胃中空虛之舌。舌上白胎者。猶謂其髣髴陽明胃氣未和之舌。尚有正式之燥。以維繫太陰也。無如誤下之後。燥氣散亂。舌上祇有無形之燥。覺有無形之胎。無胎如有胎。一若有燥氣籠罩其上者。太陰不能爲太陽之內助矣。。警告之曰以丹田有熱。。胸中有寒。。丹田當小腹之中。。膀胱居其後。。足太陽脈所從出。。胸中乃諸陽之路。。項背居其後。。全個太陽脈所交通。。曰丹田有熱。。寒邪之標氣變爲有熱。。可知手太陽淪落於膀胱。。邪并於陽則熱故也。。曰胸中有寒。。寒邪之本氣變爲有寒。。可知足太陽桎梏在背脊。。邪并於陰則寒故也。。曰渴欲得水。。其身外欲引火以温濕。。其身内欲引水以清熱。。何用情之相反若是乎。。無非中央無濕。。而四旁有濕。。故雖渴而不能飲。。蓋飲入於胃。。游溢精氣。。上輸於脾。。脾氣散精者。。皆濕土之德政。。泛應不窮者也。。無眞濕安得有眞燥。。其燥也。。不過乾燥之燥。。脾開竅於口。。

是口燥極而煩。非舌上燥而渴也。必口不燥而後土氣復。土氣復而後胃氣和。胃氣和而後陽氣轉。長沙不立方。誤下者何辭以對濕家乎。元御胎字改脂字非。

濕家。下之。額上汗出。微喘。小便利者死。若下利不止者亦死。

本條長沙未免故入人罪矣。謂濕家無下法則可。何至誤下有兩死無一生耶。謂死於下利不止則可。何至小便利反速其死耶。上文明明但當利其小便。胡忽以小便利為不祥耶。上條下之早則小便不利。可知下之不早而後小便利。何至於死耶。但頭汗出下之且不死。況額汗尚非布滿其頭耶。噦與胸滿且不死。況微喘而不噦不滿耶○○夫使關節疼痛○○或一身盡疼○○或背强頭痛○○猶謂太陽病證不罷○○下之爲逆也○○乃除濕病以外無餘證○○小便不利必發黃○○就令誤下其大便○○尙幸利其小便也○○太陽篇復利不止者○○當利其小便○○是小便利正所以止利○○即小便利而反下利○○不過醫以丸藥下之○○非其治耳○○未嘗死也○○若以湯下之○○又從無小便利也○○更未聞死於小便利也○○陽明篇攻之利遂不止者死○○獨彼證可爲本證之陪客○○彼條曰利止者愈○○未嘗到底利不止也○○若以額汗爲死證○○三陽合病下之則額上生汗○○手足逆冷而已○○未至於死也○○若以微喘爲死證○○太陽病下之微喘○○表未解而已○○無所謂死也○○然

則死不死乃濕家之幸不幸。。謂其死於下。。毋寧謂其死於濕也。。長沙正謂其死於濕。。非死於寒濕。。非死於風濕。。假令寒氣仍在。。風氣仍在。。則病在陽者濕亦陽。。緣陽受風氣與寒氣。。陰受濕氣故也。。苟濕氣盛而沒收其寒。。沒收其風。。勢必沒收其太陽。。以濕氣之陰。。覆蓋太陽之上。。而後無太陽疼痛諸見證。。其無太陽證處。。直不啻埋其人於黃土之中也。。人受天地之中以生。。生於土而死亦歸於土。。設非下之。。則居中之濕土未敗。。身外之濕氣不能侵。。一旦下虛其固有之濕。。則陽明無中氣。。額上汗出爲陽明絕。。陽明之脈交額中也。。太陰無本氣。。微喘爲手足太陰絕。。地氣微。。故天氣喘也小便利者豈徒土不制水已哉。埋其人於黃泉之下。祇見地下之泉。而不見地中之土也。假外濕以塡內濕。烏乎不死。若下利不止者。無非濕家及泉之候。前部如黃泉狀固死。後部如黃泉狀亦死也。立兩死證爲誤下者戒。明乎濕家之所以死。而後知濕家之所以不死也。

問曰。風濕相搏。一身盡疼痛。法當汗出而解。値天陰雨不止。醫云此可發汗。汗之不愈者何也。答曰。發其汗。汗大出者。但風氣去。濕氣在。是故不愈也。若治風濕者。發其汗。但微微似欲汗出者。風濕俱去也。

舉風濕爲問答。難明在相搏二字。風可以吹蕩其濕。

濕不可以翕聚其風○○風能搏濕耳○○濕亦能搏風耶○○蓋有寒氣在○○寒氣留風亦留濕○○令風濕相搏不解也○○觀其一身盡疼痛○○有寒故痛○○無寒安得有痛乎○○言風濕不言寒濕者○○風氣勝也○○風性浮動○○法當汗出而解○○解風便解濕○○所謂風氣勝者其人易已也○○設在天氣亢旱之時○○陽令行則陰氣收○○庸或解陽邪之汗○○不能解陰邪之汗○○若值天陰雨不止○○正濕家容易得汗○○所謂陽氣少○○陰氣盛○○兩氣相感○○故汗出而濡者此也○○醫云可發汗○○乘機發汗○○烏乎不可○○乃汗之不愈○○此其所以不容已於問也○○答曰發其汗則可○○令汗大出則不可○○如水流漓○○病必不除○○勿謂其風濕俱不除○○尚有

更發汗之餘地也○○風氣爲汗藥所驅逐○○濕氣又從而勝之○○適令風氣隨大汗而去○○濕氣反藉陰雨之天○○以助其陰○○而濕愈淫○○就令寒氣仍在○○寒濕相得○○其表益虛○○亦無更發汗之餘地○○是因大發汗之故而不愈○○非因被濕之故不愈也○○脫令下之○○長沙又爲濕家鳴寃矣○○示其準曰若治風濕者○○治風兼治濕○○毋但治風○○治濕兼治風○○毋但治濕○○金匱成方具在○○非竟行發汗○○特利用其汗以去邪○○故不發汗而以法發其汗○○但微微似欲汗出者○○不象風家之大汗而浮○○亦不象濕家之多汗而濡○○庶幾風溼俱去也○○不然○○但風氣去而溼氣在○○可爲溼家長太息者也○○

溼家病。身上疼痛。發熱。面黃而喘。頭痛。鼻塞而煩。其脈大。自能飲食。腹中和。無病。病在頭中寒溼。故鼻塞。納藥鼻中則愈。

書溼家病。胡爲多一病字耶。何以不冠太陽病耶。太陽不爲溼氣寒氣所束縛。太陽不受病。溼氣反爲寒氣所轉移。故曰溼家病。溼邪傷下。寒邪親上。寒邪提高其溼。故身上疼痛。而非一身盡疼痛。設太陽無拒邪之勢力。則寒溼二氣。又推倒太陽矣。書發熱。陽浮者熱自發。熱力辟易其寒。並辟易其溼。不爲身色之熏黃而面黃。寒溼反撲陽明之部分。溼與燥相薄則黃在面。寒與燥相持故黃而喘。特太陽之脈走頭。不免被寒邪之激刺。。故頭痛。。陽明之脈挾鼻。。不免爲溼邪所壅閉。。故鼻塞。。頭痛不關太陽之怫鬱。。頭痛不煩。。鼻塞則關於陽明之怫鬱。。故鼻塞而煩。。看似太陽不受邪而陽明受邪。。幸在其脈大。。陽明大伸其勢力以自固。。陽明自有陽明之能飮食。。絕不與寒溼爲緣。。又顯見陽明不受邪。。庸或太陰受邪。。以太陰本氣溼。。且恐其臟有寒故也。。若腹中和便是太陰和。。亦無容邪之餘地。。太陰無病者也。。陽明亦無病也。。即太陽亦無病。。總以無病二字括之也。。曰病在頭。。非病在太陽也。。假令太陽中寒溼。。則一身盡寒溼。。假令太陽中寒不中溼。。祇有頭痛無鼻塞。。假令太陽中濕不中寒。。固無鼻塞。。亦無頭痛。。就令頭中寒。。則寒上頭。。未必塞其鼻。。頭中溼。。即溼入鼻。。斷無痛其頭。。惟頭中寒溼。。頭之空隙最多。。寒濕爲太陽所不容。。轉爲頭之空隙所容。。故不獨頭痛證具。。且鼻塞證具也。。治頭恐遺其鼻。。治鼻必及其頭。。納藥鼻中則愈。。果以何藥納之耶。。不離乎覆取微汗之太陽藥。。金匱首立麻黃加朮湯。。曰可與麻黃加朮湯。。發其汗爲宜。。宜於彼。。亦宜於此。。宜於湯。。亦宜於藥。。太陽受邪。。宜厚取湯中之氣味。。宣通其太陽。。太陽不受邪。。宜薄取藥中之氣味。。宣通其寒濕。。不獨本證適宜。。上文苟未經誤下誤汗之溼家。。胥以麻黃加朮爲主方。。發其汗爲宜五字。。可味亦可師也

○○

病者○○一身盡疼○○發熱○○日晡所劇者○○此名風濕○○此病傷於汗出當風○○或久傷取冷所致也

書病者○○謂其不病於病○○病於個人之釀成其病也○○明明風溼不能侵○○反惹出一身盡疼○○與溼家無以異○○幸太陽尚有拒邪之勢力○○發熱而身色不熏黃○○是熱勝而溼負○○且日晡所劇○○加以劇烈之熱○○以排擠其溼○○是又陽明與太陽合力拒邪者也○○溼家本無日晡所劇○○以溼氣勝則陽明之燥化不前故也○○必陰氣少陽氣多○○戰勝其陰而始劇○○乃身疼如故者又何耶○○曰此名風溼○○與風溼同論者其名○○與風溼不同論者其實也○○此由病

者製造其風淫。春蠶自縛。即此之類也。此病非關寒邪爲導線。假令病者不爲風淫之媒。雜氣無門而入。若汗出則氣門已開。當風以吹蕩其衞外之陽。雖和暢之風。亦肆其勁氣。蓋八方之風皆虛風。苟淫爲政則風爲令。風來便是淫來。病者方樂受其傷而不覺。不傷於寒。轉傷於無情之風。無形之淫也。然猶謂有風可當而後當。不能作無風爲有風也。即當風而非汗出。人因風氣而生長。當之無傷也。惟最易製造者莫如寒。不必冬傷於寒也。冷水冷物。皆寒氣所孕。取冷則傷冷亦久。傷冷便傷無形之寒無形之淫。凡冷氣必含有寒淫相得之氣在其中者也。亦作傷寒所致論也。

特受病微則主治亦從輕。金匱有麻黃杏仁薏苡甘草湯在。浮以取之之義耳。非治溼之通方也。溼家以麻黃加朮爲宜。金匱已鄭重言之也。防已黃耆湯證又風氣勝。非寒溼之通病。故本篇不具論也。桂枝附子證。去桂加朮證。甘草附子證。已見於太陽篇。愈見長沙之治溼。仍以傷寒爲前提。以太陽爲重要也。

太陽中熱者。暍是也。其人汗出。惡寒。身熱而渴也。

痓病太陽中燥。不明言中燥者。燥合溼而化實。非明露其燥也。溼病太陽中溼。祇言頭中寒溼。不明言太陽中溼者。風寒溼三氣雜至。非獨露其溼也。本條特書太陽中熱。得毋非傷寒耶。非也。寒熱互爲其標本。熱者寒之標。寒者熱之標。明言中熱。卽暗言傷寒。熱病者皆傷寒之類。先夏至日爲溫病。後夏至日爲暑病者傷寒也。暑病者暍也。暍字卽暑字之替換字。亦卽熱字之替換字。天上少陰之熱氣。遍出日中之暍氣者是也。何以少陰不中暍耶。是猶陽明不中燥。太陰不中溼。燥溼熱俱集矢於太陽。太陽總統六經。熱論謂巨陽者諸陽之屬也。陽主氣必陽受邪。故太陽中熱。與少陰無涉。苟非太陽傷寒。又從無中熱。彼日出而作。日入而息。勤勞於酷日之中者。舉目皆是。何嘗人人中熱乎。胡爲高堂廣厦之地。晦冥風雨之天。中熱者又比比乎。蓋藏過暍氣於寒氣之內。太陽受之而不覺也。傷寒病在表。表不解者固無汗。寒已化熱。無表證者亦無汗。太陽篇白虎加人參湯證是也。獨其人暍氣衝破其寒則汗出。是亦無表證者也。何以惡寒耶。太陽篇白虎加人參湯證背微惡寒。不過露一隙之寒耳。特汗出則寒氣散而不聚。當然不獨背惡寒。亦作微惡寒論也。何以不惡風耶。太陽篇白虎加人參湯證時時惡風。靜中之動者也。本證惡寒。動中之靜者也。假令汗出惡風。則陽氣過動。白虎又不中與矣。且風能却暑。暑病無風之可惡。亦非挾風而來。有風痙相搏證。無風暑相搏證。痙病可發汗者。以有風在。暍病戒發汗者。以無風在也。惡寒不發汗者。

治熱卽治寒故也。觀其身熱而非發熱。正動中之靜。陽中之陰。身熱而渴。已合寒熱爲一爐。宜金匱立白虎加人參湯。推廣太陽篇白虎加參之例也。夫發熱而渴不惡寒爲溫病。過去之寒也。惡寒身熱而渴爲暑病。現在之熱也。二證遙遙相應。爲本論太陽病之陪客。卽內經先夏至日爲溫病。後夏至日爲暑病之義耳。

太陽中暍者。身熱疼重。而脈微弱。此以夏月傷冷水。水行皮中所致也。

太陽不中暍則已。凡中暍非傷於在天之寒。卽傷於在地之水。冷水乃寒氣之遺也。獨是寒屬氣也。水屬質也。如其傷於寒。雖有傷寒之表證。可從無形解。寒從熱化便不寒。其表已解亦惡寒。可行白虎也。如其傷於水。雖無傷寒之表證。不能從無形解。水從熱化仍是水。其表不解因有水。不可與白虎也。金匱有瓜蒂湯在。用以匡白虎加參之不逮。非上條是陽暑。本條是陰暑也。暑無有不陽。却無有不陰。陽動之中。略為陰靜所掩。纔是中暍眞相。中熱有惡寒。無惡風者此也。何以本證不惡寒耶。因喜冷水而致病。當然不惡水氣之寒。且水領其熱。則熱合其水。水變冷為熱則不惡寒。祗有重墜其身而已。晝身熱。熱邪非不輕舉其身也。無如一身被水力所壓。則疼重。是水在皮中。熱在皮裏可知。皮裏乃經絡所組。熱傷經絡而脈微弱○○是皮水不獨壓抑其身○○並壓抑其脈○○故不呈見暑熱之脈○○而爲水熱之脈也○○此病有此病之原因○○以夏月傷冷水○○與傷寒無以異○○水行皮中○○則熱行脈中○○始則因熱致水○○繼則因水致熱也○○金匱主瓜蒂二十七個○○以符十二經十五絡之數○○蓋恐水行則熱行○○浸淫於十二經十五絡也○○甜瓜蒂長絡密○○得天氣獨厚○○爲開提肺氣之良品○○長沙用以吐胸中之寒○○本證用以排皮裏之熱○○皮者肺之合○○肺能積水○○亦能布水○○肺能朝脈○○自能通脈○○故一物瓜蒂而證脈兼顧○○太陽自爾達外也○○何以不曰傷於汗出當風耶○○當風無直接受暑者○○特當風可以避暑○○而不可以避寒○○直接傷寒。

。。仍間挾中暑。。是亦風爲百病之始也。。

太陽中暍者。。發熱惡寒。。身重而疼痛。。其脈弦細芤遲。。小便已。。灑灑然毛聳。。手足逆冷。。小有勞。。身卽熱。。口開。。前板齒燥。。若發汗。。則惡寒甚。。加温鍼。。則發熱甚。。數下之。。則淋甚。。

同是太陽中暍。。異在一面傷在天之寒。。一面傷在地之水。。具白虎證者半。。具瓜蒂證者半。。不悉具白虎瓜蒂證。。另具種種脈證者亦半也。。發熱惡寒。。非犯寒兼犯熱哉。。胡爲其人無汗出乎。。汗被水刦。。焉能出汗。。胡爲熱而不渴乎。。水冷其熱。。又宜乎其不渴也。。身重而疼痛。。非犯水兼犯熱哉。。胡爲脈不微弱乎。。寒脈弦。。

水脈細。寒氣收斂其冷水。故脈弦細。脈氣生熱則脈芤。脈氣被寒則脈遲。於是脈之皮膚爲弦爲細。脈之中心爲芤爲遲也。熱氣有遁形。寒氣冷水無遁形。冷水閉其毫毛。其應在膀胱。膀胱之氣化出而小便已。引動毫毛之水。則灑灑然毛聳。非冷逼其熱而何。寒氣實其四肢。其證在手足。四肢之陽氣縮而手足逆冷。遂令暍氣之熱。不盡燔灼其一身。非寒掩其熱而何。畢竟薄寒不足以勝熱。浴水不足以清熱。一旦陽氣用事而小有勞。身卽熱。此亦熱力之反動使之然。無如太陽已閉而不開。則熱無從解。轉覺其太陰之開。髣髴代太陽之開。則口開。脾開竅於口。蓋欲藉大塊

之陰氣。吹噓其暑。令熱從口出也。於是送其熱於欄
口之前板齒。熱傷齒中之津液則燥。燥即身熱而渴之
端倪。白虎證不具之具。勿造次與白虎也。口開便是
表不解。必無表證方可行白虎也。與瓜蒂合治之又何
若。是亦瓜蒂證不具之具。與其合治。毋寧分治。與
其先與白虎。毋寧先與瓜蒂。後與白虎。斯分治之中
仍合治也。若另立治法。發汗則其表益虛。而惡寒甚
。加溫鍼則其裏益熾。而發熱甚。數下之則前部不利
。熱留膀胱而淋甚。惟進退白虎瓜蒂二方。庶與暑病
無牴觸耳。舉三禁以垂戒。爲治中暑熱者下針砭。實
爲治傷寒者下針砭也。誤汗誤鍼誤下。乃傷寒之大禁

也。。夫中暑與傷寒。。不知者觀如天淵之別。。往往持地非北地時非冬令之臆說。。以惑衆聽。。其對於傷寒所致。。太陽痙溼暍三種。。豈未之前聞乎。。全論以本條爲總結。。熱論亦以暑病爲總結。。熱論以勿止汗爲可哼。。本條以汗下加鍼爲可哼。。章法句法。。務與熱論相吻合。。以示其撰用素問之微意。。長沙聖不自聖。。其本原之學可師也。。雖然。。熱論不過醫學之萌芽耳。。若枝葉蕃茂。。庇蔭千載以下之病人者傷寒論也。。苟人人知論內一訓一誡。。不啻爲我病而設。。曰與其文字相周旋。。則仲聖是我臨牀之神物。。無論熱可也。。寒可也。。仲聖必應念而來。。行將俯仰遇之也。。

讀過傷寒論卷十八痓濕暍篇豁解終

勘誤表

卷數	頁數	行數	字數	誤字	正字	本句
敘言	四	六	八	迴	迴	仲聖迴異乎後人
凡例	五	一	十六	皇	黃	黃帝內經十八篇
目錄	一	廿二	九	苓	芩	葛根黃芩黃連湯
目錄	三	十一	四	苓	芩	黃芩湯
目錄	三	十三	七	苓	芩	黃芩加半夏生薑湯
目錄	五	十五	第十字下漏		加	通脈四逆加豬膽汁湯
目錄	五	十九	二	⿰礻昆	裩	燒裩散
目錄	五	二十	第三字下漏		子	枳實梔子豉湯

門徑	十三	七	十三	却	卻此餘倣	太陽虛故卻無汗
門徑	十九	十六	六	痺	痹此餘倣	咽中痛者其喉痹
門徑	二十九	八	七	京	驚	太陽至驚蟄厥陰風
門徑	三十一	廿二	十二	頑	頏	與外邪相頡頏
門徑	三十五	十七	七	少	小	手太陽與小腸爲一經
門徑	二十七	三	七	衂	衄此餘倣	如其服藥不解衄乃解
門徑	三十六	十二	六	而	面	上面中面下面
門徑	三十六	九	十	煩	繁	證之狀態何其繁
讀法	六	十一	四	大	太	太陽行表中之表
一	二	十六	八	豉	體	體痛依陳氏本

一	十七	十四	十二	識	色	正教人物色葛根的真詮
一	三十八	十二	十九、二十	偶具	耦俱	耦俱無猜
三	二十七	四	十二	道	導	何暇傳導其變化乎
三	四十二	十二	十九	妨	防	非止防逾量也
三	四十三	十三	八	裏	裹	碎石膏加綿裹者
四	二十二	三	八	王	主	梔子豉湯主之
四	二十三	十一	十	令	合	香豉四合
四	二十三	十六	八	一	二	加甘草二兩
四	三十一	十六	一	甲	頰	頰上添毫
四	四十四	廿二	三	人	入	又打入心包作用

四	五十	三	四	聖	勝	引人入勝
五	三	一	十二	北	五	加五味子半升
五	三十	二	十二	侯	候	非化物不存之候
五	四十五	三	十	渡	度	末易以金鍼度人也
五	四十五	十六	十八	饑	飢	腹中飢
五	四十六	八	五	饑	飢	腹中飢
六	五	五	十四	七	匕	别搗甘遂末一錢匕
六	九	九	十五十六十七	分（分字宜删）	匕	甘遂一錢匕
六	二十	七	十二	七	匕	以沸湯和一錢匕服
六	二十	十二	一	七	匕	沸湯和服一錢匕

六	二十	十七	五	七	匕	强人半錢匕
六	三十六	十六	十五	殆	迨	迨心下痞鞕滿
六	四十	十四	十五	七	匕	亦錢匕半錢匕之間
六	四十	十四	十六	七	匕	亦錢匕半錢匕之間
六	六十五	廿一	十七	七	匕	取一錢匕
六	六十九	四	十七	爲	惟	不寧惟是
六	八十六	二十	三	偶	耦	能無喪耦之懼乎
七	十七	十四	第六字下漏		與	始則邪與水共幷
八	十一	十六	十七	千	干	且干胃氣之和
八	二十七	八	二	汲	吸	梔豉能吸收散漫之陽以入陰

八	三十七	十	十三	糾	糾	互相糾纏
九	二十	三	二、三	液津	津液	亡津液
九	二十三	四	十一	斤	升	杏仁一升
九	二十六	十五	五	遲	弱	况脉弱而心下鞕乎
九	三十六	七	十九	暸	瞭（皆）	不明瞭
九	三十六	八	五	暸	瞭（皆）	必明瞭
九	四十二	十九	十七	掩	掩	表面之黄盡掩其熱
九	四十七	三	十二、十四	腕	脘	中脘下脘
九	四十七	五	五	隱	引	引而不發者
十	一	二十	一	口	曰	吾得而斷之曰

十	十三	七	一	人	入	入少陽
十一	一	六	一	大	太	太陰爲開
十一	十三	三	第十九字下漏		者	設當行大黃芍藥者
十二	六	十二	七	千	干	看似陰邪未肯干休
十二	九	十一	頁邊	太	少	少陰篇豁解
十二	二十三	十	十三	人	入	經血必隨陰邪以入臟
十三	十二	二十	七	七	匕	納赤石脂方寸匕
十三	二十四	十九	二十	御	遇	長沙不欲詭遇桂枝
十三	二十七	十六	十二	陽	湯	更非湯藥厥之逆之
十三	三十八	二十	四	七	匕	以散三方寸匕納湯中

十三	三十九	十三	四	干	乾	彼方加乾薑五味及細辛
十三	四十五	四	十五	末	末	地氣末由以奉上
十四	十	三	三	千	干	顯見陽氣不肯干休之脈
十四	十一	六	二	苓	芩	夫誰濫與黃芩湯
十四	十八	十七	十六	九	丸	烏梅丸
十四	二十四	廿三	十七	茫	芒	亦能辨別於毫芒
十五	六	十五	十四	道	導	執行傳導之令
十五	二十一	一	二	凊	清	太陽續得下利清穀
十五	二十四	十九	十一	而	面	其人面色赤
十五	二十七	四	九、十	針機	機緘	一息不運則機緘窮

十五	三十一	十	二	曰	白	且加味與白頭翁
十五	三十五	三	十八	道	導	大腸無傳導之足言
十五	三十六	九	九	嘔	吐	服桂枝湯反吐者
十六	十	廿二	十二	人	入	入陰尤可慮也
十六	十八	十四	四	尤	猶	少陰病脈厥猶可治
十七	二	二	八	人	入	即本太陽病不解入少陰
十七	三	十三	十九	七	匕	以水和服方寸匕
十七	四	八	十一	七	匕	但以水和服方寸匕耶
十七	十	十七	三	七	匕	方寸匕
續補十二	二十三	八	十三	燥	躁	故不爲陰之躁而不煩